Gesundheitspolitik in Deutschland

Falk Illing

Gesundheitspolitik in Deutschland

Eine Chronologie
der Gesundheitsreformen
der Bundesrepublik

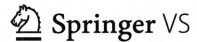 Springer VS

Falk Illing
Chemnitz, Deutschland

ISBN 978-3-658-17608-2   ISBN 978-3-658-17609-9   (eBook)
DOI 10.1007/978-3-658-17609-9

Die Deutsche Nationalbibliothek verzeichnet diese Publikation in der Deutschen Nationalbibliografie; detaillierte bibliografische Daten sind im Internet über http://dnb.d-nb.de abrufbar.

Springer VS

Lektorat: Jan Treibel

Gedruckt auf säurefreiem und chlorfrei gebleichtem Papier

Springer VS ist Teil von Springer Nature
Die eingetragene Gesellschaft ist Springer Fachmedien Wiesbaden GmbH
Die Anschrift der Gesellschaft ist: Abraham-Lincoln-Str. 46, 65189 Wiesbaden, Germany

Siehst Du auch noch eine dritte Art von Gutem, worunter das Turnen gehört und das Arzneinehmen in Krankheiten und das Arzneiverordnen und womit man sonst noch Geld verdient?

Platon, Politeia
ca. 370 v. Chr.

Inhaltsverzeichnis

Chronologie der Gesetze

Abkürzungsverzeichnis

a. F.	alte Fassung
AMNutzenV	Arzneimittelnutzenverordnung
AMPreisV	Arzneimittelpreisverordnung
AOK	Allgemeine Ortskrankenkasse
Art.	Artikel
ÄrzteZV	Zulassungsverordnung für Vertragsärzte
ASV	ambulante spezialfachärztliche Versorgung
BÄK	Bundesärztekammer
BGBl	Bundesgesetzblatt
BKK	Betriebskrankenkasse
BKV	Berufskrankheitsverordnung
BMAS	Bundesministerium für Arbeit und Sozialordnung (1957–2002)
BMAS	Bundesministerium für Arbeit und Soziales seit 2005
BMF	Bundesministerium der Finanzen
BMG	Bundesministerium für Gesundheit
BMGS	Bundesministerium für Gesundheit und Sozialordnung (2002–2005)
BPflV	Bundespflegesatzverordnung
BR	Bundesrat
BSG	Bundessozialgericht
BT	Bundestag
BVA	Bundesversicherungsamt
BVerfGE	Bundesverfassungsgerichtsentscheidung
BVerwGE	Bundesverwaltungsgerichtsentscheidung
DKG	Deutsche Krankenhausgesellschaft
DRG	Diagnosis Related Groups
Drs.	Drucksache

EBM	Einheitlicher Bewertungsmaßstab
EGV	extrabudgetäre Gesamtvergütung
FAZ	Frankfurter Allgemeine Zeitung
G-BA	Gemeinsamer Bundesausschuss
GG	Grundgesetz
GGW	G+G Wissenschaft
GKAR	Gesetz über Kassenarztrecht
GMG	Gesundheitsmodernisierungsgesetz
GMK	Gesundheitsministerkonferenz
GuS	Gesundheits- und Sozialpolitik
HBG	Haushaltsbegleitgesetz
HzV	Hausarztzentrierte Versorgung
i. d. F.	in der Fassung
IfSG	Infektionsschutzgesetz
IKK	Innungskrankenkasse
InEK	Institut für das Entgeltsystem im Krankenhaus
IQTiG	Institut für Qualitätssicherung und Transparenz im Gesundheitswesen
IQWiG	Institut für Qualität und Wirtschaftlichkeit im Gesundheitswesen
i. V. m.	in Verbindung mit
KAiG	Konzertierte Aktion im Gesundheitswesen
Kap.	Kapitel
KBV	Kassenärztliche Bundesvereinigung
KHG	Krankenhausfinanzierungsgesetz
KNB	Kosten-Nutzen-Bewertung
KV	Kassenärztliche Vereinigung
KVdR	Krankenversicherung der Rentner
MDK	Medizinischer Dienst der Krankenversicherung
MVZ	Medizinisches Versorgungszentrum
N1, N2, N3	Packungsgröße für Arzneimittel
NBA	Neues Begutachtungsassessment
NotSanG	Notfallsanitätergesetz
ÖGD	Öffentlicher Gesundheitsdienst
PM	Pressemitteilung
RL	Richtlinie
RSA	Risikostrukturausgleich
RSAV	Verordnung über das Verfahren zum Risikostrukturausgleich
RVO	Reichsversicherungsverordnung

SGB	Sozialgesetzbuch
VStG	Versorgungsstrukturgesetz
WSG	Wettbewerbsstärkungsgesetz
ZI	Zentralinstitut für die kassenärztliche Versorgung in Deutschland

Einleitung

1

1.1 Im Dickicht der Gesundheitspolitik

„Experimentelle Gesetzgebung". Treffender als mit dieser Bezeichnung des Verfassungsrichters a. D. Udo di Fabio während seiner Laudatio zum 25-jährigen Jubiläum von Kassenärztlicher Vereinigung und Ärztekammer in Thüringen lässt sich die Gesetzgebung im Politikfeld der Gesundheitspolitik in Deutschland nicht beschreiben. Von Mitte der 1970er Jahre bis 1996 wurden im Bereich der Gesundheitspolitik 46 größere Gesetze erlassen, die knapp 7000 Einzelmaßnahmen umfassten.[1] Hinzu treten über 100 weitere Änderungsgesetze, mit denen die GKV einem beständigen Wandel unterzogen wurde. Aktuell ist keine geringere Geschwindigkeit in der Gesundheitspolitik zu messen. In jeder neuen Legislaturperiode folgen Gesundheitsreformen, ändern sich die Finanzierungsgrundlagen und werden die Konzepte fortentwickelt. Es kann nicht überraschen, wenn Beobachter diesem Politikfeld eine besondere Intransparenz vorwerfen: „Die Fülle an Gesetzesänderungen [ist] gleichermaßen frustrierend – Intransparenz, Grabenkämpfe und Blockadestrategien bescheren der Gesundheitspolitik ein eher schlechtes Image."[2] Der Chefredakteur der FAZ, Mihm, pointiert diese wechselhafte Politikgeschichte hinsichtlich des Fazits zum jüngsten Versorgungsstärkungsgesetz: „Von dem aktuellen Referentenentwurf gehen sicherlich Veränderungen und längerfristige Wirkungen aus, aber man sollte sich auch nicht zu viel versprechen. Spätestens 2018 kommt das nächste Gesetz."[3]

---

[1]Vgl. Bundestag (1996, S. 9543).
[2]Hartmann (2003, S. 259).
[3]KBV (2014).

© Springer Fachmedien Wiesbaden GmbH 2017
F. Illing, *Gesundheitspolitik in Deutschland,*
DOI 10.1007/978-3-658-17609-9_1

Mag die Fülle der Gesetzesinitiativen und die Dynamik des Wandels in der Gesundheitspolitik auch strapaziös sein, so lässt sich doch eine gewisse Struktur in den Entscheidungen einer mehr oder minder erratischen Gesetzgebung erkennen. Sie macht sich einerseits an den Zielen der Gesundheitspolitik fest. Andererseits folgt die Gesetzgebung den Bedürfnissen der größten Kostenträger in der gesetzlichen Krankenversicherung. Die gesundheitspolitischen Entscheidungen folgen einem Muster. Im wechselhaften Ringen zwischen der staatlichen Hoheit im Gesundheitswesen und den Abwehrstrategien der Selbstverwaltung zeigt sich die allmähliche Dominanz staatlicher Regulierung im Gesundheitswesen. Zeitgleich mit dieser „Ordnung des Gesundheitswesens auf dem Verordnungswege" schwinden ganz allmählich die Grenzen zwischen den Sektoren. Eine Begründung für die Fülle an Gesetzen findet sich in der überwiegend staatlich angeordneten, gleichwohl nicht staatlichen Finanzierung des Gesundheitswesens. Während der Staat die Vorgaben macht, werden sie durch die Partner der Selbstverwaltung konkretisiert. Im Gegensatz zu „direkten" staatlichen Entscheidungen wie Steuererhöhungen oder Leistungskürzungen im Sozialbereich, liegt zwischen dem Gesetzgeber und den krankenversicherten Wählern stets der Puffer der Selbstverwaltung. In dieser Trias lassen sich nicht nur Verantwortlichkeiten abschieben. Zugleich können finanzielle Belastungen auf Dritte verlagert werden. Diese Konstellation macht die deutsche Gesundheitspolitik anfällig für zügig aufeinanderfolgende Reformen, mit denen ein aufs andere Mal versucht wird, die Defizite einer bestimmten Regelung durch ein neues Gesetz zu beheben.

Die Bundesregierung, die in der Selbstverwaltung sowohl ihren Kompagnon als auch ihren Widersacher findet, hat sich im Feld der Gesundheitspolitik in den vergangenen Jahrzehnten einen ganz eigenen Politikstil angeeignet. In Erkenntnis mangelnden Gesetzesvollzugs bei fehlender Unterstützung durch die Verbände der Selbstverwaltung bringt sie mit seltener Langmut unbeirrbar die gleichen Maßnahmen so lange in die Gesundheitsreformen ein, bis die Konstellation aus regierungstragenden Parteien, Bundesratsmehrheit und dem finanziellen Leidensdruck der GKV zum Erfolg der Maßnahmen führt. Es folgt stets die „Reform der Reform"[4]. Mögen einige Paragrafen aus den Gesetzentwürfen gestrichen werden – im unübersichtlichen und schnell wandelnden Wirrwarr an Regelungen tauchen sie wieder und wieder auf bis sie Wirkmächtigkeit erlangen. Bei solcher Art Gesetzgebung kann es vorkommen, dass die scheinbare Neuregelung nur die Wiedereinführung einer zuvor gestrichenen Passage ist. Ebenso ist die Einführung

---

[4]Hajen et al. (2010, S. 279).

einiger gesundheitspolitischer Instrumente durch die Bundesratsmehrheit jener Parteien verhindert worden, unter deren Ägide sie später unter wechselnden Mehrheitsverhältnissen wieder in den Gesetzentwürfen zu finden sind.

Spiegelbildlich zur Persistenz der Bundesregierung und des Gesundheitsministeriums hat die Selbstverwaltung eine eigene Wehrhaftigkeit entwickelt, mit der sie unliebsame Reformen auszusitzen weiß. Als Körperschaften öffentlichen Rechts mit überaus professioneller Führung, geschlossene Einheiten und ausgestattet mit einem ebenso einheitlichen politischen Willen vermag ihnen die Politik kaum Vorschriften zu machen. Wenn es die Politik doch tut, dann ist ihr „Beharrungsvermögen"[5] groß. Sinnbildlich und beispielhaft für die Abwehrhaltung der Selbstverwaltung gegenüber hoheitlichen Interventionen in ihren Machtbereich steht die vom Gesetzgeber geforderte, jedoch nie wirklich eingeführte elektronische Gesundheitskarte. Die elektronische Gesundheitskarte mag angesichts der schieren Größe des deutschen Gesundheitssystems und seines wohl weltweit einzigartigen Leistungskatalogs als Trivialität und Nichtigkeit angesehen werden. Doch sie machte eins klar: Ohne die Selbstverwaltung ist keine Gesundheitspolitik zu machen. Diese Wagenburg-Mentalität der Selbstverwaltung trägt ihren Teil zu einer hohen Gesetzgebungsfrequenz bei. Stets wenn der Gesetzgeber eine unzureichende Umsetzung seiner Reformvorschläge beklagt, sehen sich die gesetzgebenden Institutionen gezwungen, einen neuen Anlauf zu unternehmen. Es scheint, als ob die Fülle an Gesetzen der Preis ist, den die Politik zahlen muss, wenn sie das Gesundheitssystem nicht der staatlichen Obhut unterstellt. Sei es, um staatliche Ressourcen zu schonen oder um einen besseren Output und mehr Akzeptanz der Akteure zu erzeugen.

Weitere Gründe lassen sich für die sich schnell ändernde Gesetzeslage anführen. Das deutsche Gesundheitssystem beruht zu einem großen Teil auf öffentlichen Ausgaben. In der Bundesrepublik herrscht ein allgemeiner politischer Konsens darüber, dass die Versorgung mit medizinischen und ärztlichen Leistungen nicht über Marktprozesse geregelt werden soll. Gewünschte Anpassungen und Änderungen im Gesundheitssystem erfordern aufgrund dieser Abschottung von jeglichen Marktprozessen einen kontinuierlichen Gesetzgebungsprozess, der beständig alle Parameter regelt. Mit dem schnellen Wachstum des Gesundheitswesens in der Vergangenheit geht eine entsprechend großer Apparat einher, den der Gesetzgeber je nach äußeren Faktoren mit stetigen neuen Anweisungen programmieren muss. Die unzähligen Impulse müssen aufgrund der fehlenden Marktlogik durch die Politik verarbeitet werden.

---

[5]Reiners (2010, S. 16).

1.2   Von Gesetzen und Kosten

Die Gesundheitspolitik der Großen Koalition unter Hermann Gröhe markiert eine
Zäsur gegenüber den Reformen der vergangenen 20 Jahre. Seit langem war die
Gesundheitspolitik geleitet vom Ziel der Kostensenkung. Die Gesundheitspolitik
der Großen Koalition stellt vor allem deswegen einen Einschnitt dar, weil sie zu
keinem Zeitpunkt die in der Vergangenheit viel zitierte und zu Recht fragwürdige
„Kostenexplosion"[6] beklagt. Im Gegenteil: Mit zahlreichen Leistungsverbesserungen, mehr Rechten der Versicherten und Investitionen in weniger gut finanzierte Versorgungsbereiche bekommt der Gesundheitssektor mit den Worten Karl
Schillers „einen kräftigen Schluck aus der Pulle". Diese Politik der Leistungsausweitung leitet eine neue und damit die fünfte Periode der Gesundheitspolitik in
der Bundesrepublik ein.

Die erste Phase, die sich von der Gründung der Bundesrepublik bis zum Ende
der 1960er Jahre erstreckt, war geprägt von der Wiederherstellung der traditionellen Strukturen der Selbstverwaltung. Allerdings dürfen die späteren Initiativen zur
Kostensenkung und die Strukturreformen im Gesundheitssystem nicht losgelöst
von dieser ersten Phase der Gesundheitspolitik betrachtet werden. Vielmehr wurden während der Grundlegungen der 1950er und 1960er Jahre jene Institutionen
und Strukturen geschaffen, die der Gesetzgeber später wieder reformieren wollte –
und deren Reform seit vielen Jahrzehnten im Mittelpunkt gesundheitspolitischer
Anstrengungen steht. Der Wiederaufbau der Selbstverwaltung, das Kassenarztrecht und die Krankenhausfinanzierung schufen eine kompakte und sektoral abgeschottete Gesundheitslandschaft. In dieser ersten Phase wurden Elemente in das
Gesundheitswesen aufgenommen, die eine Interaktion zwischen den Akteuren und
damit eine durchgängige Behandlungskette der Patienten schwierig gestalteten. In
der anhaltenden Fortentwicklung der Versorgungsstrukturen – bspw. durch die
integrierte Versorgung, die Modellvorhaben oder die Hausarztverträge – versucht
der Gesetzgeber diese Durchlässigkeit nachträglich zu schaffen. Die Kostende-
batte war damals nachrangig, obgleich die 50er und 60er Jahre die höchsten
Zuwachsraten in der GKV aufwiesen. Von 1950 bis 1959 stiegen die Ausgaben
jährlich durchschnittlich um 15 %.[7] In der darauffolgenden Dekade von 1950 bis
1960 stiegen die Zuwachsraten nicht mehr derart dynamisch, allerdings beliefen
sie sich noch immer auf rund 10 % jährlich.

---

[6]Spätestens mit dem KHNG von 1984 hatte der Begriff „Kostenexplosion" Eingang in die
Rhetorik der Bundesregierung gefunden, vgl. Bundesregierung (1984, S. 13).
[7]Berié und Fink (2002, S. 11).

Auf dieses Fundament aufbauend wurde in der zweiten Phase der Gesundheitspolitik, die bis in die Mitte der 1970er Jahre reicht, das System der GKV und
mit ihm das öffentliche Gesundheitswesen ausgebaut. Einerseits nahm der Leistungskatalog zu, andererseits vergrößerte sich der Adressatenkreis der Leistungs-
berechtigten. Durch die Erhöhung der Versicherungspflichtgrenze konnten mehr
Einnahmen generiert werden. Das KHG erlaubte eine umfangreiche Finanzierung
der Krankenhäuser, mit der ein jahrzehntelanger Investitionsstau gelöst wurde.
Diese Phase hat insoweit Bedeutung für die spätere Gesundheitspolitik, als das in
ihr sowohl durch die Gesetze, als durch den zugestandenen Freiraum der Selbstverwaltung jenes Ausgabenniveau perpetuiert wurde, der bereits wenige Jahre
später als „Kostenexplosion" für Furore sorgte. Diese Entwicklung trifft besonders für den Krankenhausbereich zu, der Ende der 1960er Jahre noch als unterfinanziert galt, kurz darauf hingegen als Hauptkostentreiber ausgemacht wurde.
Die Ausgabensteigerung verlief in dieser zweiten Phase der Gesundheitspolitik
fast ebenso dynamisch wie in den 50er Jahren. In den 1970er Jahren betrug die
jährliche Steigerungsrate knapp 14 %. Damit hatten sich die Ausgaben der GKV
in den Jahren von 1950 bis 1980 um das 37-fache erhöht. Diesem Zuwachs um
3700 % stand ein Wachstum des BIP in Höhe von 1300 % gegenüber.

Die dritte Phase, die von der zweiten Hälfte der 1970er Jahre bis zum Ende
der 1980er Jahre reicht und deren Schlussstrich mit dem GRG gezogen wurde,
lässt sich als Kostendämpfungspolitik charakterisieren. Im vertragsärztlichen
Bereich zog der Gesetzgeber mit dem KVWG erste Leitplanken zur Steuerung
der ambulanten Versorgung ein. In der stationären Versorgung wurden ebenso wie
im vertragsärztlichen Bereich mit den K-Gesetzen (KHKG, KVKG, KVEG) und
den beiden Haushaltsbegleitgesetzen von 1983 und 1984 zahlreiche Sparmaßnahmen initiiert. In diese Phase fällt vor allem das Streichen von Leistungen aus dem
Katalog der GKV. Dieser Kontingentierung kann die Wirkung nicht abgesprochen
werden: Im Zeitraum von 1980 bis 1990 stiegen die Ausgaben mit einem Plus
von 56 % weniger rasant als in den Vorjahren an.

In die vierte Phase, die sich vom Ende der 1980er Jahre bis 2009 erstreckt, fallen die Strukturreformen. Das GRG markiert den Beginn dieser Phase, denn es
beinhaltet bereits zahlreiche strukturelle Ansätze, auch wenn es häufig exemplarisch für die Kostensenkung angeführt wird. In der vierten Phase der Strukturreformen versuchte der Gesetzgeber jene Pfadabhängigkeiten zu durchbrechen, in
die er sich mit dem rigiden System der abgeschotteten Sektoren in der ersten
Phase der Gesundheitspolitik selbst begeben hatte. Mit zahlreichen Sektoren
übergreifenden und „durchgängigen" Versorgungskonzepten wurde in der vierten
Phase ein komplementäres Netz zusätzlicher Leistungen über das traditionelle
System gelegt. Der erratischen Gesundheitspolitik ist es geschuldet, dass diesen

Bemühungen kein einheitliches Konzept zugrunde liegt: „Vielmehr wurden für einzelne Fragen der Gesundheitsversorgung an der Schnittstelle des ambulanten und stationären Sektors jeweils ad hoc spezifische Lösungen geschaffen. Im Ergebnis stehen daher diverse Versorgungsangebote vergleichsweise inkonsistent nebeneinander, identische Leistungen werden je nach Regelungskreis unterschiedlich vergütet."[8] Die Öffnung der Sektorengrenzen wurde ergänzt durch Steuerungsinstrumente in den Leistungsbereichen. Mit den Festbeträgen für Arzneimittel, Rabattverträgen, der Kosten-Nutzen-Bewertung, der freien Kassenwahl und dem RSA, den DRGs und den Zusatzbeiträgen wurde die vormals statische Wettbewerbsordnung im Gesundheitswesen dynamisiert. Zahlreiche Zuzahlungsregelungen für die Versicherten sollten ebenso ein Preisbewusstsein auf der Nachfrageseite schaffen wie Rückkopplungssysteme für die Leistungserbringer in Form des Regresses oder der Bonus-Malus-Regelung auf der Angebotsseite. Zugleich ist die Periodisierung als Phase der Strukturreform stets als Idealtyp zu verstehen. Denn mit den vielfältigen Preismoratorien für Arzneien, der Negativliste und weiteren Kürzungen im Leistungskatalog blieben Elemente der traditionellen Kostendämpfungspolitik erhalten. An den weiterhin steigenden Kosten konnten jedoch auch die Strukturreformen nichts ändern. Denn während im alten Bundesgebiet der Zuwachs der Ausgaben in den 1990er Jahren bei 3 % jährlich stagnierte, wurde ein Großteil der Ausgabensteigerung nun durch die Kosten der Wiedervereinigung und den Umbau des ostdeutschen Gesundheitssystems verursacht. Im Osten der Republik nahmen die Ausgaben der GKV im gleichen Zeitraum mehr als doppelt so stark zu. In der Folge musste der Gesetzgeber den gesamtdeutschen Risikostrukturausgleich früher einführen als ursprünglich geplant. Der Erfolg der Strukturreformen wird durch die einigungsinduzierten Beitragssatzsteigerungen wieder relativiert. In der ersten Dekade des neuen Jahrhunderts verweilte die Ausgabenentwicklung im gesamten Bundesgebiet auf dem Niveau der 1990er Jahre. Von 2000 bis 2009 stiegen die Ausgaben um 30 %, womit sie im Vergleich zu anderen Phasen auf einem moderaten Niveau verweilten. Auf die Frage, warum nicht stärkere Einsparungen in all den Jahren der Strukturreformen gelangen, können verschiedene Antworten gegeben werden. Einerseits bildete sich mit der Weiterentwicklung der Versorgungsstrukturen – wie der integrierten Versorgung etc. – eine Parallelstruktur aus, ohne dass entsprechende traditionelle Versorgungsangebote revidiert würden. Andererseits haben sich die grundlegenden Prinzipien der GKV nur sehr graduell geändert, wodurch sich an Problemen wie dem moral hazard und übermäßiger Leistungsinanspruchnahme nichts geändert hat.

---

[8]Vgl. Leber und Wasem (2016, S. 3).

Bereits mit der Gesundheitspolitik der schwarz-gelben Koalition hat ein erneuter Wandel eingesetzt, der sich in der Großen Koalition noch deutlicher abzeichnet. In dieser fünften Phase der Gesundheitspolitik spielt die Kostenfrage nur noch eine sehr untergeordnete Rolle. Daraus lässt sich schließen, dass die jahrzehntelang bestimmende politische Debatte um die Lohnstückkosten an Relevanz verloren hat. Stattdessen werden Leistungsbereiche wie die Pflege, die Prävention sowie die Hospiz- und Palliativversorgung ausgebaut und die Folgen des demografischen Wandels rücken in den Mittelpunkt. Der Krankenhausbereich hatte sowohl unter der schwarz-gelben Koalition von 2009–2013 als auch in der Großen Koalition in der 18. Legislaturperiode zusätzliche Mittel erhalten und soll mit dem neuen Strukturfonds auf die alternde Gesellschaft vorbereitet werden. Die Folgen der neuen Gesundheitspolitik deuten sich bereits an: Für das Jahr 2017 werden Gesamtausgaben von 229 Mrd. € prognostiziert, was einem Zuwachs im Vergleich zu Vorjahr von 5 % entspricht. Mit einem Zuschuss aus der Liquiditätsreserve an den Gesundheitsfonds verhinderte der Haushaltsgesetzgeber, dass im Bundestagswahljahr 2017 die Beitragssätze der Krankenkassen übermäßig anstiegen. Trotzdem mussten zahlreiche Krankenkassen die Beitragssätze zum Jahreswechsel 2017 erhöhen, sodass nun alle GKV-Versicherten Zusatzbeiträge abführen müssen.

1.3   Ein weiteres Buch über Gesundheitspolitik?

Gerade aufgrund dieser Herausforderungen bei der Bewältigung der gesundheitspolitischen Gesetzgebungsfülle überrascht es, wie wenig Überblickswerke es zu diesem Thema gibt, die einen einfachen Einstieg in diese schnell wechselnde Materie der Gesundheitspolitik ermöglichen. Die eigentliche Herausforderung ist der fehlende strukturierte Überblick zu den ständig wandelnden gesundheitspolitischen Instrumenten. Das vorliegende Buch versucht, diese Lücke zu schließen, indem es die zahlreichen Reformen nicht nur chronologisch ordnet, sondern die Maßnahmen jeweils zu den vorherigen und nachfolgenden Gesetzen in Beziehung setzt. Würden die unzähligen Anpassungen, Adjustierungen und Neufassungen der gesundheitspolitischen Teilbereiche und Themenfelder nur aneinander gereiht, ließe sich die Entwicklung der Gesundheitspolitik nicht qualitativ nachvollziehen. Aufgrund der schieren Fülle einer allein quantitativen Auflistung aller Reformen kann eine unkommentierte Chronologie die jeweilige Einzelmaßnahme nicht in das Gesamtsystem der Gesundheitspolitik einordnen: Es wäre, als würden Puzzle-Teile im Karton liegen – sie sind zwar alle da, doch sie ergeben kein geschlossenes Bild.

Die vorliegende Chronologie folgt nicht allein der zeitlichen Abfolge der wichtigsten Gesetzgebungsverfahren. Der Schwerpunkt in den Kapiteln und der Betrachtung zu den einzelnen Gesetzesinitiativen liegt auf den wichtigsten Elementen des deutschen Gesundheitssystems, die gleichsam über die Legislaturperioden hinweg „verfolgt" werden. So wird bspw. der Risikostrukturausgleich in seiner gesamten Entwicklung abgebildet: Von seiner Einführung, über die Fortentwicklung unter der rot-grünen Bundesregierung bis zu den Anpassungen im Rahmen der Gesundheitsreform im Jahre 2007 und anschließend im GKV-FQWG. Das Register des Buches bietet einen zusätzlichen Wegweiser, denn mit ihm können die einzelnen Maßnahmen zügig aufgespürt werden. Im Register sind jedem Haupteintrag Unterpunkte zugeordnet, die die Änderung und die jeweilige Fundstelle in den Gesetzen und Reformen angeben.

Für eine gewisse Unübersichtlichkeit sorgen neben der Verteilung der Leistungserbringung auf unterschiedliche Träger auch die zahlreichen Verflechtungen zwischen den Leistungserbringern und staatlichen Ebenen im föderativen System. Das deutsche Gesundheitssystem lässt sich deswegen als „System komplexer Vielfachsteuerung"[9] charakterisieren. An dieser Stelle soll das Buch als Kompass dienen, mit dem jeweils der passende Normgeber gefunden werden kann.

Mit dem Bezug zum rechtlichen Regelwerk unternimmt das vorliegende Buch darüber hinaus den Versuch, nicht nur den steten Wandel der Reformen nachzuzeichnen, sondern außerdem immer auch die entsprechenden Paragrafen in den einschlägigen Gesetzen aufzuzeigen. Die Sozialgesetzgebung im Allgemeinen, besonders aber das SGB V unterliegt durch die ständigen Gesundheitsreformen der permanenten Veränderung. Bei der Analyse der Gesundheitsreformen ist es überaus hinderlich, jeweils die richtige Anspruchs- und Rechtsgrundlage der GKV-Leistungen und Strukturprinzipien nachzuvollziehen, da sie in kürzester Zeit umgeschrieben werden. Andere Instrumente wiederum wandern durch die Paragrafen an neue Stellen im SGB V. In dieser Problematik soll das Auffinden der Paragrafen vereinfacht werden.

Die vorliegende Chronologie zeichnet die Gesundheitspolitik in Deutschland von ihren Anfängen bis zu den aktuellen Gesetzesinitiativen nach – dabei muss der umfangreiche Stoff notwendigerweise gestrafft dargestellt werden. Zwar steht der Gesundheitspolitik als wichtiger Agenda in jeder Politikfeldanalyse ein Platz zu. Allerdings verteilen sich die gesundheitspolitischen Maßnahmen, die jeweilige Zielsetzung der Akteure und die unterschiedlichen Reformbestrebungen auf

---

[9]Alber (1992, S. 243).

viele Bücher. Einen prägnanten Überblick über die gesundheitspolitischen Ziel-stellungen der 1970er und 1980er Jahre bietet Bandelow.[10] Effekte und Probleme des Gesundheitsreform-Gesetzes von 1988 finden sich bei Perschke-Hartmann.[11] In den Bänden zur Regierungsbilanz und den Schwerpunkten bundesdeutscher gouvernementaler Politik finden sich Aspekte der Gesundheitspolitik für die ein-zelnen Legislaturperioden seit 1998.[12] Orlowski und Wasem[13] bieten ebenso wie Schroeder und Paquet detaillierte Bilder der Gesundheitsreform 2007. Die Einzel-beiträge verfolgen jedoch verschiedene Aspekte und setzen jeweils Schwerpunkte auf unterschiedlichen Themenfeldern, sodass sie eine chronologische und strin-gente Politikfelddarstellung erschweren. Das vorliegende Buch bietet einen kom-pletten Abriss aller Legislaturperioden und vereinfacht das schnelle Nachschlagen einzelner Maßnahmen über die Jahrzehnte hinweg. Sofern ein legislaturperioden-übergreifender Ansatz bereits verfolgt wurde, beschränkte er sich auf kürzere Perioden.[14]

Schließlich widmet die vorliegende Schrift den politischen Akteuren, den Sys-temebenen und den Verantwortlichkeiten viel Raum. Das deutsche Gesundheitssys-tem ist nicht nur unübersichtlich, weil es durch eine Fülle von Reformen in einem ständigen Wandel unterliegt. Es zeichnet sich außerdem durch zahlreiche Verknüp-fungen bei den Verantwortlichkeiten aus. Beginnend bei den Kommunen über die Länder bis zum Bund kooperieren die politischen Akteure mit den staatlichen, öffentlich-rechtlichen und privaten Leistungserbringern. In der systematischen Ein-führung von Rosenbrock und Gerlinger[15] rücken die Strukturen und einzelnen Ele-mente des Gesundheitswesens in den Vordergrund. Es wird ein umfassendes Abbild des Gesundheitswesens gegeben, wobei politische Initiativen und der Ein-fluss der Gesetzgebung auf die verschiedenen Sektoren des deutschen Gesund-heitswesens unberücksichtigt bleiben müssen. Simon bietet eine klar strukturierte Darstellung des deutschen Gesundheitswesens, wobei die politischen Akteure in den Hintergrund treten.[16] Schierens[17] Einführung in die Gesundheitspolitik fokus-siert Probleme der gesetzlichen Krankenversicherung und Herausforderungen des

---

[10]Vgl. Bandelow (2006, S. 159 ff.).

[11]Vgl. Perschke-Hartmann (1994, S. 163 ff.).

[12]Vgl. Hartmann (2003), Bandelow und Hartmann (2007), Grimmeisen und Wendt (2010).

[13]Orlowski und Wasem (2007).

[14]Vgl. für die Reformen der 1970er bis in die 1990er Jahre: Klinke 2003; Blank (2011, S. 110–126).

[15]Vgl. Rosenbrock und Gerlinger (2014).

[16]Vgl. Simon (2013).

[17]Schieren (2011).

demografischen Wandels. Welcher Art die Gesetzgebungsprozesse und Gesetze auf diese Elemente des Gesundheitssystems wirken, bleibt außen vor. In der von Rebscher herausgegebenen detaillierten und umfangreichen Analyse der gesundheitspolitischen Gesetzgebung werden die einzelnen Gesetze und Maßnahmen sowohl miteinander verknüpft als auch der politische Wille verdeutlicht, der den einzelnen Reformanstrengungen zugrunde liegt.[18] Allerdings endet sie Mitte der 2000er Jahre und beschränkt sich auf ausgewählte Bereiche.

Literatur

Alber, Jens. 1992. *Das Gesundheitswesen der Bundesrepublik Deutschland, Entwicklung, Struktur und Funktionsweise*. Frankfurt a. M./ New York: Campus.

Bandelow, Nils C. 2006. Gesundheitspolitik. Zielkonflikte und Politikwechsel trotz Blockaden. In: *Regieren in der Bundesrepublik Deutschland*, Hrsg. M. G. Schmidt, R. Zohlnhöfer, 159–176, Wiesbaden: Springer VS.

Bandelow N./A. Hartmann. 2007. Weder Rot noch grün. Machterosion und Interessenfragmentierung bei Staat und Verbänden in der Gesundheitspolitik, In *Ende des rot-grünen Projektes. Eine Bilanz der Regierung Schröder 2002–2005,* Hrsg. C. Egle, R. Zohlnhöfer, 334–354. Wiesbaden: Springer VS.

Berié, Hermann/U. Fink. 2002. *Grundlohnentwicklung und Ausgaben der GKV. Gutachten im Auftrag des AOK-Bundesverbandes. Institut für Wirtschaft und Soziales*. Berlin.

Bundesregierung. 1984. *Entwurf eines Gesetzes zur Neuordnung der Krankenhausfinanzierung*. BT Drucksache 10/2095 (10.10.1984). Berlin.

Bundestag. 1996. Zweite und dritte Beratung des von den Fraktionen CDU und F.D.P. eingebrachten Entwurfs eines Gesetzes zur Weiterentwicklung der Strukturreform in der GKV. BT-PlPr. 13/108 (24.05.1996), S. 9541-9583. Bonn.

Blank, Florian. 2011. *Soziale Rechte. Die Wohlfahrtsstaatsreformen der rot-grünen Bundesregierung*, Wiesbaden: Springer VS.

Grimmeisen, S./C. Wendt. 2010. Die Gesundheitspolitik der Großen Koalition. In *Die Große Koalition. Regierung – Politik – Parteien 2005–2009*, Hrsg. S. Bukow, W. Seemann, 159–172, Wiesbaden: Springer VS.

Hajen, L./Paetow, H./Schumacher H. 2010. *Gesundheitsökonomie. Strukturen – Methoden – Praxis* (5. Aufl.). Stuttgart: Kohlhammer.

Hartmann, Anja K. 2003: Parteinah, leistungsstark, finanzbewusst? Die Gesundheitspolitik der rot-grünen Bundesregierung. In: *Das rot-grüne Projekt. Eine Bilanz der Regierung Schröder 1998–2002*, Hrsg. C. Egle, T. Ostheim, R. Zohlnhöfer, 259–282. Wiesbaden: Springer.

KBV. 2014. „Es geht immer um die Behauptung, dass Mittel zu knapp seien". *KBV Klartext*, o. Jg. (4), 12–13.

---

[18]Rebscher (2006).

Klinke, Sebastian. 2003. Ordnungspolitischer Wandel im Gesundheitssystem als Folge der Reformgesetzgebungsbemühungen, Diplomarbeit Universität Bremen, 30.07.2003.

Leber, Wulf-Dietrich/ J. Wasem. 2016. Ambulante Krankenhausleistung – ein Überblick, eine Trendanalyse und einige ordnungspolitische Anmerkungen. In *Krankenhausreport 2016. Ambulant im Krankenhaus*, Hrsg. J. Klauber, M. Geraedts, J. Friedrich, J. Wasem, S. 3–26. Stuttgart: Schattauer.

Orlowski Ulrich/J. Wasem. 2007. *Gesundheitsreform 2007 (GKV-WSG). Änderungen und Auswirkungen auf einen Blick,* Heidelberg: Hüthig Jehle Rehm.

Perschke-Hartmann, Christiane. 1994. *Die doppelte Reform. Gesundheitspolitik von Blüm zu Seehofer,* Wiesbaden: Springer Fachmedien.

Rebscher, Herbert, Hrsg. 2006. *Gesundheitsökonomie und Gesundheitspolitik. Im Spannungsfeld zwischen Wissenschaft und Politikberatung*, Heidelberg: Economica.

Reiners, Hartmut. 2010. Kassenwettbewerb, Selektivverträge und die Rolle der Länder, *GuS* 64 (3), 13–17.

Rosenbrock, Rolf /T. Gerlinger. 2014. *Gesundheitspolitik. Eine systematische Einführung,* Bern: Hans Huber.

Schieren, Stefan, Hrsg. 2011. *Gesundheitspolitik. Hintergründe, Probleme und Perspektiven,* Schwalbach: Wochenschauverlag.

Simon, Michael. 2013. *Das Gesundheitssystem in Deutschland. Eine Einführung in Struktur und Funktionsweise*, Bern: Hans Huber.

Strukturen und Akteure der deutschen Gesundheitspolitik

2

2.1 Kompetenzen des Bund und sein Verhältnis zu Ländern und Verbänden

An der Spitze der gesundheitspolitischen Hierarchie in Deutschland steht der Bundesgesetzgeber, der zur Durchsetzung seiner Interessen auf verschiedene Steuerungsmodi setzt. Er normiert im Rahmen der ihm zustehenden Gesetzgebungskompetenz eigenverantwortlich und hoheitlich den rechtlichen Rahmen der Gesundheitspolitik. Innerhalb des derart abgesteckten Bereichs betraut er die Partner der Selbstverwaltung mit hoheitlichen Aufgaben, sodass schließlich den Körperschaften und Verbänden der Selbstverwaltung die Umsetzung der gesetzlich normierten Aufgaben obliegt. Um diese verbandliche Umsetzung mit Verbindlichkeit zu versehen, hat der Gesetzgeber den Selbstverwaltungspartnern das Recht eingeräumt, die auf oberer Ebene getroffenen Entscheidungen mit Zwang gegen die Mitglieder durchzusetzen. Der Vollzug gesetzlicher Normen durch die Partner der Selbstverwaltung kennzeichnet das deutsche Gesundheitssystem und gibt ihm einen korporatistischen Wesenszug. Im korporatistischen Steuerungsmodus setzt der Bund nur den Ordnungsrahmen und überlässt den Verbänden die Umsetzung und Konkretisierung. Gleichwohl geht der staatliche Machtanspruch nicht verloren und wenn die Selbstverwaltung die gesteckten Ziele nicht erfüllt, behält sich der Gesetzgeber die Ersatzvornahme vor. Der korporatistische Steuerungsmodus findet im Wesentlichen in jenen gesundheitspolitischen Bereichen Anwendung, in denen die klassischen Sozialversicherungsträger neben dem Staat die Wohlfahrt organisieren. Der korporatistische Steuerungsmodus ist deswegen maßgeblich in der stationären und vertragsärztlichen Versorgung vorzufinden.

Neben das korporatistisch geprägte Gesundheitswesen tritt ein weiterer Bereich, in dem Bund und Länder ein staatlich kontrolliertes Gesundheitssystem organisieren. In diesem zweiten, staatlich kontrollierten System spielen die Verbände

© Springer Fachmedien Wiesbaden GmbH 2017
F. Illing, *Gesundheitspolitik in Deutschland*,
DOI 10.1007/978-3-658-17609-9_2

und der Korporatismus nur eine nachgeordnete oder auch gar keine Rolle, weil der Staat entweder die Leistungserbringer vollständig selbst überwacht oder weil er die Gesundheitsleistung durch Behörden selbst erbringt. Im staatlichen kontrollierten Gesundheitswesen ist wiederum zwischen zwei Steuerungsmodellen zu unterscheiden. Der Bund erlässt einerseits im Rahmen seiner verfassungsrechtlichen Kompetenzen eigenverantwortlich die Gesetze und bedient sich der Länder, die die Gesetzesinhalte umzusetzen haben. Andererseits beschränkt sich seine Rolle in jenen Regelungsbereichen, die den Ländern aufgrund ihrer verfassungsrechtlichen Kompetenzen vorbehalten sind, auf eine Mitwirkung. Die Einordnung der Leistungen des Gesundheitswesens in den korporatistischen und den staatlich kontrollierten Bereich wird nicht immer trennscharf gelingen. Beide Bereiche sind nicht vollständig voneinander getrennt, sondern sie gehen fließend ineinander über.

Die Gesetzgebungskompetenz des Bundes für die sozialversicherungsrechtlichen Regelungen stützt sich auf Art. 74 Abs. 1 Nr. 12 GG, bei der Pflege beruft er sich auf Art. 74 Abs. 1 Nr. 7 GG und der dort vorgeschriebenen Pflicht zur „öffentlichen Fürsorge", ohne dass daraus ein allumfassender Anspruch für alle Belange der sozialen Sicherheit erwächst.[1] Der Bund trägt für die SGB-Gesetzgebung die Verantwortung. Hierzu zählen die aus der Reichsversicherungsordnung (RVO) hervorgegangenen Sozialgesetzbücher über die Gesetzliche Krankenversicherung (SGB V), die Unfallversicherung (SGB VII) und in gewissen Schnittmengen die Rentenversicherung (SGB VI) sowie die neu hinzugetretene Pflegeversicherung (SGB XI). Der Bund normiert den Versichertenkreis, die Finanzierungsgrundlagen und den Leistungskatalog der GKV sowie das Vertragsarztrecht. Nach Art. 74 Abs. 1 Nr. 19a GG trägt der Bund die Sorge für die wirtschaftliche Sicherung der Krankenhäuser (KHG) und die Krankenhauspflegesätze und -entgelte, nicht aber für die in Länderhoheit fallende Krankenhausplanung. Ebenso ist der Bund nach Art. 74 Abs. 1 Nr. 19 GG für das Recht des Apothekenwesens, der Arzneien, der Medizinprodukte und der Heilmittel verantwortlich. Während die Länder das Hochschulwesen organisieren, ist der Bund nach Art. 74 Abs. 1 Nr. 33 GG für die Hochschulzulassung und -abschlüsse zuständig. Außerdem trägt der Bund für die Zulassung zu ärztlichen und anderen Heilberufen und zum Heilgewerbe die Verantwortung. Verstärkt durch die Rechtsprechung des Bundesverfassungsgerichts erfolgt eine immer feingliedrigere Abgrenzung zwischen den Regelungsbereichen. So unterliegt beispielsweise bei den Heilberufen

---

[1]Schenkel (2008, S. 44).

das Berufsbild des Altenpflegers der Bundeskompetenz, die des Altenpflegehelfers hingegen fällt in die Zuständigkeit der Länder.[2] Der Bundesgesetzgeber hatte wiederholt versucht, jene Regelungsbereiche, die in die Hoheit der Länder fallen, aus den Spezialgesetzen in die SGB-Gesetzgebung zu überführen.

Das Verhältnis des Bundes zu den Ländern in allen Bereichen, in denen er die Gestaltungshoheit ausübt, lässt sich zwischen der Gesetzgebung und dem Gesetzesvollzug differenzieren. In der Gesetzgebung wird sein Handlungsspielraum durch das verfassungsrechtliche Normgefüge vorgegeben, das zur Unterscheidung von zustimmungsbedürftigen Gesetzen und Einspruchsgesetzen führt. Für die Sozialversicherung resultiert die Zustimmungsbedürftigkeit von Gesetzen aus Bestimmungen, die die Organisation und Verfahren von Landesbehörden regeln.[3] Obwohl sich länderübergreifende Sozialversicherungsträger nach Art. 87 Abs. 2 GG als bundesunmittelbare Körperschaften des öffentlichen Rechts konstituieren, fällt der Vollzug der Sozialversicherung trotzdem in die Länderhoheit. Dies liegt daran, dass Krankenkassen, deren Versichertenkreis sich auf nur ein Bundesland erstreckt, ebenso zur Landesverwaltung zählen wie die Kassenärztlichen Vereinigungen. Deswegen ist eine Vielzahl der Gesetze zum Gesundheitswesen zustimmungsbedürftig. Fehlt der Bundestagsmehrheit die Zustimmung der Länderkammer, beschränkt sich die Bundesregierung regelmäßig auf originär in ihrer Hand liegende Regelungsbereiche. Die gesundheitspolitische Gesetzgebung der 13. Legislaturperiode bietet hierfür ein Beispiel. Allerdings hat die vom Bundesverfassungsgericht verneinte Zustimmungsbedürftigkeit des Beitragssatzsicherungsgesetzes Bundestag und Bundesregierung einen weiten Handlungsspielraum eröffnet.[4]

Die gesundheitspolitischen Aktionsfelder der Länder zeichnen sich dem entsprechend bei allen grundgesetzlich dem Bund vorbehaltenen Regelungsbereichen durch einen weitgehenden Vollzugscharakter aus: „Die Steuerungskompetenzen des Landes sind zumeist bundesgesetzlich festgelegt, während die verbleibenden Dispositionsräume, – sei es als bundesgesetzlich nicht geregelte Aktionsbereiche, als Ermessensspielräume oder als noch landesgesetzliche Residualzuständigkeiten – auf versicherungs- oder kassenarztrechtliche Strukturfestschreibungen im Gesamtsystem der gesundheitlichen Versorgung treffen."[5] Die Abstimmungen zwischen Bund und Ländern beim Vollzug der Gesetze erfolgt über die GMK, die zugleich Vorschläge

---

[2]Vgl. BVerfGE 106, 62–166.
[3]Vgl. Axer (2000, S. 400).
[4]Vgl. BVerfGE 114, 196.
[5]Hugger (1979).

für die Weiterentwicklung des Gesundheitsrechts macht. In jenen Bereichen der Gesundheitspolitik, in denen der Bund die verfassungsrechtlich normierte Gestaltungshoheit besitzt, greift er in weiten Teilen auf die Länder als Kontrollorgane zurück. Das gilt sowohl im korporatistischen Bereich, als auch im staatlich kontrollierten Gesundheitswesen. Im korporatistischen Bereich nutzt er die Länder zur Prüfung der ausgehandelten Pflegesätze und die Beanstandung der Bedarfsplanung sowie für die Aufsicht der Kassenärztlichen Vereinigungen und die Landesverbände der Krankenkassen. Im staatlich kontrollierten Bereich dienen die Länderbehörden zur Überwachung der Apotheken und der am Arzneimittelverkehr Beteiligten.

Ein anderes Verhältnis zu den Ländern hat der Bund in dem Bereich der Gesundheitsversorgung, der staatlich kontrolliert wird, aber in die Länderhoheit fällt. Es handelt sich im Wesentlichen um den Rettungsdienst und den öffentlichen Gesundheitsdienst, die beide durch die Länder organisiert werden. Obgleich die verfassungsrechtliche Kompetenz hier bei den Ländern liegt, gibt es Schnittstellen zum Bundesgesetzgeber. Für die Rettungsdienste gibt der Bund den Bediensteten mit dem NotSanG zwar das Berufsbild vor, aber die Länder organisieren und verwalten die Rettungsdienste vollständig eigenverantwortlich. Darüber hinaus ist der Bund für die Maßnahmen gegen gemeingefährliche oder übertragbare Krankheiten bei Menschen und Tieren (Infektionsschutz) zuständig. Er bestimmt den Umfang des Schutzauftrags, den die Länder in eigener Kompetenz mit dem ÖGD ausführen.

Ebenso wie bei den Bund-Länder-Beziehungen lässt sich beim Verhältnis des Bundes zu den Verbänden zwischen der Gesetzgebung und dem Gesetzesvollzug unterscheiden. Der Bund errichtet mit seiner SGB-Gesetzgebung und dem Recht der wirtschaftlichen Sicherung der Krankenhäuser den rechtlichen Rahmen, den die Partner der Selbstverwaltung ausfüllen. Mit der rechtlichen Programmierung gibt der Bund nur die Vorgaben, die dann durch die Partner der Selbstverwaltung durch eigene Anstrengungen konkretisiert und detailliert vollzogen werden. Diese Arbeitsteilung ist das wesentliche Merkmal des deutschen Gesundheitswesens in all den Bereichen, in denen der Staat mit den Sozialversicherungsträgern kooperiert. Für den Staat geht solch eine Arbeitsteilung mit Einsparungen einher, da er die anspruchsvolle Aufgabe der Gesundheitsversorgung aus dem staatlichen System ausgliedert und den Leistungserbringern überlässt, die mit dieser Materie selbst am besten vertraut sind.[6] Gleichwohl sieht sich das korporatistische Gesundheitssystem mit Steuerungsschwierigkeiten konfrontiert, da der Vollzug

---

[6]Eine andere Auffassung vertritt das BVerfG, das die Körperschaften als dem „Staat eingegliederte" Organisationen auffasst, vgl. BVerfGE 39, 302. AOK.

unliebsamer politischer Entscheidungen bei den Verbänden auf Widerstand treffen kann. In diesen Fällen kann der Gesetzgeber mit einer hoheitlichen Maßnahme diese politische Entscheidung erzwingen und konkret gesetzlich vorschreiben. Während die Zusammenarbeit des Staates mit den Verbänden bei der Umsetzung parlamentarischer Entscheidungen zu Vollzugsproblemen führen kann, bestehen bei der Gesetzgebung eher Legitimationsprobleme. Es ist kritisch zu sehen, wenn Parlament und Exekutive den Verbänden, auf die sie aufgrund ihres Wissensvorsprungs und ihrer Kooperationswilligkeit angewiesen sind, zu großen Einfluss auf die Gesetzgebung gewähren. Dabei liegt es im Ermessen des Bundes, sich des verbandlichen Sachverstands zu bedienen und den Verbänden einen weitgehenden Zugriff auf die Gesetzgebung zu erlauben. Doch steht es ihm ebenso frei, die Verbände auszuschließen, wofür das Gesetzgebungsverfahren zum GSG als Beispiel angeführt werden kann.

2.2 Befugnisse von Ländern und Kommunen

Die Länder verfügen mit der Krankenhausplanung im Bereich der stationären Versorgung die prioritäre Gesetzgebungskompetenz. Obwohl das KHG die Modalitäten der Finanzierung bestimmt und die Krankenkassen mit den Betriebskosten den weitaus größten Anteil an den Krankenhausausgaben tragen, kommt der Länderebene im Krankenhauswesen Bedeutung zu. Da die Landesregierungen über Struktur und Größe der Krankenhauslandschaft in ihrem Bundesland entscheiden, bürden sie mit jeder Kapazitätserweiterung den Kassen die Kosten auf. Jegliche Versuche des Bundes, in diese Planungshoheit einzudringen, sind von den Ländern strikt abgewehrt worden. Ebenso stehen die Länder allen Initiativen skeptisch gegenüber, mit denen ihre Hoheit über die Krankenhausplanung in die SGB V-Gesetzgebung überführt und dort mit den Krankenkassen geteilt werden soll. Krankenkassen und Länder beteiligen sich beide an der dualen Finanzierung: Während die Länder für die Investitionskosten der Krankenhäuser aufkommen, müssen die Krankenkassen die Betriebskosten bezahlen. Obwohl die Krankenkassen die Kosten aus den Entgelten oder Pflegesätzen übernehmen, sind die Länderbehörden im Pflegesatzverfahren maßgeblich beteiligt. Die Länder tragen die Planungshoheit über die Krankenhauslandschaft, aber die Bereitstellung der Plätze obliegt den Kommunen und Landkreisen.

Im Rahmen der vertragsärztlichen Versorgung verfügen die Länder über Residualzuständigkeiten. Dazu zählen die beschränkten Mitwirkungsrechte bei der vertragsärztlichen Bedarfsplanung, die in jüngsten Gesundheitsreformen allerdings erweitert wurden. Hierzu zählen ebenso finanzielle Anreize der Länder, mit denen sie die Niederlassung der Ärzte begünstigen, etwa durch Stipendien und Zuschüsse für Praxen. Ebenso versuchen die Kommunen ihre Region für Ärzte attraktiv zu machen, indem sie Praxisräume zur Verfügung stellen, Belegbetten in Krankenhäusern vermitteln und durch interkommunale Absprachen die Errichtung von Zweigpraxen ermöglichen. Die Länder entscheiden über die Zahl der Studienplätze und die Ausbildungskapazitäten, wodurch sie indirekt den Ärztenachwuchs regulieren. Sie regeln das Bewerbungs- und Vergabeverfahren durch die Stiftung für Hochschulzulassung als gemeinsame Einrichtung. Macht der Bund von der Gesetzgebungskompetenz nach Art. 74 Abs. 1 Nr. 33 GG Gebrauch, können die Länder nach Art. 72 Abs. 3 Satz 1 Nr. 6 GG von einem Bundesgesetz abweichende Regelungen über die Hochschulzulassung treffen. Auf Grundlage der Kammergesetze regeln die Länder Fragen der Berufsausübung und der Kontrolle der Berufspflichten aller Ärzte.

Die Länder sind nicht daran gehindert, im Bereich der Pflege durch finanzielle Förderung der Pflegeeinrichtungen für sozial tragbare Pflegesätze zu sorgen. Sie können im Bereich der Pflege über die Bundeskompetenzen hinaus eigene Ziele verfolgen. Das in die Bundeskompetenz fallende Recht zur wirtschaftlichen Sicherung der Krankenhäuser erstreckt sich außerdem nicht auf die Pflegeeinrichtungen.[7]

Während der Bereitschaftsdienst der Vertragsärzte im SGB V und damit durch den Bund geregelt wird, unterliegt die Organisation und Verwaltung des Rettungsdienstes der Länderhoheit. Der Rettungsdienst ist dem Bereich der allgemeinen Gefahrenabwehr zuzuordnen und fällt in die ausschließliche Gesetzgebungs- und Verwaltungskompetenz der Länder. Deren Verantwortung gründet sich auf dem Verständnis, dass der Rettungsdienst der Daseinsvorsorge und Gefahrenabwehr gemäß Art. 30 und 70 GG dient.[8] Die Länderparlamente verabschieden die Rettungsdienstgesetze und die Kommunen und Landkreise sind für die Organisation des Rettungsdienstes zuständig. Schnittstellen zum SGB V gibt es bei der Abrechnung von Fahrtkosten. Obwohl die Länder für die Ausbildung des Rettungspersonals verantwortlich sind, legt der Bund die Qualifikationsanforderungen im NotSanG bundesweit einheitlich fest.

Die Länder üben zahlreiche Kontrollfunktionen aus. Durch die Landesgesundheitsministerien werden die Kassenärztlichen und die Kassenzahnärztlichen Vereinigungen überwacht. Streitpunkt war wiederholt, ob der Landesrechnungshof auch die Finanzen der Kassenärztlichen und Kassenzahnärztlichen Vereinigungen

---

[7]Huber und Uhle (2014, S. 152).
[8]Deutscher Bundestag (2016).

kontrollieren darf. Darüber hinaus obliegt den Ländern die Aufsicht über die Landesverbände der Krankenkassen. Mit dem ÖGD besitzen die Länder zudem die Hoheit über die Kontrolle der Hygiene in den Krankenhäusern. Für den ÖGD legen die Länder die Finanzierungsmodalitäten und den Leistungskatalog fest. Ebenso sind sie für die Kontrolle der Apotheken zuständig und tragen die alleinige Verantwortung bei der Rücknahme von Arzneimitteln. Im Rahmen des in Bundeshoheit fallenden Infektionsschutzes können die Länderregierungen auf Grundlage des § 32 IfSG eigene Rechtsverordnungen erlassen.[9]

2.3   Akteure der Selbstverwaltung

Das deutsche Gesundheitswesen zeichnet sich durch enge Verflechtungen staatlicher Leitungsgremien und gesellschaftlicher Akteure aus (vgl. Abb. 2.1). Im Steuerungsmodus der Selbstverwaltung erfüllen Verbände und Körperschaften öffentlichen Rechts gesetzliche Vorgaben, ohne dass der Staat mit seiner hierarchischen Behördenstruktur selbst an dieser Umsetzung beteiligt ist. Das System der Selbstverwaltung besitzt den Vorteil der Entlastung staatlicher Ressourcen, es steigert die Akzeptanz der Beteiligten – vor allem der Leistungserbringer – und es folgt konsequent dem Subsidiaritätsprinzip. Im Gegensatz zu einem staatlich organisierten Gesundheitswesen besitzt das System der Selbstverwaltung den Nachteil einer gewissen Resistenz gegenüber hoheitlicher Einflussnahme. Einerseits sind die Verbände in die Gesetzgebungsverfahren einbezogen, andererseits sind sie mit der Umsetzung eben dieser betraut. Aufgrund ihrer dominanten Position im Gesundheitswesen verfügen die Verbände über ausreichenden Einfluss, um angedachte Reformen durch ihre Stellungnahmen und politischen Druck während der Gesetzgebung in ihrem Sinne in eine für sie gewünschte Richtung zu lenken. Bereits das Fachwissen und der Informationsvorsprung verhelfen ihnen zu einer vorteilhaften Position gegenüber staatlichen Stellen. Im Anschluss an die Gesetzgebung werden sie mit der Umsetzung der Regelungen betraut und können ihnen unliebsame Reformen „aussitzen": „Da die Verbände nicht nur den Gesetzgebungsprozess beeinflussten, sondern häufig auch mit der Umsetzung von Reformen beauftragt wurden, erweiterte sich der Spielraum, um Gemeinwohlorientierung durch Interessensorientierung zu unterminieren."[10] Für die Umsetzung gesetzlicher Vorgaben tritt erschwerend hinzu, dass gewisse Bereiche

---

[9]Steinau-Steinrück (2013, S. 72).
[10]Vgl. Hartmann (2003, S. 263).

	Private Unternehmen /öffentlich-rechtliche Körperschaften	Kommunen / Kreise	Länder	Bund
Vertragsärztliche Versorgung	Kassenärztliche Vereinigung „Sicherstellungsauftrag"	Niederlassungsanreize	Niederlassungsanreize; Mitwirkung an Bedarfsplanung Kammergesetze (?) univers. Ausbildungsinhalte	Gesetzgebungskompet enz (SGB V); Kassenarztrecht
Stationäre Versorgung	Trägerschaft der Krankenhäuser: freigemeinnützig; privat,	Trägerschaft der Krankenhäuser, Finanzierungsbeteiligung; Bereitstellung der Betten	„Sicherstellungsauftrag" Krankenhausplanung; Investitionsfinanzierung, Krankenhausgesetze	Finanzzuweisung: KHG KHEntG (ehemals BPflV)
ÖGD		Organisation; Anstellung der Ärzte	Finanzierung; Leistungskatalog	Leistungsbestimmung: (§§ 20f; 119c; 132e; SGBV); IfSG
Rettungsdienst	private Leistungserbringer; kommunale Leistungserbringer	Verantwortung; Trägerschaft im Submissionsmodell	Landesrettungsdienstgesetze	Ausbildungsinhalte: NotSanG
Betriebliches Gesundheitsman agement	Finanzierung und Leistungsorganisation durch die Betriebe		Staatlich-gewerbsärztlicher Dienst (Gewerbeaufsichtsamt)	BKV ASiG
Pflege	Sozialdienste, Pflegedienste		Träger versorgungsärztlicher Dienste; Berufsbild Pflegehilfe Landespflegegesetze	Leistungskatalog (SGB IX) Berufsbild Altenpfleger
Psychiatrie	Freigemeinnützige Träger	Trägerschaft wenn in KH integriert	Landesnervenkliniken, psychiatrische Landeskrankenhäuser, Ausführungsgesetz zum Vollzug	
Arzneimittel	Unternehmen: Forschung Entwicklung Produktion Handel Apothekerkammer (?)	Krankenhausapotheken (§ 129a SGB V) Apothekenaufsicht	Niederlassungsanreize Apothekenaufsicht	Gesetzgebungskompetenz AMG IQWiG
Rehabilitation	Freigemeinnützige Träger Sozialversicherung		Trägerschaft, Finanzzuweisung	Finanzzuweisung
Prävention	Primäre Prävention und Gesundheitsförderung der Krankenkassen (§ 20 SGB V)		Landesrahmenvereinbarung zur Umsetzung der nationalen Präventionsstrategie	

Abb. 2.1 Matrix gesundheitspolitischer Verflechtung. (©Eigene Darstellung in Anlehnung an: Hugger 1979, S. 60)

der Selbstverwaltung keine uneingeschränkte Macht zur Durchsetzung gesetzlicher Vorgaben besitzen. Krankenhausgesellschaften sind keine Körperschaften öffentlichen Rechts, weswegen die auf Verbandsebene unterzeichneten Verträge keine unbedingte Verbindlichkeit gegen die Mitglieder entfalten.[11] Bei fehlender Weisungsbefugnis und Sanktionsgewalt gegen die Mitglieder sind Verbände nur mäßig geeignet als Adressaten, die staatliche Weisungen umsetzen sollen.

---

[11]Vgl. Simon (2000, S. 122).

Zu den wichtigsten Akteuren des in Selbstverwaltung organisierten Gesundheitswesens zählen die Krankenkassen, die Verbände der Vertragsärzte und der Vertragszahnärzte sowie die Verbände der Krankenhäuser. Im Gegensatz zu den drei ersten sind die Krankenhausverbände zwar keine Körperschaften öffentlichen Rechts, aber das hat den Gesetzgeber nicht daran gehindert, ihnen weitreichende Befugnisse zur Organisation der Gesundheitsversorgung zu übertragen. Den Selbstverwaltungskörperschaften obliegt der Vollzug staatlicher Aufgaben, die ihnen der Bund oder die Länder jeweils im Rahmen ihrer hoheitlichen Befugnisse per Gesetz zuweisen. Sie organisieren das Gesundheitswesen innerhalb des gesetzlichen Rahmens in eigener Regie. Die Eigenverantwortlichkeit beim Vollzug findet ihren Ausdruck in einer Ausgliederung aus der staatlichen Verwaltungshierarchie. Sie verfügen über eine originäre Rechtsetzungshoheit, mit der sie sich eigene Satzungen geben. In Wahlen bestimmen sie die Führung, ihre Finanzierung erfolgt über Zwangsbeiträge im Rahmen der Zwangsmitgliedschaft. Der Staat lässt ihnen die Freiheit zur selbstständigen Organisation des Gesundheitswesens, indem er seine Kontrolle auf die Rechtsaufsicht beschränkt. Korrespondierend mit der Staatsgliederung sind die Organisationen der Selbstverwaltung in Ländereinheiten gegliedert, die in einer Bundesorganisation zusammengefasst sind. Auf Bundesebene finden sich als Dachorganisationen – und damit als wichtigste Akteure einer bundeszentrierten Gesundheitspolitik – der Spitzenverband der Gesetzlichen Krankenkassen (GKV-Spitzenverband), die Kassenärztliche Bundesvereinigung (KBV), die Kassenzahnärztliche Bundesvereinigung und die Krankenhausgesellschaft (DKG).

Das Selbstverwaltungsorgan der Versicherten im Gesundheitswesen ist die Krankenkasse. Die Krankenkassen als Körperschaft des öffentlichen Rechts wahren die Interessen der Versicherten gegenüber den Leistungserbringern und ziehen die Versichertenbeiträge ein, mit denen die Leistungserbringer bezahlt werden. Die sechs Primärkassen – AOKs, BKKs, IKKs, die Landwirtschaftskasse, die Knappschaft und die Seekasse – haben als Pendant die Ersatzkassen an ihrer Seite. Seit der 1996 eingeführten freien Kassenwahl hat die Unterscheidung zwischen Ersatz- und Primärkasse nur noch geringe Bedeutung. Während in den Primärkassen bis 1996 bestimmte Arbeitnehmer qua Beruf, Betriebs- oder Ortszugehörigkeit zwangsversichert waren, waren die Ersatzkassen für die freiwillig Versicherten zuständig. Trotz des seit dem GSG geschärften Kassenwettbewerbs und der Öffnung der Krankenkassen hat die Unterscheidung noch insoweit Bedeutung, als dass einzelne Kassenarten jeweils untereinander und füreinander haften und in Verbänden zusammengeschlossen sind. Von der Verwaltung der Krankenkassen vor Ort bis zum Spitzenverband der GKV ist es ein weiter Weg. AOKs, BKKs und IKKs sind jeweils gesetzlich vorgeschrieben Mitglied in ihrem

Landesverband.[12] Die Landesverbände vereinen sich in einem Bundesverband.[13] Die Ersatzkassen bilden zwar keine Landesverbände, sie werden aber ebenfalls durch einen Bundesverband repräsentiert. Alle Bundesverbände bilden den Spitzenverband der GKV, der seit 1. Juli 1998 alle Krankenkassen auf Bundesebene gemeinsam vertritt und die vormals sieben Spitzenverbände abgelöst hat.[14] Dem Spitzenverband kommt nach innen die Aufgabe zu, zwischen seinen Mitgliedern eine gemeinsame Position abzustimmen bei Problemen, die einheitlich geregelt werden müssen. Seine Beschlüsse sind für die einzelnen Verbände und Mitgliedskassen und Versicherten verbindlich.[15] Nach außen regelt er in den Bundesmantelverträgen und in den Bewertungsausschüssen zusammen mit der KBV den Leistungsumfang und die Bezahlung der vertragsärztlichen Versorgung für die Versicherten. Darüber hinaus legt er die Grundzüge der Arzneimittelversorgung mit den Apothekern fest und regelt in trilateralen Verträgen die Inhalte für sektorenübergreifende Behandlungsmethoden.[16] Die Landesverbände sind die Exekutivorgane der Krankenkassen, was die Finanzierung der Leistungserbringer und die Mitwirkung an der vertragsärztlichen Bedarfsplanung oder der Krankenhausplanung anbelangt.

Die Kassenärztliche Vereinigung und die Kassenzahnärztliche Vereinigung sind die Selbstverwaltungsorgane aller Ärzte und Zahnärzte, die in der ambulanten Versorgung tätig sind.[17] Sie tragen im Rahmen des Sicherstellungsauftrags die Verantwortung für die ausreichende und zweckmäßige vertragsärztliche und vertragszahnärztliche Versorgung der Versicherten. Der Sicherstellungsauftrag wird nach innen und nach außen gewahrt. Da allein die Kassenärztlichen und Kassenzahnärztlichen Vereinigungen für den Sicherstellungsauftrag der ambulanten Versorgung sorgen, müssen sie einerseits durch ihre internen Strukturen, ihre Kontrollpflichten sowie durch ihr Weisungsrecht gegenüber den Mitgliedern die vollständige Leistungserfüllung gewährleisten. Sie tun es andererseits nach außen

---

[12]Vgl. § 207 SGB V „Bildung und Vereinigung von Landesverbänden".

[13]Vgl. § 212 SGB V „Bundesverbände, Deutsche Rentenversicherung Knappschaft-See, Verbände der Ersatzkassen".

[14]Vgl. § 217a SGB V „Errichtung des Spitzenverbandes Bund der Krankenkassen"; Abschn. 10.4.4 Kassenreform, Versicherungspflicht und Fusionen.

[15]Vgl. § 217e SGB V „Satzung".

[16]Vgl. § 129 SGB V „Rahmenvertrag über die Arzneimittelversorgung".

[17]Vgl. § 77 Abs. 5 SGB V „Kassenärztliche Vereinigungen und Bundesvereinigungen".

in den Verträgen mit den Krankenkassen.[18] In den Verträgen mit den Krankenkassen bestimmen die Kassenärztlichen und -zahnärztlichen Vereinigungen die Regularien der Behandlung und damit den Leistungsumfang, den ihre Ärzte erbringen können, aber auch erbringen müssen. Sie vertreten zugleich die Wirtschaftsinteressen ihrer Ärzte gegenüber den Krankenkassen und verteilen die von den Krankenkassen geleistete Gesamtvergütung.[19] Die Ärzte- und Zahnärzte-Vertretungen sind in Landesverbände gegliedert, denen zusammen als Dachorganisation die Kassenärztliche Bundesvereinigung vorsteht (KBV). In Rahmenverträgen regelt die KBV mit dem Spitzenverband der Krankenkassen die Grundzüge und Bedingungen der ambulanten Behandlung. In den Rahmenverträgen wird auf Bundesebene das Fundament gelegt, auf welches die Akteure vor Ort aufbauen. Der Bundesmantelvertrag[20] enthält die Forderungen und Ansprüche der Kassen gegen die Ärzte und legt den Umfang der vertragsärztlichen Versorgung im Rahmen des Sicherstellungsauftrags fest, den die Ärzte auszufüllen haben. Der Inhalt des Bundesmantelvertrags wird dann in einem zweiten Schritt zum Gegenstand der Gesamtverträge[21], die von den Landesverbänden der Krankenkassen jeweils mit den Landesverbänden der Kassenärztlichen und Kassenzahnärztlichen Vereinigung abgeschlossen werden.[22] Durch die Gesamtverträge wird außerdem die Bezahlung für den im Bundesmantelvertrag festgelegten Leistungsumfang durch die von den Krankenkassen zu leistende Gesamtvergütung geregelt.[23] Die Landesverbände der Krankenkassen und Kassenärztlichen Vereinigungen besitzen bei den Verhandlungen über die Höhe der Gesamtvergütung zwar einen gewissen

---

[18]Vgl. § 72 SGB V „Sicherstellung der vertragsärztlichen und vertragszahnärztlichen Versorgung".

[19]Die Kassenärztliche Vereinigung verteilt die vereinbarten Gesamtvergütungen im Rahmen der Honorarverteilung (§ 87b SGB V) an die Ärzte, Psychotherapeuten, medizinischen Versorgungszentren sowie ermächtigten Einrichtungen, die an der vertragsärztlichen Versorgung teilnehmen, getrennt für die Bereiche der haus- und der fachärztlichen Versorgung. Für die Berechnung der individuellen Ansprüche eines Arztes aus der Gesamtvergütung findet der Einheitliche Bewertungsmaßstab (EBM) Anwendung. Er dient als Verzeichnis, welche Leistungen im Rahmen der vertragsärztlichen Versorgung abgerechnet werden dürfen. Jede Leistung wird mit einer Punktmenge versehen, je aufwendiger die Leistung, desto höher ist die Punktmenge. Abschließend werden die Punkte mit dem Punktwert multipliziert.

[20]Vgl. Bundesmantelvertrag Ärzte vom 1. Oktober 2016.

[21]Vgl. § 82 SGB V „Grundsätze".

[22]Vgl. § 83 SGB V „Gesamtverträge".

[23]Vgl. § 85 SGB V „Gesamtvergütung".

Verhandlungsspielraum, allerdings sind sie erneut an die Vorgaben der Rahmenverträge gebunden. Die relative Wert einer ärztlichen Leistung und deren absolute
Vergütung werden über den in den Bewertungsausschüssen ermittelten EBM[24]
und den Punktwert in Euro festgelegt. Die KBV regelt in weiteren Verträgen mit
dem Spitzenverband und der DKG den Inhalt fürs ambulante Operieren.[25]

Im Gegensatz zur den Kassenärztlichen Vereinigungen und den Krankenkassen sind die Deutsche Krankenhausgesellschaft (DKG) und ihre Landesverbände
keine Körperschaften des öffentlichen Rechts, sondern eine als gemeinnütziger
Verein organisierte Interessenvertretung. Im Vergleich zu ihren Pendants besitzen
die auf Verbandsebene getroffenen Beschlüsse der DKG zwar Verbindlichkeit für
ihre Mitglieder, aber die Mitgliedschaft ist freiwillig. Die DKG vereint unter dem
Dach des Bundesverbandes 28 Gliedverbände. Dazu gehören die 16 nach Territo-
rialprinzip gegliederten Landesverbände, in denen jeweils die Krankenhäuser der
Länder organisiert sind. Ergänzt werden sie durch 12 Spitzenverbände der Krankenhausträger, die die Krankenhäuser je nach Trägerschaft repräsentieren. Aufgrund der Länderhoheit bei der Krankenhausplanung gestaltet sich die
Arbeitsteilung zwischen der Länder- und der Bundesebene in der DKG anders als
bei den Krankenkassen und Kassenärztlichen Vereinigungen. Ebenso sind die
gesetzlichen Grundlagen eine andere als die im SGB V normierten Rahmenverträge. DKG und der GKV-Spitzenverband verhandeln über die Krankenhausleistungen und die zwischen ihnen geltenden Bewertungsrelationen sowie die
Qualitätsstandards und Wirtschaftlichkeit der Leistungserbringung. Die Preisbil-
dung der Krankenhäuser erfolgt in zwei Stufen.[26] Zuerst werden für die DRGs die
Bewertungsrelationen auf Bundesebene im Fallpauschalenkatalog ausgewiesen.
Konkretisierung finden diese Vorgaben auf Landesebene: Die Landesverbände der
Krankenhäuser verhandeln mit den Landesverbänden der Krankenkassen über die
Höhe des Basisfallwerts, der den Wert der Bewertungsrelation 1 definiert. Die
Multiplikation der im DRG-Katalog enthaltenen Relationen mit dem Basisfall-
wert ergibt den monetären Wert der für eine DRG abzurechnenden Fallpauschale.

Alle vier Spitzenorganisationen erarbeiten die Normen der medizinischen
Versorgung im Gemeinsamen Bundesausschuss (G-BA), wo die entsandten
Vertreter von Krankenkassen, Vertragsärzten, Zahnärzten und Krankenhäusern
ihre Absprachen koordinieren. Der G-BA setzt die gesundheitspolitischen Vorgaben des Gesetzgebers durch seine Richtlinien und Beschlüsse in für die Ärzte und

---

[24]Vgl. § 87 SGB V „Bundesmantelvertrag, EBM, bundeseinheitliche Orientierungswerte".
[25]Vgl. Abschn. 8.3.6.3 Ambulantes Operieren.
[26]Simon (2013, S. 426).

Leistungserbringer fassbare und umsetzbare Normen um, wodurch er die unbestimmten Rechtsbegriffe operationalisiert: „Dies betrifft zum einen die Konkretisierung des vom Gesetzgeber nur abstrakt (z. B. ausreichende, zweckmäßige, notwendige und wirtschaftliche ärztliche Behandlung) definierten Leistungskataloges der GKV – insbesondere durch die Bewertung neuer Untersuchungs- und Behandlungsmethoden – und zum anderen die Vorgabe qualitativer Mindestanforderungen an die Struktur-, Prozess-, und Ergebnisqualität der medizinischen Versorgung."[27] Der G-BA regelt in seinen Richtlinien die Qualitätsanforderungen an die medizinische Behandlung und er schreibt vor, welche Behandlungsmethoden Anwendung finden dürfen.

Literatur

Axer, Peter. 2000. *Normsetzung der Exekutive in der Sozialversicherung. Ein Beitrag zu den Voraussetzungen und Grenzen untergesetzlicher Normsetzung im Staat des Grundgesetzes.* Tübingen: Mohr Siebeck.

Deutscher Bundestag. 2016. *Organisation der Notfallversorgung in Deutschland unter besonderer Berücksichtigung des Rettungsdienstes und des Ärztlichen Bereitschaftsdienstes,* Berlin: Wissenschaftliche Dienste Bundestag.

Hartmann, Anja K. 2003: Parteinah, leistungsstark, finanzbewusst? Die Gesundheitspolitik der rot-grünen Bundesregierung. In: *Das rot-grüne Projekt. Eine Bilanz der Regierung Schröder 1998–2002,* Hrsg. C. Egle/T. Ostheim/R. Zohlnhöfer, 259–282. Wiesbaden: Springer.

Hess, Rainer. 2009. Herausforderungen an ein qualitätsorientiertes Gesundheitssystem – die Rolle des Gemeinsamen Bundesausschusses. In *Gesundheit 2030. Qualitätsorientierung im Fokus von Politik, Wirtschaft, Selbstverwaltung und Wissenschaft,* Hrsg. N. C. Bandelow/F. Eckert,/R. Rüsenberg, 107–121. Wiesbaden: VS Verlag für Sozialwissenschaften.

Huber, Peter M./A. Uhle. 2014. Die Sachbereiche der Landesgesetzgebung nach der Föderalismusreform. Anmerkungen zur Verfassungsreform von 2006 und zu neueren Entwicklungen im Recht der Gesetzgebungsbefugnisse der Länder. In *Neuere Entwicklungen im Kompetenzrecht. Zur Verteilung der Gesetzgebungszuständigkeiten zwischen Bund und Ländern nach der Föderalismusreform,* Hrsg. M. Heintzen/ A. Uhle, 83–159. Berlin: Duncker & Humblot.

Hugger, Werner. 1979. *Handlungsspielräume und Entscheidungsfähigkeit des politisch-administrativen Systems der Bundesrepublik Deutschland untersucht am Beispiel Gesundheitswesen.* Speyerer Forschungsberichte, Bd. 10, Speyer.

Simon, Michael. 2000. *Krankenhauspolitik in der Bundesrepublik Deutschland historische Entwicklung und Probleme der politischen Steuerung stationärer Krankenversorgung,* Wiesbaden: VS Verlag für Sozialwissenschaften.

---

[27]Hess (2009, S. 109).

Simon, Michael. 2013. *Das Gesundheitssystem in Deutschland. Eine Einführung in Struktur und Funktionsweise*, Bern: Hans Huber.

Schenkel, Jan-Erik. 2008. *Sozialversicherung und Grundgesetz. Die Gesetzgebungskompetenz für die Sozialversicherung und ihre Bedeutung für die Gestaltung der Sozialversicherungssysteme*. Berlin: Duncker & Humblot.

Steinau-Steinrück. Sandra. 2013. *Die staatliche Verhütung und Bekämpfung von Infektionskrankheiten. Rechtliche Rahmenbedingungen, grundgesetzliche Schutzpflichten und Eingriffsgrenzen*. Frankfurt am Main: Lang.

Grundlegungen in den 1950er und 1960er Jahren

3

3.1 Anknüpfung an die Vorkriegszeit: Das Selbstverwaltungsgesetz

Bis in die 1960er Jahre hinein war die Gesundheitspolitik geprägt von dem Ziel, an die rechtlichen Regelungen aus der Zeit vor 1933 anzuknüpfen. Im Zentrum dieses Gesundheitssystems befand sich mit dem „Gesetz betreffend die Errichtung der Krankenversicherung für Arbeiter" seit Juni 1883 die mit einkommensabhängigen Pflichtbeiträgen finanzierte Krankenversicherung, deren Leistungen von privaten Anbietern unter staatlicher Aufsicht erbracht wurden.[1] Die Organisation des deutschen Gesundheitssystems lag in der Hand der Selbstverwaltung, in der sich gegliederte Krankenkassen und Verbände der Leistungserbringer gegenüberstanden. Die Krankenkassen und Leistungserbringer waren größtenteils Körperschaften öffentlichen Rechts und übernahmen Aufgaben, die andernfalls staatlich zu erbringen wären. Das selbstverwaltete Gesundheitswesen war ein aus der staatlichen Hierarchie ausgegliedertes System, das gleichwohl staatliche Aufgaben erbrachte. Im Zweig der Krankenversicherung bildeten die Krankenkassen die Versicherungsträger, in denen die Mehrheit der Arbeitnehmer erfasst war. Gemäß dem Gedanken der genossenschaftlichen Selbsthilfe verwalten die Beteiligten ihre Angelegenheiten selbst und wählten ihre Vertreter nach demokratischen Grundsätzen.

Erste Versuche, nach dem Krieg wieder an dieses traditionelle System anzuschließen, führten nicht zum Erfolg. Die Länder in den Besatzungszonen erließen jeweils in ihrem Hoheitsbereich eigene Gesetze zur Sozialversicherung. Als der

---

[1] Vgl. Schneider (2017, S. 95).

© Springer Fachmedien Wiesbaden GmbH 2017
F. Illing, *Gesundheitspolitik in Deutschland*,
DOI 10.1007/978-3-658-17609-9_3

Wirtschaftsrat dieser Rechtszersplitterung am 25. Mai 1949 mit einem Gesetz entgegentreten wollte, scheiterte er am Widerspruch der Besatzungsmächte, die solch einen Beschluss einer gewählten deutschen Repräsentation vorbehielten.[2] Der erste Deutsche Bundestag nahm sich dann dem Aufbau des Gesundheitswesens an. Die SPD brachte den Entwurf eines „Gesetzes über die Selbstverwaltung" ein[3], die Bundesregierung wiederum den Entwurf eines „Gesetzes über die Wiederherstellung der Ehrenämter und der Selbstverwaltung der Sozialversicherung"[4]. Beide Gesetzentwürfe wurden schließlich im „Gesetz über die Selbstverwaltung und über Änderungen von Vorschriften auf dem Gebiet der Sozialversicherung" (Selbstverwaltungsgesetz) zusammengeführt.[5] Das Selbstverwaltungsgesetz trat am 24. Februar 1951 in Kraft.[6]

Mit dem Selbstverwaltungsgesetz wurden die in den 1880er Jahren geschaffenen Strukturen neu begründet, an deren Stelle am 5. Juli 1934 das Führerprinzip trat.[7] Die Bundesregierung betonte das historische Prinzip, dem die Gesetzgebung der Bundesrepublik folgte:

> Die Wiederherstellung der Selbstverwaltung in der Sozialversicherung ist seit Beendigung des Krieges in der gesamten Wirtschaft von den Beteiligten wiederholt eindringlich gefordert worden. Mit vollem Recht; denn das Führerprinzip eines autoritären Staates, das nach 1933 die Selbstverwaltung verdrängt hat, widersprach dem Wesen der deutschen Sozialversicherung. Ihre Schöpfer waren der Überzeugung, dass die soziale Sicherung der werktätigen Bevölkerung nur in der Form der genossenschaftlichen Selbsthilfe wirksam durchgeführt werden kann. Die Beteiligten sollten sie als eigene Angelegenheit mitgestalten und verwalten. Deshalb gaben sie den Trägern der Sozialversicherung Organe der Selbstverwaltung, deren Mitglieder nach demokratischen Grundsätzen zu wählen waren.[8]

Im Wesentlichen stellte das Selbstverwaltungsgesetz den Rechtszustand von vor 1933 wieder her und unter Mitwirkung der Ehrenämter und der Arbeit in den Ausschüssen wurde die Selbstverwaltung wieder errichtet. Das Selbstverwaltungsgesetz führte nicht nur zu einer einheitlichen Organisationsstruktur aller

---

[2]Vgl. Tennstedt (1977).

[3]Vgl. BT Drs. 1/248.

[4]Vgl. Bundesregierung (1950a).

[5]Vgl. Bundestag (1950b).

[6]Vgl. BGBl. 1951 Nr. 9 vom 23. Februar 1951, S. 124.

[7]Vgl. Klenk (2008, S. 72).

[8]Vgl. Bundesregierung (1950b).

Versicherungsträger in der Sozialversicherung. Für die Krankenversicherung neu war außerdem die gleichberechtigte Zusammenarbeit der Arbeitgeber- und -nehmerseite: „In den Organen der gesetzlichen Krankenversicherung wird das bisherige Verhältnis von 2:1 zwischen Versicherten und Arbeitgebern beseitigt und, wie auch in den übrigen Zweigen der Sozialversicherung, die paritätische Besetzung der Selbstverwaltungsorgane vorgeschrieben."[9] Die Parität der Arbeitgeber und Arbeitnehmer setzte die Bundesregierung gegen die SPD und die Gewerkschaften durch, die mit der geforderten Mehrheit der Arbeitnehmer die rechtliche Situation und Mehrheitsverhältnisse der Jahre von 1883 bis 1933 wieder herstellen wollte.[10] Den Trägern der Krankenversicherung wurde in allen Ländern das Recht eingeräumt, selbstständig Beiträge und Leistungen festzusetzen. Bei allen Trägern der Sozialversicherung wurden mit der Vertreterversammlung und dem Vorstand wieder die Organe der Selbstverwaltung geschaffen, die paritätisch zu besetzen sind. Das Gesetz beendete zugleich die Rechtszersplitterung, die aufgrund unterschiedlicher Normen in den Bundesländern Einzug gehalten hatte.

3.2   Gesetz über Kassenarztrecht

1951 legte das Bundesarbeitsministerium mit dem Entwurf zum „Gesetz über Kassenarztrecht" (GKAR)[11] eines der wichtigsten Gesetze für die GKV vor, das die Fraktionen nach erneuter Einbringung erst in der darauffolgenden Legislaturperiode beschließen konnten. Nach Ende des Krieges bildeten die rechtlichen Regelungen aus dem Jahr 1931/1932 wieder die Grundlage für die kassenärztliche Versorgung, nachdem die Kassenärztlichen Vereinigungen in der Zeit des Nationalsozialismus von 1933 bis 1945 gleichgeschaltet waren. Zwar bestanden nach 1945 wieder die überkommenen Normen, aber den Reichsausschuss, als Koordinationsorgan von Ärzten und Krankenkassen, gab es nach dem Krieg nicht mehr. Alle zentralen Einrichtungen des Reiches waren nach dem Zusammenbruch im Jahre 1945 stillgelegt worden.[12] Da das zentrale Organ der Selbstverwaltung zur Abstimmung von Honorarvereinbarungen und andere Finanzierungsfragen nicht mehr existierte, waren die Verhältnisse perpetuiert. Wollten die Ärzte die

---

[9]Vgl. Bundesregierung (1950b, S. 3).
[10]Vgl. Bundestag (1950b, S. 1028); Schmidt (2005, S. 77).
[11]Vgl. Fraktionen der CDU/CSU, FDP, GB/BHE, DP (1954).
[12]Vgl. Bundesregierung (1952, S. 15).

Rechtsnormen ändern oder eine bessere Vergütung anstreben, konnten sie nur auf Zugeständnisse der Krankenkassen hoffen. Die traditionellen Verfahrensabläufe und Gremien der Selbstverwaltung standen dafür nicht zur Verfügung.[13] Die Ärzte hatten deshalb ein vitales Interesse an einer gesetzlichen Regelung über die Stellung ihres Standes in der Sozialversicherung.

Der Gesetzentwurf des Ministeriums traf auf den Widerstand sowohl der niedergelassenen Ärzte als auch der Krankenhäuser. Die Ärzte sahen sich in einem ungewohnten Maße gesetzlich reglementiert, während die Krankenhäuser monierten, dass sie vollständig aus der ambulanten Versorgung gedrängt würden. In den weiteren Verhandlungen[14] gelang es den niedergelassenen Ärzten und ihrer politischen Vertretung, die ambulante Versorgung weitgehend in ihrer Hand zu monopolisieren. Weder war es den Krankenkassen erlaubt, Eigenbetriebe zu gründen noch durften sie die ambulante medizinische Versorgung selbst gewährleisten. Das GKAR stellte eindeutig klar, dass die gesetzes- und vertragsgemäße Durchführung und Überwachung ambulanter Leistungen und die Verteilung der dafür erbrachten Gesamtvergütung Angelegenheit der Kassenärztlichen Vereinigungen ist.[15] Indem einzig die Kassenärztlichen Vereinigungen den Sicherstellungsauftrag wahrnehmen, waren die Kassenverbände „gezwungen"[16] Verträge mit ihnen abzuschließen. Gerst resümiert, dass das GKAR, „den Kassenärztlichen Vereinigungen das Monopol bei der ambulanten medizinischen Versorgung brachte und aufgrund seiner Honorarbestimmungen die Voraussetzungen für den in der Folge zu verzeichnenden überdurchschnittlichen Einkommenszuwachs der niedergelassenen Ärzte schuf. Es war das Ergebnis einer geschickten Verhandlungs- und Lobby-Strategie der ärztlichen Standesvertreter mit deutlichen Vorteilen gegenüber den Krankenkassen und Krankenhäusern".[17] In dem am 1. September 1955 in Kraft getretenen GKAR[18] sind die Grundzüge der kassen- bzw. vertragsärztlichen Versorgung enthalten, die auch 60 Jahre später noch prinzipiell gelten. Allerdings hat der Gesetzgeber in zahlreichen Gesetzesinitiativen in den darauffolgenden Jahrzehnten versucht, die herausgehobene Stellung der Kassenbzw. Vertragsärzte wieder zu nivellieren. Zahlreiche neue gesundheitspolitische

---

[13]Gerst (2015).

[14]Vgl. Schlögell (1981).

[15]Vgl. Schirmer (1997).

[16]Bandelow (2004).

[17]Vgl. § 368 m RVO i. d. F. GKAR.

[18]BGBl I 1955 Nr. 28 vom 19. August 1955, S. 513.

Instrumente sind nur vor dem Hintergrund der Wirkungsweise des GKAR und den mit ihm eingeführten Strukturprinzipien zu verstehen. Das GKAR griff die Vereinbarung zwischen Ärzten und Krankenkassen vom Winter 1931/1932 wieder auf. Die Selbstverwaltung der Ärzte übernimmt zusammen mit den Krankenkassen die ambulante Versorgung der Patienten. Der Sicherstellungsauftrag wurde vollständig auf die Kassenärztliche Vereinigung übertragen. Nicht der einzelne Arzt, sondern die organisierte Ärzteschaft wurde zum Verhandlungspartner der Kassen. Mit dieser Monopolisierung des Sicherstellungsauftrags bei den Kassenärztlichen Vereinigungen wurden den Krankenkassen kompakte Körperschaften gegenübergestellt, die ihnen aufgrund ihrer Reputation, ihrer homogenen Zusammensetzung und ihres Wissensvorsprungs für Jahrzehnte überlegen waren. Verträge zwischen den Kassenärztlichen Vereinigungen und den Kassen durften nur auf kollektivvertraglicher Ebene abgeschlossen werden, womit alle Ärzte gleiche Rechte und Ansprüche geltend machen konnten. Die vormalige Abhängigkeit einzelner Ärzte von den Kassen gehörte der Vergangenheit an.[19] Nur zugelassene Ärzte dürfen als Kassenärzte an der ambulanten Versorgung teilnehmen. Eine allgemeine Zulassung aller approbierten Ärzte wurde „um der geregelten Versorgung der Versicherten wie um der Existenz der Kassenärzte willen"[20] abgelehnt. Als Verhältniszahlen für die Anzahl der Kassenärzte in einer Region setzte das GKAR 1:500 für Ärzte und 1:900 für Zahnärzte. Ausgenommen waren leitende Krankenhausärzte, die unter bestimmten Bedingungen vom Zulassungsausschuss zur ambulanten Versorgung ermächtigt werden durften[21], ohne auf die Verhältniszahl angerechnet zu werden. Nur wenn es an niedergelassenen Ärzten einer Fachrichtung fehlt oder ein bestimmter Bedarf nicht gedeckt war, durften Krankenhausärzte persönlich ermächtigt werden.[22] Die befristete Ermächtigung erlosch, wenn wieder ausreichend niedergelassene Ärzte vorhanden waren. Bei der Ermächtigung handelt es sich nicht um eine Krankenhausleistung, sondern die ermächtigten Ärzte werden Teil der kassenärztlichen Versorgung.

In den Zulassungsausschüssen werden die Zulassungen beschieden.[23] Um die Anzahl der Ärzte und damit verbundene Wirtschaftlichkeitserwägungen einerseits

---

[19]Vgl. Schneider (2017, S. 95).

[20]Vgl. Bundestag (1955a, S. 3).

[21]Vgl. § 368 a Abs. 5 RVO i. d. F. GKAR.

[22]Vgl. Leber und Wasem (2016, S. 6).

[23]Vgl. § 368 Abs. 1 RVO i. d. F. GKAR.

und Wirtschaftsinteressen andererseits entfachte eine hitzige Debatte. Der spätere Bundeswirtschaftsminister Schmücker lehnte ein Verfahren ab, in dem bereits zugelassene Ärzte über Neuzulassungen entscheiden, da es zu einer „geschlossenen Veranstaltung" führen müsse: „Im großen Ganzen möchte ich sagen, dass ich das gesamte System für falsch halte, weil hier nicht nur eine Bedürfnisprüfung, sondern ein Zulassungssystem gesetzlich festgelegt wird. Wer einen Antrag stellt, wird von Gruppen zugelassen, denen er schon mit der Antragstellung eine gewisse Konkurrenz ist."[24]

Die Krankenkassen stellen den Kassenärztlichen Vereinigungen eine Gesamtvergütung „mit befreiender Wirkung" zur Verfügung, mit der alle Ansprüche der Ärzte aus der kassenärztlichen Versorgung abgegolten werden.[25] Über die Verteilung der Gesamtvergütung entscheiden anschließend die kassenärztlichen Gremien unter Anwendung des im Benehmen mit den Krankenkassen festgesetzten Verteilungsmaßstabs. Eine Verteilung nur nach Krankenscheinen war ebenso unzulässig wie sichergestellt werden sollte, dass eine übermäßige Ausdehnung der Tätigkeit des Kassenarztes vermieden wird. Die Gesamtvergütung errechnete sich jeweils nach der Anzahl der Versicherten und einer Kopfpauschale, die den durchschnittlichen Jahresbedarf eines Versicherten an kassenärztlichen Leistungen bezifferte. Mit der Pauschale wurde zugunsten der Leistungsfähigkeit der Krankenkassen beschieden. Zwar wurden die Ausgaben derart gedeckt, doch das Morbiditätsrisiko lag bei den Ärzten. Aus diesem Grund wurde von ihnen die Forderung erhoben, die ärztlichen Leistungen einzeln abzurechnen. In seiner Ausschussberatung entschied sich der Bundestag aber dagegen: „Im Zuge dieser Erörterung wurde jedoch allseitig anerkannt, dass eine etwaige Berechnung der Gesamtvergütung nach Einzelleistungen eine stärkere Mitwirkung der Krankenkassen, vor allem auch hinsichtlich des Nachweises und der Prüfung dieser Einzelleistungen [...] bedinge."[26] Wäre wie von manchem ärztlichen Vertreter gefordert, jede ärztliche Leistung einzeln in die Kalkulation der Gesamtvergütung eingeflossen, wäre den Krankenkassen die Kontrolle über die Ausgabenentwicklung entglitten. Preller betonte den Kompromisscharakter der Gesamtvergütung: „Dem sehr stürmischen Verlangen gewisser Kreise von Ärzten auf möglichst uneingeschränkte Einführung der Honorierung der Einzelleistung anstelle des jetzigen Pauschalsystems stehen Stimmen auch im ärztlichen Lager gegenüber, die

---

[24]Vgl. Bundestag (1955b, S. 4496).
[25]Vgl. § 368 f. RVO i. d. F. GKAR.
[26]Vgl. Bundestag (1955a, S. 6).

die Leistungsfähigkeit der Krankenkassen mit der Forderung nach besserer Bezahlung der Ärzte konfrontieren und in der Pauschale das geeignete Mittel des notwendigen Ausgleichs sehen."[27] Obwohl die Krankenkassen eine Pauschale entrichteten, rechneten die Ärzte im Innenverhältnis der Kassenärztlichen Vereinigung ihre Leistungen individuell ab. Dieses Mischsystem stieß schnell an seine Grenzen und führte zu Überlegungen hinsichtlich der Einführung der Gebührenordnung der Ärzte, die eine individuelle Abrechnung ärztlicher Leistungen erlaubt.

3.3 Wiederaufbau der Krankenhäuser und BPflV 1954

Nach Ende des Zweiten Weltkriegs mussten nicht nur die zerstörten Krankenhäuser wieder aufgebaut werden, zugleich waren aufgrund des Zuzugs zahlreicher Vertriebener umfangreiche Kapazitätserweiterungen notwendig. Die Finanzierung erfolgte durch die Kommunen und Landkreise als Träger der Krankenhäuser, wobei die Länder die Krankenhausträger bei den Investitionen mit Finanzhilfen unterstützten. Bei der Finanzierung der Betriebskosten knüpfte die Krankenversicherung an den im Kaiserreich entwickelten Finanzierungsmodus an. Die Kassen schlossen für die stationäre Versorgung ihrer Versicherten mit den Krankenhäusern Verträge über Pflegesätze für Investitions- und Betriebskosten ab. Ab 1936 waren die Pflegesätze aufgrund der Preisstoppverordnung eingefroren und nach einer kurzen Freigabe im Juni 1948[28] wurden sie ein halbes Jahr später im Dezember bereits wieder fixiert. Die Sozialversicherungsträger hatten Widerspruch gegen die Preisfreigabe eingelegt und mit dem neuerlichen Preisstopp fanden steigende Kosten der Krankenhäuser keine Berücksichtigung in den Kalkulationen. Zugleich mit dem neuen Preisstopp für die Pflegesätze wurden erste Kalkulationsregeln eingeführt, die die Sozialgebundenheit der Krankenhäuser und Beitragssatzstabilität der Kassen berücksichtigen sollten.[29]

Weder die Kommunen noch die Landkreise oder Länder waren zu finanziellen Kompensationen gesetzlich verpflichtet, sodass die Krankenhäuser entweder auf Modernisierungsmaßnahmen verzichteten oder die Krankenhausträger für die

---

[27]Vgl. Bundestag (1955b, S. 4495).
[28]Vgl. Preisfreigabeverordnung PR 140/48.
[29]Vgl. Machnik (2008, S. 52 f.).

Mehrkosten der Häuser aufzukommen hatten. In den Anfangsjahren der Bundesrepublik entwickelte sich deswegen eine Debatte um die Zukunft der Finanzierung der Krankenhäuser. Zwar forderten nicht nur die Krankenkassen, sondern
auch die Landkreise und Kommunen eine Beteiligung des Bundes, wie sie knapp
zwanzig Jahre später mit der Verfassungsänderung und dem Krankenhausfinanzierungsgesetz verwirklicht wurde. Zu diesem frühen Zeitpunkt allerdings
beschränkte sich der Einfluss des Bundes im Krankenhauswesen aufgrund verfassungsrechtlicher Restriktionen auf Preisverordnungen auf Grundlage des allgemeinen Wirtschaftsrechts.[30]

Im Jahr 1954 nutzte der Bund diese ihm zustehende Kompetenz zum Erlass
der ersten Pflegesatzverordnung (BPflV 1954). Die Krankenhäuser und Leis-
tungsträger hatten die Höhe der Pflegesätze zu verhandeln, wobei das Ergebnis
der Länderbehörde zur Genehmigung vorgelegt werden musste. Bei ausstehender
Einigung setzte die Behörde die Pflegesätze amtlich fest. In der BPflV 1954 wurden bestimmte Kostenarten ausgeschlossen, zugleich wurde die stärkere Berücksichtigung der Leistungsfähigkeit der Sozialversicherungsträger gefordert.[31] In
der Konsequenz konnten die Krankenkassen die Länderbehörden dazu bewegen,
von Pflegesatzerhöhungen abzusehen.[32] Indem die Betriebskostenzuschüsse der
Gemeinden und Träger angerechnet wurden, ließen sich die Aufwendungen der
Kassen weiter senken. Die Entlastung der Krankenkassen bei der Finanzierung
der Krankenhäuser führte zu einem sinken Anteil des Krankenhauswesens an den
Gesamtausgaben der GKV von 19,2 % im Jahr 1950 auf 16,5 % im Jahr 1960.[33]
Die insgesamt ungenügende Finanzausstattung der Krankenhäuser wurde zwar
kritisiert, allerdings konnten sich die Krankenkassen den an sie gerichteten Forderungen entziehen, indem sie argumentierten, dass „die Einrichtung und Unterhal-
tung der Krankenanstalten als öffentliche Aufgabe aus Steuermitteln zu
finanzieren"[34] sei. Der Staat wiederum sah sich nicht in der Pflicht bei der Finanzierung helfend einzugreifen, denn die öffentliche Trägerschaft der Krankenhäuser gründete sich auf der Gemeinnützigkeit, die eben mit entsprechenden Kosten
einherging. Als Folge der BPflV 1954 mussten die Krankenhäuser und deren Träger alle nicht abgedeckten Kosten selbst tragen: „Die Lasten wurden damit auf

---

[30]Vgl. Simon (2000, S. 47).
[31]Vgl. VO PR 7/54 vom 31. August 1954.
[32]Vgl. Wiemeyer (1984, S. 19).
[33]Vgl. ebenda.
[34]Gerold (1953).

die Krankenhausträger abgewälzt."[35] Bis 1966 summierten sich die Defizite auf 840 Mio. DM. Der durch die Unterfinanzierung ausgelöste Investitionsstau war seitdem ein wichtiges Thema in der gesellschaftlichen Debatte. Schließlich wurden mit dem KHG neue Wege in der Krankenhausfinanzierung beschritten.

3.4 Apothekengesetz

Mit Startschwierigkeiten hatte die Gesundheitspolitik im Apothekenwesen zu kämpfen. Bereits in der ersten Legislaturperiode hatte die Bundesregierung ein entsprechendes Gesetzgebungsverfahren initiiert[36], das allerdings an der Diskontinuität scheiterte. Als Übergangslösung verabschiedete der erste Bundestag 1952 vorerst das „Gesetz über die vorläufige Regelung der Errichtung neuer Apotheken", mit dem bis zur Verabschiedung des Bundesgesetzes festgelegt wurde, dass die zum 1. Oktober 1945 gültigen alten Länderregelungen vorläufig weiterhin Anwendung finden sollten. In der zweiten Legislaturperiode vermochte es der Bundestag ebenfalls nicht, das Apothekengesetz zu verabschieden. In der dritten Legislaturperiode, am 30. November 1957, wurde erneut ein Gesetzentwurf durch die Bundesregierung eingebracht.[37] Aufgrund des Apotheken-Urteils[38] des Bundesverfassungsgerichts vom 11. Juni 1958 zog die Bundesregierung diesen Gesetzentwurf Ende des Jahres 1958 wieder zurück.[39] Das höchste Gericht hatte entschieden, dass die auf Grundlage des „Gesetzes über die vorläufige Regelung der Errichtung neuer Apotheken" seit der ersten Legislaturperiode fortdauernden Ländergesetze nichtig seien. Karlsruhe betonte im Apotheken-Urteil darüber hinaus nicht nur die Niederlassungsfreiheit, sondern stellte zugleich klar, dass das Apothekenrecht der konkurrierenden Gesetzgebungszuständigkeit des Bundes zugehörig sei.

In der Zwischenzeit wurde aus der Mitte des Bundestages ein Gesetzentwurf zum Apothekenwesen eingebracht, der sich der Aufgabe stellte, die auf Länderhoheit beruhende Rechtszersplitterung zu beenden.[40] Als der Bundestag am 6. Mai 1960 in zweiter und dritter Lesung das „Gesetzes über das Apothekenwesen"

---

[35]Wiemeyer (1984, S. 19).
[36]Vgl. Bundesregierung (1955).
[37]Vgl. Bundesregierung (1957).
[38]BVerfGE 7, 377.
[39]Vgl. Bundestag (1958c, S. 2909; 1960a, S. 1).
[40]Vgl. Bundestag (1958a).

beschloss, endete eine gesetzgeberische Odyssee, die viele Jahrzehnte angedauert hatte. Der Abgeordnete Dittrich betonte das Ergebnis: „Seit 30 Jahren bemühen sich die Gesetzgeber des Reiches und des Bundes um ein einheitliches Apothekengesetz. Alle drei Bundestage hatten sich mit Vorlagen zu beschäftigen, ohne dass bisher daraus ein Gesetz zustande gekommen ist."[41] An diesem Tag konnte allerdings noch immer kein Vollzug gemeldet werden, denn auch der Bundesrat hatte noch zahlreiche Änderungen einzubringen.[42] Erst nach Abschluss des Verfahrens des Vermittlungsausschusses konnte das Gesetz am 1. Oktober 1960 in Kraft treten.[43]

Das Apothekengesetz löste die zahlreichen Länderregelungen ab. Der ihnen ursprünglich aufgegebenen Bestimmung haben die Apotheken trotz zahlreicher Gesetzesänderungen über die Jahrzehnte hinweg auch heute noch unverändert nachzukommen: „Den Apotheken obliegt die im öffentlichen Interesse gebotene Sicherstellung einer ordnungsgemäßen Arzneimittelversorgung der Bevölkerung."[44] Der Gesetzgeber betont nicht nur den mittelständischen Charakter des Apothekenwesens, sondern stellte auch klar, dass die Apotheken die „berufene Abgabestelle"[45] für Arzneien sind. In der Bundestagsdebatte verdeutlichten die Abgeordneten die Intention eines weitgehenden Erhalts traditioneller Strukturen: „Was uns bei diesem Gesetzentwurf vorschwebt, ist, die alte, gute, jahrhundertealte Apotheke im Interesse unserer Gesundheitspflege aufrechtzuerhalten."[46] Der Mehrbesitz an Apotheken war außer bei der Erlaubnis für Zweigapotheken im Falle des Notstands in der Arzneiversorgung[47] nicht vorgesehen und wurde erst viele Jahrzehnte später, vor allem im Hinblick auf ausdünnende Versorgungsstrukturen zum Thema. Das Mehrbesitzverbot ist Ausdruck des Leitbildes des „Apothekers in seiner Apotheke". Ebenso wurde der Fremdbesitz im Interesse des mittelständischen Charakters größtenteils verhindert. Jeder voll geschäftsfähige Deutsche im Besitz einer Bestallung als Apotheker (Approbation) und der erforderlichen Zuverlässigkeit darf eine Apotheke eröffnen. Alle Bedingungen zur Zulassung an die Apothekenführung waren seit dem Urteil aus Karlsruhe nur noch

---

[41]Vgl. Bundestag (1960b, S. 6382).

[42]Vgl. Bundesrat (1960).

[43]Vgl. BGBl I 1960 Nr. 47 vom 25. August 1960, S. 697.

[44]Vgl. § 1 ApoG.

[45]Vgl. Bundestag (1960b, S. 6383).

[46]Vgl. Bundestag (1958b, S. 2625).

[47]Vgl. § 16 ApoG.

an subjektive Kriterien gebunden. Damit kam der Gesetzgeber der Verfassungsrechtsprechung nach, die jegliche objektive Beschränkung im Sinne einer Bedürfnisprüfung ausschloss. Mit der Erteilung einer Apotheken-Erlaubnis ging zugleich
die Pflicht einher, diese Apotheke in persönlicher Leitung zu führen.[48] Der Apotheker darf weder bestimmte Arzneien ausschließlich oder bevorzugt anbieten
noch die Auswahl an Medikamenten auf bestimmte Hersteller beschränken.

3.5   Arzneimittelgesetz

In den Bundestagsdebatten wurde stets der enge Zusammenhang zwischen Arz-
neimittel- und Apothekengesetz betont: „Das Arzneimittelgesetz regelt die Ware,
und das Apothekengesetz regelt die Berufsordnung für diesen Beruf." Anfängli-
che Überlegungen, beide Bereiche in einem Gesetz gemeinsam zu normieren,
setzten sich jedoch nicht durch. Der Gesetzentwurf der SPD, der beide Themen
miteinander verband, wurde zugunsten eines Einzelgesetzes über Arzneimittel
aufgegeben – auch weil der Bundestag inzwischen einem Apothekengesetz den
Vorzug gegeben hatte. Den Entwurf eines „Gesetzes über den Verkehr von Arzneimitteln" (Arzneimittelgesetz – AMG 1961)[49] legte die Bundesregierung am
13. November 1958 vor. Nach der abschließenden Debatte vom 8. Februar 1961
trat es am 1. August 1961 in Kraft.[50] Ähnlich wie bei den Apotheken endete mit
dem Arzneimittelgesetz eine jahrzehntelange Debatte, denn die damalige Rechtslage gründete noch immer auf der Arzneimittel-Verordnung aus dem Jahr 1901.
Das Arzneimittelgesetz unterlag in den darauffolgenden Jahrzehnten zahlreichen
Änderungen. 1976 wurde ein neues Arzneimittelgesetz verabschiedet, das 2005
aufgrund zahlreicher Änderungen einer Neufassung bedurfte.

Das AMG 1961 umfasste alle Regelungen über Herstellung, Deklaration und
Registrierung sowie die Abgrenzung zwischen apothekenpflichtigen und frei ver-
käuflichen Arzneien. Bis zu diesem Zeitpunkt durften Arzneimittel auch ohne
staatliche Erlaubnis oder Nachweis ausreichender Sachkenntnis hergestellt und
verkauft werden. Die alte Arzneimittel-Definition, nach der es sich um Mittel
handele, die Krankheiten lindern und heilen sollen, wurde als nicht mehr zeitge-
mäß verworfen. Arzneimittel wurden definiert als Stoffe, die die Beschaffenheit,

---

[48]Vgl. § 7 Satz 1 ApoG.
[49]Vgl. Bundesregierung (1958).
[50]Vgl. BGBl 1961 Nr. 33 vom 19.05.1961, S. 533.

den Zustand oder die Funktionen des Körpers oder seelische Zustände beeinflussen oder vom menschlichen Körper erzeugte Stoffe ersetzen oder Krankheitserreger, Parasiten oder körperfremde Stoffe unschädlich machen sollen.[51] Wesentlich waren die mit dem AMG 1961 geforderten fachlichen Anforderungen an die Herstellung von Arzneimitteln außerhalb der Apotheke, denn wegen des stark angestiegenen Anteils industriell gefertigter Arzneien verlagerte sich das Risiko zunehmend aus den Apotheken in die Industrie. Zum damaligen Zeitpunkt stammten rund 85 % aller Arzneien aus industrieller Fertigung. Bundesminister Schröder betonte deswegen die geforderte fachliche Eignung nicht nur der Apotheker: „Die Herstellung von Arzneimitteln schließt daher, das darf man wohl sagen, eine hohe Verantwortung in sich. Deswegen muss die fabrikmäßige Herstellung von Arzneimitteln wie auch ihr Vertrieb in den Apotheken von einer besonderen Erlaubnis, die es ermöglicht, die persönlichen und fachlichen Voraussetzungen des Herstellers und die Eignung seiner Betriebsräume und Einrichtungen auf bestimmte Erfordernisse zu prüfen, abhängig gemacht werden."[52] Für die Herstellung von Arzneien musste deswegen von nun an eine entsprechende Sachkenntnis nachgewiesen werden. Da der Regierungsentwurf bei dieser Pflicht nicht weit genug ging, wurde er vom Ausschuss strikter gefasst.[53] Die erforderliche Sachkenntnis wurde an die Approbation als Apotheker oder die nach abgeschlossenem Hochschulstudium abgelegte Prüfung als Chemiker, Arzt, Zahnarzt, Tierarzt oder Biologe in Verbindung mit einer mindestens zweijährigen praktischen Tätigkeit in der Arzneimittelherstellung gebunden.[54]

Im Arzneimittelgesetz wurde das Apothekenmonopol verankert, denn Medikamente dürfen nur in Apotheken an Verbraucher abgegeben und zu diesem Zweck vorrätig- oder feilgehalten werden.[55] Während zahlreiche Fragen im Konsens geklärt werden konnten, entbrannte eine Debatte um die Frage, welche Arzneimittel als apothekenpflichtig und welche als frei verkäuflich zu deklarieren seien. Die Vertreter der Wirtschaft waren seinerzeit der Auffassung, dass sich der Bundestag auf ein Herstellungsgesetz beschränken und den Verkauf auf der bis dato gültigen Arzneimittel-Verordnung von 1901 beruhen lassen sollte. Allerdings wurde dieses Problem dann doch gesetzlich geregelt. Arzneien, die nicht für

---

[51]Vgl. § 1 AMG 1961 „Begriffsbestimmungen".
[52]Bundestag (1959, S. 3170).
[53]Vgl. Bundestag (1961, S. 2).
[54]Vgl. § 12 AMG 1961 „Herstellung von Arzneimitteln".
[55]Vgl. § 26 AMG 1961 „Abgabe von Arzneimitteln".

Heilzwecke vorgesehen sind, oder aus pflanzlichen Bestandteilen zusammengesetzte Mittel können prinzipiell auch außerhalb der Apotheke abgegeben werden. Hustenbonbons ließen sich so weiter in Drogerien herstellen und verkaufen. Der Gesetzgeber hatte bei der Unterscheidung nicht allein Aspekte der Volksgesundheit, sondern auch wirtschaftliche Interessen zu berücksichtigen, denn neben den 8000 Apotheken führten auch 12.000 Drogerien Arzneien in ihren Sortimenten. Grundsätzlich der Apotheke vorbehalten sind alle vom Hersteller für die Linderung und Heilung von Krankheiten vorgesehenen Mittel. Die Deklaration apothekenpflichtiger Mittel wurde der Bundesregierung per Rechtsverordnung aufgetragen. Prinzipiell waren als Arzneimittel für den Verkauf außerhalb der Apotheken alle Stoffe zugelassen, sofern sie nicht der ärztlichen Verschreibung bedurften oder verschreibungspflichtige Stoffe enthielten.[56]

Literatur

Bandelow, Nils C. 2004. Akteure und Interessen in der Gesundheitspolitik: Vom Korporatismus zum Pluralismus? *Politische Bildung* 37 (2), 49–63.

Bundesrat. 1960. *Gründe für die Einberufung des Vermittlungsausschusses zum Gesetz über das Apothekenwesen*, BT-Drs. 3/1869 (20.05.1960), Bonn.

Bundesregierung. 1950a. *Entwurf eines Gesetzes über die Wiederherstellung der Ehrenämter und der Selbstverwaltung in der Sozialversicherung*. BT-Drs. 1/444 (20.01.2950).

Bundesregierung. 1950b. *Begründung zum Entwurf eines Gesetzes über die Wiederherstellung der Ehrenämter und der Selbstverwaltung in der Sozialversicherung*. BT-Drs. 1/444zu (20.01.1950).

Bundesregierung. 1952. *Entwurf eines Gesetzes über die Regelung der Beziehungen zwischen Ärzten, Zahnärzten und Krankenkassen (Kassenarztrecht)*. BT-Drs. 1/3904 (26.11.1952). Bonn.

Bundesregierung. 1955. *Entwurf eines Gesetzes über das Apothekenwesen*. BT-Drs. 2/1233 (01.03.1955). Bonn.

Bundesregierung. 1957. *Entwurf eines Gesetzes über das Apothekenwesen*. BT-Drs. 3/35 (30.11.1957). Bonn.

Bundesregierung. 1958. *Entwurf eines Gesetzes über den Verkehr mit Arzneimitteln (Arzneimittelgesetz)*. BT-Drs. 3/654 (13.11.1958). Bonn.

Bundestag. 1950a. *Mündlicher Bericht des Ausschusses für Sozialpolitik*. BT-Drs. 1/1354 (13.09.1950).

Bundestag. 1950b. *Erste Beratung des Entwurfs eines Gesetzes über die Wiederherstellung der Ehrenämter und der Selbstverwaltung in der Sozialversicherung*. PlPr. 1/33 (01.02.1950), S. 1027–1037, Bonn.

---

[56]Vgl. § 29 AMG 1961 „Abgabe von Arzneimitteln".

Bundestag. 1955a. *Schriftlicher Bericht des Ausschusses für Sozialpolitik über den von den Fraktionen der CDU/CSU, FDP, GB/BHE, DP eingebrachten Entwurf eines Gesetzes über Änderungen von Vorschriften des Zweiten Buches der Reichsversicherungsordnung und zur Ergänzung des Sozialgerichtsgesetzes (Gesetz über Kassenarztrecht – GKAR).* BT-Drs. 2/1313 (01.04.1955). Bonn.

Bundestag. 1955b. *Zweite und dritte Beratung des von den Fraktionen der CDU/CSU, FDP, GB/BHE, DP eingebrachten Entwurfs eines Gesetzes über Änderungen von Vorschriften des Zweiten Buches der Reichsversicherungsordnung und zur Ergänzung des Sozialgerichtsgesetzes (Gesetz über Kassenarztrecht — GKAR).* PlPr. 2/82 (25.05.1955), S. 4494–4522. Bonn.

Bundestag. 1958a. *Entwurf eines Gesetzes über das Apothekenwesen der Abgeordneten Dr. Dittrich, Horn, Dr. Rüdel (Kiel), Frau Dr. Steinbiß, Dr. Stammberger, Schneider (Bremerhaven) und Genossen.* BT-Drs. 3/570 (17.10.1958). Bonn.

Bundestag. 1958b. *Erste Beratung des Entwurfs eines Gesetzes über das Apothekenwesen.* BT-PlPr. 3/47 (29.10.1958). 2624–2628. Bonn.

Bundestag. 1958c. *Amtliche Mitteilung der Bundesregierung über das Zurückziehen des Entwurfs eines Gesetzes über das Apothekenwesen.* BT-PlPr. 3/53 (11.12.1958). Bonn.

Bundestag. 1959. *Erste Beratung des Entwurfs eines Gesetzes über den Verkehr mit Arzneimittel (Arzneimittelgesetz).* BT-PlPr. 3/58 (28.01.1959). Bonn.

Bundestag. 1960a. *Schriftlicher Bericht des Ausschusses für Gesundheitswesen über den von den Abgeordneten Dr. Dittrich, Horn, Dr. Rüdel (Kiel), Frau Dr. Steinbiß, Dr. Stammberger, Schneider (Bremerhaven) und Genossen eingebrachten Entwurf eines Gesetzes über das Apothekenwesen.* BT-Drs. 3/1769 (31.03.1960). Bonn.

Bundestag. 1960b. *Zweite und dritte Beratung eines Entwurfs eines Gesetzes über das Apothekenwesen (Abg. Dr. Dittrich, Horn, Dr. Rüdel [Kiel], Frau Dr. Steinbiß, Dr. Stammberger, Schneider [Bremerhaven] u. Gen.).* BT-PlPr. 3/113 (06.05.1960), S. 6382–6404. Bonn.

Bundestag. 1961. *Schriftlicher Bericht des Ausschusses für Gesundheitswesen über den von der Bundesregierung eingebrachten Entwurf eines Arzneimittelgesetzes und über den von der SPD-Fraktion eingebrachten Entwurf eines Arzneimittelgesetzes.* BT-Drs. 3/2421 (19.01.1961). Bonn.

Fraktionen der CDU/CSU, FDP, GB/BHE, DP. 1954. *Entwurf eines Gesetzes über Änderungen von Vorschriften des Zweiten Buches der Reichsversicherungsordnung und zur Ergänzung des Sozialgerichtsgesetzes (Gesetz über Kassenarztrecht – GKAR).* BT Drucksache 2/528 (19.05.1954). Bonn.

Gerold. 1953. Der Standpunkt der Krankenkassen. *Sozialer Fortschritt* 2 (o.H.), S. 124–126.

Gerst, Thomas. 2015. Der lange Weg zum Kassenarztrecht, *Deutsches Ärzteblatt*, 112 (41), 1664–1665.

Klenk, Tanja. 2008. *Die Organisationsreform in den gesetzlichen Krankenversicherung*, Wiesbaden: Springer VS.

Leber, Wulf-Dietrich/ J. Wasem. 2016. Ambulante Krankenhausleistung – ein Überblick, eine Trendanalyse und einige ordnungspolitische Anmerkungen. In *Krankenhausreport 2016. Ambulant im Krankenhaus*, Hrsg. J. Klauber, M. Geraedts, J. Friedrich, J. Wasem, S. 3–26. Stuttgart: Schattauer.

Machnik, Simon. 2008. *Diagnosis Related Groups. Effekte auf Handlungsweise und Zielsetzungen von Krankenhäusern*, Bayreuth: P. C. O. Bayreuth.

Schirmer, Horst-Dieter. 1997. 1947/1997 – Bundesärztekammer im Wandel. Ärzte in der Sozialversicherung – Der Weg zum Kassenarztrecht. *Deutsches Ärzteblatt*, 94 (26), 1790–1793.

Schlögell, Rolf. 1981. Hundert Jahre deutsche soziale Krankenversicherung – auch fünfzig Jahre Kassenarztrecht, *Deutsches Ärzteblatt*, 78 (45), 2196–2200.

Schmidt, Manfred G. 2005. *Sozialpolitik in Deutschland. Historische Entwicklung und internationaler Vergleich*, Wiesbaden: Verlag für Sozialwissenschaften.

Schneider, Renate. 2017. Sozialpolitik in Deutschland. Genese und Entwicklungsetappen bis Mitte der 1970er Jahre. In *Sozialpolitik aus politikfeldanalytischer Perspektive. Eine Einführung*, Hrsg. Dies., 85–120. Wiesbaden: Springer VS.

Simon, Michael. 2000. *Krankenhauspolitik in der Bundesrepublik Deutschland historische Entwicklung und Probleme der politischen Steuerung stationärer Krankenversorgung*, Wiesbaden: VS Verlag für Sozialwissenschaften.

Tennstedt, Florian. 1977. *Geschichte der Selbstverwaltung in der Krankenversicherung von der Mitte des 19. Jahrhunderts bis zur Gründung der Bundesrepublik Deutschland*, Bonn: Verlag der AOK.

Wiemeyer, Joachim. 1984. *Krankenhausfinanzierung und Krankenhausplanung in der Bundesrepublik Deutschland*, Berlin: Duncker & Humblot.

Weichenstellungen in den 1970er und 1980er Jahren

4

4.1 Krankenversicherungsweiterentwicklungsgesetz

Aufgrund des Kassenarzt-Urteils des Bundesverfassungsgerichts[1] war das System der starren Verhältniszahlen hinfällig geworden. In der Folge stiegen die Arztzahlen nicht nur an, sondern zugleich verlagerte sich der Schwerpunkt der vertrags- bzw. kassenärztlichen Versorgung auf attraktive Regionen und führte zu einer Unterversorgung im ländlichen Raum. Der Entwurf zum „Gesetz zur Weiterentwicklung des Kassenarztrechtes und der Krankenversicherung" (Krankenversicherungsweiterentwicklungsgesetz – KVWG)[2] griff das Problem der Angebotssteuerung und Verteilung der Kassen- bzw. Vertragsärzte vor dem Hintergrund der Rechtsprechung des Bundesverfassungsgerichts auf. Es trat am 1. Januar 1977 in Kraft.[3] Da eine Beschränkung der Ärzteniederlassung durch die als verfassungswidrig befundenen starren Verhältniszahlen nicht mehr erlaubt war, fiel zugleich die Steuerungswirkung dieses Instruments weg. Vor dem Kassenarzturteil durften sich die Ärzte nicht beliebig niederlassen, womit sich durch die Verhältniszahlen auch die räumliche Verteilung der Niederlassungen steuern ließ. Nach dem Urteil bestand weder die Pflicht noch der Zwang zur Eröffnung eines Arztsitzes in strukturschwachen, ländlichen Regionen und so dünnte die kassen- bzw. vertragsärztliche Versorgung aus:

> Aufgrund verschiedener Ursachen (beispielsweise Trend zur Ansiedlung in Ballungsgebieten, berufliche Spezialisierung der Ärzte) hat sich jedoch teilweise in Verwirklichung der Niederlassungs- und Zulassungsfreiheit zwischen dem Angebot an

---

[1] Vgl. BVerfGE 11, 30 Kassenarzt-Urteil.
[2] Vgl. Bundesregierung (1975a).
[3] Vgl. BGBl I 1976 Nr. 151 vom 30.12.1976, S. 3871.

© Springer Fachmedien Wiesbaden GmbH 2017
F. Illing, *Gesundheitspolitik in Deutschland,*
DOI 10.1007/978-3-658-17609-9_4

ärztlichen Leistungen und dem entsprechenden Bedarf ein regionales Ungleichge-
wicht entwickelt, das insbesondere in ländlichen Gebieten – und hier wiederum vor
allem als relativer Mangel an Ärzten für Allgemeinmedizin – in Erscheinung tritt und
dem Erfordernis einer gleichmäßigen Versorgung der Bevölkerung nicht gerecht wird.

Als neue Methode zur Regulierung der kassenärztlichen Versorgung wurde mit
dem KVWG die Bedarfsplanung eingeführt. Die KBV und die Krankenkassen
legen in ihren Richtlinien die Grundsätze der Bedarfsplanung fest, die die Landesverbände der Krankenkassen zusammen mit den Kassenärztlichen Vereinigungen im Rahmen der Planaufstellung konkretisieren. Stellt der Planungsausschuss
eine Unterversorgung fest, erhält die Kassenärztliche Vereinigung binnen einer
angemessenen Frist Zeit, die Situation zu verbessern. Sollte sich die Unterversorgung nicht beheben lassen, dann dürfen ausreichend versorgte Gebiete geschlossen werden. Von solch einer Möglichkeit der Zulassungsbeschränkung machte
allerdings nur die Kassenärztliche Vereinigung Bayerns Gebrauch.[4] Mit der
Schließung der attraktiven Bereiche wurde die Verlagerung der Niederlassungen
hin zu den unterversorgten Gebieten unterstellt: „Auf diesem Wege dürften nie-
derlassungswillige Ärzte veranlasst werden können, sich offenen Kassenarztsit-
zen zuzuwenden."[5] Sollte es jedoch trotzdem nicht gelingen, die Unterversorgung
abzustellen, geht der Versorgungsauftrag auf die Krankenkassen über, die mit kas-
seneigenen Ambulatorien dann die Versorgung sicherstellen sollten. Stellvertre-
tend für die anderen Bundesländer kritisierte Bayern diese letzte Konsequenz
einer erfolglosen Bedarfsplanung, denn wenn sich Ärzte nicht freiwillig für eine
Niederlassung im ländlichen Raum gewinnen ließen, würden auch die Krankenkassen sie von einer Tätigkeit in ihren Ambulatorien nicht überzeugen können.
Außerdem „zeige diese Regelung gefährliche Tendenzen auf, denen es schon in
den Anfängen zu wehren gilt, nämlich den Tendenzen zur Aushöhlung der ärztlichen Tätigkeit in freier Praxis."

Die Bundesregierung setzte sich gegen die Interessen der Kassenärzte und die
Länder mit dem Vorhaben durch, die Krankenhausärzte unmittelbar an der kassenärztlichen Versorgung teilnehmen zu lassen. Patienten brauchten dafür nicht
länger eine Überweisung durch den Hausarzt.[6] Mit der Möglichkeit des direkten
Aufsuchens, sollten den Versicherten bspw. Untersuchungen zur Krankheitsfrüherkennung erleichtert werden.

---

[4]Sebastian Klinke: Ordnungspolitischer Wandel im Gesundheitssystem als Folge der
Reformgesetzgebungsbemühungen, Diplomarbeit Universität Bremen, 30.07.2003, S. 39.
[5]Bundestag (1976a, S. 17976).
[6]Vgl. § 368 a Abs. 8 RVO i. d. F. KVWG.

4.2 Krankenhausfinanzierung und KHG

4.2.1 Probleme und Zielstellung

1972 verabschiedete die sozial-liberale Koalition das „Gesetz zur wirtschaftlichen Sicherung der Krankenhäuser und zur Regelung der Krankenhauspflegesätze" (Krankenhausfinanzierungsgesetz – KHG). Die Vielzahl der Änderungen in den darauffolgenden 20 Jahren gesundheitspolitischer Reformen machte im Jahr 1991 die Neufassung des Gesetzestextes zum Zwecke der leichteren Anwendbarkeit notwendig.[7] Ziel des Krankenhausfinanzierungsgesetzes ist die wirtschaftliche Sicherung der Krankenhäuser, um eine bedarfsgerechte Versorgung der Bevölkerung mit leistungsfähigen Krankenhäusern zu gewährleisten und zu sozial tragbaren Pflegesätzen beizutragen.[8] Ausschlaggebend für die Neugestaltung der Krankenhausfinanzierung in den 1970ern war eine – auch in der Öffentlichkeit debattierte[9] – unzureichende Finanzausstattung der Krankenhäuser. Bereits 1966 hatte der Bundestag zur Erörterung dieser Fragen eine Enquete-Kommission berufen. Die unterfinanzierten Krankenhäuser hatte eine derartige Brisanz erlangt, dass Bundeskanzler Brandt in seiner Regierungserklärung vom 28. Oktober 1969 eine gesetzliche Lösung ankündigte: „Um kranken Menschen die besten Chancen zur Wiederherstellung ihrer Gesundheit und Leistungsfähigkeit zu geben, wird die Bundesregierung einmal 1970 ein Gesetz zur wirtschaftlichen Sicherung eines bedarfsgerecht gegliederten Systems leistungsfähiger Krankenhäuser vorlegen, zum anderen die ärztliche Ausbildung reformieren und modernisieren."

Zu Beginn der 1970er Jahre deckten die Pflegesätze kaum noch die Selbstkosten der Krankenhäuser, sodass die stationären Einrichtungen bundesweit jährlich Verluste in Höhe von rund 1 Mrd. DM erlitten. Bei einem Gesamtanlagevermögen von ca. 40 Mrd. DM führten diese Einbußen zu einer um 50–70 Jahre überschrittenen Höchstnutzungsdauer der Kliniken und einem Investitionsstau, der in einer Abnutzung der Kliniken resultierte. Die Krankenhäuser „überalterten"[10]. Die Bundesregierung nahm sich mit ihrem Gesetzentwurf dieser Problematik unter der Prämisse an, dass die Finanzierung und Bereithaltung der Krankenhäuser eine öffentliche Aufgabe sei:

---

[7]Vgl. BGBl 1991 Nr. 24 vom 24.04.1991, S. 886.
[8]Vgl. § 1 KHG a. F.
[9]Vgl. Der Spiegel 50/1970.
[10]Vgl. Bundesregierung (1975b, S. 6).

Erstmalig wird durch diesen Entwurf anerkannt und durch entsprechende gesetzliche Normen festgelegt, dass die Finanzierung der Bereithaltung von Krankenhäusern eine öffentliche Aufgabe ist. Nach dem Gesetzentwurf der Bundesregierung sollen in Zukunft die Investitionskosten der Krankenhäuser aus öffentlichen Mitteln getragen werden, während die Patienten bzw. ihre Krankenkassen über den Pflegesatz in Zukunft die vollen Benutzungskosten erstatten sollen.[11]

Anstatt die Krankenkassen und damit die Beitragszahler für die Kosten der Krankenhäuser allein aufkommen zu lassen, sollten die Investitionskosten mit Geldern aus dem Steuertopf finanziert werden. Der Betrieb der Krankenhäuser wird in der sogenannten dualen Finanzierung dadurch sichergestellt, dass aus dem Landeshaushalt öffentliche Gelder für die Investitionsfinanzierung bereitgestellt werden, während sich die Betriebskosten über die Pflegesätze der Krankenkassen finanzieren. Die Verantwortung der Länder wurde mit KHG gesetzlich normiert. Zugleich beteiligte sich der Bund an den Kosten, allerdings nur für rund anderthalb Jahrzehnte bis zur Neuordnung der Krankenhausfinanzierung im Jahr 1984. Dem KHG ging eine Verfassungsänderung voraus, denn die verfassungsrechtliche Verantwortung für die Krankenhäuser lag bis zu diesem Zeitpunkt allein bei den Ländern. Durch das 22. Gesetz zur Änderung des Grundgesetzes vom 12. Mai 1969 wurden dem Bund in Fragen der Krankenhäuser Rechte der konkurrierenden Gesetzgebung eingeräumt. Aufgrund Art. 74 Nr. 19a GG war er nunmehr befugt, Gesetze für die wirtschaftliche Sicherung der Krankenhäuser und die Regelung der Krankenhauspflegesätze zu erlassen. „Damit war der Weg frei für eine grundlegende Neuordnung der Krankenhausfinanzierung durch ein Bundesgesetz."[12]

Der Gesetzentwurf der sozial-liberalen Bundesregierung ging dem Bundestag am 25. Februar 1971 zu.[13] Nachdem am 12. März 1971 die erste Lesung im Plenum des Bundestages stattgefunden hatte[14], fasste der federführende Ausschuss für Jugend, Familie und Gesundheit am 2. Februar 1972 seine Beschlüsse[15]. Die abschließende Lesung erfolgte am 1. März 1972. Der Bundesrat widersprach Teilen des Gesetzes, denn nach Ansicht der Länder war der Investitionskostenbegriff zu weit gefasst. Darüber hinaus führte die gemeinsame Krankenhausplanung zu einer verfassungswidrigen Mischverwaltung und außerdem sollten die Gemeinden finanziell

---

[11]Vgl. Bundestag (1971, S. 6337).
[12]Kleinfeld (2002, S. 61).
[13]Vgl. Bundesregierung (1971).
[14]Vgl. Bundestag (1971).
[15]Vgl. Bundestag (1972).

beteiligt werden.[16] Der Vermittlungsausschuss konnte am 3. Mai 1972 den Kompromiss herstellen[17], den der Bundestag tags darauf bestätigte.[18] Das KHG trat in Einzelregelungen zum 1. Oktober 1972, zum 30. Juni 1972 und im Übrigen zum 1. Januar 1972 in Kraft.[19]

4.2.2 Das Selbstkostendeckungsprinzip

Das KHG führte den Grundsatz der Selbstkostendeckung ein: Die Krankenhäuser haben mit dem Selbstkostendeckungsprinzip einen gesetzlichen Anspruch auf die volle Erstattung aller Kosten, die bei einem sparsamen Betrieb anfallen, sofern sie als bedarfsnotwendig im Krankenhausplan aufgenommen sind. Einerseits erhalten sie eine öffentliche Förderung, mit der sie ihre Investitionen decken können – konkretisiert im dritten Abschnitt über die Vorschriften zu den Krankenhauspflegesätzen. Anderseits müssen mit den Pflegesätzen alle Kosten abgedeckt werden, die sich aus dem laufenden Betrieb ergeben. Diese Regelungen wurden in der neuen Bundespflegesatzverordnung des Jahres 1973 (BPflV 1973) konkretisiert, mit der die Krankenhäuser retrospektiv alle zulässigen Selbstkosten von den Kassen erstattet bekamen. Das Selbstkostendeckungsprinzip gliederte sich demnach in die Übernahme der Investitionskosten und die Erlöse der Pflegesätze, die beide zusammen alle Kosten des Krankenhauses tragen müssen.[20] „Die Krankenhäuser werden nach Maßgabe dieses Gesetzes durch Übernahme von Investitionskosten öffentlich gefördert. Dabei müssen die Förderung nach diesem Gesetz und die Erlöse aus den Pflegesätzen zusammen die Selbstkosten eines sparsam wirtschaftenden Krankenhauses decken."[21] Das Selbstkostendeckungsprinzip, das die auskömmliche Finanzierung der Häuser gewährleisten und den Investitionsstau lösen sollte, führte zu einem starken

---

[16]Vgl. Bundesrat (1972).

[17]Vgl. Bundestag (1972b).

[18]Vgl. Bundestag (1972c).

[19]Vgl. BGBl. 1972 Nr. 60 vom 01.07.1972, S. 1009.

[20]Ausnahmen von dieser Regelung gelten für nicht der Krankenhausplanung unterliegende Vertragskrankenhäuser nach § 108 Abs. 3 SGB V, deren Versorgungsauftrag mit den Landesverbänden der Krankenkassen vertraglich geregelt ist und die lediglich eine ergänzende Versorgungsfunktion erfüllen. Vertragskrankenhäuser haben keinen Anspruch auf eine staatliche Förderung aus dem Landeshaushalt.

[21]Vgl. § 4 Abs. 1 KHG a.F. „Förderungsgrundsätze".

Anstieg der Ausgaben im Krankenhauswesen. In diesem Anstieg drückten sich zu einem gewissen Grad die nachzuholenden Investitionen aus, da die Krankenhäuser jahrzehntelang unterfinanziert waren.[22] Obwohl sich der Gesetzgeber der mit dem Selbstkostendeckungsprinzip einhergehenden erheblichen Kostensteigerungen bewusst war[23], dreht sich der Wind schnell. Nachdem in der gesundheitspolitischen Debatte erst mehr Zuschüsse für die Krankenhäuser gefordert wurden, wurde die Diskussion in Anbetracht der anfallenden Ausgaben wenige Jahre später um die Abschaffung des Selbstkostendeckungsprinzips geführt – gleichwohl sollte es 30 Jahre dauern, bis die Fallpauschalen eingeführt wurden.

Aufgrund des medizinischen Fortschritts, chronischer Krankheiten und einer veränderten Altersstruktur sowie der durch diese Faktoren verstärkten Inanspruchnahme von Krankenhausleistungen stiegen die Ausgaben der GKV für den stationären Bereich stark an. 1968 lagen die Ausgaben für die Krankenhäuser bei 4,4 Mrd. DM. Bei hohen Zuwachsraten stiegen sie bis 1974 auf 15,2 Mrd. DM an.[24] Machten die Krankenhausausgaben 1968 ca. 20 % des GKV-Budgets aus, waren es 1974 knapp 30 %. Wesentliche Kostenblöcke der GKV sind die Ausgaben für Arznei- und Hilfsmittel sowie für die ambulante und stationäre Behandlung. Während die Ausgaben der ambulanten Behandlungen und der Arznei- und Hilfsmittel zwischen 1968 und 1974 auf dem Anteil von einem Fünftel verweilten, erhöhte sich der Anteil der Kosten für stationäre Behandlungen am Gesamtbudget der GKV im gleichen Zeitraum von 20 auf knapp 30 %. Die Kosten pro Behandlungstag im Krankenhaus beliefen sich 1968 auf 40 DM, 1974 auf 112 DM.[25] Das KHG verstärkte diese Tendenz. Nach Inkrafttreten des Gesetzes stellten Bund und Länder bis 1975 insgesamt 10,5 Mrd. DM bereit, um überfällige Ersatzinvestitionen und Neubauten zu finanzieren. Von 1960 bis 1978 erhöhten sich die Ausgaben für den stationären Bereich um das 14-fache, während zugleich die Anzahl der behandelten Patienten unterproportional um nur 52,8 % anstieg.[26] Die Pflegesätze folgten dieser Kostenentwicklung, und stiegen von durchschnittlich zwischen 32 bis 39 DM auf Durchschnittswerte von 120 bis 180 DM an. Die Bundesregierung kritisierte diesen Kostenaufwuchs:

---

[22]Vgl. Simon, S. 49.

[23]Vgl. Bundesregierung (1975b, S. 23).

[24]Vgl. Bundesregierung (1975b, S. 7 f.).

[25]Vgl. Bundesregierung (1975b, S. 7 f.).

[26]Oberender (1988, S. 511).

Es zeichnet sich jedoch bereits jetzt an manchen Stellen eine Entwicklung zu einer gesamtwirtschaftlich nicht mehr zu vertretenden maximalen Krankenhausversorgung ab, die gekennzeichnet ist durch eine regional und nach Fachdisziplinen überhöhte Zahl von Krankenhausbetten, einem trotz vielfach zu hoher Verweildauer und zu hoher Krankenhaushäufigkeit sinkenden Ausnutzungsgrad und einer daraus folgenden Tendenz zu Fehlbelegungen der kostenaufwendigen Krankenhausbetten durch Patienten, die entweder in Pflegeheimen untergebracht oder auch ambulant behandelt werden könnten.[27]

Ein sozial tragbarer Pflegesatz erforderte nun weitere Reformen, für die das BMAS verschiedene Vorschläge machte.

Das Gesetz band die Finanzierung der Krankenanstalten an den Grundsatz der Sparsamkeit. Unter dieser Prämisse führte das KHG zusammen mit der Bundespflegesatzverordnung Steuerungselemente ein, um Einfluss auf die Betriebsführung zu nehmen, Angebot und Bedarf des Krankenhausangebots zu steuern und transparent zu machen, wie die Kosten in den Häusern entstehen und wie sie sich zusammensetzen.

4.2.3 Duale Krankenhausfinanzierung mit Bundeszuschuss bis 1984

Bereits in 1950er Jahren hatte sich in der Politik die Ansicht durchgesetzt, dass das Vorhalten von Krankenhäusern grundsätzlich eine öffentliche Aufgabe sei, weswegen die Investitionen in den Erhalt und den Neubau der Häuser durch Steuermittel finanziert werden sollten. Einzig die Nutzung von Krankenhausleistungen sollte weiterhin über die Pflegesätze finanziert werden. Mit diesem Ansinnen verfolgte die Politik das Ziel, die Krankenkassenbeiträge nicht weiter steigen zu lassen. Das KHG setzte diese Überlegung um: „Die Krankenhäuser werden nach Maßgabe dieses Gesetzes durch Übernahme von Investitionskosten öffentlich gefördert."[28] Das KHG führte die duale Krankenhausfinanzierung ein, an der sich Länder und Krankenkassen beteiligen. Zugleich folgte das KHG einer Entwicklung, die sich zuvor angedeutet hatte, denn die Länder hatten die Förderung der Krankenhäuser faktisch bereits in den Jahren zuvor stark erhöht. Während die Länder als öffentliche Hand die Investitionskosten tragen, übernehmen die Krankenkassen über die Pflegesätze die Kosten aus dem laufenden Betrieb der Krankenhäuser.

---

[27]Bundesregierung (1975b, S. 7 f.).

[28]Vgl. § 4 Abs. 1 KHG a. F. „Förderungsgrundsätze".

Im Gegensatz zur heute üblichen dualen Krankenhausfinanzierung zeichnete sich der 1972 mit dem KHG eingeführte Finanzierungsmodus bis 1984 durch tripartistische Strukturen aus. Der Bund unterstützte die Länder mit eigenen Finanzmitteln an den Investitionskosten. 1984 wurde der Bundeszuschuss mit dem Krankenhaus-Neuordnungsgesetz abgeschafft und nur noch die Länder allein tragen die Investitionskosten. Zwischen 1972 und 1984 hingegen war zusätzlich der Bund als Finanzier beteiligt. Noch die Vorgängerregierung lehnte sowohl die Verantwortlichkeit als auch die Mitfinanzierung der Krankenhäuser durch den Bund ab.[29] Das KHG stellte deswegen in mehrerlei Hinsicht eine Zäsur dar. Einerseits machte es die Länder nun de jure finanziell verantwortlich für die Krankenhäuser. Andererseits beteiligte es darüber hinaus den Bund an der Krankenhausfinanzierung. Schnell entbrannte der Streit, ob denn der Finanzierungsanteil des Bundes ausreichend sei, um den Erhalt und die Modernisierung der Krankenhäuser zu gewährleisten. Der Bund war allerdings überaus generös, denn aus seinem Haushalt flossen in den Jahren 1972 bis 1975 jährlich jeweils ca. 770 Mio. DM in die Investitionsförderung der Krankenhäuser.[30] Bis zum Auslaufen des Bundeszuschusses im Jahr 1984 behielt er diesen Finanzierungsanteil bei.[31] Verfassungsrechtliche Grundlage der finanziellen Verflechtung war Art. 104 a Abs. 4 GG in der damaligen Fassung, der es dem Bund erlaubte, den Ländern Finanzhilfen für besonders bedeutsame Investitionen zu gewähren. 85 % der Bundesmittel wurden nach der Einwohnerzahl zugewiesen, die übrigen gemäß Berücksichtigung unterschiedlicher regionaler Verhältnisse.[32]

Das KHG sah aufgrund dieser finanziellen Verflechtung und der Gesetzgebungskompetenz des Bundes für die wirtschaftliche Sicherung der Krankenhäuser eine Zusammenarbeit von Bund und Ländern in einem Ausschuss für Fragen der wirtschaftlichen Sicherung der Krankenhäuser (Bund-Länder-Ausschuss)[33] vor. Er klärte Fragen zur Weiterentwicklung der bundeseinheitlichen Verwaltungspraxis und half bei der Vorbereitung bundesgesetzlicher Regelungen. Im Rahmen des Ausschusses erfolgte die Abstimmung der Krankenhauspläne. Außerdem gab er Empfehlungen zur Kostenreduktion. Die konstituierende Sitzung fand am 19. Juni 1972 statt.

---

[29]Vgl.Bundestag (1971, S. 6337).

[30]Vgl. Bundestag (1972a, S. 10074).

[31]Für einen Überblick sämtlicher durch die Investitionsförderung nach KHG bereitgestellten Mittel von Bund und Ländern in den Jahren 1972 bis 1980 vgl. Bundesregierung (1981, S. 16 f).

[32]Vgl. § 22 KHG a. F. „Verteilung der Finanzhilfen".

[33]Vgl. § 7 KHG a. F. „Ausschuss für Fragen der wirtschaftlichen Sicherung der Krankenhäuser".

4.2.4 Krankenhausbedarfsplanung und Investitionsförderung

Das KHG schrieb die Krankenhausinvestitionsfinanzierung als Länderaufgabe gesetzlich fest. Um die Prognose und Kalkulation der dafür notwendigen Haushaltsmittel zu gewährleisten, wurde zugleich die Krankenhausplanung eingeführt und den Ländern zwingend aufgetragen. Die Krankenhausplanung war in ihrer ursprünglichen Form zu Zeiten der tripartistischen Finanzierung auch wichtig für den Bund, der bis 1984 ebenfalls Haushaltsmittel bereitstellte und eine Kalkulationsgrundlage benötigte. Allerdings beschränkte sich der Einfluss des Bundes auf die Krankenhausplanung der Länder auf deren formale Verpflichtung darauf – weitergehende Vorschriften durfte er nicht machen. Nach dem Ausscheiden des Bundes aus der Finanzierung besitzt sie nur noch für die Länder Bedeutung.

Grundlage für die Errichtung von Krankenhäusern vor dem KHG waren die individuellen und nicht abgestimmten Planungen der Krankenhausträger. Dies sind im Wesentlichen Städte, Kommunen und Landkreise. Mit dem KHG erhielten die Länder die Aufgabe zur planenden Ordnung der Krankenhausneubauten mittels der Krankenhausbedarfsplanung.[34] Die Bedarfspläne sollen einen unangemessenen Ausbau und Überkapazitäten verhindern: „Um den Bedarf an Krankenhausbetten mit den finanziellen Möglichkeiten aller an der Krankenhausfinanzierung beteiligten Stellen abzustimmen, ist es notwendig, die Programme zur Durchführung des Krankenhausbaues und zur Finanzierung der Vorhaben im Voraus für einen mehrjährigen Zeitraum aufzustellen."[35] Nur die im Krankenhausplan eines Landes aufgenommenen Krankenhäuser besitzen einen Anspruch auf finanzielle Förderung nach dem KHG. Die Krankenhausbedarfsplanung ist deswegen vom Gesetzgeber als Instrument der Kontingentierung eingeführt worden. Allerdings verhindern Variablen, die gar nicht in der Krankenhausplanung eingehen, eine objektive Feststellung der benötigten Kapazitäten. In der Folge wird die Krankenhausnachfrage mit dem Bedarf gleichgesetzt, obwohl externe Faktoren diese Nachfrage erhöhen, ohne dass die Krankenhausplanung darauf Einfluss nehmen könnte. Dazu zählt etwa, dass die stationäre Behandlungsbedürftigkeit vom Facharzt festgestellt wird, dessen eigener Behandlungserfolg in diese Entscheidung mit einfließt. Zu den externen Faktoren zählt auch die Funktion des „Lückenbüßers", die das Krankenhaus in vielen Fällen als Ersatz für die Inanspruchnahme ambulanter Versorgung ausfüllt und die der Gesetzgeber mit der ambulanten Versorgung im

---

[34]Vgl. § 6 KHG „Krankenhausbedarfsplanung".
[35]Vgl. Bundesregierung (1971, S. 13).

Krankenhaus bei Unterversorgung längst institutionalisiert hat. Auch die innere Struktur der Krankenhäuser und die Gewinninteressen haben Einfluss auf die Nachfrage, ohne dass daraus ein „objektiver" Bedarf resultiert. Daran hat auch die Einführung von Fallpauschalen nichts geändert, denn es bestehen noch immer Handlungsspielräume, um umfangreichere und teurere Indikationen anzuordnen und derart einen Ausbau der Krankenhauslandschaft zu legitimieren. „Die Gleichsetzung von Nachfrage und Bedarf hatte bewirkt, dass sich die Planung des Versorgungsangebots und der Versorgungsvorhaltung den Gewohnheiten und Interessen der Leistungserbringer und Disponenten über die Leistungsinanspruchnahme [...] anpasste."[36]

Die für das Gesundheitswesen verantwortlichen Ministerien der Länder tragen die Verantwortung für das Erstellen der Krankenhauspläne. Während die parlamentarische Mitwirkung je nach Landesrecht unterschiedlich geregelt wird, schreibt das KHG zumindest die Mitwirkung der an der Krankenhausversorgung Beteiligten vor. Eingriffs- oder Vetorechte sind mit dieser Mitwirkung nicht verbunden und das letzte Wort bei der Krankenhausplanung spricht die Landesregierung. Allerdings haben die Verwaltungsgerichte mit ihrer Rechtsprechung im Laufe der Jahrzehnte ein von der Planungsbehörde unabhängiges Raster von Kriterien entwickelt, das die Bedarfsnotwendigkeit eines Krankenhauses „objektiv" beschreibt, wodurch der Spielraum der Landesregierungen eingeengt wurde.[37] In den Krankenhausplänen sind Bedarfsanalysen vorzunehmen, damit eine Versorgungsplanung Auskunft geben kann, wie der Bedarf an stationären Leistungen gedeckt werden soll. Dieser Bedarf wird vorrangig über die Bettenzahl der verschiedenen Fachbereiche spezifiziert. Der Prognose des Bettenbedarfs als Determinante des langfristigen Erhalts und des Zu- oder Abbaus von Kapazitäten liegen die Faktoren Krankenhaushäufigkeit, Verweildauer und Bettennutzung zugrunde.

Die Investitionsfinanzierung durch die Länder unterteilt sich in die Einzel- und in die Pauschalförderung. Mit den öffentlichen Mitteln sollen die Investitionskosten der Krankenhäuser im Rahmen der Einzelförderung vollständig ersetzt werden – faktisch haben haushalterische Zwänge der Länder jedoch zu einem Investitionsstau der Krankenhäuser geführt. Die Investitionskosten umfassen alle Ausgaben zur Ersterrichtung eines Krankenhauses[38] und der Beschaffung von Wirtschaftsgütern. Sofern das Krankenhaus bestimmte Güter nicht selbst kauft,

---

[36]Hugger (1979, S. 213).

[37]Vgl. BVerwGE 62, 86 Rn. 68 ff.

[38]Vgl. § 9 Abs. 1 KHG „Förderung der Errichtung von Krankenhäusern und des Ergänzungsbedarfs".

sondern im Rahmen von Leasingverträgen nutzt, gestattet das KHG auch die öffentliche Finanzierung der Nutzungsentgelte solcher Anlagegüter.[39] Um bereits errichtete Krankenanstalten ebenfalls zu unterstützen, bezog das KHG die sog. „alte Last" in die öffentliche Förderung ein und übernahm auch die Kosten des Schuldendienstes, die aus Krediten für den Bau solcher Krankenhäuser stammten. Die gesamten Investitionskosten für Neu- und Ersatzbauten werden nach den tatsächlich anfallenden Kosten abgerechnet. Mit der Einzelförderung werden auf Antrag des Krankenhausträgers auch die Investitionskosten für die Wiederbeschaffung von Anlagegütern mit einer durchschnittlichen Nutzungsdauer von mehr als drei Jahren gefördert. Mit Pauschalbeträgen[40] werden aus dem jeweiligen Landeshaushalt Fördermittel für die Wiederbeschaffung kurz- und mittelfristiger Anlagegüter und kleiner baulicher Maßnahmen gewährt. Mit diesen Fördermitteln können die Krankenhäuser frei wirtschaften.

4.2.5 Pflegesätze und BPflV 1973

Die Pflegesätze enthalten seit der Einführung der dualen Krankenhausfinanzierung nur noch die durch die Benutzung der Krankenhäuser verursachten Kosten (Benutzungskosten). In der Bundespflegesatzverordnung vom 25. April 1973 (BPflV 1973) wurden die neuen Modalitäten näher ausgeführt. An die Stelle der Planungsautonomie der Krankenhäuser trat die staatliche Bedarfsplanung, mit der aber eine verbesserte finanzielle Ausstattung einherging. Die Landesbehörden setzten die Pflegesätze auf Grundlage der Einigungsverfahren zwischen Krankenhäusern und Krankenkassen fest. Im Gegensatz zur BPflV 1954 stand aber nicht mehr die soziale Leistungsfähigkeit der Krankenkassen im Vordergrund, sondern nach einheitlichen Grundsätzen sollten die Pflegesätze auf Grundlage einer sparsamen Betriebsführung die Selbstkosten der Krankenhäuser decken. Damit wurde der vollpauschalierte tagesgleiche Pflegesatz eingeführt, der bis in die 1990er hinein das vorherrschende Entgelt darstellte.

Die BPflV forderte ab 1. Januar 1978 eine verpflichtend anzuwendende kaufmännische Betriebsführung für die Häuser. Die Bund-Länder-Kommission bewilligte die Grundkonzeption der Betriebskostenabrechnungen, mit denen sich zukünftig besser nachvollziehen lassen sollte, wie sich die Pflegesätze zusammensetzten. Außerdem konnten die Pflegesatzbehörden der Länder nun mit

---

[39]Vgl. § 2 Nr. 3 KHG „Begriffsbestimmungen".
[40]Vgl. § 9 Abs. 3 KHG.

Prüfungsgesellschaften die Plausibilität der Abrechnungen prüfen. Als die Bundesregierung 1975 das KHG auf seine Wirkung prüfte, schlug sie in ihren Empfehlungen bereits die modellhafte Erprobung alternativer Abrechnungsmethoden über Fallpauschalen und einen nach Patientenaufkommen gestaffelten degressiven Pflegesatz vor.

Für jeden Tag des Krankenhausaufenthalts erhielt das Krankenhaus für den Patienten einen pauschalen Betrag, der unabhängig von Alter, Diagnose oder Behandlungsaufwand gezahlt wurde. Diese Pflegesätze wurden krankenhausindividuell jeweils für die einzelnen Stationen der Krankenhäuser festgesetzt. Eine längere Verweildauer ging mit einem höheren Erlös für das Krankenhaus einher. Der Pflegesatz gliederte sich in den Basispflegesatz und den Abteilungspflegesatz. Während ersterer immer gleich war, variiert der letztere. Im Basispflegesatz steckten die Vergütung der Kosten für Unterkunft, Verpflegung und Verwaltung, im Abteilungspflegesatz die Leistungen der Ärzte und Pfleger. Der Abteilungspflegesatz errechnete sich anhand des Pflegeaufwands in der jeweiligen Abteilung und stieg entsprechendem bei höherem Pflegeaufwand.

4.2.6 Krankenhaus-Kostendämpfungsgesetz

Bereits kurze Zeit nach der Neuordnung der Finanzierungsgrundlagen war die Diskussion über die Kostenentwicklung im Krankenhaussektor im vollen Gange. Obwohl die Pflegesätze seit Verabschiedung des KHG im Jahr 1972 nicht mehr mit den Investitionskosten belastet waren, stiegen sie trotzdem stetig an. Hatten sich die Ausgaben der GKV im Jahr 1973 noch auf 11,7 Mrd. DM belaufen, betrugen sie im Jahr 1983 knapp 31 Mrd. DM.[41] Im gleichen Zeitraum wurden durch die öffentliche Hand Investitionen in Höhe von 41,5 Mrd. DM getätigt, wovon der Bund 9,7 Mrd. DM trug. Der Bundesgesetzgeber hatte in verschiedenen Anläufen diesen Aufwuchs zu stoppen versucht, allerdings scheiterte er wiederholt. Bereits das „Gesetz zur Dämpfung der Ausgabenentwicklung und zur Strukturverbesserung in der gesetzlichen Krankenversicherung" (KVKG) vom 28. Januar 1977 sollte einer weiteren Kostensteigerung entgegenwirken. Allerdings trennte der Vermittlungsausschuss auf Antrag des Bundesrats alle Fragen der Krankenhausfinanzierung vom KVKG ab, „um die Probleme des KHG in ihrer Gesamtheit in einer zusammenhängenden erweiterten Novellierung dieses

---

[41]Vgl. Bundesregierung (1984, S. 14).

Gesetzes zu regeln".[42] Als die Bundesregierung dann den entsprechenden Gesetzentwurf zur Novellierung des KHG vorlegte, scheiterte sie aber am Widerstand der Länder, die vom Bund mehr Geld forderten. Bundeskanzler Schmidt kündigte in seiner Regierungserklärung vom 24. November 1980 erneut eine Novelle des KHG an. Aufgrund der angespannten konjunkturellen Lage hatte der Bund in den Verhandlungen inzwischen eine bessere Position. Haushaltsdefizite und erhöhte Zinsausgaben verdeutlichten den Landesregierungen die Konsolidierungsnotwendigkeiten. Außerdem hatte der Bund einen Hebel in der Hand: Zu Beginn des Jahres 1982 hätten nach Auslaufen der Übergangsregelung die Ausbildungsstätten über die Länderhaushalte finanziert werden müssen, was zu Kosten von 975 Mio. DM geführt hätte. Wollten sich die Länder dieser Aufgabe entledigen und die Kosten den Krankenkassen über eine Pflegesatz-Finanzierung zuweisen, brauchten sie eine Änderung des KHG.[43]

Daraufhin wagte die Bundesregierung im Juni 1981 mit dem Entwurf zum „Krankenhaus-Kostendämpfungsgesetz" (KHKG) einen neuerlichen Vorstoß, um die Dynamik der Kostensteigerung zu bremsen: „Die finanzielle Stabilität der gesetzlichen Krankenversicherung ist dauerhaft nur zu sichern, wenn auch der Krankenhausbereich gleichgewichtig in die Kostendämpfung und in die Konzertierte Aktion im Gesundheitswesen einbezogen wird."[44] Als Ursachen für die Kostensteigerung machte die Bundesregierung eine zu hohe Bettendichte und eine zu lange Verweildauer aus. Entgegen der Intention gelang es mit dem KHKG jedoch nicht, die Kosten zu reduzieren. Fünf Punkte sind im Rahmen der Kostensenkung durch das KHKG von Interesse: Die Pflegesatzbemessung und das Pflegesatzverfahren, die Investitionsplanung, der geplante – aber im Bundesrat gescheiterte – Pflegesatzdeckel und die Einbindung der Krankenhäuser in die Konzertierte Aktion im Gesundheitswesen (KAiG).

Durch die Änderung der Grundsätze der Pflegesatzbemessung wurde festgeschrieben, in welcher Höhe die Kostenfaktoren in die Pflegesätze Eingang finden durften. Für die Ausbildungskosten kamen nunmehr die Krankenkassen auf. Die Ausbildungsvergütung in Höhe von 800 Mio. DM mussten sie ebenso schultern wie die Kosten des theoretischen Teils in Höhe von 135 Mio. DM. Aus den Landeshaushalten wurden nur die restlichen 40 Mio. DM für Investitionen zur Verfügung gestellt.[45] Obwohl der Bund Kostensenkungen in der Sozialversicherung

---

[42]Vgl. Bundesregierung (1981, S. 18).
[43]Vgl. Simon (2000, S. 100 f.).
[44]Vgl. Bundesregierung (1981, S. 19).
[45]Simon (2000, S. 102).

anmahnte, musste diese Regelung zulasten der Krankenkassen zu einer Belastung der Beitragszahler führen. Für die Länder jedoch war diese Übertragung der Kosten der Ausbildung in die Pflegesätze von großem Vorteil: „Die Gefahr einer zusätzlichen Belastung ihrer Haushalte mit fast 1 Mrd. DM war aus Sicht der Länder abgewendet."[46] Der Bund hielt sich in weiser Voraussicht zukünftiger Verhandlungen die Länder aber gefügig, indem er diese Regelung auf den 31. Dezember 1988 befristete.[47]

Beim Pflegesatzverfahren selbst besaßen die Länder ab dem KHKG zwar weiterhin das Letztentscheidungsrecht, allerdings genehmigten sie die Pflegesätze nur noch als Ergebnis der Verhandlungen zwischen den Krankenhäusern und den Kassen im Rahmen der Rechtskontrolle, anstatt sie wie bisher festzusetzen.[48] Die Pflegesatzfestsetzung wich der sogenannten Vereinbarung:

> Die Pflegesatzbehörden der Länder sind bei der Festsetzung der Pflegesätze an die Pflegesatzverhandlungen zwischen Krankenhäusern und Krankenkassen nicht gebunden. Der Entwurf sieht daher zur Stärkung der Selbstverwaltung vor, dass die Pflegesätze zwischen Krankenhäusern und den beteiligten Sozialleistungsträgern, d. h. in erster Linie den Krankenkassen, eigenverantwortlich vereinbart und von der Pflegesatzbehörde genehmigt werden und dabei nur noch einer Rechtskontrolle unterliegen. Falls sich Krankenhaus und Sozialleistungsträger in angemessener Frist nicht einigen, verbleibt es bei der bisherigen staatlichen Festsetzung.[49]

Allerdings konnte diese Regelung erst mit einer Änderung der Bundespflegesatzverordnung in Kraft treten. Aufgrund ungeklärten Beratungsbedarfs bei der Änderung der BPflV blieb es vorerst bei der alten gesetzlichen Grundlage des KHG aus dem Jahre 1972. Erst mit dem folgenden KHNG wurde das neue Pflegesatzverfahren endgültig eingeführt. Der Krankenhausbereich wurde in die KAiG einbezogen. Die KAiG durfte fortan Empfehlungen über die Gesamtausgaben im stationären Sektor aussprechen, die Veränderung einzelner Pflegesätze hingegen blieb unzulässig. Eine bindende Wirkung für das Pflegesatzverfahren entfalteten ihre Konzepte nicht.

---

[46]Ebenda.

[47]Im Rahmen des GRG wurde an dieser Stelle weiterverhandelt, vgl. Abschn. 5.2.6. Einsparungen im stationären Sektor.

[48]Vgl. § 18 KHG „Pflegesatzverfahren", welches das bis dahin geltende „Festsetzungsverfahren" ablöste.

[49]Vgl. Bundesregierung (1981, S. 21).

Zu weitergehenden Änderungen zeigten sich die Länder jedoch nicht bereit. Von besonderer Brisanz war die vom Bundestag angedachte Deckelung der Pflegesätze[50], denn diese war eine Option zur Kostensenkung bei den Krankenkassen. Den „Pflegesatzdeckel" strich der Vermittlungsausschuss jedoch auf Drängen des CDU-dominierten Bundesrates aus dem Gesetzentwurf.[51] Ehrenberg, Minister für Arbeit und Sozialordnung, kritisierte die Ablehnung des Bundesrats in seiner Rede in der Länderkammer: „Die dortigen [im Gesetzentwurf enthaltenen] Möglichkeiten zur Kostendämpfung werden alle von der Bundesratsmehrheit abgelehnt, [...] obgleich bekannt ist, dass es in diesem Sektor eine halbe Milliarde mehr Ausgaben als Einnahmen gegeben hat."[52] Mit der Pflegesatzdeckelung hätten die Krankenhäuser zum Sparen angehalten werden können. Die Ablehnung lässt auf die Befürchtung der Länder schließen, dass sie und die Krankenhausträger die Mehrkosten bei einer eventuellen Unterdeckung bei zu geringen Pflegesätzen hätten tragen müssen. Bundesrat und -tag akzeptierten den Vorschlag des Vermittlungsausschusses und am 22. Dezember 1981 trat das KHKG in Kraft.[53]

4.2.7 Neuordnung der Krankenhausfinanzierung & BPflV 1985

Schließlich sollte das „Gesetz zur Neuordnung der Krankenhausfinanzierung" (KHNG) den Schritt zur Senkung der Kosten im Krankenhausbereich endlich gehen.[54] Das KHNG, das am 20. Dezember 1984 in Kraft trat[55], hob die Beteiligung des Bundes an der dualen Krankenhausfinanzierung auf. Damit endete die Mischfinanzierung und allein die Länder tragen seitdem die Verantwortung für die Investitionsfinanzierung der Krankenhäuser. Die Krankenkassen kamen weiterhin für die Betriebskosten über die Pflegesätze auf, weshalb das Gesetz flankierend die Position der Krankenkassen stärkte. Die Aufhebung der Mischfinanzierung wurde von den Ländern gefordert, allerdings hatte auch der Bund ein konkretes Anliegen in dem Gesetzgebungsverfahren, denn er wollte die Kosten senken. Bundesminister Blüm verdeutlichte dieses Ansinnen in der

---

[50]Vgl. Bundestag (1981, S. 13).
[51]Vgl. Bundestag (1981c).
[52]Bundesrat (1981, S. 421).
[53]BGBl I, Nr. 59 vom 30.12.1981, S. 1568.
[54]Simon (2000, S. 111 f.).
[55]BGBl I, Nr. 56 vom 29.12.1984, S. 1716.

abschließenden Lesung des Gesetzentwurfs: „Bei der Finanzierung des Krankenhauses kommen mehr wirtschaftliche Gesichtspunkte zum Zug. […] Das halte ich
für einen Fortschritt, denn Sparsamkeit und Gesundheit sind keine Gegensätze.
Unsere Gesundheit ist nicht in dem Maße gestiegen, in dem wir mehr Geld für
Gesundheit ausgegeben haben. Das Krankenhaus ist auch nicht in jedem Falle
besser geworden, je mehr Geld in das Krankenhaus investiert wurde."[56] In der
Begründung zum Gesetzentwurf kritisierte die Bundesregierung das wirkungslos
gebliebene KHKG aus dem Jahre 1981, wobei sie inzwischen offen von einer
„Kostenexplosion" im Krankenhauswesen sprach. Nicht nur die Investitionsförderung war von 1973 bis 1983 von 3,2 Mrd. auf 4,3 Mrd. DM angestiegen. Im
gleichen Zeitraum hatten sich die Ausgaben der GKV für die Krankenhauspflege
von 11,7 Mrd. auf 30,9 Mrd. DM fast verdreifacht. Die Ursache für diese Kostenentwicklung sah die Bundesregierung im begrenzten Einfluss der Krankenkassen
und Krankenhäuser auf die Krankenhausplanung und Investitionsentscheidung
der Länder: „Die im Gesetz vorgesehene ‚enge Zusammenarbeit' zwischen den
Ländern und den Beteiligten reicht insbesondere aus der Sicht der Krankenkassen
nicht aus, um ihnen einen wirksamen kostendämpfenden Einfluss auf die Bereiche zu geben, in denen die von den Krankenhausbenutzern und deren Kostenträ-
gern zu zahlenden Folgekosten vorbestimmt werden."[57] Darüber hinaus steht den
Ländern das Recht zur Festsetzung der Pflegesätze zu, das immer dann greift,
wenn sich Krankenkassen und -häuser nicht einigen können.

Kritik entzündete sich an der Krankenhausbedarfsplanung, die sich durch feh-
lende objektive Bestimmungsfaktoren und Vorgaben in einer reinen Bettenpla-
nung erschöpfe, zu Überkapazitäten geführt habe und nicht mit den ambulanten
Versorgungsstrukturen koordiniert wurde. Bereits zu diesem Zeitpunkt stand das
Selbstkostendeckungsprinzip in der Kritik, da es gemäß der Einschätzung der
Bundesregierung keinerlei Anreize für ein sparsames Wirtschaftsverhalten der
Krankenhäuser bot. Von Sparanstrengungen profitierten außerdem nicht die Krankenhäuser, sondern die Krankenkassen. Der vollpauschalierte Pflegesatz führte
nicht nur zu einem fehlenden Kostenbewusstsein, sondern aufgrund der tagesgleichen Zahlung zu einer längeren Verweildauer. In der öffentlichen Diskussion, in
den Stellungnahmen der Verbände und in der im Jahr 1983 eingesetzten Berater-
gruppe setzte sich die Idee durch, den Krankenkassen und der Selbstverwaltung
mehr Rechte in der Krankenhausfinanzierung zuzugestehen. Die Spitzenverbände
der GKV und die DKG forderten mehr Mitsprache bei der Krankenhausplanung.

---

[56]Vgl.Bundestag (1984a, S. 8179).
[57]Vgl. Bundesregierung (1984, S. 13).

Zugleich sollten die aus Steuermitteln getragenen Investitionen in die Krankenhauslandschaft nicht mehr als Kostenerstattung, sondern bei Erfüllung öffent-
licher Aufträge gewährt werden. Das Selbstkostendeckungsprinzip sollte fallen
gelassen werden.

Das KHNG griff diese Überlegungen im Wesentlichen auf. Die finanzielle
Verantwortung für die Investitionsfinanzierung im System der dualen Krankenhausfinanzierung ging allein auf die Länder über. Damit folgte der Bundesgesetzgeber dem Drängen der Länder, die durch die Mischfinanzierung ihre
Budgethoheit, ihre Eigenständigkeit und ihre Verantwortung gefährdet sahen. Seit
1984 sind allein die Länder verantwortlich für die Finanzierung der Investition
der Krankenhäuser, woraufhin die bundesgesetzlichen Regelungen bei der Krankenhausplanung eingeschränkt wurden.[58] Die Krankenkassen trugen weiterhin
die Betriebskosten über die Pflegesätze. Obwohl sich der Bund nicht mehr beteiligte, erhielten die Länder trotzdem jährlich einen Betrag von 972 Mio. DM im
Rahmen anderer Geldleistungsgesetze.

Das Gesetz sah zugleich mehr Mitwirkungsrechte der Krankenhäuser und
Krankenkassen bei der Krankenhausplanung und den Investitionsentscheidungen
der Länder vor. Beim Pflegesatzverfahren griff das KHNG das mit dem Vorgän-
gergesetz KHKG eingeführte Vereinbarungsprinzip auf und entwickelte es fort.
Die Pflegesätze wurden weiterhin zwischen den Krankenhäusern und Krankenkassen vereinbart. Im Rahmen der Fortentwicklung der Pflegesatzverhandlungen
plante die Bundesregierung in ihrem Gesetzentwurf, die Vereinbarung der Pflegesätze vollständig in die Hände der Selbstverwaltung zu legen, wodurch die Partner diese Sätze unmittelbar verbindlich festgelegt hätten, ohne dass es einer
Genehmigung oder Festsetzung durch die Landesbehörde bedurft hätte. Allein
durch Schiedsspruch der neu eingeführten Schiedsstelle hätten eventuelle Kon-
fliktfälle auf Antrag einer Vertragspartei geklärt werden sollen. Allerdings wurde
diese Entwurfsfassung durch den Ausschuss im Bundestag dahin gehend abgeän-
dert, dass die Gesundheitsministerien der Länder weiterhin das Letztentscheidungsrecht ausüben: „Die Pflegesätze werden jedoch nicht bereits mit dem
Abschluss der Pflegesatzvereinbarung für alle Benutzer unmittelbar verbindlich,
sondern erst durch die Genehmigung der zuständigen Landesbehörde."[59] Zwar
blieb die Schiedsstelle im Verfahren erhalten, doch es oblag wie bisher den
Landesbehörden, entweder die vereinbarten oder im Konfliktfall von der
Schiedsstelle festgesetzten Pflegesätze zu genehmigen. Eventuelle Klagen der

---

[58]§§ 20 – 26 KHG a. F. „Finanzhilfen des Bundes" wurden daraufhin gestrichen.
[59]Vgl. Bundestag (1984, S. 30).

Vertragspartner waren somit auch gegen die Landesbehörde und nicht, wie ursprünglich angedacht, gegen die Schiedsstelle zu richten. Mit dieser Änderung wurde den Krankenhäusern über den Hebel der Politik mehr Einfluss auf die Höhe der Pflegesätze gewährt. Gegen die reine Schiedsstellenregelung hatten sie Bedenken aufgrund einer befürchteten, einseitigen Bevorzugung der Krankenkassen geäußert.[60] Freilich betont die Begründung des Gesetzes, dass sich die Kontrolle der Behörde auf die Rechtmäßigkeit der Pflegesatzfestlegung beschränkt. Doch wenn das Gesundheitsministerium Zweifel an den Pflegesätzen hegt, dann müssen Krankenhäuser und -kassen eben erneut verhandeln.

Schließlich wurden Schritte gegangen, um die Krankenhäuser zu einer sparsameren Wirtschaftsweise zu bewegen. Von Bedeutung ist die in der Ausschussberatung geänderte Entgeltberechnung der Krankenhäuser. Die wirtschaftliche Sicherung der Krankenhäuser erfolgte zwar weiterhin aufgrund des Selbstkostenprinzips. Allerdings mussten die Investitionsmittel der Länder und die Erlöse aus den Pflegesätzen von nun an nur noch die vorauskalkulierten Selbstkosten der Krankenhäuser decken. Mit den prospektiven Budgets verdeutlichte der Gesetzgeber, dass die Selbstkosten des Krankenhauses keine vorgegebene Größe sind, sondern dass über sie in Abhängigkeit von der Betriebsführung des Krankenhauses zu verhandeln war. Das bedeutete, dass zwischen den Krankenhäusern und den Krankenkassen Budgets vereinbart wurden, in denen alle Leistungen erfasst waren. Die Pflegesätze fungierten von nun an nur noch als Abschlagszahlungen auf die zuvor ausgehandelten Budgets. Der Bundestag ging mit den prospektiven Budgets gegen die „Erstattungsmentalität" vor, die sich darin ausdrückte, dass die Krankenkassen für jegliche Kosten des Krankenhausbetriebs aufkommen müssen. Blüm bezeichnete dieses Erstattungsprinzip als Ohrensessel für die Krankenhäuser: „Diesen Ohrensessel haben wir beseitigt. Es wird jetzt über vorauskalkulierte Selbstkosten verhandelt. Damit sind Selbstkosten gestaltbar. Sie fallen nicht vom Himmel; sie sind Verhandlungsgegenstand: Wie viele Maschinen sollen in die Selbstkosten eingehen? Wie kann die Verweildauer verkürzt werden? Damit gestalten wir Selbstkosten und nehmen sie nicht wie ein Schicksal hin."[61] In der Bundespflegesatzverordnung vom 21. August 1985 (BPflV 1985), die am 1. Januar 1986 in Kraft trat, wurde der gesetzliche Rahmen konkretisiert. Im Gegensatz zur BPflV 1973 standen mit dem prospektiven und flexiblen Budgets nun die

---

[60]Vgl. Bundesregierung (1984, S. 27).
[61]Vgl. Bundestag (1984a, S. 8180).

Leistungsanreize stärker im Mittelpunkt.[62] Mit der vorherigen Kalkulation der Selbstkosten war ein erster Schritt hin zu der später unter dem GSG[63] begonnenen und durch die Gesundheitsreform 2000[64] schließlich vollzogenen Umstellung auf die diagnosebezogenen Fallgruppen (DRG) gegangen.

Von der Einführung der monistischen Krankenhausfinanzierung wurde abgesehen, da die vollständige Umstellung die Krankenkassenbeiträge derart erhöht hätte, dass sie dem Prinzip der Beitragssatzstabilität widersprochen hätte: „Bei Finanzierung und Refinanzierung aller Investitionskosten würden die Pflegesätze zusätzlich mit etwa 6 bis 8 Mrd. DM jährlich belastet [...] Eine derartige Belastung der Krankenkassen müsste zwangsläufig zu einer Beitragssatzsteigerung von etwa einem Prozentpunkt in der gesetzlichen Krankenversicherung führen."[65] Die nicht realisierte monistische Krankenhausfinanzierung, die den Kassen volle Handhabe über die Krankenhäuser gegeben hätte, war ebenso wie die durch den Bundesrat abgelehnten zahlreichen Verordnungsermächtigungen Ausdruck des Versuchs, den Ländern Kompetenzen im Bereich der Krankenhäuser zu entziehen.

4.3 Kostendämpfung: Die K-Gesetze

4.3.1 Krankenversicherungs-Kostendämpfungsgesetz

Aufgrund steigender Beitragssätze und einer damit verbundenen Belastung des Faktors Arbeit sah sich die Bundesregierung Ende der 1970er Jahre zu einer gesundheitspolitischen Kurskorrektur veranlasst. In den Jahren von 1971 bis 1975 stiegen die Ausgaben der Krankenversicherung je Mitglied um durchschnittlich 16 %. Die Grundlohnsumme nahm im gleichen Zeitraum hingegen nur um 9,6 % zu. In der Folge erhöhte sich der allgemeine Beitragssatz innerhalb von fünf Jahren um 3 Prozentpunkte von 8,1 auf 11,3 %. Für Bundesminister Ehrenberg ging mit dieser ungleichen Entwicklung eine Umverteilung einher: „Die Versicherten haben mit Recht wenig Verständnis dafür, dass sie von Jahr zu Jahr einen höheren Beitrag zur Krankenversicherung zu zahlen haben, weil ihre Gelder unwirtschaftlich verwendet werden oder weil Anbieter im Gesundheitssektor nachhaltig

---

[62]Vgl. Scheinert (2002, S. 6).
[63]Vgl. Abschn. 6.2.4.1 Fallpauschalen und Budgetierung.
[64]Vgl. Abschn. 8.3.5.1 Diagnosis Related Groups (DRG).
[65]Vgl. Bundesregierung (1984, S. 19).

höhere Einkommenssteigerungen für sich beanspruchen, als sie die Versicherten selbst erwarten können."[66] Die SPD machte drei Faktoren für den Anstieg der Kosten aus: Dazu zählte sie die ansteigenden Arzthonorare, die Ausgaben im Krankenhauswesen und den „finanziellen Boom"[67] bei den Arzneimitteln. Je nach Interessenlage schoben die Akteure die Verantwortung in eine andere Richtung ab. Für die Arzneimittelproduzenten und Ärztevertreter waren die Versicherten der „Hauptsündenbock"[68], da sie die Leistungen verstärkt in Anspruch genommen hätten. Hingegen machten die Gewerkschaften die gesellschaftlich bedingten Gesundheitsgefahren als Ursache aus. Ebenso wurden fehlende Kontrollinstrumente und -mechanismen angeführt, deren Mangel ein uferloses und nicht abgestimmtes Aufblähen der Kosten begünstigen würde.[69] Das „Gesetz zur Dämpfung der Ausgabenentwicklung und zur Strukturverbesserung in der gesetzlichen Krankenversicherung" (Krankenversicherungs-Kostendämpfungsgesetz – KVKG) nahm sich dieser drei Bereiche an. Es markiert zugleich eine Zäsur in der Gesundheitspolitik, die von diesem Zeitpunkt an das Ziel der Kostensenkung verfolgte. Der Gesetzentwurf der Bundesregierung ging dem Bundestag am 11. März 1977 zu.

In ihrem Gesetzentwurf stellte sich die Bundesregierung der Aufgabe, den für das Gesundheitswesen „erforderlichen Finanzbedarf mit der Belastbarkeit der Volkswirtschaft und der Beitragszahler in Übereinstimmung zu bringen". Hierbei sollten nicht staatliche Vorgaben, sondern ein erweiterter Handlungsspielraum der Selbstverwaltung maßgeblich sein: „Es ist erforderlich, in das System der gesetzlichen Krankenversicherung Steuerungsmechanismen einzufügen, die es der Selbstverwaltung ermöglichen, die Ausgabenentwicklung zu bremsen und sie möglichst weitgehend der Entwicklung der Versicherteneinkommen anzupassen."[70] An die medizinische Notwendigkeit der Leistungsgewährung wurden von nun an strengere Maßstäbe gestellt. Bei der Arzneimittelversorgung sollten unter Wahrung der ärztlichen Therapiefreiheit deutlich die Kosten gesenkt werden. Durch zahlreiche Änderungen in der Beschlussvorlage des Gesundheitsausschusses wurden Kürzungen bei den Krankenhäusern aus dem Regierungsentwurf wieder zurückgenommen. Anders als in der Regierungsvorlage blieben anstatt der

---

[66]Vgl. Bundestag (1977, S. 1004).

[67]Vgl. Bundestag (1977c, S. 1948).

[68]Ehrenberg/Fuchs (1980, S. 313).

[69]Vgl. ebenda.

[70]Vgl. Bundesregierung (1977, S. 22).

dafür angedachten Landesverbände das einzelne Krankenhaus und die einzelne Krankenkasse Partner der Pflegesatzvereinbarung. Ebenso wurden die Vorschriften über das Rechnungswesen gestrichen.[71] Doch schließlich scheiterten alle diese Änderungen am Widerstand der Länder. Die niedersächsische Landesregierung nannte den Krankenhausbereich in der Bundesratsdebatte zum KVKG den „kritischsten Punkt"[72]. Die baden-württembergische Gesundheitsministerin Griesinger resümierte in der Länderkammer pointiert: „Der Gedanke des KHG, den Krankenhäusern grundsätzlich volle Kostendeckung zu garantieren, wird [im KVKG] aufgegeben und damit die Existenz all der Krankenhäuser, hinter denen kein finanzkräftiger Träger steht, in Frage gestellt. [...] Das müssen wir unbedingt verhindern, und ich bin dankbar, dass sich nun auch die SPD-geführten Länder dieser Meinung voll angeschlossen haben."[73] Entsprechend verweigerte der Bundesrat seine Zustimmung.[74] Im Vermittlungsvorschlag[75] wurde der Kritik der Länder an sämtlichen Einschnitten bei der Krankenhausfinanzierung vollumfänglich entsprochen und alle Änderungen am KHG aus dem Gesetzentwurf herausgenommen. Damit war der Weg frei und das Gesetz trat am 1. Juli 1977 in Kraft.[76]

Hingegen wurden die Vertragsärzte stärker in die Pflicht genommen. Es erfolgte nunmehr ein kollektives Verhandeln über die Gesamtvergütung der Vertragsärzte, womit prospektiv die Kosten im Vorhinein festgelegt werden sollten. Diese Vereinbarung sollte sich laut Regierungsentwurf an den gesamtwirtschaftlichen Kriterien entsprechend dem jeweiligen Jahreswirtschaftsbericht der Bundesregierung orientieren. Damit konnte sich die Bundesregierung nicht gegen den Bundesrat durchsetzen, da die Länderkammer die Ansicht vertrat, dass es „den Vertragspartnern überlassen bleiben [muss], an welchen Kriterien sie sich bei ihren Vereinbarungen über die Gesamtvergütung orientieren."[77] Stattdessen

---

[71]Vgl. Bundestag (1977a, S. 39).

[72]Bundesrat (1977, S. 13).

[73]Vgl. Bundesrat (1977, S. 21).

[74]Die eigentlich mit dem KVKG intendierten Maßnahmen zur Senkung der Kosten im Krankenhausbereich konnten erst im Jahr 1984 mit dem „Gesetz zur Neuordnung der Krankenhausfinanzierung" realisiert werden, vgl. Abschn. 4.2.7 Neuordnung der Krankenhausfinanzierung & BPflV 1985.

[75]Vgl. Bundestag (1977d).

[76]BGBl I Nr. 39 vom 30.06.1977, S. 1069.

[77]Vgl. Bundesrat (1977a).

wurde die Gesamtvergütung an die Entwicklung der Grundlohnsumme der beteiligten Krankenkassen gekoppelt.[78] Die SPD erhoffte sich einen Gleichgang zwischen der Entwicklung der Ärzte- und Versicherteneinkommen: „Mit der bundeseinheitlichen Empfehlungsvereinbarung für die Gesamtvergütung der Ärzte bzw. Zahnärzte sichern wir auf hohem Niveau ab, dass sich künftig auch die Einkommensentwicklung der Ärzte und Zahnärzte in gesamtwirtschaftliche Daten einpassen muss.“[79] Mit dieser Regelung sollte ein überproportionales Ansteigen der Ausgaben im vertragsärztlichen System verhindert werden, zugleich wurde die Verhandlungsposition der Krankenkassen gestärkt. In diesem Zusammenhang wurde der einheitliche Bewertungsmaßstab (EBM) eingeführt, der die Gesamtheit an abrechenbaren Leistungen konkretisiert und wertmäßig und in Punkten ausgedrückt zueinander ins Verhältnis setzt. Diese Zuordnung erfolgte nunmehr einheitlich und löste die unterschiedlichen Gebührenordnungen der verschiedenen Krankenkassen mit den Kassenärztlichen Vereinigungen ab. So hatten die AOKs oder Ersatzkassen unterschiedliche Gebührenordnungen mit den Kassenärztlichen Vereinigungen. Das war einer der Faktoren für unterschiedliche Beitragssätze zwischen den verschiedenen Krankenkassen, aber auch bei den gleichen Kassenarten in verschiedenen Regionen. Die Beitragssatzschwankungen beliefen sich bei den Ortskrankenkassen auf bis zu 5 Prozentpunkte. Die Ortskrankenkasse in Aurich verlangte einen Beitragssatz von 9,8 %, ihr Pendant in Dortmund hingegen knapp 14 %.[80] Egert von der SPD sah mit dem EBM einen Schritt in Richtung gleicher Beitragssätze gegangen: „Mit dieser Regelung wird endlich der Unsinn abgeschafft, dass gleiche ärztliche Leistungen unterschiedlich bewertet werden.“[81] Der EBM nivellierte die Kosten- und Entgeltunterschiede. Die Leistungen sollen einheitlich unter Angabe des zur Leistungserbringung erforderlichen Zeitaufwands des Vertragsarztes versehen werden, wobei Degression Anwendung finden kann. Mit zunehmender Leistungserbringung ab einem bestimmten Schwellenwert sinkt dann die Bewertung der Leistung. Die degressive Leistungsbewertung soll eine Ausdehnung der Leistungserbringung aus rein ökonomischen Gesichtspunkten verhindern.

Darüber hinaus wurde für die Arzneimittelausgaben der Vertragsärzte ein Höchstbetrag festgesetzt. Wenn der Höchstbetrag für verordnete Medikamente übermäßig überschritten wird, müssen die Vertragsparteien die Ursachen für diese

---

[78]Vgl. § 368 f Abs. 3 RVO i. d. F. KVKG.

[79]Vgl. Bundestag (1977b, S. 1859).

[80]Vgl. Ehrenberg/Fuchs (1980, S. 317).

[81]Vgl. Bundestag (1977b, S. 1859).

Überschreitung feststellen.[82] Mit diesem Vorschlag des Vermittlungsausschusses wurde der Gesetzentwurf der Bundesregierung entschärft, der im Falle eines überschrittenen Arzneimittelhöchstbetrags noch vorsah, dass der überschrittene Betrag auf die Gesamtvergütung angerechnet werden müsse. Die Ärzte lehnten solch eine Kollektivhaftung ab – und das, obwohl den Kassenärztlichen Vereinigungen selbst überlassen werden sollte, wie der Betrag konkret zu begleichen war. Der Vermittlungsausschuss änderte die vorgesehene pauschale Kürzung der Gesamtvergütung deswegen ab und ersetzte sie durch eine Prüfung der individuellen Verordnungsweise des Arztes: „Ein Ausgleich kann nur im Wege des Einzelregresses erfolgen."[83] Mit der Änderung des Regierungsentwurfs blieb es bei der Praxis des bisher üblichen Einzelregresses. Ein weiteres Instrument zur Kostensenkung stellten die Transparenzlisten dar. Von der Transparenzkommission „Arzneimittel" erstellte Transparenzlisten dienten den Ärzten zum Vergleich, wo welches therapeutisch gleichwertige Medikament am kostengünstigsten bezogen werden kann.[84] Ebenso sollten sich gemäß KVKG die Packungsgrößen stärker an den therapeutisch notwendigen Arzneimittelmengen orientieren. Der FDP war diese Regelung wichtig: „Das Verrotten übergroßer Packungen in den Medikamentenschränken der Patienten ist eine Verschleuderung von Versichertengeldern."[85] Arzneimittel für geringfügige Gesundheitsstörungen – sogenannte Bagatellarzneimittel – durften nicht mehr zulasten der Krankenversicherung verschrieben werden.[86] Weitere Kürzungen im Leistungskatalog sollten die Ausgaben der Krankenkassen reduzieren. Die Reglung zur Familienhilfe wurde neu gestaltet und der Adressatenkreis verkleinert[87], sowie eine Selbstbeteiligung an den Kosten für Zahnersatz[88] und Krankenhausaufenthalten eingeführt. Für jedes Heilmittel war fortan eine Zuzahlung von 1 DM zu leisten.

Das KVKG verfolgte aber auch strukturelle Ansätze. Mit besseren Rahmenbedingungen für Belegärzte in Krankenhäusern und ambulant tätigen Krankenhausärzten sollten die sektoralen Grenzen überwunden werden. Die Beteiligung von Krankenhausfachärzten an der kassenärztlichen Versorgung soll wie bisher an die

---

[82]Vgl. § 368 f Abs. 6 RVO i. d. F. KVKG.

[83]Vgl. Bundestag (1977d, S. 3).

[84]Gleichwohl fehlte die rechtliche Grundlage für die Arbeit der Transparenzkommission. Sie wurde erst mit dem 2. AMGÄndG im Jahr 1987 geschaffen, vgl. Abschn. 4.4 Novelle des Arzneimittelgesetzes (AMG 1976).

[85]Vgl. Bundestag (1977c, S. 1952).

[86]Vgl. § 368p RVO.

[87]Vgl. § 205 RVO.

[88]Vgl. § 182c RVO.

Feststellung eines Bedarfs gebunden sein. Neu an der Regelung war, dass sie sich nicht mehr auf die leitenden Krankenhausärzte beschränkte. Das KVKG trug den Diskussionen über die Überwindung der Sektorengrenzen Rechnung. Bei unzulänglicher Versorgung der Versicherten können über den Kreis der leitenden Krankenhausärzte hinaus weitere Krankenhausfachärzte an der ambulanten kassenärztlichen Versorgung beteiligt werden, wenn die Krankenhausversorgung dadurch nicht gefährdet wird.[89]

All die Maßnahmen zur Kostendämpfung wurden jedoch konterkariert, weil zeitgleich die Zuweisungen der Rentenversicherung an die GKV mit dem 20. Rentenanpassungsgesetz von 17 auf 11 % der jährlichen Rentenzahlbeträge abgesenkt wurden. Mit der Korrektur der Zuweisungen standen der GKV weniger Einnahmen zur Verfügung. Als Kompensation sah das KVKG eine Erhöhung der Beitragsbemessungsgrenze vor. Durch die geringeren Zuweisungen an die Krankenversicherung hatte die Rentenkasse nun mehr Geld zur Verfügung, um die Renten zum 1. Juli 1977 steigen zu lassen. Damit gingen aber der GKV zwischen 1977 und 1982 insgesamt rund 40 Mrd. DM an Einnahmen verloren.[90] Solch ein Politikstil hat unter dem Begriff „Verschiebebahnhof" Eingang in die politische Debatte gefunden. Prognosen der Spitzenverbände kalkulierten durch das Abschmelzen der Zuweisungen aus der Rentenkasse einen Beitragssatzanstieg in der GKV von 1,2 Prozentpunkten.[91] Murswieck bezeichnet das KVKG deswegen als „Nebenprodukt der Konsolidierung der Rentenversicherung"[92].

Eine Konzertierte Aktion (KAiG) im Gesundheitswesen mit Vertretern der GKV, der Ärzte und Zahnärzte, der DKG, Apotheker und pharmazeutischen Industrie, der Gewerkschaften, der Arbeitgeber und der Länder sollte auf freiwilliger Basis Maßnahmen der Kostendämpfung erarbeiten.[93] Mit der von der CDU/CSU vorgeschlagenen KAiG wurde ein Gremium geschaffen, das ohne gesetzliche Hoheit Vorschläge für Kostensenkungen machen sollte. Zwar lehnte die Mehrheit von SPD und FDP diesen Vorschlag von CDU/CSU noch im Ausschuss ab. Allerdings gelang es dem CDU-dominierten Bundesrat im Zuge der Arbeit des Vermittlungsausschusses, die KAiG trotzdem zu etablieren.[94] Die jeweils im Herbst tagende KAiG konnte in den ersten Jahren Erfolge vorzeigen, etwa durch

---

[89]Vgl. § 368a RVO; Bundesregierung (1977, S. 28).
[90]Vgl. Beske (2006, S. 184).
[91]Vgl. Bundesrat (1977, S. 17).
[92]Murswieck (1990, S. 169).
[93]Vgl. § 405a RVO „Konzertierte Aktion im Gesundheitswesen", später § 141 SGB V.
[94]Vgl. Bundestag (1977d).

Bereitstellung von Orientierungsdaten für den Anstieg der Vergütungen.[95] Sie wurde im Jahr 2003 mit dem GMG wieder abgeschafft, da zahlreiche Bereiche zunehmend gesetzlich geregelt und damit der Hoheit der Selbstverwaltung entzogen wurden.

Um Unterschiede in der Risikostruktur der Mitglieder einer Kassenart auszugleichen, hat das KVKG den Finanzausgleich zwischen diesen gleichen Kassen innerhalb eines Landes eingeführt. So sollte der stärkeren Belastung von Kassen in strukturschwachen Regionen mit einem hohen Anteil an Rentnern begegnet werden.

4.3.2 Kostendämpfungs-Ergänzungsgesetz

Zwar ließen sich zwischen 1977 und 1979 Beitragssatzsteigerungen vermeiden, doch 1980 nahmen die Ausgaben der GKV um 8,5 % zu. Im gleichen Zeitraum stieg die Grundlohnsumme hingegen nur um 5,5 %, was zu nicht gedeckten Mehrausgaben in Höhe von 2 Mrd. DM führte. Der durchschnittliche Beitragssatz stieg deswegen von 11,27 im Jahr 1979 auf 11,4 % im Jahr 1980. Trotzdem verblieb ein Defizit von 1,4 Mrd. DM.[96] Das Kostendämpfungs-Ergänzungsgesetz (KVEG) setzte sich ein Ziel, das von nun an das Credo der Gesundheitspolitik darstellte: „Es wird angestrebt, die Ausgabenentwicklung der Krankenversicherung längerfristig an der Entwicklung der Einnahmen bei stabilen Beitragssätzen auszurichten." Dafür wurden die Ausgaben gezielt gekürzt und die Leistungen bei den Arznei-, Heil- und Hilfsmitteln, beim Zahnersatz und bei den Kuren beschränkt. Der Gesetzentwurf wurde nach der abschließenden Behandlung im Bundestag[97] aufgrund der Differenzen mit dem Bundesrat in den Vermittlungsausschuss[98] überwiesen. Das KVEG trat am 1. Januar 1982 in Kraft.[99] Die Entlastung der GKV sollte sich auf ca. 1,4 bis 1,6 Mrd. DM belaufen.

Der Gesetzentwurf sprach von „gezielten Ausgabenkürzungen", um einen weiteren Anstieg des Beitragssatzes um 0,5 Prozentpunkte zu vermeiden. In der Zahnmedizin führte das KVEG zu Einsparungen von 140 Mio. DM. Dies gelang, indem Leistungen für Zahnersatz in die Gesamtvergütung aufgenommen und

---

[95]Ehrenberg/Fuchs (1980, S. 331).
[96]Vgl. Bundesregierung (1981a, S. 10).
[97]Vgl. Bundestag (1981a).
[98]Vgl. Bundestag (1981b).
[99]BGBl I Nr. 59 vom 30.12.1981, S. 1578.

damit der Wirtschaftlichkeitsprüfung unterstellt wurden. Ebenso wurde die Vergütung zahnmedizinischer Leistungen einheitlich gefasst und abgesenkt. Neu eingeführte Höchstbeträge für Heilmittel (Massagen, Bestrahlungen, Bäder) sollten die Beitragszahler um weitere 170 Mio. DM entlasten. Arznei- und Heilmittel, die für die Behandlung leichter Gesundheitsstörungen Anwendung finden, wurden aus dem Katalog der GKV gestrichen. Die Kostenübernahme für Kuren wurde begrenzt und die Zuzahlungsmodalitäten bei Arzneien, Brillen und Zahnersatz neu geregelt. Die Liegedauer nach Schwangerschaften wurde von 10 auf 6 Tage verkürzt. Im Krankenhaus sollten zusätzliche Leistungen erbracht und der kassenärztlichen Versorgung entzogen werden. Bestimmte Früherkennungsuntersuchungen waren nicht mehr der kassenärztlichen Versorgung zuzuordnen, wenn Versicherte oder Familienangehörige während des Aufenthaltes in einer Entbindungs- oder Krankenanstalt ärztlich behandelt werden. Sie werden in diesen Fällen über den Pflegesatz abgerechnet.

An der Bundestagsdebatte um das KVEG lässt sich der Wertewandel und der Perspektivenwechsel in der Gesundheitspolitik deutlich nachvollziehen. Inzwischen wurde nicht mehr das Bild einer Solidargemeinschaft gezeichnet. Weil das System durch individuelle Inanspruchnahme auf Kosten anderer ausgenutzt wurde, stieg die Gesamtbelastung, wie der CDU-Abgeordnete Höpfinger kritisierte: „Ich komme auf die Solidargemeinschaft zurück. Zum Gedanken der Solidargemeinschaft muss in aller Deutlichkeit gesagt werden: Sie ist kein Automat, in den man oben das Geld einwirft und aus dem man unten die Leistung herauszieht. Solidargemeinschaft ist auch kein anonymes Gebilde, das jeder Beanspruchung gewachsen wäre. Wer die Solidargemeinschaft überfordert, fördert ihre Zerstörung."[100] Längst befanden sich die Gesundheitspolitiker auf dem Rückzug und mussten wie mit dem KVEG Wege finden, wie die Ausgabelast gemindert werden konnte.

4.3.3 Haushaltsbegleitgesetze

Das „Gesetz zur Wiederbelebung der Wirtschaft und Beschäftigung und zur Entlastung des Bundeshaushalts" (Haushaltsbegleitgesetz 1983) enthielt zahlreiche Entlastungen für die GKV. Aufgrund der Verschiebung der Rentenerhöhung des Jahres 1983 vom 1. Januar auf den 1. Juli entgingen der Krankenversicherung Beiträge im Umfang von 370 Mio. DM.[101] Aus den gekürzten Zuweisungen der

---

[100]Vgl. Bundestag (1981a, S. 3754).
[101]Vgl. Fraktionen der CDU/CSU und FDP (1982, S. 94).

Rentenversicherungsträger an die Krankenversicherung der Rentner resultierten weitere Einnahmeausfälle von ca. 1,2 Mrd. DM einmalig für das Jahr 1983. Im Haushaltsbegleitgesetz mussten aufgrund dieser Verschiebebahnhof-Politik Kürzungen in der GKV vorgenommen werden, die das Ausgabenniveau an die Einnahmeseite anpassten. Dazu gehörten die Erhöhung der Rezeptblattgebühr, Zuzahlungen zu Kuren und Beiträge der Versicherten an den Kosten der Krankenhauspflege. Die Zuzahlung erhöhte sich von 5 auf 10 DM, war aber auf einen Zeitraum von 14 Tagen Krankenhausaufenthalt beschränkt.

Mit dem „Gesetz über die Maßnahmen zur Entlastung der öffentlichen Haushalte und zur Stabilisierung der Rentenversicherung sowie über die Verlängerung der Investitionshilfeabgabe" (Haushaltsbegleitgesetz 1984) vom 22. Dezember 1983 wurde die Versichertengemeinschaft der Krankenversicherung stark belastet. Die Notwendigkeit beruhte auch in diesem Fall originär auf der Finanzentwicklung der Rentenversicherung. Indem seit 1. Januar 1984 das Krankengeld voll in die Beitragspflicht einbezogen wurde, entstanden der GKV Nettomehrausgaben in Höhe von über 500 Mio. DM jährlich.[102] Aufgrund weiterer Verschiebungen zwischen den Sozialversicherungsträgern entstanden der GKV zwischen 1984 und 1987 Gesamtbelastungen von knapp 10 Mrd. DM. Dem standen zwar Entlastungen durch die stärkere Einbeziehung von Sonderzahlungen in die Beitragspflicht gegenüber. Allerdings blieben im Saldo zwischen 1984 und 1987 insgesamt 3,65 an Mehrbelastung. Dem veränderten Finanzierungssaldo sollte durch eine höhere Beitragspflicht bei Einmalzahlungen und Kürzungen des Krankengeldes begegnet werden.

4.4 Arzneimittelneuordnungsgesetz (AMG 1976) und AMPreisV

Am 1. Januar 1975 brachte die Bundesregierung den Entwurf zum „Gesetz zur Neuordnung des Arzneimittelrechts" (AMG 1976)[103] ein. Die erste Lesung erfolgte am 16. Januar 1975[104], die abschließende am 6. Mai 1976. Der Ausschussbericht datiert auf den 12. April 1976.[105] Das AMG 1976 trat am 1. Januar 1978 in Kraft.[106] Mit der Novelle des Arzneimittelgesetzes stellte der Gesetzgeber strengere Vorgaben

---

[102]Vgl. Bundesregierung (1983, S. 54).
[103]Vgl. Bundesregierung (1975).
[104]Vgl. Bundestag (1975).
[105]Vgl. Bundestag (1976).
[106]Vgl. BGBl 1976 Nr. 110 vom 1. September 1976, S. 2445.

an die Herstellung und den Vertrieb von Arzneimitteln. In das neue Arzneimittelgesetz gingen nicht nur die Anforderungen der WHO und der EU ein. Es war vor allem die Contergan-Katastrophe, die Ministerin Focke als Auslöser für die Überarbeitung des deutschen Arzneimittelrechts anführte: „Nicht zuletzt war und ist es die Contergan-Katastrophe, die uns in der Bundesrepublik Deutschland besonders betroffen hat und uns dadurch besonders bewusst gemacht hat, welche Bedeutung der Arzneimittelsicherheit zukommt."[107] Zwar war bereits aufgrund der katastrophalen Folgen der Contergan-Einnahme am 23. Juni 1964 das „Zweite Gesetz zur Änderung des Arzneimittelgesetzes" („Contergan-Novelle") verabschiedet worden.[108] Doch in den Augen des Gesetzgebers konnte nur eine vollständige Neufassung des Arzneimittelrechts solche Fälle zukünftig ausschließen.

Im Gegensatz zum alten Arzneimittelgesetz wurde mit dem AMG 1976 verhindert, dass Arzneimittel in den Handel gelangen, die unter Verdacht stehen, bei bestimmungsgemäßem Gebrauch medizinisch nicht vertretbare Gesundheitsschäden hervorzurufen.[109] Im alten Arzneimittelrecht hatte noch ein formelles Registrierungsverfahren ausgereicht, das mit dem AMG 1976 einem materiellen Zulassungsverfahren wich. Das Inverkehrbringen von Arzneimitteln wurde von nun an von einer Zulassung durch die Bundesoberbehörde abhängig gemacht, für deren Erteilung insbesondere der Nachweis der Qualität, der Wirksamkeit und der Unbedenklichkeit verlangt wird.[110] Die Zulassung erfolgt auf Grundlage der Zulassungsunterlagen, die der pharmazeutische Unternehmer zusammen mit dem Antrag auf Zulassung vorzulegen hat.[111] Fehlende Unterlagen oder das potenzielle Risiko negativer Auswirkung bei Einnahme der Medikamente führen zum Versagen der Zulassung.

Für alle Arzneimittelschäden wurde eine Herstellerhaftung eingeführt. Die Contergan-Katastrophe hatte gezeigt, dass es trotz Arzneimittelkontrollen unerlässlich ist, allen Menschen einen wirtschaftlichen Schutz bieten zu können, die trotz aller Vorkehren einen Arzneimittelschaden erleiden.[112] Die dafür eingeführte Haftung für Arzneimittelschäden trifft den pharmazeutischen Unternehmer.[113] Der im Regierungsentwurf vorgesehene Arzneimittel-Entschädigungsfonds wurde

---

[107]Vgl. Bundestag (1975, S. 9703).

[108]Vgl. Gall (2010, S. 7),Stiebler (2003, S. 12).

[109]Vgl. § 5 AMG 1976 „Verbot bedenklicher Arzneimittel".

[110]Vgl. § 20 AMG 1976 „Zulassungspflicht".

[111]Vgl. Wagner (1994, S. 378).

[112]Vgl. Bundesregierung (1975, S. 43).

[113]Vgl. § 78 AGM 1976 „Gefährdungshaftung".

nicht eingeführt.[114] Neben einer verpflichtenden Packungsbeilage wurde die Erfassung von Nebenwirkungen vorgeschrieben. Trug bisher der Herstellungsleiter die alleinige Verantwortung für die öffentlich-rechtliche Verantwortung zur Beachtung gesetzlicher Vorschriften über die Herstellung, wurde ihm ein Kontrollleiter zur Seite gestellt.[115] Sowohl der Herstellungs- als auch der Kontrollleiter müssen über die entsprechende Sachkenntnis zur Arzneimittelherstellung verfügen.

Bereits wenige Jahre später musste das AMG überarbeitet werden. Das 1. AMGÄndG[116], das am 25. Februar 1983 in Kraft trat, hatte das Ziel, den Arzneimittelmissbrauch bei Tieren zu verhindern und die Voraussetzungen für eine bessere Kontrolle der Gewinnung rückstandsunbedenklicher Lebensmittel zu schaffen.[117] Mit dem 2. AMGÄndG[118], das am 1. Februar 1987 in Kraft trat, wurde die rechtliche Grundlage für die Arbeit der mit dem KVKG eingeführten Transparenzkommission gelegt, der Anwendungsbereich des AMG 1976 auf sterile ärztliche Einmalgeräte ausgedehnt und den pharmazeutischen Unternehmern wurde aufgetragen, qualifiziertes Personal mit der Sammlung der bekannt gewordenen Arzneimittelrisiken zu betrauen.[119]

Gemäß AMG 1976 unterlagen die Hersteller keinen Restriktionen bei der Preisgestaltung. Da sie die Arzneimittelpreise nach Belieben festsetzen konnten und mit den Krankenkassen überdurchschnittliche Gewinne realisierten, reagierte der Gesetzgeber mit den Festbeträgen im GRG auf stetig steigende Arzneimittelausgaben der GKV. Andere Akteure der Arzneimittelversorgung unterlagen bereits zu diesem Zeitpunkt der staatlichen Preisaufsicht. Das AMG 1976 ermächtigte die Bundesregierung per Rechtsverordnung Preisspannen für Arzneimittel festzusetzen.[120] Auf dieser Grundlage wurde die AMPreisV erlassen. Sie gibt für die apothekenpflichtigen Medikamente den Arzneimittelgroßhändlern und den Apotheken die Preisspannen vor. Die AMPreisV regelt die Großhandelszuschläge auf den Herstellerpreis bei der Abgabe an die Apotheken, mit denen die Logistik der Händler abgegolten wird. Außerdem werden durch die AMPreisV die Zuschläge für die Abgabe von Fertigarzneimittel festgesetzt.

---

[114]Vgl. Bundestag (1976, S. 65).

[115]Vgl. § 14 AMG 1976 „Versagungsgründe für die Herstellungserlaubnis".

[116]Vgl. Vgl. BGBl I 1983 Nr. 8 vom 01.03.1983, S. 169.

[117]Vgl. Bundesregierung (1982a, S. 1).

[118]Vgl. BGBl I 1986 Nr. 41 vom 21.08.1986, S. 1296.

[119]Vgl. Bundesregierung (1982, S. 12 f.).

[120]Vgl. § 78 AMG 1976 „Preise".

4.5   Zwischenfazit: Wertewandel und Zentralisierung

In den 1970er Jahren wurde an die vorherige Dekade anknüpfend das Gesundheitssystem umfassend ausgebaut. Nicht nur dehnte sich der Adressatenkreis aus. Neben die neu bestimmten Versicherungsansprüche für Angestellte (1970), Landwirte (1972), Menschen mit Behinderungen und Studenten (1975) trat ein Ausbau der Leistungen. Der umfangreichere Leistungskatalog ging mit einer entsprechenden Kostensteigerung einher. Das KHG reformierte die Finanzierungsgrundlagen im stationären Sektor, was ebenfalls zu Mehrkosten führte. Das KVWG verbesserte im Bereich der ambulanten Versorgung die medizinische Betreuung weiter, erkannte aber erstmals mit der Unterversorgung vor allem in ländlichen Gebieten eine Fehlsteuerung. Zugleich markierte das KVWG den Wendepunkt einer Gesundheitspolitik, die lange Zeit nur ein „Mehr" kannte. Mit der Einführung der Bedarfsplanung verdeutlichte der Gesetzgeber, dass er einem weiteren ungesteuerten Wachstum des Gesundheitssystems entgegenzutreten gedachte.

In der darauffolgenden Phase der sogenannten „K-Gesetze" wurde reine Kostendämpfungspolitik betrieben, die dem Ziel diente, die Beitragssätze nicht weiter steigen zu lassen. Im Rahmen der K–Gesetze beschränkten sich diese Maßnahmen im Wesentlichen auf die Kürzung des Leistungskatalogs. Das Krankenhaus-Kostendämpfungsgesetz, das Krankenversicherungs-Kostendämpfungsgesetz, das Kostendämpfungs-Ergänzungsgesetz und die Haushaltsbegleitgesetze von 1983 und 1984 grenzten zahlreiche Leistungen aus dem Katalog der Krankenversicherung aus. Mit Blick auf die Streichliste offenbarte sich ein Wildwuchs, der vor einem solidarisch finanzierten und auf Zwangsmitgliedschaft der Versicherten beruhendem Kollektivsystem kaum zu rechtfertigen war. Die Gesundheitspolitik hatte über Jahrzehnte einen nicht mehr überschaubaren öffentlichen Sektor geschaffen. Die korrekte Bezeichnung lautet deswegen nicht „Kostenexplosion", sondern es handelt sich um eine Fehlallokation der Produktionsfaktoren. Ein Siebtel des Volkseinkommens floss in Güter und Dienstleistungen der Gesundheitsbranche, ohne dass eine Kontrolle vorhanden war, wer dieses Angebot in welcher Höhe nachfragte.

An diesem Punkt angekommen, setzte in der Bundesregierung ein Umdenken über den Steuerungsmodus im Gesundheitssystem ein. In den folgenden Jahren war die Gesundheitspolitik bestrebt, die Steuerungskompetenz zwischen den Akteuren der Selbstverwaltung auf die Krankenkassen und von den Ländern im Rahmen der SGB V-Gesetzgebung auf den Bund zu übertragen. Zugleich wurde der Versuch unternommen, die Länder und den Bund auf Kosten der GKV zu entlasten. Beispielhaft sei auf den Umgang mit den Ausbildungskosten der Krankenhauspflege im KHNG verwiesen. Die Krankenkassen wurden stärker an der

Krankenhausplanung und den Investitionsentscheidungen beteiligt. Mit dem gescheiterten Versuch der Einführung des verbindlichen Schiedsspruchs sollten die Häuser und die Länder weiter gegenüber den Kassen zurückstecken. Die Stärkung der Krankenkassen in den Verhandlungen mit den Leistungserbringern beruhte auf der Erkenntnis, dass Verbandsmonopole bei gleichzeitiger Fragmentierung der Finanzierungsseite mit einer asymmetrischen Machtverteilung einhergehen. Solch eine Konstellation kann die Anstrengungen zur Kostensenkungen zunichtemachen.[121] Die Eingriffe in die Hoheit der Selbstverwaltung bei gleichzeitiger Zentralisierung finden ihren Ausdruck in der besseren Steuerung der Angebotsstruktur der ambulanten Versorgung mit der Bedarfsplanung, dem EBM, den Höchstbeträgen für die Arzneimittelausgaben und der prospektiven Gesamtvergütung.

Mitte der 1970er Jahre verlagerten sich ebenso die Prioritäten in der stationären Versorgung. Nachdem in dieser Dekade der Zenit an Finanzzuweisungen erreicht wurde, folgten die Sparmaßnahmen. Das KHG ermöglichte nach Jahrzehnten der Unterfinanzierung einen Investitionsschub für die Krankenhäuser. Im Jahr 1975 war mit 730.000 Betten der Höhepunkt der Expansion im Krankenhauswesen erreicht. Von 1975 bis 1980 hingegen sank die Zahl der Krankenhausbetten um 3 %. Dieser Trend setzte sich in den folgenden Jahren fort, sodass bis 1989 weitere 8,2 % des Bettenbestands abgebaut wurden. Im gleichen Zeitraum stiegen aber die Behandlungsfälle um 27 % an. Unter Berücksichtigung der gestiegenen Fallzahlen bei gleichzeitiger Reduktion der Kapazitäten wurden 1989 im Vergleich zum Jahr 1975 knapp 40 % mehr Patienten pro Bett und Jahr versorgt. Der Arbeitsdruck verdichtete sich und führte zu einer höheren Arbeitsbelastung. Allerdings wurde diese Mehrbelastung nicht durch mehr Personal kompensiert, im Gegenteil fiel die Erhöhung der Beschäftigten im Krankenhaus mit knapp 25 % unterproportional aus.[122] Diese Entwicklung folgte bereits dem Credo einer Eindämmung der sogenannten „Kostenexplosion", wobei fraglich ist, ob die Kosten wirklich explodierten. Zumindest sind die Zahlen beeindruckend, denn zwischen 1960 und 1975 verelffachten sich die Ausgaben für den stationären Bereich und ihr relativer Anteil an den Gesamtausgaben der GKV stieg von 17, 5 auf 30,4 %.[123] Vor dem KHG waren die Krankenhäuser allerdings unterfinanziert und im internationalen Vergleich sind die Krankenhausausgaben in

---

[121]Vgl. Thomas Gerlinger: Zwischen Korporatismus und Wettbewerb. Gesundheitspolitische Steuerung im Wandel, Berlin WZB.

[122]Vgl. Simon (2000, S. 129).

[123]Hugger (1979, S. 216).

Deutschland nicht überdurchschnittlich.[124] Der einseitige Fokus auf die gestiegenen Ausgaben der Krankenkassen verstellt zudem die Sicht auf die vielfältigen Finanzierungsträger im Krankenhausbereich und ihre finanziellen Verflechtungen. So ging der Anstieg der Ausgaben der Krankenkassen mit einem Rückzug von Bund und Ländern einher.

Das Ziel der Gesundheitspolitik war nunmehr nicht nur bei den Leistungserbringern, sondern auch auf Seite der Versicherten die Regulierung der Ausgaben- und Kostenentwicklung. Mit einer einnahmeorientierten Ausgabenpolitik setzte die Bundesregierung auf eine Anpassung der Ausgaben im Gesundheitswesen an die Entwicklung der Grundlohnsumme.[125] Die Versicherten wurden angehalten, ihr Nachfrageverhalten anzupassen, etwa mit den 1977 durch das KVKG eingeführten Zuzahlungen für Arzneimittel, Fahrtkosten und Zahnersatz. Beitragssatzstabilität war von nun an das Kriterium, an dem sich die Gesundheitspolitik zu orientieren hatte. Es gelang nur vorübergehend, den überproportionalen Anstieg zu stoppen. Lagen die jährlichen Ausgaben 1970 bei 35 Mrd. DM, so stiegen sie bis 1981 auf 90 Mrd. DM an. Das BIP stieg in derselben Zeit nur um 76,3 %. Das lag auch daran, dass die Anzahl der Ärzte bei gleichbleibender Bevölkerungszahl weiter zunahm und allein von 1977 bis 1979 um 10 437 auf 135 711 anstieg. Nur in den Jahren 1977 bis 1979 ließ sich als Folge des KVKG eine temporäre Beitragssatzstabilität erzielen.

Literatur

Beske, Fritz. 2006. Verschiebebahnhof. Die Finanzierung der Gesetzlichen Krankenversicherung im Griff politischer Entscheidungen In. *Gesundheitsökonomie und Gesundheitspolitik. Im Spannungsfeld zwischen Wissenschaft und Politikberatung,* Hrsg. Herbert Rebscher, 183–191. Heidelberg: Economica.

Bundesrat. 1972. *Gründe für die Einberufung des Vermittlungsausschusses zum Gesetz zur wirtschaftlichen Sicherung der Krankenhäuser und zur Regelung der Krankenhauspflegesätze (KHG).* BT Drs. 6/3293 (24.03.1972). Bonn.

Bundesrat. 1977. *Plenarprotokoll der 443. Bundesratssitzung* (11.03.1977).

Bundesrat. 1977a. *Unterrichtung durch den Bundesrat. Begründung für die Anrufung des Vermittlungsausschusses zum Gesetz zur Dämpfung der Ausgabenentwicklung und zur Strukturverbesserung in der gesetzlichen Krankenversicherung (Krankenversicherungs-Kostendämpfungsgesetz – KVKG).* BT-Drs. 8/557 (07.06.1977). Bonn.

Bundesrat. 1981. *Plenarprotokoll der 506. Bundesratssitzung.* (27.11.1981). Bonn.

---

[124]Vgl. Simon (2000, S. 134 ff.).

[125]Vgl. Perschke-Hartmann 1994, S. 100.

Bundesregierung. 1971. *Entwurf eines Gesetzes zur wirtschaftlichen Sicherung der Krankenhäuser und zur Regelung der Krankenhauspflegesätze (KHG).* BT-Drs. 6/1874 (25.02.1971).

Bundesregierung. 1975. *Entwurf eines Gesetzes zur Neuordnung des Arzneimittelrechts.* BT-Drs. 7/3060 (07.01.1975). Bonn.

Bundesregierung. 1975a. *Entwurf eines Gesetzes zur Weiterentwicklung des Kassenarztrechts und zur Änderung der Krankenversicherung der Rentner (Krankenversicherungs-Weiterentwicklungsgesetz – KVWG).* BT-Drs. 7/3336 (07.03.1975). Bonn.

Bundesregierung. 1975b. *Bericht der Bundesregierung über die Auswirkungen des Gesetzes zur wirtschaftlichen Sicherung der Krankenhäuser und zur Regelung der Krankenhauspflegesätze (KHG).* BT-Drs. 7/4530 (30.12.1975). Berlin.

Bundesregierung. 1977. *Entwurf eines Gesetzes zur Dämpfung der Ausgabenentwicklung und zur Strukturverbesserung in der gesetzlichen Krankenversicherung (Krankenversicherungs-Kostendämpfungsgesetz – KVKG).* BT-Drs. 8/166 (11.03.1977). Bonn.

Bundesregierung. 1981. Entwurf eines Gesetzes zur Änderung des Gesetzes zur wirtschaftlichen Sicherung der Krankenhäuser und zur Regelung der Krankenhauspflegesätze(Krankenhaus-Kostendämpfungsgesetz). BT-Drs. 9/570 (12.06.1981). Bonn.

Bundesregierung. 1981a. Entwurf eines Gesetzes zur Ergänzung und Verbesserung der Wirksamkeit kostendämpfender Maßnahmen in der Krankenversicherung (Kostendämpfungs-Ergänzungsgesetz – KVEG). BT-Drs. 9/845 (28.09.1981). Bonn.

Bundesregierung. 1982. Entwurf eines Zweiten Gesetzes zur Änderung des Arzneimittelgesetzes. BT-Drs. 10/5112 (27.02.1986). Bonn.

Bundesregierung. 1982a. Entwurf eines Ersten Gesetzes zur Änderung des Arzneimittelgesetzes. BT-Drs. 9/1598 (27.04.1982). Bonn.

Bundesregierung. 1983. Entwurf eines Gesetzes über Maßnahmen zur Entlastung der öffentlichen Haushalte und zur Stabilisierung der Finanzentwicklung in der Rentenversicherung sowie über die Verlängerung der Investitionshilfeabgabe (Haushaltsbegleitgesetz 1984). BT-Drs. 10/335 (02.09.1983). Bonn.

Bundesregierung. 1984. Entwurf eines Gesetzes zur Neuordnung der Krankenhausfinanzierung. BT-Drs. 10/2095 (10.10.1984). Bonn.

Bundestag. 1971. Erste Beratung des von der Bundesregierung eingebrachten Entwurfs eines Gesetzes zur wirtschaftlichen Sicherung der Krankenhäuser und zur Regelung der Krankenhauspflegesätze (KHG). BT-PlPr. 6/108 (12.03.1971), S. 6332–6355. Bonn.

Bundestag. 1972. Schriftlicher Bericht des Ausschusses für Jugend, Familie und Gesundheit zum Entwurf eines Gesetzes zur wirtschaftlichen Sicherung der Krankenhäuser und zur Regelung der Krankenhauspflegesätze. BT-Drs. 6/3082 (27.01.1972). Bonn.

Bundestag. 1972a. Zweite und dritte Beratung des Entwurfs eines Gesetzes zur wirtschaftlichen Sicherung der Krankenhäuser und zur Regelung der Krankenhauspflegesätze. BT-PlPr. 6/174 (01.03.1972), S. 10038–10082. Bonn.

Bundestag. 1972b. Beschlussempfehlung des Vermittlungsausschuss zu dem Gesetz zur wirtschaftlichen Sicherung der Krankenhäuser und zur Regelung der Krankenhauspflegesätze (KHG). BT-Drs. 6/3416 (03.03.1972). Bonn.

Bundestag. 1972c. Plenarprotokoll der 185. Sitzung des Deutschen Bundestages. BT-PlPr. 6/185 (04.05.1972). S. 10809. Bonn.

Bundestag. 1975. Erste Beratung des Entwurfs eines Gesetzes zur Neuordnung des Arzneimittelrechts. BT-PlPr. 7/141 (16.01.1975), S. 9703–9718. Bonn.

Bundestag. 1976. Antrag des Ausschusses für Jugend, Familie und Gesundheit zu dem von der Bundesregierung eingebrachten Entwurf eines Gesetzes zur Neuordnung des Arzneimittelrechts. BT-Drs. 7/5025 (12.04.1976). Bonn.

Bundestag. 1976a. Zweite und dritte Beratung des von der Bundesregierung eingebrachten Entwurfs eines Gesetzes zur Weiterentwicklung des Kassenarztrechts und zur Änderung der Krankenversicherung der Rentner (Krankenversicherungs-Weiterentwicklungsgesetz). BT-PlPr. 7/253 (24.06.1976). Bonn.

Bundestag. 1977. Erste Beratung des von der Bundesregierung eingebrachten Entwurfs eines Gesetzes zur Dämpfung der Ausgabenentwicklung und zur Strukturverbesserung in der gesetzlichen Krankenversicherung (Krankenversicherungs-Kostendämpfungsgesetz). BT-PlPr. 8/18 (17.03.1977), S. 1001–1036. Bonn.

Bundestag. 1977a. Beschlussempfehlung und Bericht des Ausschusses für Arbeit und Sozialordnung zu dem von der Bundesregierung eingebrachten Entwurf eines Gesetzes zur Dämpfung der Ausgabenentwicklung und zur Strukturverbesserung in der gesetzlichen Krankenversicherung (Krankenversicherungs-Kostendämpfungsgesetz – KVKG). BT-Drs. 8/338 (02.05.1977). Bonn.

Bundestag. 1977b. Zweite und dritte Beratung des von der Bundesregierung eingebrachten Entwurfs eines Gesetzes zur Dämpfung der Ausgabenentwicklung und zur Strukturverbesserung in der gesetzlichen Krankenversicherung (Krankenversicherungs-Kostendämpfungsgesetz). BT-PlPr. 8/26 (12.05.1977), S. 1842–1920. Bonn.

Bundestag. 1977c. Fortsetzung der zweiten und dritte Beratung des von der Bundesregierung eingebrachten Entwurfs eines Gesetzes zur Dämpfung der Ausgabenentwicklung und zur Strukturverbesserung in der gesetzlichen Krankenversicherung. BT-PlPr. 8/27 (13.05.1977), S. 1923–1958. Bonn.

Bundestag. 1977d. Beschlussempfehlung des Vermittlungsausschusses zu dem Gesetz zur Dämpfung der Ausgabenentwicklung und zur Strukturverbesserung in der gesetzlichen Krankenversicherung (Krankenversicherungs-Kostendämpfungsgesetz – KVKG). BT-Drs. 8/652 (22.06.1977). Bonn.

Bundestag. 1981. Beschlussempfehlung und Bericht des Ausschusses für Arbeit und Sozialordnung zu dem von der Bundesregierung eingebrachten Entwurf eines Gesetzes zur Änderung des Gesetzes zur wirtschaftlichen Sicherung der Krankenhäuser und zur Regelung der Krankenhauspflegesätze (Krankenhaus-Kostendämpfungsgesetz). BT-Drs. 9/976 (03.11.1981). Bonn.

Bundestag. 1981a. Zweite und dritte Beratung des Entwurfs eines Gesetzes zur Ergänzung und Verbesserung der Wirksamkeit kostendämpfender Maßnahmen in der Krankenversicherung (Kostendämpfungs-Ergänzungsgesetz). BT-PlPr. 9/64 (12.11.1981), S. 3659–3676. Bonn.

Bundestag. 1981b. Beschlussempfehlung des Vermittlungsausschusses zu dem Gesetz zur Ergänzung und Verbesserung der Wirksamkeit kostendämpfender Maßnahmen in der Krankenversicherung (Kostendämpfungs-Ergänzungsgesetz – KVEG). BT-Drs. 9/1145 (08.12.1981). Bonn.

Bundestag. 1981c. Beschlussempfehlung des Vermittlungsausschusses zu dem Gesetz zur Änderung des Gesetzes zur wirtschaftlichen Sicherung der Krankenhäuser und zur Regelung der Krankenhauspflegesätze (Krankenhaus-Kostendämpfungsgesetz). BT-Drs. 9/1146 (08.12.1981). Bonn.

Bundestag. 1984. Beschlussempfehlung und Bericht des Ausschusses für Arbeit und Sozialordnung zu dem von der Bundesregierung eingebrachten Entwurf eines Gesetzes zur Neuordnung der Krankenhausfinanzierung. BT-Drs. 10/2565 (05.12.1984). Bonn.

Bundestag. 1984a. Zweite und dritte Beratung des von der Bundesregierung eingebrachten Entwurfs eines Gesetzes zur Neuordnung der Krankenhausfinanzierung. BT-PlPr. 10/109 (07.12.1984), 8171–8183. Bonn.

Ehrenberg, Herbert/A. Fuchs. 1980. Sozialstaat und Freiheit. Von der Zukunft des Sozialstaats, Frankfurt am Main: Suhrkamp.

Fraktionen der CDU/CSU und FDP. 1982. Gesetzentwurf der Entwurf eines Gesetzes zur Wiederbelebung der Wirtschaft und Beschäftigung und zur Entlastung des Bundeshaushalts (Haushaltsbegleitgesetz 1983). BT-Drs. 9/2074 (04.11.1982). Bonn.

Gall, Andreas. 2010. Vergleich von Medizinproduktegesetz und Arzneimittelgesetz unter besonderer Berücksichtigung des Inverkehrbringens und der klinischen Prüfung. Dissertation, Universität Bonn.

Hugger, Werner. 1979. Handlungsspielräume und Entscheidungsfähigkeit des politisch-administrativen Systems der Bundesrepublik Deutschland untersucht am Beispiel Gesundheitswesen. Speyerer Forschungsberichte, Bd. 10, Speyer.

Kleinfeld, André. 2002. Menschenorientiertes Krankenhausmanagement. Wiesbaden: Deutscher Universitätsverlag.

Klinke, Sebastian. 2003. Ordnungspolitischer Wandel im Gesundheitssystem als Folge der Reformgesetzgebungsbemühungen, Diplomarbeit, Universität Bremen.

Murswieck, Axel. 1990. Politische Steuerung des Gesundheitswesens. In Politik in der Bundesrepublik. Hrsg. K. v. Beyme/M. G. Schmidt, 150–176. Opladen: Westdeutscher Verlag.

Oberender, Peter. 1988. Zur Reform des Gesundheitswesens. In Grundtexte zur Sozialen Marktwirtschaft Bd. 2, Das Soziale in der sozialen Marktwirtschaft, Hrsg. K. Hohmann/H. F. Wünsche, 497–524. Stuttgart: Gustav-Fischer-Verlag.

Simon, Michael. 2000. Krankenhauspolitik in der Bundesrepublik Deutschland historische Entwicklung und Probleme der politischen Steuerung stationärer Krankenversorgung, Wiesbaden: VS Verlag für Sozialwissenschaften.

Perschke-Hartmann, Christiane. 1994. Die doppelte Reform. Gesundheitspolitik von Blüm zu Seehofer, Wiesbaden: Springer Fachmedien.

Scheinert, Hanns D. et al. 2002. Handbuch zur Abrechnung von Krankenhausleistungen, Betriebswirtschaft und Management, Wiesbaden: Springer.

Stiebler, Florian. 2003. Aspekte der Arzneimittelzulassung. Inhalte/Randgebiete/Haftungsprobleme. Dissertation, TU München.

Wagner, Thomas 1994: Gesundheitspolitische Steuerungsinstrumente des Arzneimittelmarktes, In Krankheit und Gemeinwohl. Gesundheitspolitik zwischen Staat, Sozialversicherung und Medizin, Hrsg. Bernhard Blanke, 373–402. Opladen: VS Verlag für Sozialwissenschaften.

Die Gesundheitspolitik unter der schwarz-gelben Koalition 1987–1990

5

5.1 Politische Zielstellungen in Koalitionsvertrag und Regierungserklärung

In Kohls Regierungsprogramm für die elfte Wahlperiode zählte eine Reform des Gesundheitssystems zu den wesentlichen und vordringlichsten Vorhaben der Sozialpolitik.[1] Für die Bundesregierung stand eine stärkere Anreizstruktur im Mittelpunkt: „Es fehlen Anreize, sich wirtschaftlich und auch verantwortungsbewusst zu verhalten. Sparsamkeit wird oft nicht belohnt, Verschwendung wird zu häufig leicht gemacht. […] Eine umfassende Strukturreform im Gesundheitswesen wird unverzüglich eingeleitet. Die Bundesregierung wird dazu noch in diesem Jahr einen Gesetzentwurf vorlegen.“[2] Bestandteil solch einer Reform waren auch Einschnitte im Krankenhausbereich, womit die Politik auf den aus ihrer Sicht zu großen Bettenbestand reagierte: „Im Zusammenhang mit der Verbesserung der sozialen Sicherung bei Pflegebedürftigkeit sind einzelne Regelungen der Krankenhausfinanzierung zu überprüfen mit dem Ziel eines beschleunigten Abbaus oder einer Umwidmung überflüssiger Krankenhausbetten und einer besseren Verzahnung von ambulanter und stationärer Versorgung. Die Planungshoheit der Länder bleibt unberührt.“

Der Koalitionsvertrag von CDU und FDP erteilte dem Bundesminister für Arbeit und Sozialordnung den Auftrag zur Erarbeitung eines Gesetzentwurfes zur Strukturreform im Gesundheitswesen. Als Ziel definierten die Koalitionspartner die Stärkung der Eigenverantwortung der Versicherten und zugleich eine Konzentration

---

[1] Bundestag (1987, S. 59).
[2] Ebenda, S. 60.

© Springer Fachmedien Wiesbaden GmbH 2017
F. Illing, *Gesundheitspolitik in Deutschland*,
DOI 10.1007/978-3-658-17609-9_5

auf notwendige und sachgerechte Gesundheitsleistungen. Von den Leistungserbringern forderten die Koalitionäre, Maßnahmen zur Beseitigung der Überversorgung zu treffen. Ohne in die Planungshoheit der Länder einzugreifen, sollten Überlegungen getroffen werden, wie sich Überkapazitäten im Krankenhaussektor mindern ließen.[3]

5.2   Gesundheits-Reformgesetz (GRG)

5.2.1   Probleme und Zielstellung

Der Beitragssatz in der Krankenversicherung war trotz der gesundheitspolitischen Anstrengungen in den vergangenen Jahren weiterhin gestiegen. Als Reaktion auf das langfristige Problem der stets ansteigenden Beitragssätze verfolgte die Bundesregierung das Ziel einer umfassenden Neugestaltung der Strukturen des Gesundheitssystems. Wesentliche Ansätze dafür finden sich im „Gesetz zur Strukturreform im Gesundheitswesen" (Gesundheits-Reformgesetz – GRG), mit dem die Ankündigung des Kanzlers eingelöst wurde. Die Bundesregierung begründete den Gesetzentwurf mit dem inzwischen auf 13 % angestiegenen durchschnittlichen Beitragssatz, den sie als wirtschafts- und sozialpolitisch nicht „vertretbar" beanstandete. Wesentliche Vorarbeiten zum GRG erfolgten aber bereits im Jahr 1984, als die KAiG keine Möglichkeiten ausmachte, die Schere zwischen Kosten und Einnahmen zu schließen. Bevor der Gesetzgeber aktiv wurde, forderte Blüm die Akteure der Selbstverwaltung auf, per Eigeninitiative zur Kostensenkung beizutragen. Sollten sie allerdings dazu nicht in der Lage sein, müsste das Ministerium aktiv werden. Als Allegorie diente Blüm der seit Erhard in der Politik so beliebte Vergleich mit dem Fußball: „Weil die Akteure auf dem Spielfeld keine Tore schießen, laufe ich mich als Ersatzspieler am Spielfeldrand warm."[4] Der am 27. April 1988 vom Bundeskabinett beschlossene Gesetzentwurf[5] wurde am 16. Juni 1988 in die Ausschüsse überwiesen.[6] Am 15. November gab der Ausschuss für Arbeit und Sozialordnung seine Beschlussempfehlung.[7]

---

[3]Vgl. Fraktionen der CDU/CSU und FDP (1987, S. 16 ff.).
[4]Perschke-Hartmann (1994, S. 45).
[5]Vgl. Bundesregierung (1988).
[6]Vgl. Bundestag (1988).
[7]Vgl. Bundestag (1988a).

Die abschließende Beratung im Plenum des Bundestages erfolgte am 25. November 1988.[8] Das GRG trat am 1. Januar 1989 in Kraft.[9]

Um einem weiteren Beitragssatzanstieg entgegenzuwirken, sollten laut Gesetzentwurf die Leistungen der Krankenversicherung auf das „medizinisch Notwendige" beschränkt werden. Damit folgte das Gesetz einer schwarz-gelben Privatisierungslogik, in der die GKV das sozial und gesundheitlich Nötige bezahlt, darüber hinausgehende Posten aber auszugrenzen seien. Das Gesamtvolumen der Einsparungen aus dem GRG sollte sich laut Prognose des Gesundheitsministeriums auf ca. 14 Mrd. DM belaufen. 6,2 Mrd. DM sollten in Beitragssatzsenkungen fließen, weitere 7,1 Mrd. DM für neue Leistungen ausgegeben werden. Durch den Wegfall von Zuzahlungen wurden die Versicherten in Höhe von 700 Mio. DM entlastet. Prävention, Gesundheitsvorsorge und Krankheitsfrüherkennung ergänzten als Elemente der Eigenverantwortung und Prävention die Leistungskürzung. Obwohl das GRG häufig als klassisches Kostendämpfungsgesetz bezeichnet wird, war es nicht allein als Spargesetz, sondern – nomen est omen – als Strukturreform konzipiert. Die Bundesregierung bettete diese Korrekturen ein in das Gesamtziel, die Strukturen der Krankenversicherung zu modernisieren und die „Wirtschaftlichkeit der Leistungserbringung" zu erhöhen. Aufgrund der Blockadehaltung zahlreicher Akteure in Gesundheitspolitik und -wesen mussten viele der ursprünglichen Vorhaben des Gesetzentwurfs einer Korrektur unterzogen werden. Schließlich sollte die neue Kodifikation des Gesundheitsrechts den Bürgern die Gesetze des Krankenversicherungssystems verständlicher machen und näherbringen.[10] Deswegen wurde das Recht der Krankenversicherung mit dem GRG aus der RVO als fünftes Buch in das Sozialgesetzbuch überführt.

Es vereinfachte den Gesetzgebungsprozess, dass auch die Bundesländer Änderungsbedarf in der Gesetzeslage erkannt hatten und Finanzierungsfragen klären wollten, die sich aus strittigen Interpretationen der RVO und Übergangsregelungen im KHG ergaben. Ungeklärt war bislang die langfristige Finanzierung der Ausbildungskosten im Krankenhausbereich. Das KHG sah zu diesem Zeitpunkt vor, dass die Krankenkassen die Kosten für den theoretischen Teil der Ausbildung und die Ausbildungskosten des Pflegepersonals in Krankenhäusern übernahmen. Die geltende Regelung[11] besaß allerdings nur Übergangscharakter und war befristet bis zum 31. Dezember 1988.[12] Wollten die Länder ab 1989

---

[8]Vgl. Bundestag (1988b).
[9]Vgl. BGBl I 1988 Nr. 62 vom 29. Dezember 1988, S. 2477.
[10]Vgl. Bundestag (1988a, S. 2).
[11]Vgl. § 17 Abs. 4a Satz 2 KHG i. d. F. KHKG.
[12]Vgl. Abschn. 4.2.6 Krankenhaus-Kostendämpfungsgesetz.

diese Ausbildungskosten nicht selbst tragen, mussten sie sich kompromissbereit zeigen. Der Weg von den anfänglichen Beratungen bis zur Verabschiedung des GRG war steinig, denn sowohl die Parteien als auch die Verbände lehnten allzu weitgehende strukturelle Reformen ab. Die freie Arztwahl, die ärztliche Freiberuflichkeit und das Solidaritätsprinzip standen für die FDP nicht zur Disposition und die Unionsparteien sahen Reformen der Kassenstruktur kritisch. Die Bundesländer versuchten wie stets die unter ihre Hoheit fallenden Krankenhäuser vom Ziel der Beitragssatzstabilität auszunehmen. Unterstützt wurden sie von der Koalition der Leistungserbringer, die das Ziel der Kostensenkung sowieso aufweichen wollten. Hartmannbund, der Verband der niedergelassenen Ärzte, BÄK und die KBV machten nicht steuerbare systemtranszendente Faktoren für die Kostensteigerungen verantwortlich, indem sie sich auf die demografische Entwicklung bezogen. Je nach Ansicht über die Ursachen der stetig ansteigenden Beitragssätze lagen auch unterschiedliche Lösungsvorschläge vor. Die Krankenkassen wollten eine stärkere Verhandlungsmacht, die Ärzte hingegen forderten ein „Durchforsten" des Leistungskatalogs.[13] Die Liberalen wollten die Versicherten in die Pflicht nehmen, CDU/CSU und die Krankenkassen hingegen die Leistungsanbieter. Die FDP reagierte auf die unterschiedlichen Zielstellungen mit einem Kompromissvorschlag, der Ausnahmen von der Beitragssatzstabilität zuließ, wenn die medizinische Versorgung trotz Sparanstrengungen anderweitig nicht zu gewährleisten sei.[14] Schließlich adoptierte das Gesetz die bereits bei anderen Gesetzen angewandte Kostenverlagerung. In der Folge sanken die Ausgaben der GKV im Jahr 1989 um 3,3 % auf 135 Mrd. DM. Zusammen mit den gestiegenen Einnahmen erwuchs ein Überschuss bei den gesetzlichen Krankenkassen von knapp zehn Mrd. DM. Allerdings war das Gros der späteren Spareffekte mit dem Vorziehen von Leistungen zu begründen, die die Versicherten in Anbetracht steigender Selbstbeteiligungen vorzeitig in Anspruch nahmen.

5.2.2 Leistungsangebot der GKV

Für Arzneimittel sah das GRG Festbeträge vor, wobei unwirtschaftliche Arznei-, Heil- und Hilfsmittel nicht mehr von den Krankenkassen übernommen werden sollten. Die Ausgaben der Arzneimittel hatten sich von 1970 bis 1986 von 4,2 Mrd. DM auf 17,6 Mrd. DM mehr als vervierfacht. Sie wuchsen nicht nur absolut, sondern sukzessive auch relativ um 0,9 Prozentpunkte von 14,6 auf 15,5 % der

---

[13]Perschke-Hartmann (1994, S. 61).
[14]Vgl. Ebenda, S. 103.

Gesamtausgaben. Weder die Rezeptblattgebühr noch Zuzahlungen hatten diese Entwicklung in der Vergangenheit stoppen können. Nicht nur die neu eingeführten Festbeträge, sondern auch das Herausnehmen von unwirtschaftlichen Arzneimitteln sollte die Kosten in diesem Bereich reduzieren. Für diese Zwecke wurde der Bundesausschuss beauftragt, eine Richtlinie zu erarbeiten, in der wegen Unwirtschaftlichkeit ausgeschlossene Arzneimittel zusammengefasst werden. Ergänzend wurden zahlreiche Heil- und Hilfsmittel aus dem Leistungskatalog gestrichen. Dazu gehörten Heilpackungen wie Heublumensäcke, Bäder, orthopädische Schuheinlagen, Augenklappen, Fingerlinge, Armbinden, Gummihandschuhe und Sportbandagen.[15] Die Kostenerstattung beim Zahnersatz beschränkte das Gesetz auf 50 %. Mit dieser Kürzung reagierte der Gesetzgeber auf die angestiegenen Kosten in der zahnmedizinischen Versorgung, die sich von 1970 bis 1986 von 2,5 Mrd. DM auf 14,1 Mrd. DM erhöht hatten. Anteilig wuchsen diese Aufwendungen von 10,6 auf 12,3 % aller Ausgaben der GKV. Gleichzeitig wurde der Selbstverwaltung aufgegeben, diese Leistung durch differenzierte Bezuschussungen zu ersetzen. Die Übernahme von Fahrtkosten wurde ebenso begrenzt wie die Kostenübernahme bei Kuren, die sich nur mehr auf 15 DM täglich belief. Schließlich führte das GRG ein einheitliches Sterbegeld in Höhe von 2100 DM bei Mitgliedern, bzw. 1050 DM bei Familienversicherten ein. Der Anspruch auf Krankengeld wurde eingeschränkt[16], der Vorrang preisgünstiger ambulanter gegenüber stationärer Versorgung betont[17] und kieferorthopädische Behandlungen aus vorwiegend kosmetischen Gründen gestrichen. Die Einführung des Gebots der Beitragssatzstabilität[18] sollte den Zuwachs der Vergütungen in den Abmachungen zwischen den Krankenkassen und den Leistungserbringern auf die Entwicklung der Grundlohnsumme begrenzen.

5.2.3 Ausbau der Pflegeleistungen

Das GRG verbesserte die Leistungen der häuslichen Pflege für Schwerpflegebedürftige. Ab der darauffolgenden Legislaturperiode wird mit der Einführung der Pflegeversicherung als eigenständigem Buch im Sozialgesetzbuch endgültig der Schritt zur Stärkung der Pflege gegangen. Die Verbesserungen im Rahmen des

---

[15]Vgl. § 34 SGB V i. d. F. GRG „Ausgeschlossene Arznei-, Heil- und Hilfsmittel".
[16]Vgl. §§ 44 f. SGB V i. d. F. GRG „Krankengeld".
[17]Vgl. § 39 SGB V i. d. F. GRG „Krankenhausbehandlung".
[18]Vgl. § 71 SGB V i. d. F. GRG „Beitragssatzstabilität".

GRG müssen als Brücke hin zur Pflegeversicherung bewertet werden. Anders als die im Jahr 1995 eingeführte Pflegeversicherung, die zu einer finanziellen Belastung der Beitragszahler führte, erfolgte die Finanzierung der Pflegeleistungen des GRG über eine Umschichtung der Mittel aus anderen Bereichen der GKV. Für den Fall eine Betreuung von Pflegebedürftigen im Kreise der Familie oder zu Hause sah das GRG neben der ärztlichen Behandlung einen Anspruch auf Unterstützung durch häusliche Krankenpflege und geeignete Pflegekräfte vor, wenn Krankenhausbehandlung geboten, aber nicht ausführbar ist, oder wenn sie durch die häusliche Krankenpflege vermieden oder verkürzt werden kann.[19] Der Anspruch belief sich auf vier Wochen. Minister Blüm sah im Ausbau der Pflegeleistung eine der Stärken der Gesundheitsreform:

> Ab 1. Januar besteht ein Anspruch auf die Übernahme der Kosten bis zu vier Wochen je Kalenderjahr, wenn eine Pflegeperson Urlaub machen will. Das liest sich so kalt im Gesetzestext. Aber die Mutter oder der Vater, der Sohn oder die Tochter, die 24 h am Tag, 7 Tage in der Woche, 52 Wochen im Jahr immer für das Kind, für die Mutter, für den Vater oder für die Schwiegermutter zuständig sind, wollen auch einmal aufatmen und Urlaub machen.[20]

5.2.4 Stärkung der Gesundheitsvorsorge

Das GRG setzte Anreize zur stärkeren individuellen Vorsorgeleistung der Versicherten. Eine der Schwächen des deutschen Gesundheitssystem ist seine stark kurative Ausprägung. Vorsorge und Rehabilitation hingegen stehen weniger im Mittelpunkt der Gesundheitsversorgung. Blüm sah in der Vorsorge das Gegenstück zum Ausbau der Pflegeleistungen, die er beide als Elemente des Umbaus des deutschen Sozialsystems verstanden wissen wollte: „Ich komme zu weiteren Punkten, zunächst zum Ausbau der Vorsorge. Während die Pflege die Solidarität stärkt, wird die Vorsorge die Eigenverantwortung stützen. Gesundheit darf ja nicht erst dann zur Sorge werden, wenn die Krankheit da ist."[21] Das GRG verfolgte im Rahmen der Gesundheitsvorsorge eine widersprüchliche Strategie: Die Krankenkassen sollten Vorsorgeleistungen anbieten, um Krankheiten zu verhüten.[22] Zugleich wurde den Krankenkassen aber das Angebot einer individuellen

---

[19]Vgl. § 37 SGB V i. d. F. GRG „Häusliche Krankenpflege".
[20]Bundestag (1988b, S. 7872).
[21]Bundestag (1988b, S. 7872).
[22]Vgl. § 20 SGB V i. d. F. GRG „Gesundheitsförderung, Krankheitsverhütung".

Leistungspalette an Vorsorgeleistungen untersagt, sofern das Gesetz bereits für bestimmte Gebiete Anordnungen getroffen hatte. Zu den Vorsorgeleistungen zählten die Gruppenprophylaxe der Zahngesundheit im Kindergarten, Individualprophylaxe, Vorsorgeleistungen um Krankheiten und Pflegebedürftigkeit entgegenzuwirken, Vorsorgekuren für Mütter und Gesundheitsuntersuchungen ab dem 35. Lebensjahr.

5.2.5 Überwindung der sektoralen Grenzen

5.2.5.1 Ambulante Behandlung durch Krankenhausärzte

Krankenhausärzte mit entsprechender Qualifikation können mit Zustimmung des Krankenhausträgers vom Zulassungsausschuss zur Teilnahme an der kassenärztlichen Versorgung der Versicherten ermächtigt werden. In der bisherigen Regelung gab es für die ambulante Behandlung durch Krankenhausärzte die Beteiligung und die Ermächtigung. Mit dem GRG entfiel die Beteiligung und nur noch die Ermächtigung durch den Zulassungsausschuss fand Anwendung. Die mit dem KVKG eingeführte Regel, dass dafür alle befähigten und nicht nur die leitenden Krankenhausärzte ermächtigt werden können, wurde beibehalten. Die Krankenhausärzte werden vom Zulassungsausschuss aber nur ermächtigt, soweit und solange eine ausreichende ärztliche Versorgung ohne die von den Krankenhausärzten beherrschten besonderen Methoden oder Kenntnisse nicht sichergestellt ist. Da im Zulassungsausschuss neben den Vertretern der Krankenkassen die Kassenbzw. Vertragsärzte entscheiden, können in diesem Entscheidungsgremium Konflikte aufgrund wirtschaftlicher Interessen entstehen. Die Ermächtigung zur ambulanten Behandlung im Krankenhaus muss aber erteilt werden, soweit und solange eine ausreichende ärztliche Versorgung ohne die besonderen Untersuchungs- und Behandlungsmethoden der Krankenhausärzte nicht sichergestellt werden kann.[23] Sie ist nur so lange zulässig, wie die Versorgungslücke nicht durch die niedergelassenen Ärzte geschlossen werden kann.

5.2.5.2 Gescheiterte Einführung integrierter Versorgungsstrukturen

Im GRG finden sich neben der ambulanten Behandlung durch Krankenhausärzte weitere Ansätze zur Überwindung der sektoralen Grenzen im Gesundheitssystem. Hierzu gehörte ein erster Ansatz zur Einführung integrierter Versorgungsstrukturen.

---

[23]Vgl. § 116 SGB V i. d. F. GRG „Ambulante Behandlung durch Krankenhausärzte".

Das GRG empfahl zur Förderung einer nahtlosen ambulanten und stationären Versorgung dreiseitige Verträge, in denen Krankenkassen, Krankenhäuser und Vertragsärzte die Vollständigkeit und Kontinuität der Behandlung des Patienten gewährleisten sollten.[24] Hierzu zählten die Förderung des Belegarztwesens, die gegenseitige Unterrichtung über den Verhandlungsstand der Patienten, die Überlassung von Krankenunterlagen und die Zusammenarbeit beim Notdienst. Durch dreiseitige Verträge sollte bevorzugt die vor- und nachstationäre Behandlung im Krankenhaus ermöglicht werden. Dreiseitige Verträge kamen aber bis auf wenige Ausnahmen entgegen der Intention des GRG nicht zustande. Sowohl die Vertretung der Vertragsärzte als auch die FDP hatten bis Ende der 1980er Jahre gesundheitspolitische Ansätze verfolgt, die einer stärkeren Durchlässigkeit zwischen den Sektoren entgegenstanden. Der Abschluss dreiseitiger Verträge hätte die Zustimmung der KBV verlangt, die aber in der Ausweitung des Leistungsangebots der Krankenhäuser einen Angriff auf die Interessen ihrer Mitglieder sehen musste. Die Verträge kamen folglich nicht zustande. Trotz des politischen Widerstands blieb es ein gesundheitspolitisches Ziel, eine vollständige Behandlungskette ohne Versorgungsbrüche entlang der Sektorengrenzen zu ermöglichen. Mit der ausdrücklichen Normierung der vor- und nachstationären Behandlung unternahm der Gesetzgeber im GSG einen weiteren Versuch zur Überwindung der sektoralen Grenzen.

5.2.5.3 Teilstationäre Behandlung

Mit der teilstationären Behandlung eröffnete der Gesetzgeber den Krankenhäusern eine weitere Möglichkeit zur Substitution der stationären Leistungen. Die teilstationäre Versorgung findet Anwendung bei sequenziellen Mehrtagesfällen, bei denen der Patient keinen ganzen Tag im Krankenhaus verweilt. Darüber kann die teilstationäre Behandlung genutzt werden, wenn Eintagesfälle im Intervall stattfinden, wozu etwa die Chemotherapie oder die Dialyse zählen. Bei teilstationären Leistungen handelt es sich um ambulante Leistungen, die auch in niedergelassenen Praxen erbracht werden, und die lediglich im Rahmen des stationären Budgets abgerechnet werden.[25]

---

[24]Vgl. § 115 SGB V i. d. F. GRG „Dreiseitige Verträge und Rahmenempfehlungen zwischen Krankenkassen, Krankenhäusern und Kassenärzten".

[25]Leber und Wasem (2016, S. 14).

5.2.6 Einsparungen im stationären Sektor

Wie im Koalitionsvertrag angekündigt, sollten weitere Einschnitte im Krankenhausbereich vorgenommen werden. Dazu bediente sich das BMAS wie bereits
zuvor im KHNG der Krankenkassen, die mit erweiterten Zugriffsrechten auf die
Wirtschaftlichkeit der Krankenhäuser drängen sollten. Die Kompetenzen der Länder in Fragen der Krankenhausplanung standen erneut auf dem Spiel. Wie zuvor
lehnten die Länder solche Ambitionen ab und sie formulierten ihre Kritik deutlich
im Beschluss der GMK vom 25. März 1988. Darin erteilten sie dem Vorrang der
Beitragssatzstabilität gegenüber dem Selbstkostendeckungsprinzip ebenso eine
Absage wie der Absicht, den Kassen eine Planungskompetenz in Krankenhausfra-
gen zu übertragen. Der Bund parierte den Widerstand der Länder, indem er die
Regelungen nicht ins zustimmungspflichtige KHG, sondern ins Sozialgesetzbuch
aufnahm.[26] Das GRG räumte den Krankenkassen ein Kündigungsrecht von Versorgungsverträgen mit Krankenhäusern ein, wenn das Krankenhaus keine Gewähr für
eine leistungsfähige und wirtschaftliche Krankenhausbehandlung bietet.[27] Die
Landesbehörden können die Genehmigung der Kündigung verweigern, wenn das
Krankenhaus trotz Unwirtschaftlichkeit gemäß KHG und Landesrecht bedarfsgerecht ist.[28] Mit dieser Bedingung wurde den Krankenkassen das neue Schwert
zugleich stumpf überreicht. Nicht nur die verantwortlichen Funktionsträger in den
Landkreisen und die Landesregierungen hatten ein vitales Interesse, die Kündigungen
zu verhindern. Erschwerend engt die Rechtsprechung des Bundesverwaltungsge-
richts[29] und darauf fußend der Verwaltungsgerichte den Handlungsspielraum der
Landesregierung bei der Herausnahme einer Einrichtung aus dem Landeskranken-
hausplan ein. Krankenhäuser haben einen Rechtsanspruch auf die Aufnahme in den
Plan, wenn objektive Kriterien vorliegen. Deswegen schieden nur in nur zwei Fällen
Krankenhäuser aus der Versorgung aus.[30]

   Die Regelung zu den Ausbildungskosten für das Personal in Krankenhäusern
hatte das KHKG auf den 31. Dezember 1988 befristet. Nach der Rechtslage
kamen die Krankenkassen für die Ausbildungsvergütung und die Kosten des theoretischen Teils der Ausbildung auf, während die Länder einzig die Investitionskosten für die Ausbildungsstätten zu tragen hatten. Auf Antrag des Bundesrats

---

[26]Vgl. Simon (2000, S. 120).

[27]Vgl. § 110 SGB V i. d. F. GRG „Kündigung von Versorgungsverträgen mit Krankenhäusern".

[28]Vgl. Fraktionen der CDU/CSU und FDP (1988, S. 150 f.).

[29]Vgl. BVerwGE 62, 86; BVerwGE 75, 127.

[30]Vgl. Simon (2000, S. 124).

wurde die Befristung gestrichen, sodass die Krankenkassen endgültig und dauerhaft für die Ausbildungskosten aufkommen müssen. Einsparungen im stationären Bereich wurde auch mit der Ausweitung der Pflegebedürftigkeit erzielt, denn die Schwerpflegebedürftigkeit diente als Maßnahme, um die Krankenhäuser von der Pflege zu entlasten.[31]

5.2.7 Arzneimittel: Festbetrag und Negativliste

Um den steigenden Ausgaben im Arzneimittelbereich Herr zu werden, forderte Blüm Eigeninitiativen der Krankenkassen und Pharmaproduzenten. Zuvor konnten weder die Rezeptblattgebühr noch die zahlreichen Instrumente des KVKG wie die Arzneimittelhöchstbeträge und die Preisvergleichslisten dem Kostenanstieg entgegenwirken. Die Ausgaben der Arzneimittel hatten sich von 1970 bis 1986 von 4,2 Mrd. DM auf 17,6 Mrd. DM mehr als vervierfacht. Da sich der Bundesverband der Pharmaindustrie nicht auf freiwillige Regelungen mit den Krankenkassen einigen konnte, kam es zu einer gesetzlichen Regelung. Anfänglich votierte das BMAS für einen Preisrabatt, den die Pharmaproduzenten den Krankenkassen gewähren sollten. Diese Option bot den Vorteil, dass die Kassen- bzw. Vertragsärzte nicht involviert wären und ihr Widerstand nicht provoziert worden wäre. Jedoch konnten sich weder die FDP noch Teile der Christdemokraten mit dieser Idee anfreunden. Als Kompromiss griff das BMAS deswegen die Festbetragsregelung auf. Nun waren es aber die Apotheker, die gegen dieses Planungen ihren Unmut kundtaten.[32]

Vor allem den fehlenden Wettbewerb und das mangelhafte Preisbewusstsein der Versicherten erachtete die Politik als Ursache für zu hohe Ausgaben im Bereich der Arzneimittel. Die mit dem GRG eingeführte Festbetragsregelung für Arzneimittel[33] sollte diesen Steuerungsmängeln in der Struktur der Arzneimittelversorgung entgegentreten. Zwar gab es bereits vor den Festbeträgen verschiedene Preisbindungen für Arzneien, doch die Produzenten waren davon ausgenommen.[34] Der Festbetrag für Arzneimittel bestimmt die Höchstgrenze, bis zur der Krankenkassen für bestimmte Arzneimittel aufkommen müssen. Darüber hinausgehende Kosten muss der Versicherte selbst tragen und das unabhängig und

---

[31]Vgl. Abschn. 5.2.3 Ausbau der Pflegeleistungen.

[32]Vgl. Perschke-Hartmann (1994, S. 113 ff.).

[33]Vgl. § 35 SGB V i. d. F. GRG „Festbeträge für Arznei-, Heil- und Hilfsmittel".

[34]Vgl. Abschn. 4.4 Novelle des Arzneimittelgesetzes (AMG 1976) & AMPreisV.

zusätzlich zur regulären Zuzahlung. Das Einsparpotenzial in der Arzneimittelversorgung bezifferte die Bundesregierung auf 2 Mrd. DM jährlich, weitere 100 Mio. DM sollten durch erweiterte Zuzahlungen der Versicherten realisiert werden. Die eingesparten Mittel wurden umgeschichtet und zugunsten erhöhter Pflegeleistungen eingesetzt.[35] Anstatt wie bisher den Arzneimittelproduzenten den vollen Betrag pharmazeutischer Produkte zu erstatten, konnten die Krankenkassen nunmehr auf die preisliche Gestaltung der Erstattungspflicht einwirken.[36]

Der GRG definiert einen Festbetrag als Grenze der Leistungserbringung. Diese Grenze galt allerdings nur für Arzneimittel, die nicht patentgeschützt sind – damit galt die Festbetragsregelung in der damaligen Fassung im Wesentlichen für Generika. Der Bundesausschuss der Ärzte und Krankenkassen bestimmte von nun an drei Gruppen von Arzneimitteln, die unter die Festbetragsregelung fallen. Die Spitzenverbände der Krankenkassen einigen sich dann auf Grundlage der Preisspanne innerhalb der jeweiligen Gruppe jeweils auf die Höhe der Festbeträge.[37] Durch diese Einordnung der Arzneimittel in die verschiedenen Gruppen wird ein Bewusstsein dafür geschaffen, dass durch die Substitution gleich wirkender Medikamente durch preiswertere Präparate der gleichen Gruppe gespart werden kann. Der Versicherte wird sich überlegen, welches Medikament er wählt, denn gegebenenfalls muss er für ein Präparat gleichen Wirkstoffs die Preisdifferenz zum Festbetrag selbst zahlen. Außerdem wird ein Preiswettbewerb bei den Anbietern initiiert, denn wenn der Preis eines Medikaments innerhalb einer Gruppe höher ist als das der anderen, wird es auf dem Markt vergleichsweise teurer. Will sich der Produzent am Markt behaupten, wird er seine Preise senken müssen.

In die erste Gruppe fallen Arzneimittel mit demselben Wirkstoff. Die zweite Gruppe umfasst Arzneimittel mit pharmakologisch-therapeutisch vergleichbaren Wirkstoffen, die chemisch verwandt sind. In die dritte Gruppe werden alle Arzneimittel eingeordnet, die eine pharmakologisch-therapeutisch vergleichbare Wirkung besitzen. Darunter fallen insbesondere Arzneimittelkombinationen. Alle patentgeschützten Arzneimittel hingegen wurden nicht in diese drei Gruppen eingeordnet, sodass für sie keine Festbetragsgrenze galt. Die Ausnahme patentgeschützter Arzneien aus der Festbetragsregelung führte zu Komplikationen, die zahlreiche Neuregelungen der Arzneimittelversorgung notwendig machte, denn

---

[35]Vgl. Bundestag (1988b, S. 7872).
[36]Vgl. Perschke-Hartmann (1994, S. 211).
[37]Thanner (2007, S. 182).

die Pharmaproduzenten wichen nun mit Scheininnovationen auf den festbetrags-freien Markt aus. Die Ausnahme patentgeschützter Medikamente von der Festbe-tragsregelung wurde durch den Ausschuss des Bundestags in den Gesetzentwurf eingefügt: „Ausgenommen von diesen [drei] Gruppen sind Arzneimittel mit patentgeschützten Wirkstoffen, deren Wirkungsweise neuartig ist und die eine therapeutische Verbesserung, auch wegen geringerer Nebenwirkungen, bedeu-ten."[38] In der abschließenden Plenardebatte betonte die FDP diesen Schutz der Pharmaproduzenten: „Und es war für uns selbstverständlich, patentgeschützte Arzneimittel aus der Festbetragsregelung bei Gruppe 2 und 3 herauszunehmen. […] Solche Arzneimittel sind, weil sie nicht vergleichbar sind, für Festbeträge eben nicht geeignet."[39]

Diese Praxis spaltete den Arzneimittelmarkt in zwei separate Teilmärkte. Auf dem einen Teilmarkt hatten die Krankenkassen mit dem Festbetrag ihrer Leis-tungspflicht genüge getan, auf dem zweiten hingegen übernahmen sie die vollen Kosten abzüglich der Zuzahlungen der Versicherten.[40] Für Festbetragsarzneimittel war vorerst keine Zuzahlung zu leisten. Diese wurde erst mit dem GSG eingeführt. Die Eigenbeteiligung bei Arzneien, die nicht in die Festbetragsgruppen fielen, sollte sich ab dem Jahr 1992 von bis dato 3 DM pro Versicherten auf 15 % des Apothekenpreises, maximal jedoch 15 DM pro Arzneimittel erhöhen. Doch dazu kam es nicht, denn noch vor Inkrafttreten dieser Passage verschob das 2. SGB V-Änderungsgesetz den Termin auf den 1. Juli 1993 und senkte sie auf 10 DM ab. Selbst dieser Termin verstrich, denn im Zuge des GSG entschieden sich die Par-teien auf eine nach Packungsgröße gestaffelte Zuzahlung. Der Unwille, die Zuzah-lung wie geplant umzusetzen, beruhte auf dem drohenden Ungemach der Wähler, denn die CDU machte für die schlechten Ergebnisse der Wahl zum Abgeordneten-haus in Berlin 1989 die höheren neuen Arzneimittelzuzahlungen verantwortlich.[41]

Die Krankenkassen sollten den Festbetrag nicht niedriger als 20 % unterhalb des Preises des teuersten Medikaments ansetzen, während die Pharmaproduzenten zusagten, ihre Preise auf dieses Niveau abzusenken. Diese erste konzertierte Aktion von Krankenkassen und Pharmaherstellern scheiterte am Widerstand des BMAS und des von ihm instruierten Bundeskartellamtes, das in den Verhandlungen beider Verbände eine illegale Preisabsprache vermutete.[42] Im Jahr 1992 waren anstatt der

---

[38]Vgl. Bundestag (1988a, S. 24).
[39]Bundestag (1988b, S. 7859).
[40]Vgl. § 31 Abs. 2 SGB V i. d. F. GRG „Arznei- und Verbandmittel".
[41]Schulte (2006, S. 533).
[42]Vgl. Perschke-Hartmann (1994, S. 213 ff.).

prognostizierten 90 % nur 50 % der Arzneimittel den Festbeträgen unterworfen. Die erwarteten Kostensenkungen blieben aus: „Mengenausweitungen, das Verordnungsverhalten der Ärzte und die Kompensationsstrategien der Pharmahersteller im Nicht-Festbetragsmarkt hatten außerdem dazu geführt, dass die Ausgaben der GKV für Arzneimittel weiterhin stiegen."[43] Den Pharmaherstellern gelang es trotz des faktischen Preisstopps bei den Arzneimitteln im Festbetragssegment die Ausfälle im zweiten Teilmarkt zu kompensieren. In den fünf Jahren vor Einführung der Festbetragsregelung stiegen die Preise für Arzneimittel um 1,8 %. Nach Einführung der Festbetragsregelung waren die Preise im Festbetragssegment zwar um 33 % rückläufig, allerdings stiegen sie im zweiten Teilmarkt zeitgleich um 27 % an.[44] Dessen ungeachtet ließen sich bei den Arzneimitteln im Festbetragssegment insgesamt 3 Mrd. DM an Kosten einsparen. Die Arzneimittelhersteller reagierten mit Klagen vor den Sozialgerichten, die erst im Jahr 2002 vom Bundesverfassungsgericht endgültig geklärt wurden. Karlsruhe hatte keine verfassungsrechtlichen Bedenken gegen die Festbeträge.[45]

Die Negativliste umfasst für die für Verordnung ausgeschlossenen Arzneimittel.[46] Die mit dem GRG eingeführte und zum 1. Oktober 1991 in Kraft getretene Negativliste bereinigte den Arzneimittelmarkt zu einem gewissen Grad. Während in Deutschland zu Beginn der 1990er Jahre 70.000 Medikamente durch Ärzte verordnet werden konnten, beschränkten die europäischen Nachbarn aber auch das US-amerikanische Gesundheitssystem die Anzahl der Arzneien mit einer Positivliste auf ca. 4000 Präparate.[47] Da es in Deutschland keine Positivliste gibt, musste der Gesetzgeber zumindest durch den Ausschluss bestimmter Arzneimittel eine Struktur schaffen. Die Selbstverwaltung lehnte ihre Mitwirkung an der Erstellung der Liste mit Verweis auf negative Konsequenzen ab.

Der bereits im Jahr 1914 in die RVO aufgenommene Apothekenrabatt in Höhe von 5 % zugunsten der GKV wurde im Rahmen der Überführung der RVO in das SGB V übernommen.

---

[43]Perschke-Hartmann (1994, S. 222).
[44]Vgl. Schulte (2006, S. 530).
[45]Vgl. BVerfGE 106, 275 – Arzneimittelfestbeträge.
[46]Vgl. § 34 SGB V i. d. F. GRG „Ausgeschlossene Arznei-, Heil- und Hilfsmittel".
[47]Vgl. Kiewel (1992, S. 243).

5.2.8   Reformen in der vertragsärztlichen Versorgung

5.2.8.1 Der Weg zur weiteren Straffung der Bedarfsplanung

Der stete Anstieg der Arztzahlen stand seit Beginn des Gesetzgebungsverfahrens zum GRG im Mittelpunkt der Reform der vertragsärztlichen Versorgung. Stiegen die Arztzahlen zwischen 1960 bis 1967 jährlich um 1–2 %, wuchsen sie ab 1967 um ca. 3 %. 1970 lag der Zuwachs bei 6 %. Zwar hatte bereits das KVKG mit der Anbindung der Gesamtvergütung an die Grundlohnsumme Restriktionen für die Zunahme der Niederlassungen formuliert, denn steigende Arztzahlen mussten bei einer gegebenen Gesamtvergütung zu sinkenden Einkommen führen. Doch der KBV gelang es binnen zwei Jahren, diese Regelung aufzuweichen. Maßnahmen wie die Verlängerung der Ausbildungsdauer im Rahmen einer neuen Zulassungsverordnung und weitere Vorschläge führten nicht zu dem gewünschten Ergebnis.[48] Die Ausbildungskapazitäten an den Universitäten durfte der Bund nicht verknappen, da solch eine Maßnahme in die Länderhoheit fällt. Nach der Androhung des Ministeriums, die Gesamtvergütung strikt an die Grundlohnsumme anzubinden und somit den Verhandlungsspielraum der Kassenärztlichen Vereinigungen gegenüber den Krankenkassen einzuengen, trat im Oktober 1987 der auf Initiative der KBV reformierte EBM in Kraft. Ebenso wurde das System der Bedarfsplanung im Vorfeld des GRG überarbeitet. Das „Gesetz zur Verbesserung der kassenärztlichen Bedarfsplanung" (Bedarfsplanungsgesetz) setzte wie bisher bei der Angebotslenkung an, da seit dem „Kassenarzt-Urteil" des Bundesverfassungsgerichts aus dem Jahr 1960[49] und der darin formulierten prinzipiellen ärztlichen Zulassungsfreiheit der Weg zur globalen Beschränkung des Versorgungsangebots versperrt war. Im Bedarfsplanungsgesetz[50] findet sich die Angebotssteuerung, mit der in erheblich überversorgten Gebieten zeitlich befristete Zulassungsbeschränkungen für bestimmte Arztgruppen angeordnet werden können. Allerdings musste solch eine Anordnung behutsam erfolgen, denn mindestens 50 % der Zulassungsbereiche hatten offen zu bleiben. Zudem musste die Überversorgung mindestens 50 % betragen – wobei dieser Grad mit der Ausschussänderung Eingang in das Gesetz fand, denn im Entwurf war eine 80-prozentige Überversorgung vorgesehen. Wenn all diese Kriterien erfüllt waren, galt es, weitere Bedingungen zu beachten, denn das Durchschnittsalter der Ärzte in der Region oder das Patientenaufkommen flossen in die

---

[48]Vgl. Perschke-Hartmann (1994, S. 67).

[49]Vgl. BVerfGE 11, 30 „Kassenarzt-Urteil".

[50]Vgl. Bundestag (1986).

Wertung ein. Der Niederlassungsstopp durfte dann für höchstens drei Jahre in klar abgegrenzten Regionen ausgesprochen werden.

Im GRG wurde die Bedarfsplanung in der Fassung des Bedarfsplanungsgesetzes im Wesentlichen übernommen. Für den Gesetzgeber war der weitere Anstieg der Arztzahlen zwar eine der „zentralen Herausforderungen für die ambulante kassenärztliche Versorgung", weil mit ihm zusätzliche Ausgaben einhergingen.[51] Die zuvor mit dem Bedarfsplanungsgesetz eingeführten regionalen Zugangssperren hatten sich außerdem als nicht ausreichend erwiesen. Doch entgegen dieser Problembeschreibung beließ es das GRG bei den vorhandenen Regeln der Bedarfsplanung. Die Neuerung beschränkte sich auf die Mitwirkung der Ersatzkrankenkassen an der Bedarfsplanung.

5.2.8.2 Wirtschaftlichkeitsprüfung: Richtgrößen

Von besonderer Bedeutung war die Weiterentwicklung der Wirtschaftlichkeitsprüfung. Obwohl die Abgeordneten der Regierungskoalition das GRG als eine Strukturreform verteidigten, lässt es sich teilweise in die traditionelle Kostendämpfungspolitik einordnen. Besonders deutlich wurde diese Sicht in der abschließenden Debatte im Bundestag, bei der die CDU im Verschreibungsverhalten der Ärzte eine der Ursachen für den Kostenanstieg vermutete – nicht jedoch in den im Gesundheitssystem angelegten Anreizen und auch Zwängen, die dieses kritisierte Verhalten provozieren oder sogar notwendig machen. „In unserem System gibt es große Wirtschaftlichkeitsreserven, die durch kostenbewusstes Verhalten bei Ärzten, Zahnärzten und Krankenhäusern und sonstigen Leistungserbringern zu mobilisieren sind."[52] Die allgemeine Wirtschaftlichkeit war das zentrale Element des GRG und beanspruchte als vorrangige Kategorie Priorität gegenüber der individuellen Gewinnorientierung.

Das GRG führte zur Nachrangigkeit der sog. Durchschnittsprüfung.[53] Ergänzend zur bislang praktizierten Prüfung nach Durchschnittswerten wurde die Kontrolle des ärztlichen Verordnungsverhaltens durch Stichprobenprüfungen sowie beim Überschreiten der Richtgrößen vorgesehen. Die Grenze, bis zu der ein Kassen- bzw. Vertragsarzt verordnen durfte, wurde nun durch die sogenannte Richtgröße gezogen: „Die Partner der Gesamtverträge vereinbaren arztgruppenspezifisch jeweils Richtgrößen für das Volumen verordneter Leistungen,

---

[51]Vgl. Fraktionen der CDU/CSU und FDP (1988, S. 137).
[52]Vgl. Bundestag (1988b, S. 7847).
[53]Vgl. Fraktionen SPD, CDU/CSU und Bündnis 90/Die Grünen (2003, S. 113).

insbesondere von Arznei- und Heilmitteln."[54] Mit dieser Regelung entfielen die vorherigen Höchstbeträge.[55] Allerdings waren die Richtgrößen nicht als Budgetierung des Verordnungsvolumens gedacht. Werden die Richtgrößen überschritten, sollte die Kassenärztliche Vereinigung eine arztbezogene Wirtschaftlichkeitsprüfung vornehmen. Die Richtgrößen wurden als ein nützlicheres Kontrollinstrument als die Arzneimittelhöchstbeträge eingeschätzt.

Mit dieser Umstellung auf die Richtgrößen- und Zufallsprüfung sollte den Nachteilen einer ausschließlich an Durchschnittswerten orientierten Prüfung begegnet werden. Bei den Durchschnittswerten dient das Verordnungsverhalten aller Ärzte als Prüfmaßstab der individuellen Verschreibung. Wenn alle Ärzte mehr verordnen, wird der Durchschnittswert nach oben gezogen und verhindert die intendierte Kostensenkung.[56] Nach einer Übergangszeit sollte die Kontrolle anhand der Durchschnittswerte durch die konkrete Prüfung der Richtgrößen und durch Zufälligkeitsprüfungen (Stichprobenprüfung) ersetzt werden. Den Krankenkassen und den Kassenärztlichen Vereinigungen wurde nun gemeinsam die Aufgabe übertragen, die Wirtschaftlichkeit sicherzustellen. Darüber hinaus sollten sie im Rahmen der Gesamtverträge Regelungen finden, wie bei überschrittenen Richtgrößen vorzugehen ist.[57] Allerdings unterließ es der Gesetzgeber, die schwammige Kategorie der Wirtschaftlichkeit zu konkretisieren, was als Zugeständnis an die Leistungserbringer gewertet wurde.[58] Bis 1992 konnten sich nur in Hessen, Bayern und Niedersachsen die Krankenkassen und Kassenärztlichen Vereinigungen auf Prüfverfahren nach Durchschnittswerten einigen. Die Prüfung der Richtgrößen ebenso wie die Stichproben hingegen wurden nicht implementiert.[59] Aufgrund der ungenügenden Umsetzung durch die Selbstverwaltung wurde die Einführung der Wirtschaftlichkeitsprüfung nach Richtgrößen und Zufallskontrollen viele Jahre später im GMG wieder aufgegriffen.[60]

---

[54]Vgl. § 92 SGB V i. d. F. GRG „Vereinbarung von Richtgrößen".

[55]Vgl. Fraktionen der CDU/CSU und FDP (1988, S. 193).

[56]Vgl. Wagner (1994, S. 390).

[57]Vgl. § 114 SGB V i. d. F. GRG „Wirtschaftlichkeitsprüfung in der Kassenärztlichen Versorgung".

[58]Vgl. Neugebauer (1991, S. 121).

[59]Vgl. Perschke-Hartmann (1994, S. 206).

[60]Vgl. Abschn. 9.3.5 Regelleistungsvolumina & Wirtschaftlichkeitsprüfung.

5.2.9   Der MDK

Als Kontrollinstrument der Krankenkassen und zur Stärkung ihrer Stellung gegenüber den Ärzten wurde mit dem GRG der Medizinische Dienst der Krankenversicherung (MDK) geschaffen. Der MDK stellt die Fortentwicklung des Vertrauensärztlichen Dienstes (VäD) dar. Als Körperschaft öffentlichen Rechts ist der MDK auf Landesebene organisiert. Alle Krankenkassen eines Landes sind Mitglieder des jeweiligen Landesverbandes des MDK. Sie können den MDK konsultieren, damit er Gutachten über alle von den Krankenkassen gewährten Leistungen erstellt. Darüber hinaus bietet der MDK Beratungsleistungen zu Vertrags- und Vergütungsverhandlungen mit den Leistungserbringern oder der Einführung neuer Untersuchungs- und Behandlungsmethoden. Solch ein Instrument in der Hand der Krankenkassen mussten die Ärzte als Angriff auf ihren Stand, ihre Kompetenz und ihre Privilegien werten. Doch der MDK eröffnete den Krankenkassen erstmals den Einblick in die Berufsausübung der Ärzte und erlaubte, ärztliche Entscheidungen zu verstehen, zu bewerten und damit auch zu kritisieren: „Bei dieser Institution geht es um die Herstellung einer gewissen Transparenz des professionellen Handelns der Ärzte, indem deren Verordnungsverhalten gegenüber anderen Ärzten begründet werden muss."[61] Im Jahr 2002 gab es deutschlandweit 500 Dienststellen mit 1600 Ärzten und 300 Pflegefachkräften.

5.3   Zwischenfazit: Der „Höhepunkt" der Kostensenkung?

Obwohl das GRG nicht als Kostensenkungsgesetz in der bisherigen Tradition konzipiert wurde, ist es doch als solches in die Historie der Gesundheitspolitik eingegangen: „Mit dem GRG waren die klassischen Instrumente der Kostendämpfungspolitik – Budgetierung, Leistungskürzungen bzw. -ausgrenzungen, Selbstbeteiligung der Patienten – endgültig ausgereizt."[62] Doch nahmen die Kürzungen im Leistungskatalog und die Zuzahlungen wirklich eine „ungeahnte" Höhe an? Bei genauerem Hinsehen können die gestrichenen Leistungen kaum als Ausdruck eines unsozialen Kahlschlags gewertet werden, stattdessen sollte das GRG erstmals als Ansatz einer Strukturreform verstanden werden. Die Bundesregierung

---

[61]Oechler (2009, S. 97).
[62]Reiners (1993, S. 21).

machte für den Anstieg der Ausgaben im Gesundheitswesen nicht einzelne Parameter der GKV verantwortlich, sondern erkannte vielmehr zahlreiche systemische Mängel, die sich nur durch strukturelle Reformen, nicht aber durch Kürzungen beheben ließen. Probleme wie die mangelnde Kostenkontrolle, übermäßige Inanspruchnahme zulasten der Versichertengemeinschaft, unwirtschaftliche Verordnungsweise, fehlender Wettbewerb bei den Arzneimittelproduzenten oder aber Überkapazitäten durch steigende Arztzahlen bei gleichzeitiger Unterversorgung waren allesamt auf die Webfehler der GKV zurückzuführen.

Zahlreiche Leistungen des GKV-Katalogs, angefangen von den Heilpackungen bis hin zu den Kuren, ließen sich angesichts steigender gesamtgesellschaftlicher Ausgaben für das Gesundheitswesen nicht mehr begründen. Vielmehr spiegelte sich in ihnen die der GKV inhärente Unwirtschaftlichkeit, fehlende Vernetzung und mangelhafte Kontrolle wider.[63] Insofern war die Gesundheitspolitik angehalten, mit dem GRG solche Ansprüche aus der GKV herauszunehmen, die mit einer solidarisch finanzierten Pflichtversicherung nicht zu begründen sind. Die Negativliste ist dabei nicht nur der Versuch des Gesetzgebers, Licht ins Dickicht des Arzneimittelmarktes zu bringen. Sie ist darüber hinaus Ausdruck der staatlichen Ersatzvornahme bei fehlender Mitwirkung der Selbstverwaltung, die in den folgenden Jahrzehnten häufiger Anwendung finden wird.

Das GRG regierte nicht nur auf die fehlende Steuerbarkeit der GKV-Leistungen, die mit einer Orientierungslosigkeit über das Gesamtangebot einherging. Zugleich fand es Antworten auf das Problem des moral hazard, bei dem Versicherte auf Kosten der Gemeinschaft den eigenen Nutzen optimieren. Mit erhöhten Zuzahlungen wurden die Versicherten stärker in die Pflicht genommen, um ihr eigenes Konsumverhalten mit einem Kostenbewusstsein zu verbinden.

Schließlich setzte das GRG bei den Leistungserbringern an. Die Arzneimittelhersteller sahen sich bis zu diesem Zeitpunkt in der vorteilhaften Lage, aufgrund der vollständigen Kostenübernahme durch die Krankenkassen mehr als kostendeckende Margen zu erzielen. Die Einführung des Arzneimittelfestbetrags eröffnete den Wettbewerb zwischen den Arzneimittelproduzenten, denn durch die Einordnung der Medikamente in die Festbetragsklassen wurden sie vergleichbar. Wettbewerbshemmnisse wie die fehlende Preistransparenz oder Eigenverantwortung der Versicherten wurden beseitigt. Der Arzneimittelfestbetrag darf deswegen nicht als Kostensenkungsmaßnahme verstanden werden, sondern lässt sich als Strukturreform klassifizieren. Mit der fortgeführten Bedarfsplanung und den neuen Mitwirkungsrechten der Ersatzkassen an ihr verdeutlichte der Gesetzgeber

---

[63]Knieps (1991, S. 213).

die Dringlichkeit der Problematik steigender Arztzahlen und damit induzierter Ausgabenerhöhungen. In der Lenkung des kassen- bzw. vertragsärztlichen Angebots zeigt sich die zunehmende Bereitschaft der Politik, den rechtlichen Rahmen der Selbstverwaltung enger zu stecken.

Doch nicht die – zumal schon mit dem KVWG eingeführte – Bedarfsplanung war Ausdruck des politischen Willens, traditionelle Ansätze zugunsten neuer Strukturen aufzugeben. Am deutlichsten findet dieser politische Wille seinen Niederschlag in den dreiseitigen Verträgen, mit denen erstmals eine Behandlungskette über die Sektorengrenzen hinweg ermöglicht werden sollte. Zwar scheiterte die Gesundheitspolitik vorerst mit diesem neuen Instrument. Doch in den darauffolgenden Gesundheitsreformen werden die dreiseitigen Verträge sukzessive zur integrierten Versorgung weiterentwickelt. Neben den dreiseitigen Verträgen ist die wiederholte Reform der ambulanten Versorgung durch Krankenhausärzte ein Indiz dafür, dass die Gesundheitspolitik an den sektorenübergreifenden Ansätzen festhielt, die langfristig mit einem Machtverlust der Verbände zugunsten der Kassen einhergeht.

Im Krankenhausbereich griff das GRG die bereits in der vorherigen Legislaturperiode beim KHNG beobachtete Stärkung der Krankenkassen durch mehr Mitspracherechte auf Kosten der Länder wieder auf. Das Kündigungsrecht der Kassen gegenüber den Krankenhäusern und die Verlagerung einzelner Regelungsbereiche der stationären Versorgung in die SGB V-Gesetzgebung mussten die Länder als Angriff auf ihre hoheitlichen Befugnisse werten.

Literatur

Bundesregierung. 1988. *Entwurf eines Gesetzes zur Strukturreform im Gesundheitswesen.* BT-Drs. 11/2493 (15.06.1988). Bonn.

Bundestag. 1986. *Beschlussempfehlung und Bericht des Ausschusses für Arbeit und Sozialordnung zu dem von der Bundesregierung eingebrachten Entwurf eines Gesetzes zur Verbesserung der kassenärztlichen Bedarfsplanung.* BT-Drs. 10/6444 (12.11.1986). Bonn.

Bundestag. 1987. *Abgabe einer Erklärung der Bundesregierung durch Bundeskanzler Kohl.* BT-PlPr. 11/4 (18.03.1987), S. 51–134. Bonn.

Bundestag. 1988. *Erste Beratung des von der Bundesregierung eingebrachten Entwurfs eines Gesetzes zur Strukturreform im Gesundheitswesen (Gesundheits-Reformgesetz).* BT-PlPr. 11/85 (16.06.1988), S. 5768. Bonn.

Bundestag. 1988a. *Beschlussempfehlung des Ausschusses für Arbeit und Sozialordnung zu dem von der Bundesregierung eingebrachten Entwurf eines Gesetzes zur Strukturreform im Gesundheitswesen (Gesundheits-Reformgesetz GRG).* BT-Drs. 11/3320 (15.11.1988). Bonn.

Bundestag. 1988b. *Zweite und dritte Beratung des Entwurfs eines Gesetzes zur Strukturreform im Gesundheitswesen (Gesundheits-Reformgesetz).* BT-PlPr. 11/111 (25.11.1988), S. 7841–7926. Bonn.

Fraktionen CDU/CSU und FDP. 1987. *Koalitionsvereinbarung 1987 zwischen den Bundestagsfraktionen der CDU/CSU und FDP für die 11. Wahlperiode des Deutschen Bundestages.* Bonn.

Fraktionen der CDU/CSU und FDP. 1988. *Entwurf eines Gesetzes zur Strukturreform im Gesundheitswesen (Gesundheits-Reformgesetz – GRG).* BT-Drs. 11/2237 (03.05.1988). Bonn.

Fraktionen SPD, CDU/CSU und Bündnis/90 Die Grünen. 2003. *Entwurf eines Gesetzes zur Modernisierung der gesetzlichen Krankenversicherung (GKV-Modernisierungsgesetz – GMG).* BT Drs. 15/1525 (08.09.2003). Berlin.

Kiewel, Angelika. 1992. Steuerung der Arzneimittelversorgung. Die Ansätze von GRG und GSG. *Sozialer Fortschritt*, 41 (10), 241–243.

Knieps, Franz. 1991. Strukturelle Veränderungen der gesetzlichen Krankenversicherung. Eine Zwischenbilanz des Gesundheits-Reformgesetzes (GRG). *Sozialer Fortschritt* 40 (9), 212–218.

Leber, Wulf-Dietrich/ J. Wasem. 2016. Ambulante Krankenhausleistung – ein Überblick, eine Trendanalyse und einige ordnungspolitische Anmerkungen. In *Krankenhausreport 2016. Ambulant im Krankenhaus*, Hrsg. J. Klauber, M. Geraedts, J. Friedrich, J. Wasem, S. 3–26. Stuttgart: Schattauer.

Neugebauer, Gabriele. 1991. Kritische Überlegungen zum Wirtschaftlichkeitsbegriff im GRG. In *Probleme sozialpolitischer Gesetzgebung*, Hrsg. Baron v. Maydell, 117–129. Sankt Augustin.

Oechler, Melanie 2009. *Dienstleistungsqualität in der Sozialen Arbeit. Eine rhetorische Modernisierung*, Wiesbaden: VS Verlag für Sozialwissenschaften.

Perschke-Hartmann, Christiane. 1994. Die doppelte Reform. Gesundheitspolitik von Blüm zu Seehofer, Wiesbaden: Springer Fachmedien.

Reiners, Hartmut. 1993: Das Gesundheitsstrukturgesetz „Ein Hauch von Sozialgeschichte"? Werkstattbericht über eine gesundheitspolitische Weichenstellung, Buchreihe *Jahrbuch für kritische Medizin*, Bd. 20, 21–33. Hamburg: Argument.

Schulte, Gerhard. 2006. Kontinuität und Diskontinuität in der Gesetzgebung zur Arzneimittelversorgung seit 1988. In *Gesundheitsökonomie und Gesundheitspolitik. Im Spannungsfeld zwischen Wissenschaft und Politikberatung*, Hrsg. Herbert Rebscher, 527–542. Heidelberg: Economica.

Simon, Michael. 2000. Krankenhauspolitik in der Bundesrepublik Deutschland historische Entwicklung und Probleme der politischen Steuerung stationärer Krankenversorgung, Wiesbaden: VS Verlag für Sozialwissenschaften.

Thanner, M. 2007: Arzneimittelversorgung. In *Das Gesundheitswesen in Deutschland. Struktur, Leistung, Weiterentwicklung*, Hrsg., Eckhard Nagel, 169–186. Köln: Deutscher Ärzte-Verlag.

Wagner, Thomas. 1994. Gesundheitspolitische Steuerungsinstrumente des Arzneimittelmarktes. In *Krankheit und Gemeinwohl. Gesundheitspolitik zwischen Staat, Sozialversicherung und Medizin*, Hrsg. Bernhard Blanke, 373–402 Opladen: Leske + Budrich.

Die Gesundheitspolitik unter der schwarz-gelben Koalition 1990–1994

6

6.1   Koalitionsvertrag und Regierungserklärung

Kohl lobte in seiner Regierungserklärung zum Arbeitsprogramm der 12. Legislaturperiode die mit dem GRG erzielten Erfolge: „Mit der Gesundheitsreform haben wir die Grundlagen für die finanzielle Stabilisierung der gesetzlichen Krankenversicherung geschaffen. Nichts zeigt den Erfolg dieser Reform deutlicher als die Beitragssenkungen von durchschnittlich 0,7 Prozentpunkten."[1] Allerdings war der Bundesregierung die Kurzfristigkeit dieser Beitragssatzabsenkung bewusst. Bereits Ende des Jahres 1990 plante sie, die Gesetzgebung der vorangegangenen Legislaturperiode mit einer Reform der Organisations- und Finanzierungsstrukturen der GKV zu flankieren. Hinzu trat die mit der Wiedervereinigung verbundene gesundheitspolitische Herausforderung des Umbaus der ostdeutschen Gesundheitsversorgung, denn das staatliche Gesundheitssystem der ehemaligen DDR sollte einem System bundesrepublikanischen Vorbilds weichen: „Im Vordergrund stehen die Förderung freiberuflicher Tätigkeiten von Ärzten, Zahnärzten und Apothekern sowie natürlich die Verbesserung der stationären Versorgung. Für eine Übergangszeit werden die Polikliniken und Ambulatorien einen wichtigen Beitrag zur gesundheitlichen Versorgung der Bürger leisten müssen."[2]

Die Angleichung gesundheitspolitischer Standards auf alle Regionen des Bundesgebietes und die konsequente Implementation des mit dem GRG angestoßenen Reformprozesses standen im Mittelpunkt des Koalitionsvertrags. Die Bemühungen um ein einheitliches Versorgungsniveau in ganz Deutschland wollte die Koalition fortführen. Zu diesem Zweck sollten entsprechend Art. 33 Abs. 1 Einigungsvertrag

---

[1]Bundestag (1991, S. 76).
[2]Ebenda.

© Springer Fachmedien Wiesbaden GmbH 2017
F. Illing, *Gesundheitspolitik in Deutschland*,
DOI 10.1007/978-3-658-17609-9_6

den neuen Bundesländern Mittel zur Finanzierung dringend notwendiger Investitionen in den Krankenhäusern zur Verfügung gestellt werden.[3] Die zu Beginn der 1990er Jahre signifikanten Unterschiede in den Beitragssätzen der Krankenkassen griff der Koalitionsvertrag ebenfalls auf. Unter Ablehnung eines kassenartenübergreifenden Finanzausgleichs sollten die strukturell bedingten Beitragsunterschiede reduziert werden. Mit der Verschränkung von ambulanter und stationärer Behandlung, dem Einsatz privaten Kapitals und einer Weiterentwicklung der Krankenhausfinanzierung gedachte die Koalition die finanzielle Situation der Kliniken zu verbessern.

6.2   Gesundheitsstrukturgesetz (GSG)

6.2.1   Probleme und Zielstellung

Obwohl das GRG mit der Wirtschaftlichkeitsprüfung, den Festbeträgen für Arzneimittel und einem gekürzten Leistungsspektrum Einsparpotenzial erschlossen hatte, wies die GKV bereits 1992 bei Ausgabensteigerungen von knapp 11 % erneut ein Defizit auf. Schon 1990 war diese Trendwende erkennbar, denn die Ausgaben stiegen gegenüber dem Vorjahr um neun Prozent. Einzig die vorhandenen Reserven führten zu einem positiven Saldo. Bereits ein Jahr später entstand ein Defizit von 5,6 Mrd. DM und für das darauffolgende Jahr wurde ein Fehlbetrag von 10 Mrd. DM prognostiziert.[4] Die durchschnittlichen Beitragssätze stiegen in der Folge von 12,2 % im Jahr 1991 auf 13,1 % im Jahr 1992. Trotz der ausgereizten Einsparpotenziale des GRG schnellten die Ausgaben der Krankenkassen in die Höhe. Für die Politik bestand deswegen ein „Handlungszwang".[5]

Gesundheitsministerin Hasselfeldt reagierte ihren Kritikern zufolge zu zaghaft auf diese Entwicklung. Als der gesundheitspolitische Obmann der CDU/CSU einen mit dem Ministerium nicht abgestimmten Vorschlag zur Weiterentwicklung der GKV vorlegte, stellte dies einen der Gründe dar, weshalb sie am 5. Mai vom Amt zurücktrat. An der Führungsspitze des Gesundheitsministeriums erfolgte daraufhin der Wechsel von Ministerin Hasselfeldt zu Horst Seehofer. Unmittelbar nach seinem Amtsantritt am 6. Mai 1992 begannen die Überlegungen zur Fortentwicklung des Gesundheitswesens. Am 14. Juli lagen die Referentenentwürfe für

---

[3]Fraktionen CDU/CSU und FDP (1991, S. 36).
[4]Vgl. Fraktionen der CDU/CSU, SPD und FDP (1992, S. 66).
[5]Vgl. Bundestag (1992, S. 9919).

das Gesundheitsstrukturgesetz in der Schublade.[6] Seehofer suchte darüber hinaus den Schulterschluss mit der SPD-Fraktion, um eine große Sachkoalition zu schmieden, da wesentliche Inhalte des Gesetzes in die Kompetenzen der Länder fielen. Im Bundesrat verfügte die christlich-liberale Koalition jedoch über keine eigene Mehrheit. Nach verschiedenen Verhandlungsrunden mit den Experten der Regierungskoalition, den Ländervertretern und den Abgeordneten der SPD-Bundestagsfraktion folgten vom 1.–4. Oktober 1992 in Lahnstein die vorbereitenden Gespräche für den Gesetzentwurf. Am 30. Oktober 1992 wurden die Entwürfe finalisiert. Die Zusammenarbeit von CDU/CSU und SPD ging folglich als „Lahnstein-Kompromiss" in die gesundheitspolitische Chronik ein – benannt nach dem Tagungsort, an dem die Absprachen der Parteien stattfanden. Der Entwurf zum „Gesetz zur Sicherung und Strukturverbesserung der gesetzlichen Krankenversicherung" (Gesundheitsstrukturgesetz – GSG) wurde am 5. November in den Bundestag eingebracht.[7] Die abschließende Lesung im Bundestag erfolgte am 18. Dezember 1992.[8] Das Gesetz trat am 1. Januar 1993 in Kraft. Insgesamt sollte das GSG die gesetzliche Krankenversicherung um 10 Mrd. DM entlasten.

Die Eile des Verfahrens lässt sich mit dem nur zögerlichen Wirksamwerden der Sparmaßnahmen des GRG begründen. Mit Blick auf erhöhte Ausgaben durch die Wiedervereinigung, die Herausforderungen des geöffneten europäischen Binnenmarktes und einer angespannten wirtschaftlichen Lage waren die Entscheidungsträger nicht bereit, eine weitere Beitragssatzsteigerung und damit erhöhte Lohnnebenkosten hinzunehmen. Für CDU/CSU stand im Vorfeld des Superwahljahres 1994 zudem die Glaubwürdigkeit im Wählersegment der Rentner auf dem Spiel: Die prognostizierte Nettoanpassung für das Jahr 1992 ließ eine geringe Steigerung der Renten erwarten. Eine eventuelle Beitragssatzerhöhung in der GKV, die zu einer Nullrunde für die Rentner geführt hätte, musste ausgeschlossen werden.[9] Seehofer bezog alle relevanten Akteure der Gesetzgebung frühzeitig ein und schloss mit dieser Zusammenarbeit die Reihen. Für die SPD entwickelte sich daraus ein Druck ebenfalls an dem Gesetzeswerk mitzuwirken. Es wäre für die Regierung sonst einfach gewesen, den Sozialdemokraten die Schuld für das Scheitern der Reform anzulasten.[10]

---

[6]Perschke-Hartmann (1994, S. 258).

[7]Vgl. Fraktionen der CDU/CSU, SPD und FDP (1992).

[8]Vgl. Bundestag (1992).

[9]Perschke-Hartmann (1994, S. 261).

[10]Vgl. Reiners (1993, S. 29 f.).

6.2.2 Leistungskatalog und Zuzahlungen

Das GSG führte den Kurs der Kostendämpfung durch Leistungsausgrenzung nur an wenigen Punkten fort. Als Sofortmaßnahme ließ es die Ausgaben der Krankenkassen einzig in der Höhe der beitragspflichtigen Einnahmen steigen. Der Leistungsumfang beim Zahnersatz wurde neu bestimmt, wobei die zahnmedizinisch aufwendige prothetische Versorgung ausgegrenzt wurde. Es erhöhte die Zuzahlungen für zahlreiche Leistungen der GKV. Die Zuzahlungen waren nun auch für die den Festbeträgen unterworfenen Arzneimittel zu leisten. Zuerst richtete sich die Zuzahlung nach dem Packungspreis: Bei den Arzneimitteln stieg die Zuzahlung daraufhin auf 3 DM (bis 30 DM), 5 DM (30 – 50 DM) und 7 DM (über 50 DM).[11] Ab 1994 wurde die Zuzahlung dann in Abhängigkeit der Arzneimittel-Packungsgröße gestaffelt und betrug 3 DM (N1), 5 DM (N2) und 7 DM (N3). Abgesehen von der Arzneimittelversorgung setzte der Gesetzgeber im Gegensatz zum GRG, aber auch zu den K-Gesetzen kaum auf Kürzungen des Leistungskatalogs, sondern er konzentrierte sich auf die Reform der Strukturen.

6.2.3 Freie Kassenwahl und Risikostrukturausgleich

Über 1200 autonome Einzelkassen und Differenzen in den Beitragssätzen von bis zu 8 Prozentpunkten führten zu Überlegungen hinsichtlich einer Straffung der Angebotsstrukturen. Hinzu traten Probleme, die mit der fehlenden freien Krankenkassenwahl einhergingen.[12] Eine zwangsweise Zuordnung von Arbeitern zu Pflichtkassen führte zur Schlechterstellung im Vergleich zu den Angestellten, die frei zwischen Pflicht- und Ersatzkassen wählen durften. Aus dem berufs- und betriebsbezogenen System der gegliederten Krankenkassen resultierte ein verzerrter Wettbewerb, da die einzelnen Kassen ein unterschiedliches Risikomanagement betreiben und sich somit besserstellen konnten.[13] Auf den verschiedenen Risikostrukturen der Kassen wiederum beruhten die wettbewerbsverzerrenden unterschiedlichen Beitragssätze. Um den fairen Wettbewerb zwischen den Kassen zu ermöglichen und keine Beitragssatzunterschiede zu provozieren, sollte die freie Wahl der Krankenkassen eingeführt werden.

---

[11]Vgl. § 31 SGB V i. d. F. GSG „Arznei- und Verbandmittel".

[12]Vgl. Minn (2006, S. 309).

[13]Vgl. Reiners (1993, S. 33).

Die freie Kassenwahl der Versicherten in der GKV und der Risikostrukturausgleich (RSA) sind eng miteinander verbunden. Wenn die Versicherten zwischen den Kassen frei wählen können, dann ist den Kassen daran gelegen, für
eine gute Ertragslage auf ein geringes Risiko der Versicherten zu setzen. Ein
geringes Risiko deutet auf eine gute prognostizierte Ertragslage der Kasse; ein
hohes Risiko hingegen auf eine hohe Eintrittswahrscheinlichkeit, die mit entsprechenden Kosten einhergeht und deswegen zu vermeiden ist. Solche Optimierungsstrategien der Krankenkassen beziehen sich sowohl auf ihre individuelle
Einnahme- wie auf die Ausgabenseite und führen zu Verwerfungen im Wettbewerb. Richten sich die Anstrengungen der Krankenkassen nur auf die Kos-
tenminimierung entwickelt sich aus dem gewünschten Qualitäts- schnell ein
unerwünschter Preiswettbewerb. Die einseitige Fixierung der Krankenkassen
auf eine Minimierung der Ausgabenseite führt zu Diskriminierungen zwischen
den Versicherungsnehmern und dem prioritären Ziel, junge und gesunde Versicherungsnehmer anzuwerben. Einem gegebenen Einnahmeniveau stehen dann
geringe Ausgaben gegenüber. Kassen mit einer hohen Anzahl an älteren oder
auch kranken Patienten hingegen müssen perspektivisch mit steigenden Ausgaben
rechnen. Ohne jeglichen Korrekturmechanismus würde ein sich selbst-verstär-
kendes System geschaffen, welches zu einer Ungleichverteilung der gesellschaftlichen Risikostreuung innerhalb der Kassen führt. Kassen mit jungen Menschen
müssten nur für wenige Leistungen aufkommen und könnten geringe Beitragssätze offerieren – sie erlangen derart einen Wettbewerbsvorteil. Kassen, die viele
krankheitsanfällige Versicherte in ihren Karteien führen, müssen hingegen ein
umfassenderes Angebot an Leistungen bereitstellen und entsprechend höhere
Beitragssätze verlangen. Anfällige Menschen würden mehr bezahlen, gesündere
weniger – solch eine Entwicklung widerspricht den Grundsätzen des deutschen
Gesundheitssystems, allen voran dem Solidarprinzip. Diese Differenzierung
bezieht sich nicht nur auf alte und junge oder gesunde und chronisch kranke
Menschen, sondern ebenso auf Männer und Frauen.

Hinzu treten finanzielle Aspekte der Einnahmeseite. Nicht allein die Wahrschein-
lichkeit für den Eintritt einer Versicherungspflicht – also die Ausgabenseite – besitzt
für eine Kasse Relevanz. Darüber hinaus zählen für sie die tatsächlichen Einnahmen, welche sie bei den Versicherten generieren kann. Die Beiträge sind abhängig
von der Höhe des Einkommens, weswegen sie ein starkes Interesse an Menschen
mit einem hohen Einkommen haben muss. Studenten, Menschen mit geringem
Einkommen oder Arbeitslose wären für die Kasse ein Risiko, da sich durch diese
Personengruppen nur geringe Einnahmen generieren lassen. Weil Ehepartner
und Kinder von den Kassen ebenfalls versichert werden, obwohl sie selbst keine
Beiträge leisten, erscheinen Versicherte mit beitragsfrei mitversicherten Angehörigen

ebenfalls als Risiko. Die Kassen hätten kein Interesse an Mitgliedern, die ihre Risikostruktur schlechter stellen.

Bei einer freien Kassenwahl ist ein Korrekturmechanismus notwendig, mit dem dieses System der Auslese und der „Rosinenpickerei" verhindert wird, sodass sich die Risiken auf die Kassen gleich verteilen. Andernfalls gäbe es Kassen mit geringen Beitragssätzen und einer risikoarmen Versichertenstruktur, denen Kassen gegenüberstünden, die hohe Risiken versichern und die ihre Mehrausgaben über höhere Beitragssätze finanzieren müssten. Zuallererst ist der RSA demnach eine monetäre Umverteilung, welche die Gelder von Kassen mit einer günstigen Versichertenstruktur zu jenen Kassen transferiert, die eine ungünstige Versichertenstruktur aufweisen. Gleichzeitig zeigen die Beispiele, dass der RSA aber nicht allein als Umverteilung wirkt, sondern dass er das Wettbewerbselement in der Krankenversicherung darstellt. Erst der RSA schafft eine funktionale Wettbewerbsordnung, in der Kassen trotz ungleicher Versichertenstrukturen untereinander in einen fairen Wettbewerb treten können. Sie können sich auf die Bedürfnisse ihrer Versicherten konzentrieren, ohne befürchten zu müssen, dass eine andere Kasse nur Angebote schafft, um ihre gesunden und gut situierten Versicherten abzuwerben. Solch eine „Rosinenpickerei" Einzelner würde wiederum dazu führen, dass jede Kasse aufgrund der potenziellen Gefahr durch die anderen Kassen selbst solch ein Verhalten an den Tag legen würde. Der RSA garantiert die Chancengleichheit aller Kassen und macht aus dem Preis- einen Qualitätswettbewerb. Durch die Sonderrechte der Betriebs- und Innungskrankenkassen blieben aber wettbewerbsverzerrende Elemente in dem System erhalten. Kassen, die den Kreis ihrer Mitglieder einschränken können und keinem generellen Kontrahierungszwang unterliegen, besitzen einen Vorteil in der Risikoselektion.[14] Das GSG führte zusammen mit der freien Kassenwahl zum Jahr 1996 den RSA ein. Als ausgleichsrelevante Risikofaktoren galten Alter, Geschlecht, mitversicherte Familienangehörige und Einkommen.[15] Im Jahr 2001 verteilte der RSA eine Finanzmasse von 24 Mrd. DM um, weswegen er in der Kritik stand, zunehmend „ruinöse" Zahlungsverpflichtungen von bis zu 50 % der Einnahmen einzelner Kassen zu provozieren. Zwar sollte der RSA einen fairen Wettbewerb ermöglichen, widersprüchlicherweise schuf er ihn aber ebenso ab.[16]

---

[14]Vgl. Reiners (1993, S. 35).
[15]Vgl. § 266 SGB V i. d. F. GSG „Risikostrukturausgleich".
[16]Vgl. Sodan und Gast (2002, S. 153 ff.).

Obgleich der RSA auf Bundesebene eingeführt wurde, galt er zunächst getrennt für Ost und West.[17] Die Beitragszahler in den alten Ländern kamen nur für die Risikolasten in dem Gebiet der alten Bundesländer auf, während die Beitragszahler in den neuen Ländern ihre Risikobelastungen alleine zu tragen haben. Die Trennung sollte erst nach Ablauf des Jahres aufgehoben werden, in dem die Bezugsgröße in den neuen Ländern erstmals 90 % der Bezugsgröße in den alten Ländern überschreitet. Bereits durch das GKVFG in der darauf folgenden Legislaturperiode fand er einheitlich auf alle Kassen im Bundesgebiet Anwendung.

Der RSA in seiner ursprünglichen Fassung gliederte sich in zwei Verfahrensschritte: Auf der Makroebene erfolgt die Gegenüberstellung der mit den Leistungen der GKV verbundenen Ausgaben mit allen beitragspflichtigen Einnahmen. Alle Ausgaben werden durch alle Einnahmen dividiert. Der Quotient bestimmt den „Ausgleichsbedarfssatz". Ergibt sich aus der Gegenüberstellung aller Ausgaben und Einnahmen ein Wert von 1, sind die Einnahme- und die Ausgabenseite ausgeglichen. Übersteigen die Ausgaben die Einnahmen, steigt der Quotient entsprechend an und signalisiert, dass ein höher Anteil an Einnahmen zur Verfügung gestellt werden müsste, um alle Ausgaben zu finanzieren. Die Gesamtsumme aller Ausgaben ist zugleich die Grundlage für die Berechnung der standardisierten Ausgabenprofile, welche die nach Alter und Geschlecht differenzierten durchschnittlichen Leistungsausgaben angeben und die für alle Krankenkassen gelten. Sie geben die Unterschiede in den Ausgaben für die verschiedenen Alters- und Geschlechtsgruppen wieder.[18] Auf der Mikroebene der einzelnen Krankenkasse errechnet sich aus den standardisierten Ausgabenprofilen bezogen auf die Versichertenstruktur der Krankenkasse der individuelle Beitragsbedarf der Kasse. Wenn bekannt ist, wie sich für einzelne Mitglieder die durchschnittlichen Kosten zusammensetzen, lassen sich die Kosten einer Krankenkasse entsprechend ihrer Versicherten berechnen. Der Beitragsbedarf der Kasse wird mit ihrer Finanzkraft abgeglichen.

6.2.4 Stationärer Bereich

6.2.4.1 Fallpauschalen und Budgetierung

Das GSG entwickelte das 1972 mit dem KHG eingeführte Selbstkostendeckungsprinzip der Krankenhäuser weiter zu einem differenzierteren Fallpauschalensystem. Ein Drittel der Ausgaben der GKV entfallen auf den Krankenhaussektor.

---

[17]Vgl. § 313 SGB V i. d. F. GSG „Finanzierung".
[18]Vgl. Minn (2006, S. 311).

1993 beliefen sich die Kosten für die Krankenhäuser auf 35 Mrd. DM, weswegen der Gesetzgeber das Krankenhausbudget kurzfristig mit der Veränderungsrate deckelte.[19] Die jährliche Steigerung der Ausgaben wurde an die beitragspflichtigen Einnahmen gekoppelt. Aufgrund des Kostendrucks griff die Politik die Frage nach einer Neugestaltung der Krankenhausentgelte wieder auf.

Das Selbstkostendeckungsprinzip als Vergütungsform für Krankenhäuser gestattete dem sparsam wirtschaftenden Krankenhaus eine Betriebsführung, die eine umfassende medizinische Versorgung gewährleistete und zusätzlich den medizinisch-technischen Fortschritt unterstützte. Alle nachgewiesenen und zulässigen Betriebskosten konnte das Krankenhaus anrechnen. Die Erstattung der Selbstkosten erfolgte durch einen tagesgleichen, vollpauschalierten Pflegesatz.[20] Für jeden Behandlungstag erhielt das Krankenhaus einen bestimmten, mit der Schwere des Behandlungsfalls korrespondierenden Pauschalbetrag – unabhängig von der erbrachten Leistung. Für die Krankenhäuser bestand der Anreiz, trotz beendeter Behandlung den Patienten weiter verweilen zu lassen, um so die Abrechnungssumme zu erhöhen. Mit der Umstellung auf die Fallpauschalen erhoffte sich der Gesetzgeber eine stärker am tatsächlichen Behandlungsbedarf ausgerichtete Betreuung der Patienten: „Meine Damen und Herren, im Krankenhausbereich werden wir das Selbstkostendeckungsprinzip beseitigen. An seine Stelle treten nun endlich leistungsgerechte Entgelte – mit dem Glück, Gewinne machen zu können, aber auch der Gefahr, Verluste zu erwirtschaften. Der tagesgleiche Pflegesatz wird dort, wo es möglich ist, durch Fallpauschalen und Sonderentgelte ersetzt. Das Krankenhaus erhält einen festen Preis, unabhängig davon, wie lange der Patient im Krankenhaus liegt.“[21] Es bestand kein Automatismus mehr zwischen den nachgewiesenen Selbstkosten und deren Erstattung über die Pflegesätze.[22] Die Gesundheitspolitiker erhofften sich von den „leistungsgerechten Erlösen“[23] eine Senkung der Verweildauer in den Krankenhäusern, denn „vom ersten Tag nach der Operation an hat das Krankenhaus bereits seinen Preis kassiert […] und zwar unabhängig davon, wie lange der Patient im Bett liegt oder liegen muss“[24]. Statt die Patienten im Krankenhaus ohne notwendige Betreuung und Behandlung verweilen zu lassen, setzte das System der Fallpauschalen den

---

[19]Vgl. Gerdelmann (2006, S. 632).

[20]Vgl. Abschn. 4.2.2 Das Selbstkostendeckungsprinzip.

[21]Bundestag (1992a, S. 10926).

[22]Vgl. Fraktionen der CDU/CSU, SPD und FDP (1992, S. 131).

[23]Vgl. § 4 KHG i. d. F. GSG.

[24]Bundestag (1992a, S. 10931).

Anreiz einer kürzeren Behandlungsdauer. Bei einem festen Preis pro Fall ist das Krankenhaus an einer kurzen Verweildauer und einer Behandlung mit niedrigen Betriebskosten interessiert. Allerdings ließ sich die Umstellung auf die Fallpauschalen nicht ad hoc und auch nicht vollständig vollziehen. Vorerst war nur eine Teilumstellung auf 20 bis 25 % der Vergütung möglich. In den anderen Bereichen blieb es bei den individuell zu vereinbarenden Pflegesätzen. Die FDP kritisierte diese Entwicklung und pochte auf eine zügige Umsetzung der Fallpauschalen auf die gesamte Finanzierung.[25]

Obgleich mit dem GSG das Selbstkostendeckungsprinzip abgelöst wurde, bestand vorerst ein gemischtes Vergütungssystem. Für die konkrete Bezifferung der Erlöse eines Krankenhauses fand das Mischsystem Anwendung. Sonderentgelte, Fallpauschalen und differenzierte Pflegesätze[26] ergänzten die tagesgleichen Pflegesätze. Im Rahmen dieser Umstellung erfolgte die Kalkulation der Sonderentgelte und Fallpauschalen nicht mehr krankenhausindividuell, sondern die Erlöse wurden landesweit vereinbart.[27] Hierfür erarbeitete das BMAS eine neue Bundespflegesatzverordnung (BPflV 1995).[28] Die am 26. September 1994 erlassene BPflV 1995 enthielt 73 Fallpauschalen und 147 Sonderentgelte. Für das Jahr 1995 erlaubte das GSG noch die freiwillige Einführung der neuen Sonderentgelte und Fallpauschalen, doch zum 1. Januar 1996 wurde deren Nutzung obligatorisch. Die Punktzahlen der einzelnen Behandlungen schrieb die BPflV deutschlandweit fest. Auf Landesebene berücksichtigten dann die Krankenkassen zusammen mit den Krankenhäusern regionale Besonderheiten. Der Rest des Budgets wurde weiterhin individuell zwischen Krankenhaus und Krankenkasse verhandelt.

Um die Kostendynamik zu bremsen, durften die Budgets der Krankenhäuser von 1993 bis 1995 nicht stärker anwachsen als die beitragspflichtigen Einnahmen der Mitglieder der Krankenkassen.[29] „Im Rahmen der Sofortbremsung [werden] die Budgets der Krankenhäuser von 1993 bis 1995 auf Basis des Jahres 1992 an die jährliche Steigerung der beitragspflichtigen Einnahmen der Mitglieder gekoppelt."[30]

---

[25]Vgl. Bundestag (1992a, S. 10926).
[26]Vgl. den neu eingefügten § 17 Abs. 2a KHG „Grundsätze der Pflegesatzregelung".
[27]Vgl. Fraktionen der CDU/CSU, SPD und FDP (1992, S. 133).
[28]Vgl. BGBl I S. 2750.
[29]Vgl. § 17 Abs. 1a KHG i. d. F GSG.
[30]Fraktionen der CDU/CSU, SPD und FDP. (1992, S. 70).

Anstatt der flexiblen Budgetierung erfolgte nunmehr die Vergütung nach „festen Budgets", bei denen die Zuwachsraten auf den Anstieg der beitragspflichtigen Einnahmen der GKV begrenzt sind. Für die neu eingeführte Budgetobergrenze waren allein das Krankenhausbudget von 1992 und die Grundlohnentwicklung von Bedeutung.[31] Mit den Budgetobergrenzen als Sofortmaßnahme konnten die Ausgaben unmittelbar plafoniert werden, da viele der Maßnahmen des GSG zur Kostensenkung im stationären Sektor erst Jahre später greifen würden. Das neu eingeführte System mit Fallpauschalen wurde ja erst zum 1. Januar 1996 Pflicht.

6.2.4.2 Ambulantes Operieren & vor- und nachstationäre Behandlung

Um die Kosten zu senken, integrierte Versorgungsstrukturen auszubauen und zur Überwindung sektoraler Grenzen baute die Gesundheitspolitik die Barrieren zwischen der ambulanten und der stationären Versorgung weiter ab. In diesem Bereich erkannte der Gesetzgeber im GSG einen erheblichen Nachholbedarf, der auch aus der bis dahin unzureichenden Umsetzung der Regelungen des GRG resultierte. Das GRG hatte mit den dreiseitigen Verträgen bereits die Option geschaffen, anstatt der in einen stationären und einen ambulanten Teil getrennten Behandlung eine Behandlungskette über die Sektorengrenzen hinweg zu ermöglichen. Mit zwei Neuregelungen wollte die schwarz-gelbe Koalition an dieser Stelle nachbessern: Das war einerseits das ambulante Operieren, anderseits die vor- und nachstationäre Behandlung im Krankenhaus.

Da die Trennung von ambulanter und stationärer Betreuung der Patienten in den Augen des Gesetzgebers zu einer unnötig langen Verweildauer im Krankenhaus geführt hat und als Ursache für Unwirtschaftlichkeit galt, sollte die vor- und nachstationäre Behandlung im Krankenhaus[32] die Defizite in diesem Bereich beheben. Durch die Verlagerung diagnostischer und therapeutischer Maßnahmen in die vor- und nachstationäre Phase kann die Krankenhausbehandlung zu einem Teil auf Unterkunft und Verpflegung verzichten. Die vorstationäre Behandlung gibt dem Krankenhaus Gelegenheit zur Prüfung der Notwendigkeit einer vollstationären Behandlung und gegebenenfalls deren Vorbereitung. Im Anschluss an den Eingriff erlaubt die nachstationäre Behandlung den Behandlungserfolg zu sichern oder zu festigen, ohne dass der Patient im Bett verweilen muss. Sollte eine ärztliche Behandlung in der vor- oder nachstationären Phase notwendig sein,

---

[31]Vgl. Weber (2004, S. 28).
[32]Vgl. § 115a SGB V i. d. F. GSG „Vor- und nachstationäre Behandlung im Krankenhaus".

erfolgt sie durch die vertragsärztliche Versorgung. Durch die pauschalierte Vergütung der vor- und nachstationären Behandlung sollen die Kosten verringert werden.[33] Vor- und nachstationäre Behandlung sind zwar eine Form der ambulanten Behandlung, allerdings sind sie an eine stationär zu erbringende Leistung gekoppelt. Diese Neuregelung ist Ausdruck eines Umdenkens in der gesundheitspolitischen Debatte, denn 10 Jahre zuvor wurde die vorstationäre Diagnostik und nachstationäre Behandlung noch kritisch bewertet.[34]

Die sektoralen Grenzen wurden ebenso mit dem ambulanten Operieren geöffnet.[35] Krankenhäuser können bisher stationär versorgte Patienten nun auch ohne Unterkunft und Verpflegung operieren – eine Option, die ihnen bis zum GSG nicht offen stand.[36] Durch die Öffnung der Krankenhäuser für ambulante Operationen traten sie in den Wettbewerb mit den niedergelassenen Ärzten. Der Wettbewerbsgedanke wird umso deutlicher, als dass diese Leistung der Krankenhäuser direkt mit der Krankenkasse abgerechnet wird und keine Überweisung notwendig ist. Welche Operationen im Krankenhaus ambulant erbracht werden dürfen, wurde in einem dreiseitigen Vertrag zwischen KBV, DKG und den Spitzenverbänden der Krankenkassen festgelegt. In der abschließenden Plenardebatte des Bundestages wurden die Synergien herausgestrichen, die mit ambulanten Krankenhausleistungen einhergehen können: „Durch die Reform der Krankenhausfinanzierung, durch die bessere Verzahnung von ambulanter und stationärer Versorgung und durch das ambulante Operieren schaffen wir Voraussetzungen dafür, dass die Krankenhäuser von dem finanziellen Druck befreit werden, leere Betten auch auszulasten."[37] Allerdings hatte das ambulante Operieren anfangs mit Startschwierigkeiten zu kämpfen, weswegen die Regelung in der Gesundheitsreform 2000 überarbeitet wurde.[38]

6.2.4.3 Krankenhausinvestitionsprogramm (Art. 14-Mittel)

Mit der Wende rückte die Aufgabe zur Verbesserung der stationären Versorgung der neuen Bundesländer auf die gesundheitspolitische Agenda. Der Investitionsstau wurde mit 31 Mrd. DM beziffert. Die Mittel für dieses Mammutprojekt sollten

---

[33]Vgl. Fraktionen der CDU/CSU, SPD und FDP (1992, S. 20).

[34]Bundestag (1981, S. 3755).

[35]Vgl. § 115b SGB V i. d. F. GSG „Ambulantes Operieren im Krankenhaus".

[36]Vgl. Fraktionen der CDU/CSU, SPD und FDP (1992, S. 103).

[37]Vgl. Bundestag (1992a, S. 10942).

[38]Vgl. Abschn. 8.3.6.3 Ambulantes Operieren.

einerseits von der öffentlichen Hand, andererseits von den Patienten der Krankenhäuser bereitgestellt werden. Die öffentliche Hand wiederum stellte gemeinsam
und paritätisch aus dem Bundeshaushalt und den Etats der neuen Bundesländer
Gelder bereit. Das Investitionsprogramm wurde gesetzlich in Art. 14 GSG verankert (Art. 14-Investitionsmittel). Mit dieser Drittelfinanzierung sollten insgesamt
21 Mrd. DM aufgebracht werden. Durch die 10-jährige Beteiligung des Bundes
an den Investitionen in Höhe von jährlich 700 Mio. DM[39] in einem Zeitraum von
1995 bis Ende 2004 wurden insgesamt 7 Mrd. DM aus dem Bundeshaushalt zur
Verfügung gestellt. Der Bund unterstützte die Länder, die in diesem Zeitraum
ebenfalls 7 Mrd. DM zur Verfügung stellen sollten. Von 1995 bis 2014 beteiligten
sich drittes die Benutzer der Krankenhäuser an den Kosten des Investitionspro-
gramms. Voraussetzung für die Gewährung des Bundesanteils war, dass die Länder jeweils einen gleich großen Finanzierungsanteil bereitstellten. Der Bund griff
den Ländern letztlich bei der Sanierung nur unter die Arme, da die Investitionen
der Krankenhäuser als originäre Länderaufgabe aus den Landeshaushalten finanziert werden müssen. Der Beitrag der Krankenhauspatienten erfolgte durch einen
Investitionszuschlag in Höhe von 8 DM von 1995 bis 1997 und in Höhe von 11
DM von 1998 bis 2014 für jeden Berechnungstag eines tagesgleichen Pflegesat-
zes und bei Fallpauschalen auf die Dauer der Belegungstage. Über die Beiträge
der Benutzer wurden von 1995 bis 2013 insgesamt weitere knapp 6 Mrd. DM für
die Finanzierung aufgebracht.[40]

6.2.5   Arzneimittel: Budgets, Festbeträge und Preismoratorium

Für Arzneimittel stiegen die Ausgaben der GKV von 20,2 Mrd. DM im Jahr 1989
auf 24,5 Mrd. DM im Jahr 1991 an. Während in den USA damals ca. 46.000 Präparate zur Verfügung standen, waren es in Deutschland 100.000 Arzneimittel, die
per Kassenrezept erhältlich waren. Die Abgeordneten kritisierten diese unübersichtliche Marktlage: „Der aufgeblähte Arzneimittelmarkt führt zu Intransparenz
und zu unwirtschaftlichem Verhalten. Hier ist eine Marktbereinigung überfällig.

---

[39]Die jährlichen länderbezogenen Finanzhilfen des Bundes betrugen für Berlin 68,3 Mio. DM,
für Brandenburg 110,0 Mio. DM, für Mecklenburg-Vorpommern 82,1 Mio. DM, für Sachsen
204,4 Mio. DM, für Sachsen-Anhalt 123,1 Mio. DM und für Thüringen 112,1 Mio. DM, vgl.
DKG (2015, S. 11).

[40]Vgl. ebenda, S. 12.

Wir wollen, dass der Arzneimittelmarkt von therapeutischen Unsinnigkeiten bereinigt wird."[41] Das Institut der „Arzneimittel in der Krankenversicherung" sollte eine Liste über die ab 1996 noch zu ersetzenden Präparate erstellen.[42] An diesem von den Kritikern polemisch als Positivliste bezeichneten Register entzündete sich eine heftige Debatte. Nur die auf der Positivliste aufgeführten Medikamente sollten weiterhin zulasten der Krankenkassen verordnet werden dürfen. Im Gegensatz zur Negativliste wurde die Einführung einer Positivliste jedoch seinerzeit nicht realisiert und scheiterte zuletzt im Jahr 2003 mit dem nicht verabschiedeten AMPoLG.[43] Darüber hinaus hatte die Neuregelungen des GRG zur Einteilung des Arzneimittelmarktes in Festbetragsbereiche eine ungenügende Umsetzung erfahren. Nur 40 % der Arzneimittel unterlagen dieser Vereinbarung. Als zweiten Schritt erleichterte das GSG deswegen die Bildung von Festbeträgen für die Stufen zwei und drei.

Für den Bundesgesetzgeber waren ebenso die in seinen Augen übermäßigen Verschreibungen der niedergelassenen Ärzte für die Kostenentwicklung verantwortlich.[44] Wichtiger als die Positivliste war für ihn deswegen die Einführung der Arznei- und Heilmittelbudgets. In der Neufassung der entsprechenden SGB V-Passage wurde mit den Arznei- und Heilmittelbudgets nun eine Obergrenze für Arznei- und Hilfsmittelausgaben eingezogen: „Die Landesverbände der Krankenkassen und die Verbände der Ersatzkassen vereinbaren gemeinsam und einheitlich mit der Kassenärztlichen Vereinigung ein Budget als Obergrenze für die insgesamt von den Vertragsärzten veranlassten Ausgaben für Arznei-, Verband- und Heilmittel."[45] Die Regelung zu den Arznei- und Heilmittelbudgets befindet sich im Gesetz direkt neben jener zu den Richtgrößen, die in der Legislaturperiode zuvor mit dem GRG eingeführt wurden. Der Gesetzentwurf maß den Richtgrößen nun nur noch eine flankierende Bedeutung zu, während das Budget eine globale Ausgabenbegrenzung gewährleisten sollte. Als Höhe der Arzneimittelbudgets für das Jahr 1993 wurden die Ausgaben des Jahres 1991 zugrunde gelegt. In den neuen Bundesländern erlangten sie erst ab 1994 Gültigkeit. Die Budgets wurden jeweils im Voraus für das darauffolgende Jahr von den Akteuren auf der Landesebene festgelegt und berücksichtigten die Altersstruktur der Versicherten und Veränderungen in den Preisen der Arzneimittel. Sie durften nur in der Rate der Grundlohnsumme anwachsen. Als

---

[41]Vgl. Bundestag (1992, S. 9923).

[42]Vgl. § 34a SGB V i. d. F. GSG „Liste verordnungsfähiger Arzneimittel".

[43]Vgl. Bundesregierung (2003); Abschn. 9.4 Das nicht realisierte Arzneimittel-Positivlisten-Gesetz.

[44]Vgl. Fraktionen der CDU/CSU, SPD und FDP (1992, S. 68).

[45]Vgl. § 84 SGB V i. d. F. „Arznei- und Heilmittelbudget, Richtgrößen".

neues Element zur globalen Ausgabenbegrenzung sollten die Budgets einen Anreiz zur wirtschaftlichen Verordnungsweise schaffen.[46] Wenn die Vertragsärzte aufgrund ihrer Verschreibungen das Budget überschritten, mussten die Kassenärztlichen Vereinigungen diesen Betrag gegenüber den Krankenkassen ausgleichen. Falls dieser Ausgleich nicht erfolgt, verringern sich die Gesamtvergütungen um den übersteigenden Betrag (Kollektivregress). Nach der Einführung der Budgets stiegen die Arzneimittelausgaben nicht weiter an. Im Gegenteil: Sie fielen um knapp 20 %.[47] Während im Jahr 1993 alle westdeutschen Kassenärztlichen Vereinigungen Budgets verhandelt hatten, wurden im darauffolgenden Jahr nur in 6 von 18 Körperschaften Obergrenzen festgelegt. Danach wurde der Streit über die Budgets immer häufiger vor Sozialgerichten ausgetragen.[48] Aufgrund des mangelnden Willens aller Beteiligten, die Vorgaben des GSG zu den Budgets umzusetzen, kam es bis 1997 trotz Überschreitung nie zu einem Regress. Im Jahr 1997 wurden mit dem 2. GKV-NOG die Budgets vorübergehend durch die Richtgrößen abgelöst, bis sie 1998 mit dem GKV-SolG wieder eingeführt wurden.[49]

An den Arznei- und Heilmittelbudgets entzündete sich seit der Einführung die Kritik der Vertragsärzte, die in ihnen eine Bevormundung und Einschränkung ärztlicher Verordnungsfreiheit erblickten. Als Reaktion auf die lang anhaltende und ausdauernde Kritik wurden die Arznei- und Heilmittelbudgets im Jahr 2001 mit dem ABAG endgültig abgeschafft.[50] In der gesundheitspolitischen Kontroverse wurde die Sorge geäußert, die Ärzte könnten aufgrund der pauschalen Begrenzung durch die Arzneimittelbudgets nicht mehr im ausreichenden Maße Medikamente verschreiben. Diesem Vorwurf musste die Politik – so wie auch in der abschließenden Plenardebatte – entgegentreten: „Meine Damen und Herren, ich versichere auch hier der gesamten deutschen Öffentlichkeit: Auch ab Januar 1993 wird jeder Patient sein medizinisch notwendiges Medikament bekommen. Es steht an keiner Stelle im Gesetz, dass ein notwendiges Medikament ab Januar 1993 nicht mehr verordnet werden dürfe. Es bleibt — gerade für chronisch Kranke — bei Langzeitkranken dabei, dass sie so wie bisher das, was sie zur Heilung, zur Linderung ihrer Krankheit brauchen, uneingeschränkt auch in der Zukunft bekommen. Daran ändert das Arzneimittelbudget überhaupt nichts. Das

---

[46]Vgl. Fraktionen der CDU/CSU, SPD und FDP (1992, S. 85).

[47]Vgl. Bundesregierung (1998).

[48]Vgl. Schulte (2006, S. 536).

[49]Vgl. Abschn. 7.5.3 Arzneimittel: Von Budgets zu Richtgrößen & Festbetragsanpassung.

[50]Vgl. Abschn. 8.5.2 Arzneimittelbudget-Ablösungsgesetz.

Arzneimittelbudget hat nur eine Funktion: auch den Arzt in die Überlegung einzubeziehen, wie Überflüssiges vermieden werden kann. Es geht nicht darum, das Notwendige vorzuenthalten, meine Damen und Herren, sondern das Überflüssige."

Ergänzend blieben die Richtgrößen das Maß für die Kontrolle der individuellen Verschreibungsweise der Ärzte. Sollten arztgruppenspezifische Richtgrößen überschritten werden, können Wirtschaftlichkeitsprüfungen erfolgen.[51] Die Richtgrößen müssen für die verschiedenen Arztgruppen einzeln gefasst werden, da jede der Gruppen einen unterschiedlichen Bedarf an Verschreibungen aufweist. Internisten haben einen höheren Bedarf an Arzneimitteln als Radiologen oder Augenärzte.

Als Beitrag der Arzneimittelhersteller zur finanziellen Entlastung der GKV schrieb das GSG einen Preisabschlag und ein Preismoratorium für alle Arzneimittel vor, für die zum 1. Januar 1993 kein Festbetrag vorgeschrieben war.[52] Mit dem Preisabschlag für festbetragsfreie Arzneimittel reagierte der Gesetzgeber auf die Kompensationsstrategie der Pharmahersteller, die Umsatzverluste durch die Festbetragsregelung mit Preiserhöhungen auf dem festbetragsfreien Markt ausglichen.[53] Für verschreibungspflichtige Arzneien belief sich der Preisabschlag auf 5 % und für nicht verschreibungspflichtige Arzneimittel auf 2 %. Das zugleich verfügte Preismoratorium schrieb diese Preise der Arzneimittel gesetzlich fest und galt für die Jahre 1993 und 1994. Weil das Preismoratorium für alle Arzneimittel galt, klagten Unternehmen, deren Präparate nicht zulasten der GKV verordnet wurden.

6.2.6 Ambulante Versorgungsstrukturen: Bedarfsplanung

Der Bereich der vertragsärztlichen Versorgung zeichnete sich seit den 1970er Jahren durch eine Ausweitung des Versorgungsangebots aus. In den Jahren von 1970 bis 1980 stieg die Zahl der Vertragsärzte um knapp 32 % an.[54] Zwischen 1971 und 1991 entsprach das einem absoluten Zuwachs auf 74.063 Ärzte, seit 1960 hatte sich die Anzahl der Vertragsärzte verdreifacht. Aus der fast konstanten Zahl der

---

[51]Vgl. § 106 SGB V Abs. 2 Nr. 1 i. d. F. GSG „Wirtschaftlichkeitsprüfung in der vertragsärztlichen Versorgung".

[52]Vgl. Art. 30 GSG „Preismoratorium für Arzneimittel".

[53]Vgl. Abschn. 5.2.7 Arzneimittel: Festbetrag und Negativliste.

[54]Vgl. Reiners (1993, S. 37).

Versicherten resultierte eine erhöhte Arztdichte, sodass zum 31. Dezember 1991 ein berufstätiger Arzt 315 Einwohner versorgte.[55] Zeitgleich mit dem Anstieg der Behandlungsfälle nahmen die abgerechneten Punkte zu. Schließlich veränderte sich das Verhältnis von Fachärzten zu den Allgemeinmedizinern. Während sich die Zahl der Fachärzte von 1970 bis 1990 von 21.000 auf 42.000 verdoppelte, betrug der Zuwachs der Allgemeinmediziner nur ca. ein Fünftel. Aufgrund höherer Punktwerte der Fachärzte führte diese Entwicklung ebenfalls zu einem Anstieg der Kosten bei den niedergelassenen Ärzten. Für die Politik war der Kostenanstieg in der GKV deshalb nicht mit langfristigen Effekten und Ursachen zu klären.

Faktoren wie z. B. die demographische Entwicklung und der medizinische und medizintechnische Fortschritt wirken nur langfristig und erklären deshalb die derzeitigen Kostenschübe nicht. Wenn binnen eines Jahres die Leistungsausgaben der Krankenkassen zweistellig wachsen und auf diesem Niveau erneut zweistellige Zuwachsraten zu erwarten sind, kann dies nicht mit Langfristfaktoren erklärt werden. Vielmehr zeigen sich hier die Auswirkungen erheblicher Unwirtschaftlichkeiten. Die sich zunehmend verschärfende Konkurrenzsituation unter den niedergelassenen Ärzten fördert die Bereitschaft zu einem großzügigen und damit unwirtschaftlichen Verordnungsverhalten. Außerdem wurden Steuerungsinstrumente des GRG, wie z. B. Richtgrößen, Wirtschaftlichkeitsprüfungen und Transparenzvorschriften, noch nicht umgesetzt.[56]

Der Ausgabeblock in der ambulanten Versorgung stieg entsprechend an. Von 1989 bis 1991 verzeichneten die Krankenkassen einen Zuwachs von 22,7 Mrd. auf 26,7 Mrd. DM. Diese Entwicklung entsprach einer Steigerung je Mitglied von 7,5 %.

Das GSG sollte deswegen die Niederlassungen in der kassenärztlichen Versorgung begrenzen, indem es die Bedarfsplanung straffte und wirksamer gestaltete. Die Bedarfsplanung schreibt über Verhältniszahlen die Anzahl der Ärzte vor, die sich in einem Planungsbereich niederlassen dürfen. Dieses Verhältnis wurde im GKAR festgeschrieben und betrug damals für Ärzte 1:500. Diese starre Regelung über Verhältniszahlen wurde mit dem Kassenarzt-Urteil des Bundesverfassungsgerichts gekippt. Weitere Änderungen im Bedarfsplanungssystem durch das KVWG und das GRG hatten nicht zum gewünschten Erfolg gedrosselter und besser gesteuerter Niederlassungen geführt.

---

[55]Vgl. Fraktionen der CDU/CSU, SPD und FDP (1992, S. 97).
[56]Fraktionen der CDU/CSU, SPD und FDP (1992, S. 66).

Für den Stichtag 1. Januar 1999 wurde die Zahl der Vertragsärzte deswegen beschränkt. Mit einer Übergangsfrist von sechs Jahren wurde eine Benachteiligung der noch in der klinischen Ausbildung befindlichen Studenten ausgeschlossen. Ab 1. Januar 1999 erfolgte die Zulassung auf Grundlage von Verhältniszahlen, die gesetzlich festgelegt werden. Diese Verhältniszahlen werden arztgruppenbezogen ermittelt und regeln das jeweilige Verhältnis von Haus- und Fachärzten zu den Einwohnern. Der G–BA konkretisiert diese Vorgaben in der Bedarfsplanungsrichtlinie, in der für jede Arztgruppe angegeben wird, wie viele Ärzte auf wie viele Einwohner in einem Planungsbereich zugelassen werden dürfen. Am 9. März 1993 wurde die erste Bedarfsplanungs-Richtlinie beschlossen[57], auf deren Grundlage die Kassenärztlichen Vereinigungen und Landeskrankenkassenverbände die Bedarfspläne erstellten. Anhand des Bedarfsplans ermitteln die Landesausschüsse die Über- und Unterversorgung in den Gebieten. Die Kassenärztliche Vereinigung erhält dann über ihre Zulassungshandhabung Gelegenheit, die Mangellage oder Überversorgung zu beseitigen. Die Überversorgung wird bei einer um 10 % überschrittenen Verhältniszahl angenommen. Zulassungsanträge von Ärzten, die zu einer Überschreitung der Verhältniszahl führen würden, muss der Zulassungsausschuss ablehnen. Als Ausnahme erlaubt der Bedarfsplan zusätzliche Arztsitze, wenn sie zur Wahrung der Qualität in der vertragsärztlichen Versorgung notwendig sind.[58] In überversorgten Planungsbereichen dürfen keine zusätzlichen Ärzte mehr zugelassen werden. Zugleich wurde die Anstellung von Kassen- bzw. Vertragsärzten in Praxen erlaubt, was auf eine behutsame Öffnung des Modells der Einzelpraxis deutete. Wie bereits zuvor wiederholte der Gesetzgeber seine Forderung nach einer strikten Anbindung der Gesamtvergütung an die Grundlohnsumme. Seehofer sah in der strafferen Bedarfsplanung keinen Systemwechsel, sondern eine dringend notwendige Strukturreform: „Dass ein Zusammenhang zwischen der steigenden Arztzahl und den steigenden Ausgaben besteht, kann man doch ernstlich nicht bestreiten. Ich sagte schon einmal in der ersten Lesung, dass wir in zehn Jahren zusätzlich 17.000 Ärzte bekommen haben. Das ist eine Steigerung um 25 %. Die Behandlungsbedürftigkeit der Menschen ist in demselben Zeitraum um exakt 24 % gestiegen. […] Deshalb müssen wir die Strukturen ändern […] Deshalb müssen wir zur kassenärztlichen Bedarfsplanung kommen."[59]

---

[57]Vgl. Bedarfsplanungs-RL-Ärzte, BAnz. Nr. 110a vom 18.06.1993.
[58]§ 102 SGB V i. d. F. GSG „Bedarfszulassung".
[59]Vgl. Bundestag (1992a, S. 10950).

6.3   Einführung der Pflegeversicherung

6.3.1   Probleme und Zielstellung

Bei einer geschätzten Zahl von 1,65 Mio. Pflegebedürftigen in der Bundesrepublik bestand ein großer Handlungsbedarf, da die Pflegebedürftigkeit regelmäßig mit hohem finanziellen Aufwand und einer Existenzgefährdung einhergeht. „Pflegebedürftigkeit ist ein unabhängig vom Lebensalter bestehendes allgemeines Lebensrisiko, das schon durch eine angeborene Behinderung, aber auch jederzeit durch Unfall oder durch Krankheit eintreten kann. Eine allgemeine Versicherung zur Abdeckung dieses Risikos, vergleichbar den Versicherungen gegen Krankheit, Unfall und Arbeitslosigkeit sowie zur Sicherung des Alterseinkommens, gibt es nicht. Anders als bei Krankheit, bei der die gesetzliche Krankenversicherung die Kosten der Krankenbehandlung im Wesentlichen abdeckt, sind bei Pflegebedürftigkeit der einzelne und seine Familie zunächst allein verantwortlich, die wirtschaftlichen Folgen der Pflegebedürftigkeit zu tragen."[60]

Als damals jüngster Zweig der sozialen Sicherung in Deutschland wurde zum 1. Januar 1995 die Pflegeversicherung als elftes Buch des SGB eingeführt. Einen entsprechenden Gesetzentwurf brachte die schwarz-gelbe Koalition im Juni 1993 ein. Später wurde er mit der gleichlautenden Vorlage der Bundesregierung vom 4. September 1993[61] zusammengeführt. Der Entwurf eines „Gesetzes zur sozialen Absicherung des Risikos der Pflegebedürftigkeit" (Pflegeversicherungsgesetz – PflegeVG) setzte das Vorhaben des Koalitionsvertrags zur Einführung einer weiteren Säule der Sozialversicherung um. Bereits in der vorangegangenen Legislaturperiode hatte Bundesarbeitsminister Blüm Kritik an der ausstehenden Pflegeversicherung geübt und im Rahmen des GRG die Pflegeleistungen erhöht: „Aber 5 Mrd., für die Hilfsbedürftigen aufgebracht, sind mir lieber als 50 Jahre Expertendiskussion darüber, wie es gemacht werden soll. Experten haben jetzt lange genug darüber diskutiert, wer zuständig ist. Die würden noch 20 Jahre über Zuständigkeiten diskutieren – und die Pflegebedürftigen würden allein gelassen. Diese subtilen Trennungslinien zwischen langfristig Kranken, die die Krankenkasse versorgt, und Pflegebedürftigen habe ich überhaupt noch nie ziehen wollen."[62]

---

[60]Vgl. Bundesregierung (1993, S. 1).

[61]Vgl. Bundesregierung (1993).

[62]Vgl. Bundestag (1988, S. 7872).

Nach der ersten Beratung im Bundestag am 9. September 1993[63] erfolgte die Überweisung in den Ausschuss für Arbeit und Sozialordnung. Nach der zweiten Beratung am 22. Oktober 1993 stockte das Gesetzgebungsverfahren aufgrund des Widerspruchs des Bundesrates. Die Kritik der Länderkammer entzündete sich an unzureichend geklärten Finanzierungsfragen wie der Höhe der Beitragsbemessungsgrenze und dem Zeitpunkt, an dem der Länderanteil im Rahmen eines Staatsvertrages konkretisiert werden sollte.[64] Die Länder befürchteten, dass nach erfolgter Einführung der Pflegeversicherung und dem damit verbundenen gesetzliche Anspruch der Versicherten ihr politischer Handlungsspielraum eingeengt würde. Sie wollten die strittigen Fragen deswegen vorneweg klären. Schließlich waren die Ost-Länder besorgt über eine mögliche Belastung ihrer Unternehmen bei einer von der GKV übernommenen paritätischen Finanzierung durch Arbeitnehmer und -geber. In der „Weimarer Erklärung" vom Frühjahr 1993 forderten die Landesminister der neuen Bundesländer eventuelle Kompensationen in Form des Wegfalls eines Feiertages für diese zusätzlichen Ausgaben. Trotz der Detailfragen befürworteten die Länder die Einführung der Pflegeversicherung, da sie sich von ihr eine Entlastung der kommunalen Haushalte erhofften. Bis zur Einführung der Pflegeversicherung brachten die Kommunen über die Sozialhilfe einen Großteil der Aufwendungen für die pflegebedürftigen Menschen auf. „Hinzu kommt die dringend notwendige finanzielle Entlastung unserer kommunalen Haushalte. Um es überspitzt auszudrücken: Die Kommunen bedürfen der Pflegeversicherung genauso dringend wie die Pflegebedürftigen, um handlungsfähig zu bleiben."[65] Im Vermittlungsverfahren klärten die Vertreter von Bundesrat und -tag die strittigen Punkte. Nachdem der Bundesrat am 5. November 1993 den Vermittlungsausschuss angerufen hatte, endeten dessen Beratungen am 9. Dezember 1993. Dringenden Klärungsbedarf sahen die Gesundheitspolitiker bei der Frage, wie sich ein Anstieg der Lohnnebenkosten verhindern ließ. Allerdings zweifelte niemand daran, dass die Pflegeversicherung eingeführt würde, was die Verhandlungen vereinfachte. Der Abgeordnete Vogt aus Düren hob diesen Konsens hervor: „Dazu möchte ich hervorheben: Im Vermittlungsausschuss war nicht umstritten, dass kompensiert werden muss. Nicht das Ob, sondern nur das Wie war umstritten."[66] Der Vorschlag des Vermittlungsausschusses enthielt erhöhte Leistungen für die verschiedenen Pflegestufen und eine duale Finanzierung, bei der die Kommunen die Investitionskosten übernehmen sollten.

---

[63]Vgl. Bundestag (1993).

[64]Vgl. Bundesrat (1993, S. 506).

[65]Ebenda, S. 506.

[66]Bundestag (1993c, S. 17319).

Die Pflegeversicherung diente der Verbesserung der Situation pflegebedürftiger Menschen. Sie sollte die finanziellen Belastungen mindern und die mit der Pflegebedürftigkeit häufig erzwungene Inanspruchnahme der Sozialhilfe reduzieren. Mit der Einführung verband sich der Gedanke des Vorrangs der häuslichen vor der stationären Pflege, denn die Leistungen waren dafür gedacht, die Pflege durch Familienangehörige finanziell zu unterstützen. Für diese Zwecke standen 15 Mrd. DM zu Verfügung. Im Falle der stationären Pflege sollten die Pflegebedürftigen von den pflegebedingten Kosten entlastet werden, jedoch weiterhin die Aufwendungen für Kost und Logis selbst tragen. Für die Finanzierung der stationären Pflege standen jährlich 13 Mrd. DM zur Verfügung.[67] Zwar wurde mit der Pflegeversicherung ein eigener Zweig der Sozialversicherung geschaffen, allerdings wurde er der GKV aufgepfropft. Der Aufbau einer weiteren, kostenträchtigen Verwaltung sollte derart vermieden und die Erfahrungen der Krankenkassen bei Vorsorge, Reha-Maßnahmen und häuslicher Pflege genutzt werden. Schließlich sollte die Einführung der Pflegeversicherung zum Aufbau einer Pflegeinfrastruktur beitragen und so ein Netz ambulanter sozialer Dienste errichten helfen.

6.3.2   Pflegebedürftigkeitsbegriff und Pflegestufen

Zum 1. April 1995 erfolgte der erste Schritt zur Einführung der Pflegeversicherung. Zunächst wurden Leistungen für die häusliche Pflege gewährt, wofür ein Beitragssatz von 1 % erforderlich war. Als zweiten Schritt sah das PflegeVG ab 1. Januar 1996 die anteilige Finanzierung von Leistungen der stationären Pflege vor, deren Finanzierungsbedarf einen Beitragssatzanstieg auf 1,7 % erforderlich machte. Als Maxime der Pflegeversicherung galt das Motto: „Die Pflegeversicherung folgt der Krankenversicherung." Demnach deckte sich der versicherte Personenkreis mit jenem der GKV. Mit dieser Regelung erfasste die neue Pflegeversicherung 90 % der Bevölkerung.[68]

Pflegebedürftig waren laut Definition alle Personen, die wegen ihrer körperlichen, geistigen oder seelischen Krankheit oder Behinderung für die gewöhnlichen und regelmäßig wiederkehrenden Verrichtungen im Ablauf des täglichen Lebens auf Dauer, voraussichtlich für mindestens sechs Monate, in erheblichen oder höheren Maße der Hilfe bedürfen.[69] Die Opposition kritisierte den Pflegebedürftigkeitsbegriff als „Satt- und Sauberpflege". Die Regierungskoalition hingegen

---

[67]Vgl. Bundesregierung (1997, S. 11).

[68]Vgl. Bundestag (1993a, S. 3).

[69]Vgl. § 12 SGB XI i. d. F. PflegeVG „Begriff der Pflegebedürftigkeit".

betonte, dass „die pflegerische Versorgung darauf ausgerichtet sein [muss], den Pflegebedürftigen in seine Pflege und Betreuung aktiv einzubeziehen, um seinen Willen und seine Fähigkeit zur Selbsthilfe zu fördern und zu unterstützen"[70]. Mit der genauen Definition wollte der Gesetzgeber nicht die Fehler der Vergangenheit wiederholen, denn der bereits im SGB V enthaltene Pflegebedürftigkeitsbegriff wurde seiner Zeit nicht abschließend geregelt. Die durch die Krankenkassen erlassenen Richtlinien über die Schwerpflegebedürftigkeit wurden deswegen aufgrund der Rechtsprechung wiederholt angepasst. Der Gesetzgeber wollte den Begriff im PflegeVG diesmal rechtssicher und gerichtsfest gestalten.

Das PflegeVG führte drei Pflegestufen ein. Pflegestufe I erfasst alle Menschen, die erheblich pflegebedürftig sind, weil sie mindestens einmal täglich Hilfe bei Körperpflege, Nahrungsaufnahme oder Mobilität benötigen und zusätzlich mehrfach in der Woche Unterstützung bei der hauswirtschaftlichen Versorgung benötigen. In Pflegestufe II werden schwerpflegebedürftige Menschen eingestuft, die dreimal täglich sowie für die Haushaltsführung mehrfach wöchentlich Betreuung benötigen. Schwerstpflegebedürftige der Pflegestufe III sind alle, die täglich rund um die Uhr, auch nachts, Hilfe brauchen.[71] Während die Regierungskoalition die konkreten Definition der Voraussetzungen für die Pflegestufen begrüßte, kritisierte die Opposition eine Ausgrenzung von 400.000 Anspruchsberechtigten, die „wegdefiniert"[72] würden. Die Debatte um den Pflegebedürftigkeitsbegriff sollte nicht verstummen und mit dem PSG II zu einer Neufassung des Begriffs führen.[73]

6.3.3 Leistungen der Pflegeversicherung

Die Pflegeversicherung wurde nicht als Vollversicherung konzipiert. In Abhängigkeit vom Schweregrad der Pflegebedürftigkeit wurde durch das PflegeVG ein Anspruch auf Pflegesachleistungen eingeführt. Diese beliefen sich auf 750 DM in Pflegestufe I bis 2800 DM in Pflegestufe III. Als Kompensation für die Pflegesachleistungen kann Pflegegeld beantragt werden, wenn der Pflegebedürftige die hauswirtschaftliche Versorgung selbst sicherstellt. Die Kontrolle obliegt dem MDK und den zugelassenen Pflegediensten. Neben die finanzielle Unterstützung und die Sachleistungen treten die personellen Pflegeleistungen. Wollen Angehörige

---

[70]Vgl. Bundestag (1993b, S. 15821).
[71]Vgl. § 13 SGB XI i. d. F. PflegeVG „Stufen der Pflegebedürftigkeit".
[72]Vgl. Bundestag (1993b, S. 15827).
[73]Vgl. Abschn. 12.10.2 PSG II: Neuer Pflegebedürftigkeitsbegriff.

von Pflegebedürftigen in den Urlaub fahren oder sind sie verhindert, können sie sich von einer Pflegevertretung für bis zu vier Wochen ablösen lassen. Sollte eine Betreuung rund um die Uhr notwendig, aber nicht möglich sein, wurde die Tages- und Nachtpflege in teilstationären Einrichtungen eingeführt. Wenn sich die privaten Bedürfnisse und die Verantwortung für die Pflegebedürftigen vorübergehend weder mit der häuslichen noch der teilstationären Pflege in Einklang bringen lassen, können Pflegebedürftige im Rahmen der Kurzzeitpflege betreut werden. Das PflegeVG verbesserte die soziale Sicherung der Pflegepersonen. Pflegende Familienangehörige sahen sich vor das Problem gestellt, aufgrund fehlender Arbeitstätigkeit keine Beiträge an die Rentenkasse zu entrichten. Für alle Personen, die mindestens 14 h unentgeltlich einen Pflegebedürftigen betreuen und deswegen höchstens 30 h arbeiten können, führten die Pflegekassen nunmehr Beiträge an die gesetzliche Rentenversicherung ab. Zugleich genießt die pflegende Person den Schutz der Unfallversicherung. Sollte der Pflegebedürftige im Heim betreut werden, wurden für die pflegebedingten Aufwendungen zwischen 2000 und 3300 DM zur Verfügung gestellt.

6.4   Zwischenfazit: Vorboten einer neuen Gesundheitspolitik

Als wichtigstes Gesetzgebungsverfahren deutete das GSG bereits an, in welche Richtung sich die Gesundheitspolitik weiterentwickeln wird. Die Stärkung des Wettbewerbs bei zugleich strengeren Vorschriften und die weitreichende staatliche Hoheit gegenüber der Selbstverwaltung rückten mit den voranschreitenden Gesundheitsreformen in den Mittelpunkt. Die Regelungsinhalte des GSG gaben ein Vorgeschmack auf anstehende Veränderungen hin zu umfassenderen gesetzlichen Vorgaben und einem zunehmenden Einfluss des Staates auf das Gesundheitswesen. Die Exekutive scheint solche Inhalte am besten mit der SPD durchsetzen zu können. Die ministerialen Beamten bevorzugten seit jeher die staatliche Hoheit gegenüber der Selbstverwaltung, doch weil viele Vorhaben aus den Gesetzentwürfen gestrichen wurden, nahm dieser Prozess länger in Anspruch. Aufgrund eines zunehmenden Kostendrucks konnten sich solche Ansätze besser durchsetzen. Mit der SPD in der Regierungsbeteiligung hat die Ministerialverwaltung stets einen Partner, um die Selbstverwaltung sukzessive einzuschränken.[74] CDU/CSU und FDP hingegen besetzen eher traditionelle

---

[74]Paquet (2009, S. 32).

gesundheitspolitische Positionen. Deswegen gab es in der darauffolgenden Legislaturperiode unter schwarz-gelb zwar eine Renaissance der Selbstverwaltung – doch mit Beteiligung der SPD an der Ausformulierung des GSG war der Anfang gemacht. Der auf das GSG datierte „Stimmungswechsel"[75] in der Gesundheitspolitik war nur ein Vorbote. Die eigentliche Zäsur und der Bruch mit dem traditionell an Selbstverwaltung und Korporatismus ausgerichteten und sektoral gegliederten Gesundheitswesen erfolgte erst später, und zwar zum Regierungswechsel 1998.

Das GSG gab aber bereits die Richtung vor: Mit der freien Kassenwahl und dem RSA wurde der Wettbewerb zwischen den Kassen gestärkt. Zugleich sollten die Krankenkassen mit der sektorenübergreifenden Budgetierung und den Arzneimittelbudgets einerseits und der Bedarfsplanung andererseits gegenüber den Verbänden der stationären und vertragsärztlichen Leistungserbringer in eine bessere Verhandlungsposition gebracht werden. Die Politik schrieb den Krankenkassen zwar die Rolle zu, als Kontrolleure der Budgets ein weiteres Wachstum bei den Leistungserbringern des Gesundheitssektors zu verhindern. Fraglich bleibt, ob die Krankenkassen diese Aufgabe zu erfüllen vermögen. Die Wirkungslosigkeit vorangegangener Gesamtvergütungsregelungen der kassen- bzw. vertragsärztlichen Versorgung hatten gezeigt, dass auch die Krankenkassen Zwängen unterliegen, weswegen sie vom Gesetzgeber abweichende Zielvorstellungen verfolgen. Schließlich vermochten die Kassenärztlichen Vereinigungen den Regelungsgehalt der gedeckelten Gesamtvergütung weitgehend zu entkräften, weil die Kassen im Wettbewerb um Versicherte den Ärztevertretungen entsprechende Offerten machten.

Wie bereits in der Legislaturperiode zuvor nutzte die Politik die staatliche Ersatzvornahmen und hoheitliche Anweisung, um ihre gesundheitspolitischen Ziele umzusetzen. Bereits die Negativliste wurde auf dem Verordnungswege zusammengestellt. Preismoratorium und Preisabschlag zeigen, wie bei den Arzneimittelausgaben mit dem direkten gesetzlichen Eingriff nach Lösungen gesucht wurde. Bei der vertragsärztlichen Versorgung intervenierte der Gesetzgeber mit den Arzneimittelbudgets ebenfalls direkt in das Verordnungsverhalten. Im Gegensatz zu den Richtgrößen, die dem individuellen Verschreibungsverhalten der Ärzte mehr Raum ließen, wurde mit den Budgets eine feste Ausgabenbegrenzung eingezogen. Zwar oblag die Definition der Höhe der Budgets den Partnern der Selbstverwaltung, aber der an das Referenzjahr 1991 gekoppelte Basisindex war vorgegeben und schränkte den Verhandlungsspielraum der Kassenärztlichen Vereinigungen ein.

---

[75]Vgl. Hartmann (2010, S. 341).

Literatur

Bundesrat. 1993. Plenarprotokoll der 662. Bundesratssitzung (05.11.1993).

Bundesregierung. 1993. *Entwurf eines Gesetzes zur sozialen Absicherung des Risikos der Pflegebedürftigkeit (Pflege-Versicherungsgesetz — PflegeVG).* BT-Drs. 12/5617 (04.09.1993). Bonn.

Bundesregierung. 1997. *Unterrichtung durch die Bundesregierung. Erster Bericht über die Entwicklung der Pflegeversicherung.* BT-Drs. 13/9528 (19.12.1997). Bonn.

Bundesregierung. 1998. *Dritter Bericht des Bundesministeriums für Gesundheit zur Entwicklung der Beitragssätze in der GKV und zur Umsetzung der Empfehlungen und Vorschläge der Konzertierten Aktion zur Erhöhung der Leistungsfähigkeit, Wirksamkeit und Wirtschaftlichkeit im Gesundheitswesen (Dritter Bericht nach § 141 SGB V).* BT-Drs. 13/11256 (08.07.1998). Bonn

Bundesregierung. 2003. *Entwurf eines Gesetzes über die Verordnungsfähigkeit von Arzneimitteln in der vertragsärztlichen Versorgung.* BT-Drs. 15/1071 (28.05.2003). Berlin.

Bundestag. 1981. *Zweite Beratung des vom Bundesrat eingebrachten Entwurfs eines Gesetzes zur Änderung der RVO und des KHG.* BT-PlPr. 9/64 (12.11.1981), S. 3659–3762. Bonn.

Bundestag. 1991. *Regierungserklärung des Bundeskanzlers Helmut Kohl.* BT-PlPr. 12/5 (30.01.1991), S. 67–79. Bonn.

Bundestag. 1992. *Erste Beratung des von den Fraktionen der CDU/CSU, SPD und FDP eingebrachten Entwurfs eines Gesetzes Sicherung und Strukturverbesserung der gesetzlichen Krankenversicherung (Gesundheits-Strukturgesetz).* BT-PlPr. 12/117 (05.11.1992), S. 9918–9943. Bonn.

Bundestag. 1992a. *Zweite und dritte Beratung des von den Fraktionen der CDU/CSU, SPD und F.D.P. eingebrachten Entwurfs eines Gesetzes zur Sicherung und Strukturverbesserung der gesetzlichen Krankenversicherung (Gesundheits-Strukturgesetz).* BT-PlPr. 12/127 (09.12.1992), S. 10914–10973. Bonn.

Bundestag. 1993. *Erste Beratung des von der Bundesregierung eingebrachten Entwurfs eines Gesetzes zur sozialen Absicherung des Risikos der Pflegebedürftigkeit (Pflege-Versicherungsgesetz).* BT-PlPr. 12/173 (09.09.1993), S. 15004. Bonn.

Bundestag. 1993a. *Bericht des Ausschusses für Arbeit und Sozialordnung zum Entwurf eines Gesetzes zur sozialen Absicherung des Risikos der Pflegebedürftigkeit (Pflege-Versicherungsgesetz — PflegeVG).* BT-Drs. 12/5952 (21.10.1993). Bonn.

Bundestag. 1993b. *Zweite und dritte Beratung des Entwurfs eines Gesetzes zur sozialen Absicherung des Risikos der Pflegebedürftigkeit (Pflege-Versicherungsgesetz).* BT-PlPr. 12/183 (22.10.1993), S. 15820–15858. Bonn.

Bundestag. 1993c. *Beratung der Beschlussempfehlung des Vermittlungsausschusses zu dem Gesetz zur sozialen Absicherung des Risikos der Pflegebedürftigkeit (Pflege-Versicherungsgesetz).* BT-PlPr. 12/200 (10.12.1993), S. 17319–17337. Bonn.

Bundestag. 1988. *Zweite und dritte Beratung des Entwurfs eines Gesetzes zur Strukturreform im Gesundheitswesen (Gesundheits-Reformgesetz).* BT-PlPr. 11/111 (25.11.1988), S. 7841–7926. Bonn.

DKG. 2015. *Bestandsaufnahme zur Krankenhausplanung und Investitionsfinanzierung in den Bundesländern.* Berlin.

Fraktionen CDU/CSU und FDP. 1991. Koalitionsvereinbarung für die 12. Legislaturperiode des Deutschen Bundestages. In *CDU Dokumentation 2/1991*, Bonn.

Fraktionen der CDU/CSU, SPD und FDP. 1992. *Entwurf eines Gesetzes zur Sicherung und Strukturverbesserung der gesetzlichen Krankenversicherung (Gesundheits-Strukturgesetz)*. BT-Drs. 12/3608 (05.11.1992). Bonn.

Gerdelmann, Werner. 2006. DRG in Deutschland. Eine (noch) unvollendete Geschichte. In *Gesundheitsökonomie und Gesundheitspolitik. Im Spannungsfeld zwischen Wissenschaft und Politikberatung*, Hrsg. Herbert Rebscher, 631–641. Heidelberg: Economica.

Hartmann, Anja. 2010. Die Gesundheitsreform der Großen Koalition. Kleinster gemeinsamer Nenner oder offenes Hintertürchen. In *Die zweite Große Koalition. Eine Bilanz der Regierung Merkel 2005 – 2009*, Hrsg. C. Egle, R. Zohlnhöfer, S. 327-349. Wiesbaden: VS Verlag.

Minn, Norbert. 2006. Risikostrukturausgleich. Ordnungspolitische Begründung eines umstrittenen Instruments. In *Gesundheitsökonomie und Gesundheitspolitik. Im Spannungsfeld zwischen Wissenschaft und Politikberatung*, Hrsg. Herbert Rebscher, 309–327. Heidelberg: Economica.

Paquet, Robert. 2009. Motor der Reform und Schaltzentrale. Die Rolle des Bundesministeriums für Gesundheit in der Gesundheitsreform. In *Gesundheitsreform 2007. Nach der Reform ist vor der Reform*, Hrsg, W. Schroeder/R. Paquet, 32–49. Wiesbaden: VS Verlag für Sozialwissenschaften.

Perschke-Hartmann, Christiane. 1994. Die doppelte Reform. Gesundheitspolitik von Blüm zu Seehofer, Wiesbaden: Springer Fachmedien.

Reiners, Hartmut. 1993. Das Gesundheitsstrukturgesetz „Ein Hauch von Sozialgeschichte"? Werkstattbericht über eine gesundheitspolitische Weichenstellung, Buchreihe *Jahrbuch für kritische Medizin*, Bd. 20, 21–33. Hamburg: Argument.

Schulte, Gerhard. 2006. Kontinuität und Diskontinuität in der Gesetzgebung zur Arzneimittelversorgung seit 1988. In *Gesundheitsökonomie und Gesundheitspolitik. Im Spannungsfeld zwischen Wissenschaft und Politikberatung*, Hrsg. Herbert Rebscher, 527–542. Heidelberg: Economica.

Sodan, Helge/O. Gast. 2002. *Umverteilung durch den „Risikostrukturausgleich". Verfassungs- und europarechtliche Grenzen des Finanztransfers in der GKV*. Berlin: Duncker & Humblot.

Weber, Ariane. 2004. *Die Veränderung der Finanzierungsweisen medizinischer Leistungen am Beispiel der Krankenhausfinanzierung seit dem Gesundheitsstrukturgesetz 1993 bis zum GKV-Gesundheitsreformgesetz 2000*, Göttingen: Cuvillier.

Die Gesundheitspolitik unter der schwarz-gelben Koalition 1994–1998

7

7.1 Koalitionsvertrag und Regierungserklärung

Kohls Erklärung zum Regierungsprogramm für die 13. Legislaturperiode stellte die dritte Reform des Gesundheitswesens in einen größeren Zusammenhang und bettete sie ein in den generellen Umbau des Sozialstaats. In diesem Zusammenhang besaß nicht die Verbesserung der Gesundheitsversorgung Priorität, sondern die Gesundheitsreform war eine von vielen Maßnahmen zur Entlastung der Sozialsysteme. „Der dritte Schwerpunkt für den Umbau des Sozialstaats ist die Fortsetzung der Gesundheitsreform. Ziel dieser Reform ist es, die Leistungsfähigkeit und Finanzierbarkeit unseres Gesundheitswesens zu erhalten."[1]

Das Regierungsprogramm der schwarz-gelben Koalition in der 13. Legislaturperiode versprach die dritte Stufe der Gesundheitsreform. Als Orientierung gab der Koalitionsvertrag einen verstärkten Wettbewerb in einem plural organisierten System vor. Erneut erkannten die Koalitionäre die flexible Vertragsgestaltung als ein Instrument zur Kostensenkung. Weiterhin blieb die Kostendämpfung das zentrale Vorhaben aller gesundheitspolitischen Anstrengungen, weswegen die befristete Budgetierung fortgeschrieben werden sollte. Schließlich setzte sich die schwarz-gelbe Koalition das Ziel, die pharmazeutische Forschung zu stärken.[2]

---

[1]Vgl. Bundestag (1994, S. 45).
[2]Vgl. CDU/CSU und FDP (1994, S. 27 f.).

© Springer Fachmedien Wiesbaden GmbH 2017
F. Illing, *Gesundheitspolitik in Deutschland,*
DOI 10.1007/978-3-658-17609-9_7

7.2   Initiativen zur Kostensenkung

7.2.1   Beitragsentlastungsgesetz

Laut Gesetzentwurf sahen sich CDU/CSU und FDP mit einer Arbeitslosigkeit konfrontiert, welche die Grundfesten der Gesellschaft bedrohe. So habe die Arbeitslosigkeit in Deutschland ein Ausmaß erreicht, welches gesellschafts- und sozialpolitisch inakzeptabel sei und die wirtschaftlichen Fundamente des Sozialstaates gefährde. Zugleich summierten sich die Defizite der Kassen im Jahre 1995 auf insgesamt 7,5 Mrd. DM.[3] Daraufhin brachten die Regierungsfraktionen den Entwurf eines „Gesetzes zur Entlastung der Beiträge in der gesetzlichen Krankenversicherung" (Beitragsentlastungsgesetz – BeitrEntlG) ein.[4] Am 28. Juni 1996 beschloss der Bundestag das BeitrEntlG. Es trat am 1. Januar 1997 in Kraft.[5] Das BeitrEntlG war Bestandteil des „Programms für Wachstum und Beschäftigung", welches auch als Sparpaket bekannt wurde.

Im Gesetzentwurf lokalisierte die Koalition die Ursachen für die hohe Arbeitslosigkeit auch in den Sozialversicherungsbeiträgen:

> Die Gefährdung des Wirtschaftsstandorts Deutschland ist insbesondere auf ein hohes Niveau von Steuern und Sozialversicherungsabgaben zurückzuführen. Die im Programm für mehr Wachstum und Beschäftigung beschlossenen Maßnahmen im Bereich der Rentenversicherung, der Arbeitslosenversicherung und der Krankenversicherung setzen die Rahmenbedingungen für eine Konsolidierung der Sozialversicherungshaushalte und die vorgesehene Reduzierung des Gesamtsozialversicherungsbeitrags.[6]

Alle Kürzungen im Leistungskatalog der GKV sollten zu Entlastungen mit einem Volumen von 7,5 Mrd. DM ab dem Jahr 1997 führen. Das BeitrEntlG reduzierte die Beitragssätze, baute die Fehlbelegung in den Krankenhäusern mithilfe der Pflegeversicherung ab und erhöhte die Arzneimittelzuzahlung. Mit diesen Maßnahmen plante der Gesetzgeber die Beitragssätze kurzfristig festzuschreiben und zum 1. Januar 1997 um 0,4 Prozentpunkte zu senken. Um die Beitragssätze tatsächlich zu senken und Betriebe und Beitragzahler zu entlasten, untersagte das Gesetz den Kassen im Jahr 1996 prinzipiell Beitragssatzerhöhungen. Zum 1. Januar 1997 schließlich mussten die Beitragssätze um 0,4 Prozentpunkte gesenkt

---

[3]Vgl. Fraktionen der CDU/CSU und FDP (1996c, S. 16).
[4]Vgl. Fraktionen der CDU/CSU und FDP (1996a).
[5]Vgl. BGBl 1996 Nr. 55 vom 07.11.1996, S. 1631.
[6]Vgl. Fraktionen der CDU/CSU und FDP. (1996a, S. 1).

werden. Die mengenabhängige Arzneimittelzuzahlung wurde von bis dato 3,- DM, 5,- DM und 7,- DM auf künftig 4,- DM, 6,- DM und 8,- DM erhöht. Bisherige Härtefallregelungen galten weiter und stellten Kinder sowie Bezieher niedriger Einkünfte weiterhin von Zuzahlungen frei. Ebenso sollten chronisch Kranke mit dieser Ausnahme vor unzumutbaren finanziellen Belastungen geschützt werden. Die neuen Zuzahlungsmodalitäten sollten Einsparungen von ca. 700 Mio. DM realisieren.

Aufgrund einer „Ausgabenexplosion"[7] von 1992 bis 1995 von 3,4 auf 5,1 Mrd. DM fiel die Verschreibung von Kuren ebenso dem Rotstift zum Opfer wie der Zuschuss für Brillen. In der Debatte des Bundestages zeigten die Abgeordneten kein Verständnis für die Inanspruchnahme der vielfältigen Angebote des Gesundheitswesens. Seehofer kritisierte eine ungleiche Verteilung von Finanzierung und Nutzung: „Das Kernproblem unserer Sozialsysteme ist gerade auch im Bereich des Gesundheitswesens und der gesetzlichen Krankenversicherung, dass die Krankenversicherung zwar solidarisch finanziert wird, in weiten Bereichen aber unsolidarisch in Anspruch genommen wird. Es geht darum, diese unsolidarische Inanspruchnahme zurückzuschneiden."[8] Das Gesetz sah entsprechend erhöhte Zuzahlungen bei Kuren vor. Einen neuen Weg ging es in der zahnmedizinischen Behandlung. Anstatt Zahnersatz weiter zu fördern, strich es diese Leistung für nach dem Jahr 1978 Geborene grundsätzlich aus dem Katalog der Krankenversicherung.

7.2.2 Stationärer Sektor

Trotz Einführung der Fallpauschalen mit dem GSG nahmen die Ausgaben im Krankenhausbereich weiter zu und wurden so der Vorgabe der Beitragssatzstabilität nicht gerecht.[9] Von 1992 bis 1995 stiegen die Ausgaben im stationären Sektor doppelt so stark wie die Grundlohnsumme der Krankenkassenmitglieder. Ein großer Teil des Defizits des ersten Halbjahrs in Höhe von 5,4 Mrd. DM ließ sich auf die Kostenentwicklung im stationären Sektor zurückführen. Weitere Schritte schienen der Politik unerlässlich und die Fraktionen von CDU/CSU und FDP

---

[7]Vgl. Fraktionen der CDU/CSU und FDP (1996a, S. 7).

[8]Vgl. Bundestag (1996b, S. 10563).

[9]Vgl. Behrends (2009, S. 9).

brachten den Entwurf für ein „Gesetz zur Stabilisierung der Krankenhausausgaben 1996" (Krankenhaus-Stabilisierungsgesetz – KHStabG 1996) ein.[10] Es trat am 1. Januar 1996 in Kraft.[11] Das Gesetz fixierte entgegen der Finanzierungsvorgabe des KHG für das Jahr 1996 als befristete Sofortmaßnahme den Gesamtbetrag der Krankenhäuser im Rahmen eines festen Budgets. Der Gesamtbetrag eines Krankenhauses für stationäre Behandlungen sowie ambulante Operationen und nachstationäre Behandlungen durfte den Betrag des Vorjahres nicht übersteigen. Einzig die Tarifsteigerungen fanden Eingang in die Kalkulation: „Als auf ein Jahr befristete Sofortmaßnahme werden die Erlöse der Krankenhäuser im Jahr 1996 höchstens um die lineare Steigerungsrate der Vergütung nach dem Bundes-Angestelltentarifvertrag erhöht."[12] Das KHStabG 1996 schrieb die festen Budgets der Krankenhäuser fort, die bereits durch das GSG für die Jahre 1993 bis 1995 galten. Anstelle der an die Veränderungsrate der beitragspflichtigen Mitgliedsbeiträge gekoppelten Zuwächse wurde die Erhöhung nur durch den BAT vorgegeben. Die Gesundheitspolitik sah sich zur fortgesetzten Budgetierung gezwungen, auch wenn sie diese – zumindest nach eigener Aussage – ablehnte und die angedachte Vertragsfreiheit weiter und weiter nach hinten verschob. Nun war vorgesehen, dass ab dem Jahr 1997 wieder die Selbstverwaltungspartner die Ausgaben der Krankenhäuser auf Landesebene durch eine Gesamtvergütungsregelung begleichen. Der CDU-Abgeordnete Kors kündigte die angedachte Rückkehr zur Normalität in der abschließenden Plenardebatte an: „Deshalb setzen wir auf den Vorrang der Selbstverwaltung, der nach unserer Vorstellung auch im Krankenhausbereich ab 1997 Wirklichkeit werden soll; denn den tatsächlichen Finanzbedarf und die Möglichkeiten zur Ausnutzung von Wirtschaftlichkeitsreserven kann doch ein Politiker nicht besser beurteilen als die Partner der Selbstverwaltung."[13]

7.3   Gescheiterte Gesetzgebungsverfahren

7.3.1   Das gescheiterte Krankenhaus-Neuordnungsgesetz

Das GSG hatte im Krankenhaussektor das System der Kostenerstattung durch ein System der Fallpauschalen und differenzierten Sonderentgelte ersetzt. Hinzu traten

---

[10]Vgl. Fraktionen der CDU/CSU und FDP (1995).
[11]Vgl. BGBl I 1996 Nr. 24 vom 07.05.1996, S. 655.
[12]Vgl. Fraktionen der CDU/CSU und FDP. (1995, S. 1).
[13]Bundestag (1996, S. 7132).

die erweiterten ambulanten Versorgungsmöglichkeiten und Entlastungen der GKV durch die Überführung von Leistungen in die Pflegeversicherung. Mit diesen Änderungen öffnete die Gesundheitspolitik den stationären Sektor als bis dahin geschlossenen Bereich und größten Kostenblock im Gesundheitswesen. Im Jahr 1992 gab es in Deutschland 2350 Akutkrankenhäuser mit 600.000 Betten, in denen insgesamt 14,4 Mio. Patienten behandelt wurden. Im leistungsorientierten System erblickte der Gesetzgeber die Möglichkeit, die Krankenhausentgelte in einem stetigen Prozess zu optimieren, was im Wesentlichen deren Senkung entsprach. Von diesem Ausgangspunkt beginnend sollten weitere Schritte hin zu einem sparsameren Mitteleinsatz gegangen werden. Ein Schritt hierzu war das „Gesetz zur Neuordnung der Krankenhausfinanzierung 1997" (Krankenhaus-Neuordnungsgesetz – KHNG 1997). Den Entwurf brachten die Koalitionsfraktionen am 22. November 1995 ein.[14] Wesentliche Grundzüge hierzu hatte eine Arbeitsgruppe der Koalitionsfraktionen in einem Eckpunktepapier am 7. November 1995 beschlossen. Das Gesetz wurde zwar am 24. Mai 1996 abschließend beraten, scheiterte dann jedoch am Votum des Bundesrates.[15] In Voraussicht des Scheiterns, zumindest aber des nicht mehr fristgerechten Inkrafttretens, brachten die Regierungsfraktionen zeitgleich den Entwurf zum „Gesetz zur Stabilisierung der Krankenhausausgaben 1996" ein.[16]

Das KHNG 1997 übertrug den Partnern der Selbstverwaltung die Aufgabe zur Weiterentwicklung der in der BPflV vorgegebenen Fallpauschalen- und Sonderentgeltkataloge. Unter dem Motto „Vorfahrt für die Selbstverwaltung" gliederte es die Festsetzung der Fallpauschalen und Sonderentgelte aus der BPflV aus. Es oblag nunmehr den Partnern der Selbstverwaltung auf Bundesebene, diesen Bereich zu gestalten. Ebenso wurde den Verbänden die Verhandlungshoheit über die Höhe der Budgets übertragen: „Die gesetzlichen Budgetierungen sind bei Ärzten, Zahnärzten und Krankenhäusern aufgehoben worden. Es wird zukünftig wieder Sache der Selbstverwaltung sein, in den Verhandlungen zu beurteilen, in welchem Maße Anpassungen erforderlich sind. Dabei darf es nicht so sein, dass sich unumgängliche Entwicklungen nicht in der finanziellen Ausstattung widerspiegeln. Ich denke dabei zum Beispiel an Verschiebungen zwischen dem ambulanten und dem stationären Sektor. Wenn immer mehr Patienten von niedergelassenen Ärzten behandelt werden, die früher stationär im Krankenhaus

---

[14]Vgl. Fraktionen der CDU/CSU und FDP (1995a).

[15]Vgl. Bundesrat (1996a, S. 417).

[16]Vgl. Abschn. 7.2.2 Stationärer Sektor.

behandelt wurden, dann muss das entsprechende Geld in den Sektor der niedergelassenen Ärzte transferiert werden."[17]

Mit dem KHNG 1997 sollte den Landesverbänden der Krankenkassen ein Mitwirkungsrecht bei der Krankenhausplanung der Länder zugestanden werden. In der dualen Krankenhausfinanzierung finanzieren die Länder die Investitionen der Krankenhäuser, während die Krankenkassen die Betriebskosten tragen. Da die Betriebskosten die Investitionskosten um ein Vielfaches übersteigen, sahen sich die Krankenkassen unzureichend an der Krankenhausplanung beteiligt. Den Wettbewerb unter den Krankenkassen sollte das Gesetz stärken, indem es den Landesverbänden der Krankenkassen erlaubte, einzelne Versorgungsverträge mit den Krankenhäusern zu schließen oder aufzukündigen. Mit dem KHNG 1997 wäre die Qualitätssicherung neu ausgerichtet worden und die ambulante Behandlung im Krankenhaus sollte an das mit dem GSG eingeführte ambulante Operieren anknüpfen. Unter der Leitlinie „Ambulant vor stationär" sollten die niedergelassenen Fachärzte die Patienten in die Kliniken überweisen, in denen hoch spezialisierte Leistungen erbracht werden sollten. Im Gegensatz zum ambulanten Operieren, bei dem bisher stationär versorgte Patienten in vereinfachter Form ohne Unterkunft und Verpflegung behandelt werden, beschränkte sich die ambulante Behandlung im Krankenhaus auf spezielle Leistungen, die die DKG und die KBV in einem Katalog festlegen sollten.[18] Nachdem diese Regelung auch aus der Gesundheitsreform 2000 gestrichen wurde, fand sie mit dem GMG Eingang in die Versorgung.

Letztlich scheiterte das Gesetz am Widerspruch des Bundesrates, denn die Länder bewerteten die geplante landesweit gedeckelte Gesamtvergütung kritisch, die mit dem KHNG 1997 ebenfalls hätte eingeführt werden sollen. Darunter ist eine landesweite Gesamtvergütung zu verstehen, die die Landesverbände der Krankenkassen und die Krankenhausgesellschaft vereinbart hätten. Diese Gesamtvergütung durfte durch die Summe aller Abrechnungen der Krankenhäuser insgesamt nicht überschritten werden, wobei die Erlöse der Krankenhäuser aus Fallpauschalen, Sonderentgelten und tagesgleichen Pflegesätzen (Budgetbereich) sowie aus der vor- und nachstationären Behandlung und dem ambulanten Operieren einbezogen würden. Hätte aber die individuelle Budgetverhandlung

---

[17]Vgl. Bundestag (1996a, S. 9557).

[18]Während beim ambulanten Operieren jene Patienten ambulant behandelt werden, die zuvor stationär behandelt wurden, werden bei der ambulanten Behandlung im Krankenhaus solche Leistungen erbracht, die eigentlich der vertragsärztlichen Versorgung vorbehalten sind.

eines einzelnen Krankenhauses zu einem Ergebnis geführt, das über der ausgehandelten Gesamtvergütung lag, so sollte bei allen Krankenhäusern im Land
linear gekürzt werden. Entsprechend dieser Regelung wären alle Krankenhäuser
gezwungen gewesen, ihre Rechnungen entsprechend zu mindern, unabhängig
vom individuellen Betriebsergebnis. Die Länder lehnten solch eine Regelung ab,
denn mit ihr würden kostendeckend arbeitende Krankenhäuser im Vergleich zu
den übrigen schlechter gestellt.[19] Mit einem für jedes Krankenhaus festgeschriebenen Gesamterlösbetrag entstand zudem die potenzielle Gefahr von Mehrkosten
für die Bundesländer. Sollten die Krankenhäuser nicht effizient genug arbeiten,
würden Kommunen, Landkreise und schließlich das Land für die Kosten aufkommen müssen. Der Bundesrat monierte ebenso die zu weitgehende obligatorische
Konsensfindung zwischen den Landesverbänden der Krankenkassen und den
Ländern in der Krankenhausplanung. „Damit bestünde vor allem die Gefahr, dass
die Länder ihrem Sicherstellungsauftrag für die stationäre Versorgung und damit
ihrer Letztverantwortung für die gesundheitliche, im ganzen Land gleichwertige
Daseinsfürsorge nicht mehr gerecht werden können.“[20]

7.3.2   Das gescheiterte GKV-Weiterentwicklungsgesetz

Der Umstand, dass Eingriffe und Regulierungen die Kostenentwicklung im
Gesundheitswesen nicht dämpfen konnten, führte die Gesundheitspolitiker von
CDU/CSU und FDP zur Annahme, dass „eine noch stärkere Regulierung und
Kontrolle des Gesundheitswesens durch zusätzliche Interventionen des Gesetzge-
bers nicht geeignet sind, stabile Beitragssätze in der gesetzlichen Krankenversi-
cherung auf Dauer zu gewährleisten“.[21] Indem der Selbstverwaltung mehr
Einfluss auf die Stellgrößen der Gesundheitsversorgung gegeben werden sollte,
wollte der Gesetzgeber ein sich selbst steuerndes System schaffen.

Unter dieser Prämisse legten CDU/CSU und FDP am 30. Januar 1996 den
Entwurf eines „Gesetzes zur Weiterentwicklung der Strukturreform in der gesetzlichen Krankenversicherung“ (GKV-Weiterentwicklungsgesetz – GKVWG)
vor. Der Entwurf beruhte auf den Eckpunkten der Koalitionsarbeitsgruppe zur
Gesundheitsreform im ambulanten Bereich vom 18. Dezember 1995. Am 24. Mai
beschloss der Bundestag in der zweiten Lesung das Gesetz, das schließlich am

---

[19]Vgl. Bundesrat (1996, S. 258).
[20]Bundesrat (1996, S. 259).
[21]Vgl. Fraktionen der CDU/CSU und FDP (1996, S. 1).

Votum des Bundesrates scheiterte. Das GKVWG sollte die Handlungsfreiheit der Krankenkassen und der Kassenärztlichen Vereinigungen vergrößern, zugleich aber die Bedingungen für die Erhöhung von Beitragssätzen verschärfen. Damit einhergehend schränkte es die Befugnisse staatlicher Aufsichtsbehörden ein. Die Koalition verteidigte diesen Schritt gegen den Vorwurf eines Rückzugs des Staates:

> Nirgendwo in unseren Vorlagen, auch nicht in den Diskussionsbeiträgen, haben wir gesagt, dass wir das gesamte Steuerungs- und Rahmensetzungsvermögen des Staates abschaffen wollen. Wir sagen nur – um das Stichwort ‚Rahmensetzung' zu betonen –: Der Staat soll überall da, wo die Beteiligten vor Ort, die in der Regel auch mehr davon verstehen, das selbst machen können, es ihnen überlassen und nur den Rahmen dafür setzen, dass der Prozess fair, gerecht und sozial verträglich abläuft.[22]

In der Begründung zum Gesetz wird kritisiert, dass mit dem GSG zwar eine Grundlage für den Wettbewerb zwischen den Kassen geschaffen wurde. Jedoch beschränkten sich dessen Parameter auf die Beitragshöhe und auf den Verwaltungs- und Servicebereich der Kassen. Im Leistungsbereich hingegen besäßen die Krankenkassen kaum Gestaltungsspielraum.[23] Außerdem träten gesetzliche Regelungen kontrollierend hinzu, die im Konfliktfall regulierend eingriffen. „Vor diesem Hintergrund ist die deutliche Ausweitung der Kompetenzen der Selbstverwaltung und die Schaffung geeigneter Konfliktlösungsmechanismen durch Schiedsstellen der Beteiligten ein zentrales Ziel der dritten Stufe der Gesundheitsreform und dieses Gesetzentwurfs."[24] Umgesetzt wurde diese Liberalisierung des Vertragsrechts bei den Regelungen zum Hausarztvertrag, der Vergütung des ambulanten Operierens und bei der Krankenhausversorgung. Es sollte den Krankenkassen freistehen, ob sie Beitragsrückerstattung, Selbstbehalte im Rahmen der Kostenerstattung und erhöhte Zuzahlungen in ihre Satzungen aufnehmen. Zudem sollte das GKVWG Modellvorhaben ermöglichen. Einzig die Wahl eines individuellen Leistungskatalogs war nicht erlaubt, da solch eine Option mit dem Grundsatz der solidarisch finanzierten Krankenversicherung nicht im Einklang stünde. Beitragssatzerhöhung sollten nur möglich sein, wenn es die medizinische Versorgung nötig mache oder wenn der medizinisch-technisch Fortschritt es verlangte. Gesteigerte Verwaltungsausgaben durften nicht mehr zum Anlass genommen werden, um die Beitragssätze zu erhöhen.

---

[22]Bundestag (1996a, S. 9544).

[23]Vgl. Fraktionen der CDU/CSU und FDP (1996, S. 13).

[24]Fraktionen der CDU/CSU und FDP (1996, S. 15).

Der Bundesrat kritisierte, dass zukünftig keine Prüfung der Geschäfts-, Rechnungs- und Betriebsführung mehr stattfinden sollte. Die Praxis der Prüfung durch das unabhängige Prüfamt oder das Bundesversicherungsamt könne nicht durch private Prüfer ersetzt werden.[25]

7.4 Das 1. GKV-Neuordnungsgesetz

Obgleich das zu Beginn der Legislaturperiode verabschiedete BeitrEntlG die Beitragssätze zum 1. Januar 1997 um 0,4 Prozentpunkte senken sollte, schätzte die schwarz-gelbe Koalition diesen Eingriff als unzureichend ein. In den Augen von CDU/CSU und FDP waren weitere regulatorische Maßnahmen erforderlich, um die finanzielle Verantwortung der Krankenkassen zu stärken und ihnen Beitragssatzanhebungen zu erschweren:

> Die in dem vom Gesetzgeber verabschiedeten Beitragsentlastungsgesetz vorgesehene Absenkung der Beitragssätze um 0,4 Prozentpunkte zum 1. Januar 1997 reicht zur dauerhaften Sicherung der Beitragssatzstabilität in der gesetzlichen Krankenversicherung nicht aus. Deshalb sind zusätzliche gesetzgeberische Maßnahmen erforderlich, die die Finanzverantwortung der Krankenkassen stärken und Beitragssatzanhebungen erheblich erschweren.[26]

Bereits zuvor initiierte Gesetzesinitiativen zur Weiterentwicklung der GKV und des Krankenhauswesens scheiterten jedoch am Einspruch des Bundesrates.[27] Die Finanzen der Krankenkassen duldeten aber keinen Aufschub legislativer Maßnahmen, denn im ersten Halbjahr 1996 belief sich deren Defizit auf 7,3 Mrd. DM. Dem Ansinnen des BeitrEntlG widersprechend planten die Krankenkassen schließlich eine Beitragssatzerhöhung nach dem 1. Januar 1997. In der Folge formulierten CDU/CSU und FDP am 24. September 1996 die „Eckpunkte zur Fortführung der III. Stufe der Gesundheitsreform", in denen sie Maßnahmen niederlegten, die keine Zustimmung des Bundesrates benötigten. Mit dem „Ersten Gesetz zur Neuordnung von Selbstverwaltung und Eigenverantwortung in der gesetzlichen Krankenversicherung" (1. GKV-Neuordnungsgesetz – 1. GKV–NOG) stellte sich die Koalition der Herausforderung, das Gesundheitssystem

---

[25]Vgl. Bundesrat (1996, S. 258).

[26]Vgl. Fraktionen der CDU/CSU und FDP (1996b, S. 1).

[27]Vgl. Abschn. 7.3 Gescheiterte Gesetzgebungsverfahren.

fortzuentwickeln, ohne auf den Bundesrat vertrauen zu können. Es war als Vorschaltgesetz konzipiert, um eine größere Reform vorzubereiten. Den Entwurf zum 1. GKV–NOG brachten die regierungstragenden Fraktionen am 8. Oktober 1996 ein. Der Bundestag beschloss es in der abschließenden Lesung am 15. November 1996.[28] Den vom Bundesrat erhobenen Widerspruch wies er am 12. Juni 1997 zurück.[29] Das 1. GKV–NOG trat am 1. Juli 1997 in Kraft.

Das 1. GKV-NOG sollte das folgenlose Weiterreichen der Kosten an die Beitragszahler verhindern. Es modifizierte die Anreizmechanismen der Verantwortungsträger der Krankenkassen und bot Antworten auf die Frage, wie sich Beitragssatzerhöhungen nur unter erschwerten Bedingungen durchführen lassen. Der für diesen Zweck eingeführte Kopplungsmechanismus band Beitragssatzsteigerungen an höhere Zuzahlungen, womit Beitragssatzanhebungen an Attraktivität verlören. Erhöht die Krankenkasse den Beitragssatz um 0,1 Prozentpunkte, koppelt sich daran eine Erhöhung um 1 DM bei absoluten und einen Prozentpunkt bei relativen Zuzahlungen.[30] Hebt eine Krankenkasse ihren Beitragssatz an, wird kraft Gesetzes jede Zuzahlung für Medikamente sowie der Eigenanteil beim Zahnersatz und den Fahrkosten für Versicherte dieser Krankenkasse entsprechend erhöht. Um den Versicherten Wahlmöglichkeiten einzuräumen und ihre Rechte zu stärken, erhielten sie ein außerordentliches Kündigungsrecht, mit dem sie auf Beitragssatzerhöhungen reagieren konnten. Statt wie üblich erst zum Jahresende mit einer dreimonatigen Kündigungsfrist den Vertrag beenden zu dürfen, wurde ihnen ein verkürztes Kündigungsrecht eingeräumt.[31] Chronisch Kranke schützte das Gesetz, indem es die Zuzahlung in Höhe von 2 % des Einkommens auf ein Jahr befristete. Behandlungen, die länger dauerten, brauchten nur mit einem Prozent bezuschusst werden.

Für die schwarz-gelbe Koalition waren mit diesem Mechanismus „hohe Hürden"[32] errichtet, die eine Ausweitung der Beitragsmasse verhindern sollten. In der abschließenden Beratung im Bundestag betonte die CDU die mit dem Gesetz verbundene Absicht zur Freilegung von Wirtschaftlichkeitsreserven bei den Krankenkassen: „Im 1. GKV-NOG erschweren wir aus den von mir eingangs genannten Gründen Beitragsanhebungen und verbinden sie mit der gleichzeitigen Erhöhung von Zuzahlungen. Dies machen wir übrigens nicht, um die Versicherten

---

[28]Vgl. Bundestag (1996c).

[29]Vgl. Bundestag (1997b, S. 16270).

[30]Vgl. § 221 SGB V a. F. „Zuzahlungserhöhungen bei Beitragssatzerhöhungen".

[31]Vgl. § 175 Abs. 4 SGB V a. F. „Ausübung des Wahlrechts".

[32]Vgl. Fraktionen der CDU/CSU und FDP (1996b, S. 5).

zu ärgern, sondern dies soll die Krankenkassen veranlassen, ihre Aufgaben wahr-
zunehmen, nämlich ihre Wirtschaftlichkeitsreserven auszuschöpfen und bessere
Verträge zu machen."[33]

7.5   Das 2. GKV-Neuordnungsgesetz

7.5.1   Problem und Zielstellung

Das Anfang der 13. Legislaturperiode verabschiedete BeitrEntlG war ein Kostendämpfungsgesetz, das jedoch keine Steuerungselemente zur strukturellen Anpassung enthielt. Daraufhin plante die schwarz-gelbe Koalition, mit weiteren
Initiativen Strukturreformen zu initiieren. Diese Versuche scheiterten an der
Ablehnung der Gesetzentwürfe durch den Bundesrat. Sowohl den Entwurf eines
„Gesetzes zur Weiterentwicklung der Strukturreform der gesetzlichen Krankenversicherung" (GKV-Weiterentwicklungsgesetz – GKV-WG) als auch den Entwurf eines „Gesetzes zur Neuordnung der Krankenhausfinanzierung 1997"
(Krankenhaus-Neuordnungsgesetz 1997 – KHNG 1997) lehnten die SPD-geführ-
ten Länder ab.[34] Daraufhin setzten sich die Koalitionäre zusammen und beschlossen am 24. September 1996 die „Eckpunkte zur Fortführung der III. Stufe der
Gesundheitsreform". Inhalt dieser Eckpunkte waren Gesetzesvorschläge, die
keine Zustimmung des Bundesrates benötigten. Im Gegensatz zu seinem als Vorschaltgesetz konzipierten Vorgänger, stellte das 2. GKV-Neuordnungsgesetz ein
Strukturgesetz dar. Sein vorrangiges Ziel lag darin, keine weiteren Anreize zur
Leistungsausweitung zu setzen und so die Ausgabenseite der GKV zu stabilisieren. Der Gesetzentwurf der Fraktionen von CDU/CSU und FDP vom 12. November 1996 zum „Zweiten Gesetz zur Neuordnung von Selbstverwaltung und
Eigenverantwortung in der gesetzlichen Krankenversicherung" (2.GKV-Neuord-
nungsgesetz – 2. GKV-NOG) forderte, „das medizinisch Erforderliche mit dem
volkswirtschaftlich Vertretbaren und dem Versicherten Zumutbaren in Einklang
zu bringen."[35] Die abschließende Behandlung im Bundestag erfolgte am 20. März
1997.[36] Das 2. GKV–NOG trat zusammen mit seinem Bruder am 1. Juli 1997 in
Kraft.

---

[33]Vgl. Bundestag (1996c, S. 12500).
[34]Vgl. Abschn. 7.3 Gescheiterte Gesetzgebungsverfahren.
[35]Vgl. Fraktionen der CDU/CSU und FDP (1996c, S. 1).
[36]Vgl. Bundestag (1997a).

7.5.2 „Vorfahrt für die Selbstverwaltung"

Das 2. GKV-NOG sollte den stationären Sektor in die Sicherung der finanziellen Stabilität stärker einbeziehen. Mit dem Gesetz beabsichtigten CDU/CSU und FDP die stärkere Beteiligung der Krankenhäuser an den Sparmaßnahmen in der GKV. An die in der vorhergehenden Legislaturperiode getroffenen Entscheidungen über die Neugestaltung der Krankenhausentgelte zu einem System der Fallpauschalen wurde angeknüpft. Mit der BPflV 1995 war der erste Schritt hin zu dem neuen System bereits gegangen.[37] Es bestand nun ein Mischsystem, in dem 20 % über Fallpauschalen und Sonderentgelte abgerechnet wurden. Die restlichen Fälle kalkulierten allerdings weiterhin tagesgleiche Pflegesätze. Das 2. GKV–NOG übertrug der Selbstverwaltung deswegen die Aufgabe zur Weiterentwicklung der Fallpauschalen und Sonderentgelte. Die Umstellung wurde unter dem Reformparadigma „Vorfahrt für die Selbstverwaltung"[38] den Verbänden übertragen. Die FDP unterstrich dieses Credo des 2. GKV–NOG: „Für diese Koalition ist klar: Wir nehmen endlich von der dirigistischen Kostendämpfungspolitik, von Budgetierungen, von staatlichen Preisverordnungen und von der Listenmedizin Abschied. Sie sind Hemmschuhe für unser Gesundheitswesen. Wir wollen unser System durch neue Maßnahmen vitalisieren. Wir wollen von der Budgetierung weg, weil sie zur Rationierung von Gesundheitsleistungen führt."

Damit wurde den Spitzenverbänden der Krankenkassen und der DKG die Aufgabe erteilt, das Entgeltsystem zügig fortzuentwickeln und auszubauen.[39] Die bisher praktizierte Festlegung der Entgelte auf dem Verordnungswege entfiel wieder. Mit der Übertragung der Weiterentwicklung der Fallpauschalen und Sonderentgelte auf die Pflegesatzparteien war die Verhandlungskompetenz über den Zuwachs des Krankenhausbudgets – die Veränderungsrate – in die Hände der Selbstverwaltung gelegt. Die zwischen 1993 und 1996 geltende gesetzliche Bindung der Budgets war obsolet, stattdessen waren die Spitzenverbände der GKV und die DKG angehalten, selbst eine Obergrenze für den Zuwachs der Krankenhausbudgets zu vereinbaren. Die Steigerung der Veränderungsrate des Krankenhausbudgets band das 2. GKV–NOG im Rahmen der Beitragssatzstabilität an den Zuwachs der beitragspflichtigen Einnahmen der Krankenversicherung.[40] Nur in medizinisch begründeten Einzelfällen und bei Innovationen im Rahmen des

---

[37]Vgl. Abschn. 6.2.4.1 Fallpauschalen und Budgetierung.

[38]Vgl. Gerdelmann (2006, S. 633).

[39]Vgl. Fraktionen der CDU/CSU und FDP (1996c, S. 19).

[40]Vgl. § 6 Abs. 1 BPflV a. F. „Grundsatz der Beitragssatzstabilität".

medizinischen Fortschritts sollten darüber hinaus gehende Mehrausgaben erlaubt sein. Ab dem Jahr 1998 waren wieder Verhandlungen über Leistungsentwicklungen erlaubt und die Spitzenverbände der GKV sollten gemeinsam mit der DKG jeweils im Herbst eine Obergrenze für den Zuwachs der Krankenhausbudgets vereinbaren: „Damit ist sichergestellt, dass der medizinische Fortschritt nicht abgeschnitten wird."[41] Für das Jahr 1997 galt hingegen noch einmal die Steigerungsrate des BAT in Höhe von 1,3 Prozentpunkten. Eine Lücke schloss das Gesetz, indem es die Finanzierungsfrage für große Instandhaltungsmaßnahmen – was im Wesentlichen bauliche Maßnahmen umfasste – befristet für den Zeitraum von 1997 bis 1999 mit einer von den Krankenkassenmitgliedern zu entrichtenden Pauschale von 20 DM pro Mitglied beantwortete (Notopfer).[42]

Die Großgeräteplanung hob das Gesetz auf.[43] Da der Bestand an Großgeräten erheblich angewachsen war, ging mit den vorhandenen Geräten eine bestandsinduzierte Nachfrage einher, die sich der staatlichen Aufsicht entzog und kaum noch per gesetzlichem Eingriff regeln ließ. „Es ist Aufgabe der Selbstverwaltungspartner, den wirtschaftlichen Einsatz von medizinisch-technischen Großgeräten insbesondere über Vergütungsregelungen sicherzustellen."[44]

7.5.3 Arzneimittel: Von den Budgets zu den Richtgrößen & Festbetragsanpassung

Das 2. GKV-NOG verpflichtete die Krankenkassen und Ärzte, anstatt fixe Arznei-, Verband- und Heilmittelbudgets sogenannte Richtgrößen für Arznei-, Verband- und Heilmittel zu vereinbaren. Mit dieser Neuregelung der Passage zu den Richtgrößen und Budgets hob die schwarz-gelbe Koalition die erst in der Legislaturperiode zuvor eingeführten Arznei- und Heilmittelbudgets wieder auf. Bei der abschließenden Lesung des 2. GKV–NOG im Bundestag gaben sich die Abgeordneten der schwarz-gelben Koalition überzeugt, „dass es überhaupt nichts bringt, an einem Budget, beispielsweise dem Arzneimittelbudget, festzuhalten, das ständig überschritten wird oder aber, wenn es nicht überschritten wird – wie es im Herbst des vergangenen Jahres der Fall gewesen ist –, durch restriktive, stringente

---

[41]Vgl. Fraktionen der CDU/CSU und FDP (1996c, S. 19).
[42]Vgl. Art. 17 Zweites GKV-NOG „Übergangsvorschriften".
[43]§ 122 SGB V wurde aufgehoben.
[44]Fraktionen der CDU/CSU und FDP (1996c, S. 29).

Maßnahmen – Notprogramm wurde das Ganze ja genannt – medizinisch notwendige Verordnungen nicht mehr erfolgen. Das wollen wir nicht."[45] Erst durch die Beschlussempfehlung des Ausschusses wurden die Richtgrößen in den Gesetzentwurf eingefügt.[46] Die Richtgrößen geben den Geldwert an Medikamenten vor, die ein Arzt pro Quartal verschreiben darf. Überschreitet ein Arzt diese Schwelle, droht eine Wirtschaftlichkeitsprüfung.[47] Mit dem Umstieg auf die Richtgrößen war die Kollektivhaftung vorübergehend vom Tisch. Anstatt der Kollektivhaftung durch das Budget sollten die Richtgrößen die individuelle Steuerung des ärztlichen Verordnungsverhaltens ermöglichen. Die Abgeordneten von CDU/CSU und FDP reagierten mit dieser Aufhebung des Kollektivregresses auf die perzipierte Wirkungslosigkeit globaler Regeln, denen sie individuelle Steuerungsansätze entgegenstellten:

> Solange die Kollektivhaftung durch Budgets bestehe, fühle sich der einzelne Arzt relativ wenig für das verantwortlich, was in seinem Bereich geschehe. Wenn aber dem Arzt ein individuelles Volumen vorgegeben werde, dann habe er viel stärker als bisher die Möglichkeit, seine eigene aktuelle Situation einzuschätzen. Die Richtgrößen ermöglichten wesentlich zielgenauere und gerechtere Lösungen als das Budget mit der Kollektivhaftung.[48]

Allerdings konnte die Umstellung der Arznei- und Heilmittelbudgets auf die Richtgrößen die Dynamik des Kostenanstiegs nicht bremsen, weshalb in der darauffolgenden Legislaturperiode mit dem GKV-SolG wieder auf die Budgets umgestellt wurde.

Die mit dem GRG eingeführten Festbeträge setzten die Arzneimittelhersteller stärkerem Wettbewerb aus.[49] Weil die Margen auf dem Festbetragsmarkt gesunken waren, wichen die Produzenten auf den festbetragsfreien Markt aus, auf dem die Kosten patentgeschützter Arzneien abzüglich der Zuzahlung komplett von den Kassen übernommen wurden. Von Bedeutung war daher die Frage, ob Medikamente allein qua deklarierten Patentschutz von der Festbetragsregelung ausgenommen werden durften, oder ob eine therapeutische Verbesserung nachgewiesen werden musste. Um den Weg in den festbetragsfreien Markt nicht zu verbauen,

---

[45]Vgl. Bundestag. (1997a, S. 14894).

[46]Vgl. Bundestag. (1997, S. 55).

[47]Vgl. Preußer (2013, S. 461).

[48]Vgl. Bundestag (1997, S. 56).

[49]Vgl. Abschn. 5.2.7 Festbetragsregelung und Negativliste.

wurden im zeitgleich mit dem 2. GKV–NOG behandelten 7. SGB V-Änderungsgesetz alle patentgeschützten Arzneimittel der Gruppe 2 und 3 von der Festbe-
tragsbildung ausgenommen. Schulte spricht in diesem Zusammenhang von
„erfolgreichen" gesundheitspolitischen Aktivitäten insbesondere der forschenden
pharmazeutischen Industrie.[50] Mit dem 7. SGB V-ÄndG, das am 1. Januar 1996
in Kraft trat[51], schloss der Gesetzgeber jeglichen Preiswettbewerb bei patentgeschützten Medikamenten aus, unabhängig davon, ob sie wirklich eine therapeutische Verbesserung bewirkten oder nicht. Daraufhin wurden sogenannte
Analogpräparate entwickelt, die sich nur durch geringe molekulare Veränderungen vom Originalpräparat unterschieden, womit sich der Patentschutz beliebig
verlängern ließ. Der Marktanteil der Festbetragsarzneimittel verharrte seit dem 7.
SGB V-ÄndG bei knapp über 60 %, d. h. dass nicht mehr Medikamente aus dem
Patentschutz in die preisgünstigere Festbetragsregelung überwechselten. Im
GMG lockerte der Gesetzgeber deswegen den Patentschutz und vereinfachte die
Bildung des Festbetrags.[52]

7.5.4 Kostenerstattung, Beitragsrückgewähr und Selbstbehalt

Auf der Suche nach Wirtschaftlichkeitsreserven führte das 2. GKV-NOG mit der
Kostenerstattung, der Beitragsrückgewähr und dem Selbstbehalt Elemente der privaten Krankenversicherung in die GKV ein. Bis dato war es nur freiwillig Versicherten
in der GKV erlaubt, anstelle von Sachleistungen für die Kostenerstattung zu votie-
ren. Pflichtmitglieder mussten prinzipiell Sachleistungen in Anspruch nehmen. Von
der Option, Erprobungsregelungen auch für Pflichtversicherte zuzulassen, hatten die
Kassen kaum Gebrauch gemacht.[53] Mit dem 2. GKV–NOG durften Pflichtmitglieder die medizinische Leistung auf Vorkasse durchführen lassen, wobei die Kasse
anschließend die Rechnung bis zur Höhe der Sachleistung übernahm.[54] Begründet
wurde die Einführung der Kostenerstattung mit der ungerechtfertigten Privilegierung
der freiwillig Versicherten gegenüber den Pflichtmitgliedern. Die FDP wollte mit
der Kostenerstattung außerdem das Kostenbewusstsein der Versicherten schärfen:

---

[50]Vgl. Schulte (2006, S. 530).
[51]Vgl. BGBl. 1996 Nr. 53 vom 31. Oktober 1996, S. 1558.
[52]Vgl. Abschn. 9.3.8 Arzneimittelkostensenkung ohne Positivliste.
[53]Vgl. Fraktionen der CDU/CSU und FDP (1996c, S. 20).
[54]Vgl. § 13 SGB V i. d. F. 2. GKV-NOG „Kostenerstattung".

„Meine Damen und Herren, wir wollen mehr Transparenz in diesem System. Dazu gibt es zwei Instrumente: erstens die Kostenerstattung, die ganz wichtig ist, damit der Bürger weiß, welche Leistung erbracht wird."[55] Die Opposition wertete sie hingegen als ein Instrument zur Unterminierung der Prinzipien der GKV.[56] Beitragsrückgewähr ermöglichte es den Krankenkassen, für Mitglieder, die in einem Kalenderjahr länger als drei Monate versichert waren, eine Beitragsrückzahlung vorzusehen, wenn sie und ihre Angehörigen im gleichen Jahr keine Leistungen in Anspruch genommen hatten.[57] Der Selbstbehalt schließlich ermöglicht es den Versicherten, einen Teil der von den Krankenkassen zu tragenden Kosten zu übernehmen.[58] Wenn die Versicherten ihre Rechnung selbst zahlen, mindern sich die Beiträge entsprechend.

Nachdem das Beitragsentlastungsgesetz den Zahnersatz für nach 1978 Geborene grundsätzlich gestrichen hatte, erweiterte das 2. GKV-NOG den Spielraum für präventive Leistungen. Statt der prozentualen Zuschüssen stellte das Gesetz um auf Festzuschüsse. Die Festzuschüsse wurden auf Basis des zahnmedizinischen Niveaus für Kronen, Totalprothesen je fehlenden Zahn festgelegt und von den Krankenkassen und unmittelbar zwischen Vertragszahnarzt und Versichertem auf der Basis der Gebührenordnung für Zahnärzte (GOZ) abgerechnet.

7.5.5   Weiterentwicklung der Versorgungsstrukturen

7.5.5.1 Strukturverträge

Nachdem sie im ursprünglichen Gesetzentwurf nicht vorgesehen waren, nahm der Bundestagsausschuss die Strukturverträge in das 2. GKV-NOG auf.[59] Mit den Strukturverträgen konnten die Kassenärztlichen Vereinigungen und die Krankenkassen Versorgungs- und Vergütungsstrukturen vereinbaren, die dem Hausarzt oder einem Verbund von Haus- und Fachärzten die Verantwortung für die Qualität der gesamten Behandlung des Versicherten übertrugen. In diesem

---

[55]Bundestag (1997a, S. 14904).

[56]Vgl. ebenda, S. 14907.

[57]Vgl. den inzwischen aufgehobenen § 54 SGB V i. d. F. 2. GKV-NOG „Beitragsrückzahlung".

[58]Vgl. § 53 SGB V i. d. F. 2. GKV-NOG „Selbstbehalt".

[59]Vgl. § 73a SGB V i. d. F. 2. GKV-NOG „Strukturverträge".

ersten Schritt hin zur Entwicklung der integrierten Versorgung waren die Kassenärztlichen Vereinigungen die Vertragspartner, mit denen spezifische Formen der Leistungserbringung abgeschlossen werden konnten. Die Krankenkassen und die Kassenärztlichen Vereinigungen hatten mit den Strukturverträgen die Möglichkeit, unabhängig von der Regelversorgung neue Versorgungsformen mit individuellen Honoraren zu vereinbaren. Die Bezahlung erfolgte zwar aus der Gesamtvergütung, ist aber den teilnehmenden Ärzten vorbehalten. Ergänzend gaben die Vertragspartner der Bundesmantelverträge die Rahmenvereinbarungen vor.[60] Im Gegensatz zu den Modellvorhaben, waren die Strukturverträge weder befristet noch mussten sie wissenschaftlich begleitet werden. In einem weiteren Punkt unterschieden sich die Strukturverträge von den Modellvorhaben: Sie beschränkten sich auf die Erprobung der „Hausarztversorgung" sowie der „vernetzten Praxen" und waren vollständig KV-zentriert.[61] Zugleich ermöglichten sie erstmals selektives Kontrahieren.

Mit den Strukturverträgen sollten arztübergreifende Behandlungsketten ermöglicht werden, ohne dass allerdings die sektoralen Grenzen überschritten würden. Die Behandlungskette verbleibt in der vertragsärztlichen Versorgung. Für den Gesetzgeber genossen wirtschaftliche Aspekte Priorität gegenüber Qualitätssteigerungen: „Was beinhalten die Strukturverträge anderes als die Möglichkeit, Wirtschaftlichkeitsreserven aufzudecken? Strukturverträge sind unter Einbeziehung der Ärzteschaft und allen veranlassten Leistungserbringern möglich. Mit diesen Maßnahmen werden wir Wirtschaftlichkeitsreserven aufdecken."[62] Sie wurden mit dem VSG aufgehoben.[63]

7.5.5.2 Modellvorhaben

Für verbesserte Versorgungsstrukturen dürfen Krankenkassen gemäß 2. GKV–NOG Modellvorhaben zur Weiterentwicklung der Verfahrens-, Organisations- und Finanzierungsformen initiieren.[64] Mit den Modellvorhaben wurde ein Instrument des gescheiterten GKVWG wieder aufgegriffen. Im Gegensatz zu den KV-zentrierten Strukturverträgen erlauben die Modellvorhaben dreiseitige Verträge zwischen Kassen, Kassenärztlichen Vereinigungen und Krankenhäusern,

---

[60]Vgl. Bundestag (1997, S. 63).
[61]Vgl. Bundesregierung (2003, S. 228).
[62]Vgl. Bundestag (1997a, S. 14904).
[63]Vgl. Abschn. 12.4.6 Von der integrierten zur besonderen Versorgung.
[64]Vgl. § 63 SGB V i. d. F. 2. GKV-NOG „Grundsätze".

wodurch sektorenübergreifende Behandlungsketten ermöglicht werden. Modellvorhaben dürfen ausdrücklich Leistungen umfassen, die nicht im Leistungskatalog der Krankenkassen enthalten sind. Ebenso dürfen die Krankenkassen von den Vergütungsvorschriften des SGB V und den Finanzierungsvorgaben des KHG abweichen. Die Modellvorhaben bieten eine breitere Palette an Einsatzmöglichkeiten im Gegensatz zu den Strukturverträgen, allerdings sind sie auf 8 Jahre befristet. Die Vertragsgestaltung bei vertragsärztlichen Leistungen war auf Kontrakte mit der Kassenärztlichen Vereinigungen beschränkt: „Die Krankenkassen und ihre Verbände können, soweit die vertragsärztliche Versorgung berührt ist, nur mit den kassenärztlichen Vereinigungen oder der Kassenärztlichen Bundesvereinigung Vereinbarungen […] abschließen."[65] Wenn 50 % der Vertragsärzte ein Modellvorhaben befürworteten, musste es gestartet werden. „Es gibt jetzt in allen Bereichen die Chance, Modellversuche durchzuführen. Wir wissen, dass durch Modellversuche, die wir in Berlin, in Rendsburg und in anderen Bereichen möglich gemacht haben, Wirtschaftlichkeitsreserven schon heute aufgedeckt werden – in Berlin durch eine Maßnahme 700 Millionen DM in einem Jahr."[66]

7.6   GKV-Finanzstärkungsgesetz

Ende des Jahres 1997 standen die ostdeutschen Krankenkassen vor schwerwiegenden finanziellen Herausforderungen. Bereits 1992 führte die Leistungsausweitung bei den ostdeutschen Krankenkassen im ersten Halbjahr zu einem Defizit von 230 Mio. DM.[67] Ursache für die desolate Finanzlage der Kassen war die hohe Arbeitslosigkeit aufgrund der Öffnung der vormals vom westdeutschen Markt abgeschotteten ostdeutschen Wirtschaft. Eine Vielzahl der Betriebe besaß nicht die Produktivität der westdeutschen Konkurrenz und so verteuerten sich mit der Übernahme der DM als Währung und der 1:1 Anpassung der Löhne die ostdeutschen Produkte schlagartig. Es bestand nun aber keine Möglichkeit mehr, die Währung abzuwerten. Weitere Faktoren wie die weggebrochenen Märkte in der ehemaligen Sowjetunion führten zu einem Erliegen der ostdeutschen Produktion. Die Konsequenz aus dieser Entwicklung war eine grassierende Arbeitslosigkeit in den neuen Bundesländern in deren Folge das regionale Lohn- und Gehaltsniveau absank und zu Beitragsausfällen der Kassen führte. Hinzu trat neben einem hohen

---

[65]Vgl. § 64 SGB V i. d. F. 2. GKV-NOG „Vereinbarung mit Leistungserbringern".

[66]Bundestag (1997a, S. 14904).

[67]Vgl. Fraktionen der CDU/CSU, SPD und FDP (1992, S. 66).

Anteil an Rentnern ein geringer Anteil freiwillig Versicherter. 1995 belief sich das
Defizit auf 1,8 Mrd. DM, 1996 trat ein erneutes Defizit von 2,1 Mrd. DM hinzu.
Obwohl im Jahr 1994 noch Finanzreserven von 2,6 Mrd. DM vorhanden waren,
klaffte aufgrund der Entwicklung der Folgejahre ein Gesamtdefizit von 1,1 Mrd.
DM auf. Zusammen mit einer Finanzierungslücke von 0,9 Mrd. DM im Jahr 1997
wies die ostdeutsche Krankenversicherung zum Zeitpunkt des Gesetzentwurfs
eine Verschuldung von 2,1 Mrd. DM auf.[68] Der Beitragssatz stieg entsprechend
von 12,8 % Anfang 1995 auf 14,0 % zum 1. Oktober 1997. Die Koalition brachte
zur Lösung der Problematik den Entwurf eines „Gesetzes zur Stärkung der
Finanzgrundlagen der gesetzlichen Krankenversicherung in den neuen Ländern"
(GKV-Finanzstärkungsgesetz – GKVFG) ein. Am 9. Dezember 1997 ging der
Entwurf dem Bundestag zu.[69] Die abschließende Lesung erfolgte am 12. Februar
1998.[70] Es trat im Wesentlichen am 1. Januar 1999 in Kraft.

Durch den gesetzlich festgeschriebenen Leistungskatalog stellten die Ausga-
ben der Kassen keine disponible Größe dar, was sich bei den sinkenden Einnah-
men im Osten der Republik als problematisch erwies. Aus dem Gebot der
Angleichung der gesundheitlichen Versorgung schied eine Leistungskürzung der
Kassen aus. Obwohl die Einnahmen der Ostkassen wegbrachen, konnten höhere
Beitragssätze das Problem der chronischen Unterfinanzierung nicht lösen, da eine
Verteuerung des Faktors Arbeit die Abwärtsspirale beschleunigt hätte. Die
Begründung zum GKVFG lässt keinen Zweifel an den Befürchtungen der Bundesregierung: „Die gesamtwirtschaftlich bedingten Beitragsausfälle der Krankenkassen in den neuen Ländern können jedoch aus eigener Kraft alleine nicht
ausgeglichen werden. Aus wirtschafts- und beschäftigungspolitischen Gründen
hätten weitere Beitragserhöhungen schwerwiegende Folgen für die ostdeutschen
Länder. Sie würden die weiterhin notwendige Fortsetzung des Angleichungspro-
zesses in der Krankenversicherung nachhaltig beeinträchtigen und die Leistungsfähigkeit des Systems der gesetzlichen Krankenversicherung insgesamt in Frage
stellen."[71]

Aufgrund der schwierigen finanziellen Situation der ostdeutschen Krankenkassen wurde der Risikostrukturausgleich (RSA) auf die Krankenkassen in den
neuen Bundesländern ausgeweitet.[72] Bei der Einführung des RSA hatte der

---

[68]Vgl. Fraktionen der CDU/CSU und FDP (1997a, S. 6).

[69]Fraktionen der CDU/CSU und FDP (1997a, S. 1).

[70]Vgl. Bundestag (1998).

[71]Fraktionen der CDU/CSU und FDP (1997a, S. 1).

[72]Vgl. den inzwischen aufgehobenen § 313a SGB V i. d. F. GKVFG „Risikostrukturausgleich".

Gesetzgeber die Anwendungsgebiete in die Rechtskreise Ost und West getrennt. Erst wenn das ostdeutsche Gebiet 90 % der Bezugsgröße des westdeutschen Gebiets erreicht hätte, sollte der RSA einheitlich auf das gesamte Bundesgebiet Anwendung finden. Im Jahr 1997 wurde deutlich, dass solch eine Angleichung der Verhältnisse in den nächsten Jahren nicht zu erwarten war. Eine weitere regionale Trennung der Rechtskreise des RSA erachteten die Gesundheitspolitiker von CDU/CSU und FDP daher als nicht mehr sachgerecht. Sie begründeten den vorgezogenen gesamtdeutschen RSA mit den auch innerhalb des westdeutschen Gebietes vorzufindenden regionalen Unterschieden, die der RSA dort bereits nivellierte: „Vergleichbare Grundlohnunterschiede der Krankenkassen liegen auch zwischen einzelnen westlichen Ländern vor und werden dort – zu Recht – interregional ausgeglichen.“[73] Mit der Ausweitung auf ganz Deutschland glich der RSA von nun an die Unterschiede in der Finanzkraft und der Versichertenstruktur auch zwischen den alten und neuen Ländern aus. Um einen übermäßigen Transfer von West nach Ost zu vermeiden, deckelte das Gesetz den Ausgleich auf einen Höchstbetrag von 1,2 Mrd. DM. Zugleich wurde die Maßnahme auf das Jahr 2001 befristet. Die Finanzlage der ostdeutschen Kassen machte jedoch weitere Maßnahmen notwendig, weshalb der gesamtdeutsche RSA in der darauffolgenden Legislaturperiode mit dem GKV-SolG entfristet werden musste.[74]

Da die Verwaltung solch eine Anpassung des RSA erst ab 1999 realisieren konnte, setzte das GKVFG auf weitere Sofort- und Selbsthilfemaßnahmen. Kassenintern wurde eine rechtskreisübergreifende Verwendung von Beitragsmitteln zugelassen. Sofern kasseninterne Regelungen nicht greifen sollten, erlaubte das GKVFG kassenarteninterne solidarische Hilfen. Obgleich der Gesetzgeber die Kreditfinanzierung von Krankenkassen ablehnt, weil er darin ein Verstoß gegen die Beitragstransparenz erblickt, schuf er aufgrund der desolaten Finanzlage der Kassen vorübergehend die rechtliche Grundlage zum Ausgleich von Finanzierungslücken per Darlehnsfinanzierung.[75]

---

[73]Vgl. Fraktionen der CDU/CSU und FDP (1997a, S. 8).

[74]Vgl. Abschn. 8.2 GKV-Solidaritätsstärkungsgesetz.

[75]Vgl. den inzwischen aufgehobenen § 222 SGB V i. d. F. GKVFG „Befristete Ausnahme vom Verbot der Finanzierung durch Aufnahme von Darlehen“.

7.7 Psychotherapeutengesetz

Mit dem „Gesetz über die Berufe des Psychologischen Psychotherapeuten und des Kinder- und Jugendlichenpsychotherapeuten (Psychotherapeutengesetz – PsychThG)"[76] regelte der Gesetzgeber drängend gewordene Fragen der psychotherapeutischen Behandlung in der vertragsärztlichen Versorgung. Es trat abweichend von Einzelregelungen im Wesentlichen am 1. Januar 1999 in Kraft.[77] Das PsychThG nahm sich zweier Probleme an. Einerseits sollten Bedingungen und Qualitätskriterien an die Nutzung der Berufsbezeichnung geknüpft werden, da sie inzwischen inflationär für alle möglichen Ausbildungen und Therapieinhalte genutzt wurde. Andererseits ging es um die Aufnahme der Psychotherapie in die vertragsärztliche Versorgung. Das Gesetz gab deswegen eine Definition vor: „Ausübung von Psychotherapie im Sinne dieses Gesetzes ist jede mittels wissenschaftlich anerkannter psychotherapeutischer Verfahren vorgenommene Tätigkeit zur Feststellung, Heilung oder Linderung von psychischen Störungen mit Krankheitswert, bei denen Psychotherapie indiziert ist."[78] Das Gesetz griff eine gesundheitspolitische Initiative aus den 1970er Jahren wieder auf. Bereits 1978 hatte das BMJFG einen Referentenentwurf erarbeitet, der aufgrund verschiedener Schwierigkeiten nicht in das Gesetzgebungsverfahren eingebracht wurde. Einen zweiten Anlauf unternahm die Bundesregierung im Jahr 1993[79], allerdings scheiterte das Gesetzgebungsverfahren damals am Widerstand des Bundesrates. Die wesentlichen Inhalte des Entwurfs aus dem Jahr 1993 fanden in die Neufassung wieder Eingang. Um dem hohen Anspruch an die Ausbildung der neuen Heilberufe gerecht zu werden, sind einzig Diplom-Psychologen mit Universitätsabschluss zur Ausübung berechtigt. Zum Schutz der Bezeichnung ist die missbräuchliche Nutzung strafrechtlich zu ahnden. Die Berufszulassung erfolgt im Wege der Approbation. „Das ist ganz wichtig, um das Dunkelfeld des Psychomarktes zu beseitigen [...] In Zukunft kein Titel ohne Approbation und keine Approbation ohne Qualifikation."[80] Die Integration der Ärzte hatte nach Ansicht von CDU/CSU zu unerwarteten Komplikationen geführt: „Die Psychologischen Psychotherapeuten werden nach diesem Gesetz Mitglieder der Kassenärztlichen Vereinigungen. Dieses Problem war gar nicht so einfach zu lösen."

---

[76]Vgl. Fraktionen der CDU/CSU und FDP (1997).

[77]Vgl. BGBl 1998, Nr. 36 vom 23.06.1998, S. 1311.

[78]Vgl. § 1 Abs. 3 PsychThG „Berufsausübung".

[79]Vgl. Bundesregierung (1993).

[80]Bundestag (1997c, S. 18920).

7.8   Zwischenfazit: Kurze Renaissance der Selbstverwaltung

Zusammenfassend lässt sich in der 13. Legislaturperiode eine Liberalisierung der Strukturen des Gesundheitswesens erkennen. Die christlich-liberale Koalition griff die Maxime der „Vorfahrt für die Selbstverwaltung" auf und setzte sie mit einem größeren Handlungsspielraum für die Akteure der Selbstverwaltung um. Solch eine „Vorfahrt für die Selbstverwaltung" bietet einen hohen Anreiz für die korporatistischen Akteure, um die von der Politik an sie herangetragenen Aufgaben zu bewältigen. So demonstrieren zahlreiche nie verwirklichte gesundheitspolitische Projekte, wie Forderungen der Politik an ein sich selbst verwaltendes System ohne Mitwirkung der Akteure unerfüllt bleiben. Zugleich birgt solch eine Beschränkung gesundheitspolitischer Zielvorgaben auf die Rahmensetzung ebenso Nachteile, denn das staatliche Steuerungspotenzial schwindet. Die Erosion staatlicher Macht innerhalb des Gesundheitswesens kann hierbei mit einem Ressourcenverlust einhergehen.[81] Mit anderen Worten: Wenn die Politik bei der Umsetzung ihrer Vorgaben den Verbänden zu viel Spielraum belässt, dann wird die GKV zum „Selbstbedienungsladen"[82] auf Kosten der Versichertengemeinschaft.

Im Gegensatz zu der in den zurückliegenden Legislaturperioden sukzessiv vorangeschrittenen staatlich-zentralistischen Steuerung griff die christlich-liberale Koalition wieder auf den traditionellen Politikstil der Rahmensetzung zurück. Die Politik beauftragte wieder die Verbände mit der Umsetzung der Planvorgaben und sparte mit hoheitlichen Eingriffen in die Selbstverwaltung. Allerdings hatte der Gesetzgeber gerade aufgrund der durch ihn selbst attestierten Mängel dieser traditionellen Gesundheitspolitik von der Kooperation mit den Verbänden in zahlreichen Bereichen Abstand genommen. Ungenügende Einsparungen durch die K-Gesetze, die Verweigerung der Selbstverwaltung an der Negativliste mitzuwirken und die stetig steigenden Arzneimittelausgaben trotz der Richtgrößen hatten zu hoheitlich-gesetzlichen Regelungen oder zu Ersatzvornahmen geführt. Plötzlich nahm schwarz-gelb davon wieder Abstand. Die erst mit dem GSG eingeführten Arzneimittelbudgets gab die diesmal allein verantwortliche schwarz-gelbe Koalition zugunsten der Richtgrößen wieder auf. Durch die Neuregelung der Festbeträge und den absoluten Patentschutz ging das zuvor freigelegte Einsparpotenzial zugleich wieder verloren. Nachdem in der vorherigen Legislaturperiode

---

[81]Hartmann (2003, S. 264).
[82]Vgl. Haas (2014).

mit der Umstellung der tagesgleichen Pflegesätze auf Fallpauschalen begonnen wurde, rückte die schwarz-gelbe Koalition nun wieder vom Verordnungsweg ab. Stattdessen sollten die Partner der Selbstverwaltung in eigener Verantwortung das Mischsystem auf ein System vollpauschalierter Entgelte umstellen. Wegen mangelnden Fortschritts wurde die Fortschreibung in der darauffolgenden Gesundheitsreform 2000 dann doch gesetzlich geregelt.

Literatur

Behrends, Behrend. 2009. *Praxis des Krankenhausbudgets: nach dem Krankenhausfinanzierungsreformgesetz*, Berlin: MWV Medizinisch Wissenschaftliche Verlagsgesellschaft.

Bundesrat. 1996. *Plenarprotokoll der 698. Sitzung* (14.06.1996). Bonn.

Bundesrat. 1996a. *Plenarprotokoll der 701. Bundesratssitzung* (12.09.1996). Bonn.

Bundesregierung. 1993. *Entwurf eines Gesetzes über die Berufe des Psychologischen Psychotherapeuten und des Kinder- und Jugendlichenpsychotherapeuten und zur Änderung des Fünften Buches Sozialgesetzbuch*. BT-Drs. 12/5890 (13.10.1993). Bonn.

Bundesregierung. 2003. *Unterrichtung durch die Bundesregierung Gutachten 2003 des Sachverständigenrates für die Konzertierte Aktion im Gesundheitswesen*. BT-Drs. 15/530 (26.02.2003). Berlin.

Bundestag. 1994. *Regierungserklärung des Bundeskanzlers Helmut Kohl*. BT-PlPr. 13/5 (23.11.1994), S. 37–154. Bonn.

Bundestag. 1996. *Zweite und dritte Beratung des von den Fraktionen der CDU/CSU und F.D.P. Eingebrachten Entwurfs eines Gesetzes zur Stabilisierung der Krankenhausausgaben 1996*. BT-PlPr. 13/81 (19.01.1996), S. 7131–7147. Bonn.

Bundestag. 1996a. *Zweite und dritte Beratung des Entwurfs eines Gesetzes zur Neuordnung der Krankenhausfinanzierung 1997 (Krankenhaus-Neuordnungsgesetz 1997)*. BT-PlPr. 13/108 (14.05.1996), S. 9541–9583. Bonn.

Bundestag. 1996b. *Zweite und dritte Beratung des von den Fraktionen der CDU/CSU und F.D.P. eingebrachten Entwurfs eines Gesetzes zur Entlastung der Beiträge in der gesetzlichen Krankenversicherung (Beitragsentlastungsgesetz)*. BT-PlPr. 13/117 (28.06.1996), S. 10551–10625. Bonn.

Bundestag. 1996c. *Zweite und dritte Beratung des von den Fraktionen der CDU/CSU und F.D.P. eingebrachten Entwurfs eines Ersten Gesetzes zur Neuordnung von Selbstverwaltung und Eigenverantwortung in der gesetzlichen Krankenversicherung (1. GKV-Neuordnungsgesetz – 1. NOG)*. BT-PlPr. 13/139 (15.11.1996), S. 12499–12534. Bonn.

Bundestag. 1997. *Beschlussempfehlung und Bericht des Ausschusses für Gesundheit zu dem Gesetzentwurf der Fraktionen der CDU/CSU und F.D.P. Entwurf eines Zweiten Gesetzes zur Neuordnung von Selbstverwaltung und Eigenverantwortung in der gesetzlichen Krankenversicherung (2. GKV-Neuordnungsgesetz – 2. GKV NOG)*. BT-Drs. 13/7264 (19.03.1997). Bonn.

Bundestag. 1997a. *Zweite und dritte Beratung des von den Fraktionen der CDU/CSU und F.D.P. eingebrachten Entwurfs eines Zweiten Gesetzes zur Neuordnung von Selbstverwaltung und Eigenverantwortung in der gesetzlichen Krankenversicherung (2. GKV-Neuordnungsgesetz)*. BT-PlPr. 13/166 (20.03.1997), S. 14892–14930. Bonn.

Bundestag. 1997b. *Zurückweisung der Einsprüche des Bundesrates.* BT-PlPr. 13/181 (12.06.1997). 16266–16272. Bonn.

Bundestag. 1997c. *Zweite und dritte Beratung des von den Fraktionen der CDU/CSU und F.D.P. eingebrachten Entwurfs eines Gesetzes über die Berufe des Psychologischen Psychotherapeuten und des Kinder- und Jugendlichenpsychotherapeuten, zur Änderung des Fünften Buches Sozialgesetzbuch und anderer Gesetze.* BT-PlPr. 13/207 (27.11.1997), S. 18919–18929. Bonn.

Bundestag. 1998. *Zweite und dritte Beratung des von den Fraktionen der CDU/CSU und F.D.P. eingebrachten Entwurfs eines Gesetzes zur Stärkung der Finanzgrundlagen der gesetzlichen Krankenversicherung in den neuen Ländern (GKV-Finanzstärkungsgesetz – GKVFG).* BT-PlPr. 13/219 (12.02.1998), S. 20014–20025. Berlin.

CDU/CSU und FDP. 1994. Koalitionsvereinbarung für die 13. Legislaturperiode des Deutschen Bundestages, Bonn.

Fraktionen der CDU/CSU und FDP. 1995. *Entwurf eines Gesetzes zur Stabilisierung der Krankenhausausgaben 1996.* BT-PlPr. 13/3061 (22.11.1995). Bonn.

Fraktionen der CDU/CSU und FDP. 1995a. *Entwurf eines Gesetzes zur Neuordnung der Krankenhausfinanzierung 1997 – Krankenhaus-Neuordnungsgesetz 1997 (KHNG 1997).* BT-Drs. 13/3062 (22.11.1995). Bonn.

Fraktionen der CDU/CSU und FDP. 1996. *Entwurf eines Gesetzes zur Weiterentwicklung der Strukturreform in der gesetzlichen Krankenversicherung (GKV-Weiterentwicklungsgesetz – GKVWG).* BT-PlPr. 13/3608 (30.01.1996). Bonn.

Fraktionen der CDU/CSU und FDP. 1996a. *Entwurf eines Gesetzes zur Entlastung der Beiträge in der gesetzlichen Krankenversicherung (Beitragsentlastungsgesetz – BeitrEntlG).* BT-Drs. 13/4615 (10.05.1996). Bonn.

Fraktionen der CDU/CSU und FDP. 1996b. *Entwurf eines Ersten Gesetzes zur Neuordnung von Selbstverwaltung und Eigenverantwortung in der gesetzlichen Krankenversicherung (1. GKV-Neuordnungsgesetz –1. NOG).* BT-PlPr. 13/5724 (08.10.1996). Bonn.

Fraktionen der CDU/CSU und FDP. 1996c. *Entwurf eines Zweiten Gesetzes zur Neuordnung von Selbstverwaltung und Eigenverantwortung in der gesetzlichen Krankenversicherung (2. GKV-Neuordnungsgesetz – 2. GKV NOG).* BT-Drs. 13/6087 (12.11.1996). Bonn.

Fraktionen der CDU/CSU und FDP. 1997. *Entwurf eines Gesetzes über die Berufe des Psychologischen Psychotherapeuten und des Kinder- und Jugendlichenpsychotherapeuten, zur Änderung des Fünften Buches Sozialgesetzbuch und anderer Gesetze.* BT-Drs. 13/8035 (24.06.1997). Berlin.

Fraktionen der CDU/CSU und FDP. 1997a. *Entwurf eines Gesetzes zur Stärkung der Finanzgrundlagen der gesetzlichen Krankenversicherung in den neuen Ländern (GKV-Finanzstärkungsgesetz – GKVFG).* BT-Drs. 13/9377 (09.12.1997). Berlin.

Fraktionen der CDU/CSU, SPD und FDP. 1992. *Entwurf eines Gesetzes zur Sicherung und Strukturverbesserung der gesetzlichen Krankenversicherung (Gesundheits-Strukturgesetz).* BT-Drs. 12/3608 (05.11.1992). Bonn.

Gerdelmann, Werner. 2006. DRG in Deutschland. Eine (noch) unvollendete Geschichte In *Gesundheitsökonomie und Gesundheitspolitik. Im Spannungsfeld zwischen Wissenschaft und Politikberatung,* Hrsg. Herbert Rebscher, 631–641. Heidelberg: Economica.

Haas, Torsten. 2014. *Selbstbedienungsladen Gesundheitsmarkt. Die umstrittene Rolle der Interessenverbände, etwa die häufige Kritik der Kassen,* Hamburg: Diplomica Verlag.

Hartmann, Anja K. 2003: Parteinah, leistungsstark, finanzbewusst? Die Gesundheitspolitik der rot-grünen Bundesregierung. In: *Das rot-grüne Projekt. Eine Bilanz der Regierung Schröder 1998 – 2002*, Hrsg. C. Egle, T. Ostheim, R. Zohlnhöfer, 259–282. Wiesbaden: Springer.

Preußer, Uwe K. 2013. *Lexikon des deutschen Gesundheitssystems* (4. Aufl.), Heidelberg: Medhochzwei.

Schulte, Gerhard. 2006. Kontinuität und Diskontinuität in der Gesetzgebung zur Arzneimittelversorgung seit 1988. In *Gesundheitsökonomie und Gesundheitspolitik. Im Spannungsfeld zwischen Wissenschaft und Politikberatung*, Hrsg. Herbert Rebscher, 527–542. Heidelberg: Economica.

Die Gesundheitspolitik unter der rot-grünen Koalition 1998–2002

8.1 Koalitionsvertrag und Regierungserklärung

Schröders Regierungsprogramm sparte gesundheitspolitische Zielsetzungen weitgehend aus. Die Kernaussage lautete, dass ausreichend finanzielle Mittel zur Verfügung stünden, um eine qualitativ hochwertige Gesundheitsversorgung zu gewährleisten. „Auch im Gesundheitswesen reichen die heute zur Verfügung stehenden Finanzmittel für eine qualitativ hochwertige Versorgung im Prinzip aus. Nicht die Rationierung in der gesetzlichen Krankenversicherung, sondern die Rationalisierung in der Versorgung ist der richtige Weg – und den werden wir gehen, meine Damen und Herren."[1]

In den Mittelpunkt der rot-grünen Gesundheitspolitik rückte gemäß dem Reformgedanken der Koalitionäre eine unverzügliche Kostendämpfung verbunden mit dem Ziel der dauerhaften Beitragssatzstabilisierung. In einem ersten Schritt sollte ein Vorschaltgesetz aber nicht nur die Ausgaben begrenzen, sondern zugleich chronisch Kranke und ältere Menschen von Arzneimittelzuzahlungen entlasten.[2] Allerdings diente das Vorschaltgesetz nur als Wegbereiter für eine Strukturreform, welche weitreichendere Schritte einleiten sollte. Hierzu zählte neben der Einführung eines Globalbudgets die bessere Zusammenarbeit der Vertragsärzte mit den Krankenhäusern im Rahmen der integrierten Versorgung. Synergien und höhere Effizienz sahen die rot-grünen Gesundheitspolitiker beispielsweise bei der gemeinsamen Nutzung preisintensiver medizinischer Anlagen. Den Arzneimittelmarkt wollte rot-grün im Rahmen der Strukturreform ebenso neu ordnen wie die ambulanten und stationären Vergütungssysteme reformiert werden sollten. Die Vertragsgebührenordnung,

---

[1]Bundestag (1998a, S. 60).
[2]SPD und Bündnis 90/Die Grünen (1998, S. 22).

© Springer Fachmedien Wiesbaden GmbH 2017
F. Illing, *Gesundheitspolitik in Deutschland*,
DOI 10.1007/978-3-658-17609-9_8

Pflegesätze sowie allgemeine Finanzierungsfragen standen im Mittelpunkt der gesundheitspolitischen Pläne. Gleichwohl darf nicht übersehen werden, dass die Gesundheitsreformen nur als Bausteine der Agenda 2010-Politik dienten.

8.2   GKV-Solidaritätsstärkungsgesetz

Wie im Koalitionsvertrag angekündigt, wurde das Vorschaltgesetz zügig umgesetzt. Das „Gesetz zur Stärkung der Solidarität in der gesetzlichen Krankenversicherung" (GKV-Solidaritätsstärkungsgesetz – GKV-SolG) sollte die Finanzierungsgrundlagen stabilisieren und die für die Jahrtausendwende angedachte Strukturreform vorbereiten. Es nahm zugleich zahlreiche Privatisierungen und die neu eingeführten PKV-Elemente der Vorgängerregierung zurück. Zum Zeitpunkt der parlamentarischen Debatte verfügten die Krankenkassen über eine Reserve von 1 Mrd. €, sodass für die im Koalitionsvertrag angekündigte Entlastung chronisch Kranker und Älterer zumindest ein gewisser Handlungsspielraum bestand. Der Gesetzentwurf der Regierungsfraktionen ging dem Bundestag am 9. November 1998 zu.[3] Nach der zweiten Lesung am 10. Dezember 1998[4] trat es am 1. Januar 1999 in Kraft.[5] Die Begründung des Gesetzentwurfs bezog sich auf das prioritäre Ziel der rot-grünen Regierung, zur Entlastung des Faktors Arbeit die Lohnnebenkosten zu senken. Höhere Krankenversicherungsbeiträge standen solch einer Zielstellung entgegen: „Um das prioritäre Ziel, Arbeitsplätze zu erhalten und neue zu schaffen, erreichen zu können, bedarf es der Begrenzung der Lohnnebenkosten. Hierzu ist ein weiterer Anstieg der Krankenversicherungsbeiträge unbedingt zu stoppen."[6] Das GKV-SolG begrenzte daher kurzerhand für einen befristeten Zeitraum die Ausgaben in der GKV und griff für diesen Zweck auf das bereits erprobte Instrument der sektoralen Budgetierung zurück. Es erfolgte zwar keine Kürzung von Leistungen, aber die Zuwächse wurden eingefroren. Der den Krankenhäusern und den Partnern der Selbstverwaltung erst in der Legislaturperiode zuvor mit dem 2. GKV–NOG zugebilligte Handlungsspielraum wurde wieder eingeschränkt. Die festen Budgets des GSG und KHStabG 1996 fanden wieder Anwendung und für das Jahr 1999 wurde erneut ein Gesamtbetrag für die Erlöse eines Krankenhauses aus Pflegesätzen vereinbart. Als Grundlage galt

---

[3]Vgl. Fraktionen SPD und Bündnis 90/Die Grünen (1998).
[4]Vgl. Bundestag (1998b).
[5]Vgl. BGBl 1998 Nr. 85 vom 28.12.1998, S. 3853.
[6]Vgl. Fraktionen SPD und Bündnis 90/Die Grünen (1998, S. 2).

das Budget von 1998, das nicht stärker als die Grundlohn- bzw. Veränderungsrate anwachsen durfte.[7] Ebenso durfte die Zuwachsrate der Gesamtvergütung der Vertragsärzte die Veränderungsrate nicht übersteigen. Die in Opposition stehende CDU sah sich um den Erfolg ihrer Arbeit gebracht: „Der Gesetzentwurf ist schädlich, weil er die vorhandenen Anreize für mehr Eigenverantwortung und mehr Freiheit der Versicherten erheblich schwächt, weil die Rücknahme von Zuzahlungen die GKV finanziell belastet und weil die sektoralen Budgetierungen die Gefahr der Rationierung von Leistungen beinhalten."[8]

In der Arzneimittelversorgung hob das GKV-SolG die geänderte Rechtslage der vorhergehenden Legislaturperiode wieder auf. Anstatt der mit dem 2. GKV–NOG eingeführten Richtgrößen galten wieder die Arznei- und Heilmittelbudgets aus dem GSG. In den 18 der 23 Regionen, in denen noch keine Verträge über indikationsbezogene Richtgrößen geschlossen worden waren, sollten die Budgets schlicht weitergelten. Der Gesetzgeber begründete die Rückabwicklung mit dem Vollzug des GSG, der gezeigt hatte, dass einzig ein gesetzlich fixiertes Budget zur Entlastung beitragen kann. Für eine weitgehende Gleichbehandlung der Vertragsregionen schrieb das GKV-SolG für das Jahr 1999 für alle Regionen ein Arznei-, Verband- und Heilmittelbudget in einer gesetzlich definierten Höhe zu.[9] Sie durften die Budgets des Jahres 1996 um nicht mehr als 7,5 % überschreiten. Vor allem die FDP, die sich immer als Vertretung der Ärzte gesehen hatte, übte Kritik an der Wiedereinführung. Thomae verglich das Instrument des Budgets mit einer Heckenschere: „Es dürfen keine Heckenschnitte durch das Arzneimittelbudget gemacht werden. Vielmehr müssen Sie mit Richtgrößen arbeiten."[10] Ebenso lehnte die CDU die pauschalen Budgets ab: „Jedes Budget führt zwangsläufig zu einer Rationierung. Wenn ein Topf leer ist, dann ist er eben leer. Und wenn im November das Arzneimittelbudget aufgebraucht ist und zu Weihnachten eine Grippewelle kommt, dann ist der Topf immer noch leer. Ich frage Sie, Frau Ministerin: Wie soll sich das alles über ein Jahr planen lassen?"[11] Den Kollektivregress bei Budgetüberschreitungen begrenzte das GKV-SolG auf 5 % des Budgets.[12] Sollten die Budgets überschritten werden, durfte sich die Gesamtvergütung automatisch um höchstens 5 % verringern. Der Gesetzentwurf

---

[7]Art. 7 GKV-SolG „Gesetz zur Begrenzung der Erlöse für stationäre Krankenhausleistungen im Jahr 1999"; Fraktionen SPD und Bündnis 90/Die Grünen (1998, S. 22).

[8]Vgl. Bundestag (1998b, S. 909).

[9]Vgl. § 84 SGB V i. d. F. GKV-SolG „Arznei- und Heilmittelbudget; Richtgrößen".

[10]Bundestag (1998b, S. 914).

[11]Ebenda, S. 926.

[12]Vgl. Fraktionen SPD und Bündnis 90/Die Grünen (1998, S. 18).

begründete die Begrenzung mit der Funktionalität des Budgets: „Die Erfahrungen in den vergangenen Jahren haben gezeigt, dass aufgrund besonderer Umstände die zu Lasten der ärztlichen Gesamtvergütung auszugleichenden Budgetüberschreitungen ein Ausmaß erreichen können, das zu einer nicht vertretbaren finanziellen Belastung der Vertragsärzte führen kann. Dadurch kann auch die Funktionsfähigkeit der Arznei- und Heilmittelbudgets als Steuerungsinstrument gefährdet werden."[13] Die Richtgrößen dienten weiterhin als flankierendes Mittel. Bei Überschreitung der Richtgrößen können Wirtschaftlichkeitsprüfung angeordnet werden.

Das GKV-SolG setzte nicht nur bei den Ärzten, sondern auch bei den Produzenten an. Als Regelungsbedarf wurde hierbei angesehen, dass jährlich Medikamente im Wert von 3,5 Mrd. € verschrieben würden, deren Nutzen nicht geprüft sei.[14] Die Festbetragsregelung fand mit dem GKV-SolG auf alle drei Bereiche von Arzneimitteln Anwendung und sollte zu Einsparungen in Höhe von 200 bis 400 Mio. € im Jahr 1999 führen.

Gleichzeitig mussten die Versicherten durch das Gesetz für Zuzahlungen nicht mehr so tief in die Tasche greifen. Die Zuzahlungen für Arzneien wurden in Abhängigkeit der Packungsgröße von 9 DM auf 8 DM (N1), von 11 DM auf 9 DM (N2) bzw. von 13 DM auf 10 DM (N3) abgesenkt.[15] Der Gesetzentwurf begründete die Absenkung mit den „unvertretbaren Mehrbelastungen" zu denen die Zuzahlungserhöhungen durch das BeitrEntlG und das 1. GKV-NOG geführt hatten. Dass die Versicherten bereits durch das GSG mehr zuzahlen mussten, erwähnte der Gesetzentwurf nicht – schließlich war da die SPD beteiligt gewesen. Im Zuge der Entlastung wurde der Zahnersatz für nach dem Jahr 1978 Geborene wieder zur Regelleistung und das „Krankenhaus-Notopfer" wurde ausgesetzt. Zurückgenommen wurden Elemente aus der PKV wie die Kostenerstattung.

Als wesentlichen dritten Punkt regelte das GKV-SolG den RSA zwischen den ost- und westdeutschen Bundesländern neu. Das Finanzstärkungsgesetz hatte die Trennung des RSA zwischen den beiden Rechtskreisen aufgehoben, um einen Anstieg der Beitragssätze der Krankenkassen in den neuen Ländern zu vermeiden. Der im Finanzstärkungsgesetz noch bis 2001 befristete Ausgleich zwischen den beiden deutschen Gebieten wurde nun mit dem GKV-SolG entfristet.[16] Fischer verteidigte die Entfristung im Bundesrat: „Die Finanzhilfen, die letztes

---

[13]Vgl. Fraktionen SPD und Bündnis 90/Die Grünen (1998, S. 18).

[14]Vgl. Bundestag (1998b, S. 902).

[15]Vgl. § 31 Abs. 3 SGB V i. d. F. GKV-SolG „Arznei- und Verbandmittel".

[16]Vgl. § 27a Abs. 1 RSAV.

Jahr mit dem Finanzstärkungsgesetz gegen die Widerstände der unionsregierten Länder angestoßen wurden, haben wir jetzt dauerhaft festgelegt. Wir haben die Befristung dieser Hilfen entfallen lassen. Ich meine, das ist ein wichtiges Signal nach Ostdeutschland, ein Signal der Solidarität. Es wird den ostdeutschen Krankenkassen sehr dabei helfen, ihre Situation, die häufig ausgesprochen schwierig ist, zu stabilisieren."[17]

8.3 Gesundheitsreform 2000

8.3.1 Probleme und Zielstellung

Mit dem Regierungswechsel zu rot-grün im Jahr 1998 fand die Gesundheitspolitik unter veränderten Rahmenbedingungen statt. Die Globalisierung übte Druck auf die Arbeitskosten des „Standortes Deutschland" aus und die Kosten der Wiedervereinigung waren nun in voller Höhe nicht nur in den Staatshaushalt, sondern mit dem gesamtdeutschen RSA ebenso in der GKV eingepreist. Entsprechend zügig ging Gesundheitsministerin Andrea Fischer die neuerliche Reform an. Unter dem Motto „Patientennah, Leistungsstark, Finanzbewusst" wurde eine Konzeption zur Einführung eines Globalbudgets, einer Reform der Krankenhausfinanzierung, der Stärkung der Hausärzte und der Zusammenführung von ambulanter und stationärer Versorgung erarbeitet.[18] Mit Blick auf die Beitragssatzstabilität prüfte die rot-grüne Koalition Einsparpotenziale durch Kürzungen auch auf der Angebotsseite: „Zum Leidwesen und Protest der Ärzteschaft, der Krankenhäuser und der Pharmaindustrie."[19] Die rot-grüne Koalition nahm dieses Ungemach bewusst in Kauf, denn es war ihr erklärtes Ziel, die Leistungserbringer stärker in die Pflicht zu nehmen: „Vor diesem Hintergrund haben SPD und Bündnis90/Die Grünen eine Kehrtwende in der Gesundheitspolitik eingeleitet und sich auf Maßnahmen verständigt, die für mehr Qualität, Wirtschaftlichkeit und effizientere Versorgungsstrukturen bei stabilen Beitragssätzen sorgen sollen."[20] Allerdings verkennt diese Einschätzung, dass auch die schwarz-gelbe Koalition wiederholt die Leistungserbringer in die Pflicht genommen hatte. Von besonderer politischer Brisanz war die

---

[17]Bundesrat (1998, S. 545).
[18]Hartmann (2003, S. 264).
[19]Vgl. Potrafke (2009, S. 230).
[20]Fraktionen SPD und Bündnis 90/Die Grünen (1999a, S. 54).

geplante Einführung des Globalbudgets. Es hätte die jährlichen Ausgaben über alle Versorgungsbereiche hinweg begrenzt. Sofern die Ausgaben über das festgesetzte Niveau angestiegen wären, hätten sie zu Sanktionen geführt. Hingegen hätten Einsparungen in einem Sektor in einem anderen Versorgungsbereich zu Mehrausgaben führen dürfen, um so einen flexiblen Mitteleinsatz zu ermöglichen. Für die Leistungsanbieter stellte das Globalbudget ein Instrument zur Rationierung dar, während sich die Kassen mit seiner buchhalterischen Verwaltung überfordert sahen.[21]

Am 23. Juni 1999 brachten die Fraktionen von SPD und Bündnis 90/Grüne den Entwurf eines „Gesetzes zur Reform der gesetzlichen Krankenversicherung ab dem Jahr 2000" (GKV-Gesundheitsreform 2000) in den Bundestag ein.[22] Die Beschlussempfehlung des Gesundheitsausschusses datierte auf den 2. Oktober 1999[23] und die abschließende Lesung erfolgte am 4. November 1999.[24] Oppositionspolitiker bemängelten Fehler im Gesetzgebungsverfahren, denn einige Passagen des Gesetzentwurfs sind zuvor nicht im Gesundheitsausschuss debattiert worden. Die Kassenärztliche Vereinigung prognostizierte ein Ausschöpfen der Arzneimittelbudgets binnen weniger Monate. Darüber hinaus wurde der Vorwurf laut, die Gesundheitsministerin wolle sich die Zustimmung der ostdeutschen Bundesländer mit Zuschüssen zu deren klammen Ortskrankenkassen sichern. Fischer suchte den Kompromiss, doch die Einladung zu einem Konsensgespräch mit CDU/CSU und den B-Ländern wies Schäuble zurück.[25] Erwartungsgemäß ließ sich daraufhin im ersten Anlauf keine Einigung mit der Länderkammer erzielen. Die Bundesländer – genauer: die CDU-geführte Bundesratsmehrheit – lehnten die ursprünglich vorgesehene Einführung der monistischen Krankenhausfinanzierung ebenso ab wie das Globalbudget.[26] Für das von der Grünen-Politikern Fischer geführte Gesundheitsministerium als politischem Akteur kam die Unerfahrenheit der Ministerin erschwerend hinzu. Federführend vermochte stattdessen SPD-Gesundheitspolitiker Dreßler zahlreiche sozialdemokratische Vorstellungen umsetzen. Er lehnte ebenso wie die Ärzteschaft und Kassenverbände das Globalbudget und die monistische Krankenhausfinanzierung ab.[27]

---

[21]Hartmann (2003, S. 264).

[22]Vgl. Fraktionen SPD und Bündnis 90/Die Grünen (1999a).

[23]Vgl. Bundestag (1999a).

[24]Vgl. Bundestag (1999b).

[25]Vgl. Hartmann (2002, S. 158).

[26]Hartmann (2003, S. 265).

[27]Vgl. Egle (2006, S. 189).

Zusammen mit den CDU-geführten Ländern wurden beide Vorhaben aus dem Gesetz gestrichen. Der Vermittlungsausschuss gliederte das Gesetzesvorhaben daraufhin am 15. Dezember 1999 in zwei Teile: In das zustimmungspflichtige „Gesetz zur Rechtsangleichung in der gesetzlichen Krankenversicherung" und das nicht-zustimmungspflichtige „Gesetz zur Reform der gesetzlichen Krankenversicherung ab dem Jahr 2000" (GKV-Gesundheitsreformgesetz 2000).[28]

8.3.2   Das gescheiterte Globalbudget

Ursprünglich sah der Gesetzentwurf die Einführung eines sektorenübergreifenden Globalbudgets vor: „Die Krankenkasse bildet ein Volumen als Obergrenze jährlicher Ausgaben (Globalbudget)."[29] Allerdings wurde das Globalbudget aufgrund der Zustimmungsbedürftigkeit durch die Länderkammer aus dem Gesetzentwurf gestrichen. In der Beschlussempfehlung des Vermittlungsausschusses war es nicht mehr enthalten.[30] Als Rationierungsinstrument verschrien, stieß das Globalbudget auf Ablehnung bei den Leistungserbringern. Die Krankenkassen monierten die mit der Verwaltung des Globalbudgets verbundenen Kosten und den bürokratischen Aufwand. Ironischerweise hatte das BMG das Globalbudget mit dem angedachten § 142 SGB V im Gesetzestext direkt neben die Konzertierte Aktion platziert. Es wurde in eben dieser Konzertierten Aktion von dort wieder verstoßen.

Die Einführung eines Globalbudgets hätte bedeutet, dass sämtliche Ausgaben mit festgelegten und fortgeschriebenen Globalbudgets durch die Krankenkassen gesteuert worden wären. Das Globalbudget hätte eine Ausgabenobergrenze für jede einzelne Kasse eingezogen. Sofern eine Krankenkasse ihr Budget überschritten hätte, wäre sie zu einer Rückführung ihres Ausgabenniveaus auf ihr vorgeschriebenes Globalbudget innerhalb von zwei Jahren verpflichtet gewesen. Ziel der Einführung einer die Versorgungsbereiche übergreifenden, somit nicht mehr sektoralen, sondern globalen Budgetierung in der GKV war die Sicherung der Beitragssatzstabilität sowie zugleich die flexiblere Verwendung der Mittel zwischen den einzelnen Sektoren.[31] In die Verhandlung zur Ausgestaltung und Fortschreibung des Globalbudgets sollten die Verbände der Kassen einbezogen

---

[28]Vgl. Bundestag (1999c).

[29]Fraktionen SPD und Bündnis 90/Die Grünen (1999a, S. 27).

[30]Vgl. Bundestag (1999c).

[31]Vgl. Fraktionen SPD und Bündnis 90/Die Grünen (1999a, S. 93).

werden. Die Entwicklung des Ausgabenvolumens sollte sich an der durchschnitt-lichen Entwicklung der beitragspflichtigen Einnahmen orientieren. Für den Kran-kenhausbereich wäre das Globalbudget in Form eines landesweiten Gesamtbetrags umgesetzt worden, dessen Verteilung die Verbände der Kranken- und Ersatzkassen zusammen mit der PKV vereinbart hätten. Weil das Globalbud-get im Rahmen des Gesetzgebungsverfahrens entfiel, ersetzte der Gesetzgeber den landesweiten Gesamtbetrag durch eine Festschreibung der Budgets der ein-zelnen Krankenhäuser auf dem Stand des Jahres 2004 und koppelte ihn an die Beitragssatzstabilität. Der Basisfallwert durfte nur in der Höhe der durchschnittli-chen Veränderungsrate der beitragspflichtigen Einnahmen anwachsen. Diese Regelung hatte den gleichen Effekt wie der nicht realisierte landesweite Gesamt-betrag (Globalbudget).[32]

Der Bundesrat lehnte die Einführung des Globalbudgets schließlich ab. Da solche Finanzierungsfragen in die Länderkompetenz fielen, kippte die Länder-kammer diese Passage des Gesetzes. Im Plenum des Bundesrates bezweifelten die Länderchefs, dass der medizinische Fortschritt bei einer Deckelung des Bud-gets allen Menschen weiter zu Teil würde. Der Freistaat Bayern sah die medizini-sche Betreuung vor allem älterer Menschen gefährdet: „Es ist nicht ausgeschlossen, dass wir noch mehr Effizienz in das Gesundheitswesen hinein-bringen. […] Aber wir müssen auch die grundsätzliche Frage stellen, ob es richtig ist, die Ausgaben in der GKV so eng an die Entwicklung der Grundlohnsumme zu binden, wenn wir alle Menschen in unserer Gesellschaft, auch für die älteren Menschen, den medizinischen Fortschritt gewährleisten wollen. […] Dass ich damit nicht ganz falsch liege, ist ja auch in der Anhörung von Sachverständigen im Gesundheitsausschuss des Bundestages deutlich geworden. Alle Sachverstän-digen, die sich dort zum Globalbudget geäußert haben – auch diejenigen, die der Bundesregierung und der Regierungskoalition nahe stehen –, haben Zweifel angemeldet."[33]

8.3.3 Arzneimittel: Positivliste und Arznei- und Heilmittelbudgets

Nachdem der Bundesrat das Globalbudget und die monistische Krankenhausfi-nanzierung gestrichen hatte, sollte die angedachte Einführung einer Positivliste

---

[32]Vgl. Knorr (2006, S. 615).
[33]Vgl. Bundesrat (1999, S. 443).

für Arzneimittel die Kosten senken. Die Ausgaben im Arzneimittelbereich machten die Gesundheitspolitiker von rot-grün als wesentlichen Kostentreiber aus: „Ebenso unzweideutig zeigt die Entwicklung im Arzneimittelbereich, dass wirksame Arznei- und Heilmittelbudgets ebenso wie die Entwicklung einer Positivliste im Rahmen der Strukturreform unverzichtbar sind."[34]

Eine vom BMG zu erarbeitende Liste verordnungsfähiger Arzneimittel – als Grundlage für die sog. Positivliste – sollte den umfangreichen Arzneimittelbestand im Leistungskatalog und die damit verbundenen hohen Aufwendungen reduzieren. „Das BMG wird ermächtigt, durch Rechtsverordnung mit Zustimmung des Bundesrates auf der Grundlage der Vorschlagsliste eine Liste verordnungsfähiger Arzneimittel, aufgeführt als Wirkstoffe und Wirkstoffkombinationen jeweils unter Berücksichtigung der Indikationen und Darreichungsformen in der vertragsärztlichen Versorgung, zu erlassen."[35] Den Vorschlag für die Liste sollte das neu zu gründende Institut für die Arzneimittelverordnung in der gesetzlichen Krankenversicherung machen.[36] Nach Inkrafttreten der Rechtsverordnung hätten grundsätzlich nur noch die in dieser Rechtsverordnung enthaltenen Arzneimittel zulasten der GKV verordnet werden dürfen. Die geplante Positivliste muss im Gesamtzusammenhang mit dem Globalbudget bewertet werden, denn sie stellte für SPD-Gesundheitspolitiker Dreßler nur einen Baustein zur Deckelung der Gesamtausgaben dar: „Wir bereinigen über die Positivliste die Zahl der abrechnungsfähigen Arzneimittel. Alles das sind zusätzliche Instrumente, um das Globalbudget einzuhalten."[37] Ebenso zielte der Gesetzgeber auf eine Qualitätssicherung in der Therapie: „Wir wollen ein qualitätsorientiertes Instrument zur Sicherung einer ebenso hochwertigen wie preisgünstigen Arzneimittelversorgung der Versicherten. Wir brauchen therapeutisch sinnvolle, wirksame und über jeden qualitativen Zweifel erhabene Arzneimittel. Was wir in den Arzneimittelschränken der Krankenversicherten nicht brauchen, sind therapeutischer Schrott und Mittel von therapeutischer Zweifelhaftigkeit."[38]

Mit zwei weiteren Maßnahmen gedachte der Gesetzgeber die Kosten in der Arzneimittelversorgung zu senken. Dazu gehörte erstens die Wiedereinführung der Pflicht zur Abgabe von Importarzneimitteln in den Apotheken.[39] Mit den

---

[34]Fraktionen SPD und Bündnis 90/Die Grünen (1999a, S. 45).

[35]Vgl. den neu eingefügten § 33a SGB V „Verordnungsfähige Arzneimittel".

[36]Vgl. Burkhardt (2001, S. 65).

[37]Bundestag (1999a, S. 5841).

[38]Ebenda.

[39]Vgl. § 129 Abs. 1 Nr. 2 SGB V „Rahmenvertrag über die Arzneimittelversorgung".

Importarzneien sollte der Preiswettbewerb für patentgeschützte und nicht der Festbetragsregelung unterworfene Arzneimittel intensiviert werden.[40] Mit einer kontroversen Debatte war die zweite Maßnahme verbunden. Es handelte sich um die geforderte „Wirtschaftlichkeit" bei der Ermittlung der Arznei- und Heilmittelbudgets. Die sektorale Budgetierung für die Arznei- und Heilmittel wurde zugleich auf unbestimmte Zeit fortgeführt. Überstiegen die Ausgaben für Arznei-, Verband- und Heilmittel das vereinbarte Budget, verringerten sich die Gesamtvergütungen um den übersteigenden Betrag, allerdings – wie im GKV-SolG bestimmt – begrenzt auf höchstens 5 %. Diese Regelung sorgte für Verstimmung unter den Vertragsärzten, die die Budgetrestriktionen und den damit verbundenen Kollektivregress als Eingriff in ihre Berufsfreiheit werteten. Mit dem Arzneimittelbudget-Ablöse-Gesetz reagierte die Politik auf diesen Konflikt und schaffte die Arznei- und Heilmittelbudgets wieder ab.[41] Zugleich wurde bei Überschreitung der Richtgrößen an der Wirtschaftlichkeitsprüfung festgehalten.

8.3.4   Neue Bedarfsplanung

Das Gesundheitsreform 2000 griff die bereits von der christdemokratisch-liberalen Koalition im GSG als Problem perzipierte „ambulante Überversorgung" wieder auf.[42] Die damals mit dem GSG verschärfte Bedarfsplanung hatte die Versorgungsdichte der Niederlassungen durch Verhältniszahlen regeln wollen. Bereiche, die zu 10 % überversorgt sind, wurden für weitere Zulassungen gesperrt. Eine mit dieser Bedarfsplanung angestrebte Verringerung der ärztlichen Zulassung erzielte der Gesetzgeber hingegen nicht. Von 1992 bis Ende 1998 stieg die Zahl der Vertragsärzte um 18 %. Die rot-grüne Koalition stritt der Bedarfsplanung vor diesem Hintergrund die Wirksamkeit ab: „Es ist auch nicht zu erwarten, dass es auf der Grundlage der geltenden Zulassungsbeschränkungen in Zukunft zu einer einschneidenden Begrenzung der Arztzahlentwicklung kommt."[43] Für den Gesetzgeber war der positive Zusammenhang zwischen der Anzahl der Vertragsärzte und den Ausgaben der GKV klar gegeben. Das BMG erhielt daraufhin den Auftrag, die Verhältniszahlen zu überarbeiten und die bisherige regionale

---

[40]Vgl. Fraktionen SPD und Bündnis 90/Die Grünen (1999a, S. 85).

[41]Vgl. Abschn. 8.5.2 Arzneimittelbudget-Ablösungsgesetz.

[42]Vgl. Fraktionen SPD und Bündnis 90/Die Grünen (1999a, S. 128).

[43]Ebenda, S. 79.

Umverteilungsplanung ab 2003 auf Grundlage gesetzlich zu regelnder Verhältniszahlen neu zu ordnen.[44] Als Sofortmaßnahmen waren außerdem die Praxisschließung in überversorgten Gebieten gegen Entschädigung vorgesehen. Obwohl der
Gesetzentwurf eine Neuregelung skizzierte, fand das System der Verhältniszahlen
weiterhin Anwendung. Im Unterschied zur Bedarfsplanung nach dem GSG sollten die Verhältniszahlen nicht isoliert durch den Gesetzgeber, sondern durch ein
bis zum 31. Dezember 2001 beauftragtes wissenschaftliches Institut erarbeitet
werden. Die Möglichkeit zur Praxisschließung wurde nicht ins Gesetz aufgenommen, denn deren Brisanz zeigte sich bereits daran, dass dieses Thema bei den
Gesprächen zwischen Ärzteschaft, BMG und dem Bundeskanzler angesprochen
wurde.[45] Die Option der Praxisstilllegung wurde dann erst ins VSG aufgenommen

8.3.5   Rahmenbedingungen für den stationären Sektor

8.3.5.1 Diagnosis Related Groups (DRG)
Seit dem GSG fand das ab 1972 geltende Selbstkostendeckungsprinzip der Krankenhäuser keine Anwendung mehr. Statt der vollständigen Betriebskostenerstat-
tung erhalten die Krankenhäuser seit dem GSG einen pauschalen Betrag, der den
kompletten Behandlungsfall abgleicht. Durch die Umstellung auf Fallpauschalen
sollten die Krankenhäuser zu mehr Sparsamkeit angehalten werden. Allerdings
hatte das System der Fallpauschalen mit seiner Einführung durch das GSG vorerst
nur auf etwa 25 % des Krankenhausbudgets Anwendung gefunden.[46] Eigentlich
hatte die Selbstverwaltung für die Umstellung auf das vollpauschalierte System
sorgen sollen[47], doch zusammen mit den tagesgleichen Pflegesätzen wurde faktisch ein Mischsystem betrieben. Das BMG kritisierte diesen Stillstand bei der
Umstellung auf vollpauschalierte Entgelte: „Das seit 1996 praktizierte Mischsystem
von Fallpauschalen und Sonderentgelten einerseits und tagesgleichen Pflegesätzen
für den überwiegenden Teil der Krankenhausleistungen andererseits hat sich nicht
bewährt."[48] Mit der Gesundheitsreform 2000 wurde deswegen ein durchgängig

---

[44]Vgl. Fraktionen SPD und Bündnis 90/Die Grünen (1999a, S. 58).
[45]Vgl. Haage (2000, S. 262).
[46]Vgl. Abschn. 6.2.4.1 Fallpauschalen und Budgetierung.
[47]Vgl. Abschn. 7.5.2 Vorfahrt für die Selbstverwaltung.
[48]Fraktionen SPD und Bündnis 90/Die Grünen (2001e, S. 26).

leistungsorientiertes und pauschaliertes Vergütungssystem im Krankenhaussektor eingeführt. Die Betonung lag auf „durchgängig pauschaliert", denn alle Leistungen sollten zukünftig über Fallpauschalen abgerechnet werden.[49] Von dem neuen System ausgenommen blieben vorerst die Fachgebiete Psychosomatik, Psychiatrie und Psychotherapie. Im Gegensatz zum vorherigen Finanzierungsmodell gestaltet sich das DRG-System im Wesentlichen unabhängig von der Liegezeit. SPD-Gesundheitspolitiker Dreßler sprach in der Plenardebatte von „echten" Preisen: „Wir wollen letztlich echte Preise im Krankenhausbereich erreichen. Sie werden unabhängig von der Dauer des Krankenhausaufenthalts nur auf den jeweiligen Fall und die jeweilige Diagnose bezogen sein. Das schafft Kostentransparenz und macht unwirtschaftliches Verhalten bei den einzelnen Krankenhäusern sichtbar."[50] Das neue DRG-System sollte laut Gesetz am 1. Januar 2002 in Kraft treten und nach einer einjährigen Erprobungsphase ab dem Jahr 2003 verbindlich für alle Krankenhäuser gelten. Allerdings ließen sich Verzögerungen im Verlauf der Implementierung nicht vermeiden.

Das mit der Gesundheitsreform 2000 eingeführte Fallpauschalensystem orientiert sich an internationalen Patientenklassifikationssystemen (sog. Diagnosis Related Groups). Die Kassenspitzenverbände, der Verband der PKV und die DKG zeichneten für die Umstellung auf das DRG-System verantwortlich. Die Vertragsparteien verpflichteten sich, eigenverantwortlich das neue Entgeltsystem einzuführen und insbesondere die Fallgruppen zu bestimmen. Als Stichtag für die Systemumstellung und die daran geknüpfte Prüfung durch das BMG schrieb der Gesetzgeber den 31. Dezember 2001 vor.[51] Hätte die Selbstverwaltung jedoch bis zum Juni 2000 keinen Konsens über die Grundzüge erzielt, wären die Details per Verordnung durch das BMG geregelt worden. Doch eine hoheitliche Regelung wurde nicht nötig, denn am 27. Juni 2000 einigten sich die Vertragsparteien auf die australische AR-DRG-Klassifikation, die dem deutschen Fallpauschalen-Katalog zugrunde gelegt wurde.[52]

Eine derart umfassende Neugestaltung der Krankenhausfinanzierung erforderte den Aufbau neuer institutioneller Strukturen, denn nicht nur die Umstellung war mit Kosten verbunden. Danach wurde eine beständige Pflege und Aktualisierung des Systems notwendig, damit sich die Kostendynamik kontinuierlich abbilden lässt. Der Gesetzgeber hatte das DRG-System ausdrücklich als lernendes

---

[49]Vgl. § 17b Abs. 1 KHG „Einführung eines pauschalierenden Entgeltsystems".
[50]Bundestag (1999b, S. 5842).
[51]Vgl. § 17c Abs. 3 KHG.
[52]Vgl. Fraktionen SPD und Bündnis 90/Die Grünen (2001e, S. 26).

System konzipiert. Zur Umsetzung der DRGs wurde am 10. Mai 2001 das Institut für das Entgeltsystem im Krankenhaus (InEK gGmbH) gegründet. Die Finanzierungsgrundlagen für das sogenannte DRG-Institut und seine Verwaltungsstrukturen legte das „Gesetz zur Änderung des Krankenhausfinanzierungsgesetzes und der Bundespflegesatzverordnung" (DRG-Systemzuschlags-Gesetz) vom 5. Mai 2001.[53] Der DRG-Systemzuschlag wird bei der Krankenhausbehandlung zusätzlich in Rechnung gestellt. Anschließend leiten die Krankenhäuser den Zuschlag an die Selbstverwaltungspartner auf der Bundesebene weiter, die die Finanzmasse zum Aufbau und zur Pflege des DRG-Fallpauschalensystems einsetzen.[54] Zwar sicherte der DRG-Systemzuschlag die langfristige Finanzierung der Einführung und Fortentwicklung des neuen Systems, das sich laufend an medizinische und technische Veränderungen anpassen soll. Allerdings mussten sich die Akteure der Selbstverwaltung und die Politik noch auf die Einzelheiten verständigen. Das „Gesetz zur Einführung des diagnose-orientierten Fallpauschalensystems für Krankenhäuser" (Fallpauschalengesetz – FPG) vom 23. April 2002[55] regelte vorerst diese Details, da die Debatte unter den gesundheitspolitischen Akteuren zu keinem Ergebnis geführt hatte. Als Artikelgesetz enthielt das FPG in Art. 5 das Krankenhausentgeltgesetz.

Als Vorbild für Deutschland galt das australische DRG-System, das sich durch eine feingliedrige Struktur auszeichnet. Während das neue DRG-Abrechnungssystem ab 2003 freiwillig angewandt werden konnte, war sein Einsatz ab 1. Januar 2004 für alle Krankenhäuser obligatorisch. Allerdings war die probeweise, freiwillige Anwendung des Systems zu einem gewissen Grad erzwungen, da das Beitragssatzsicherungsgesetz Budgetsteigerungen im Jahre 2003 nur erlaubte, wenn das Krankenhaus nach DRG abrechnete.[56] Bereits im Jahr 2003 nutzten 1284 Krankenhäuser das neue System.[57] In der Konvergenzphase von 2005 bis 2009 passten die Krankenhäuser ihre Vergütung an ein landesweites Vergütungsniveau an, wodurch im jeweiligen Bundesland gleiche Leistungen mit dem gleichen Entgelt honoriert werden. Seit dem 1. Januar 2010 erhalten alle Krankenhäuser in einem Bundesland für gleiche Leistungen eine landeseinheitliche Vergütung. Der Landesbasisfallwert bildet das landeseinheitliche Preisniveau

---

[53]BGBl I 2001 Nr. 19 vom 04.05.2001, S. 772.

[54]Vgl. Fraktionen SPD und Bündnis 90/Die Grünen (2001a, S. 1).

[55]Vgl. Fraktionen SPD und Bündnis 90/Die Grünen (2001e); BGBl I 2002 Nr. 27 vom 29.04.2002, S. 1412.

[56]Vgl. Knorr (2006, S. 617).

[57]Vgl. Leemhuis (2007, S. 10).

ab und unterscheidet sich für die einzelnen Bundesländer. Er gibt das durchschnittliche Vergütungsniveau für einen Behandlungsfall an und wird je nach Schwere des Eingriffs mit einem Faktor größer oder kleiner 1 multipliziert.

Zusammen mit dem DRG-System verschärfte das GKV-Gesundheitsreformgesetz 2000 die Qualitätssicherung in den Krankenhäusern.[58] Bei einem fest vorgegebenen Preis für eine Behandlung könnte sonst der Anreiz bestehen, den Gewinn über eine geringere Qualität zu maximieren. Die Verantwortung für die Sicherung der Qualität oblag bis zur Änderung durch das GKV-Gesundheitsreformgesetz 2000 den Vertragspartnern auf Landesebene. Nun wurde der Bundesebene – dem neuen Ausschuss Krankenhaus – die Aufgabe übertragen, Maßnahmen zur Qualitätssicherung zu ergreifen. Die Übertragung der Kompetenz ging mit dem Ziel einher, bundesweit einheitliche Regeln zu erlassen. Die Ausschussempfehlung fügte dem Gesetzentwurf zahlreiche Änderungen hinzu. Hierzu zählte vor allem die Dokumentation der Versorgungsabläufe.[59] Aus dieser Vorgabe entwickelten sich die Qualitätsberichte der Krankenhäuser.

8.3.5.2 Krankenhausentgeltgesetz

Das Krankenhausentgeltgesetz (KHEntgG) als Art. 5 des Fallpauschalengesetzes enthält die Modalitäten zur Abrechnung der DRGs in den Krankenhäusern. Es trat am 30. April 2002 in Kraft.[60] Als Ausführungsgesetz zur DRG-Einführung setzte es die Gesundheitsreform 2000 systematisch um. Das KHEntgG regelt die Abrechnung der voll- und teilstationären Leistungen aller Krankenhäuser, die durch das KHG erfasst werden und ersetzte die Bundespflegesatzverordnung für die Krankenhäuser, die das neue DRG-Vergütungssystem nutzten. Anwendungsbereich und Leistungsumfang der Bundespflegesatzverordnung wurden in das KHEntgG übernommen. In den Krankenhäusern, auf die die DRGs keine Anwendung fanden, behielt die Bundespflegesatzverordnung jedoch weiterhin Gültigkeit. Im Zuge der Umstellung wurden die DRGs von 2003 bis 2004 unter „geschützten Bedingungen" eingeführt[61], denn die zweijährige „budgetneutrale" Einführungsphase, in der die Höhe der Krankenhausbudgets noch nicht durch das neue Fallpauschalensystem bestimmt wurde, ermöglichte es den einzelnen Krankenhäusern, sich auf die künftige Veränderung ihres Erlösbudgets einzustellen.[62]

---

[58]Vgl. den neu gefassten § 137 SGB V „Qualitätssicherung bei zugelassenen Krankenhäusern".

[59]Vgl. Bundestag (1999a, S. 57).

[60]Vgl. BGBl I 2002 Nr. 27 vom 29.04.2002, S. 1412.

[61]Vgl. § 3 KHEntgG a. F.

[62]Vgl. Bundestag (2001d, S. 6).

Diese Phase gab den Partnern der Selbstverwaltung Zeit zur Kalkulation der neuen landeseinheitlichen Preise. Ursprünglich sollte sich die daran anschließende Konvergenzphase, in der sich die individuellen Preisniveaus an den Landesbasisfallwert angleichen, vom 1. Januar 2005 bis zum 1. Januar 2007 erstrecken. Mit dem Zweiten Fallpauschalenänderungsgesetz (2. FPÄndG) wurde sie um zwei Jahre bis zum 1. Januar 2009 verlängert. Seit dem gelten die Landesbasisfallwerte. Krankenhäuser, die aufgrund ihrer Kostenstruktur bei der Umstellung auf die landesweit einheitlichen Preise signifikant geringere Budgets erhielten, durften die Umstellung bis zum 1. Januar 2010 vollziehen.

Die Umstellung auf die DRGs lief in der Praxis in folgenden drei Schritten ab. Im ersten Schritt von 2003 bis 2004 wurde unter Anwendung der Bundespflegesatzverordnung für jedes Krankenhaus erneut ein Gesamtbetrag ermittelt. Die Fallpauschalen stellen in der Übergangsphase nur Abschlagszahlungen auf diesen Gesamtbetrag dar. Die Summe aller Abschlagszahlungen ergab den Gesamtbetrag. Die Abschlagszahlungen dienten als Verrechnungsgröße zur Verteilung der Kosten auf die verschiedenen Krankenkassen der einzelnen Patienten. Sie errechneten sich als krankenhausindividuelle Basisfallwerte entsprechend der Bewertungsrelationen jeder Leistung.[63] Im zweiten Schritt – ab 2005 – entfiel der zuvor ermittelte Gesamtbetrag, denn nur noch Fallpauschalen und Zusatzentgelte bestimmen von nun an das Erlösbudget.[64] In der nun anschließenden Konvergenzphase von 2005 bis 2009 passten sich die individuellen Basisfallwerte der Krankenhäuser schrittweise an den landesweiten Basisfallwert an. Mit dem dritten und letzten Schritt gilt seit 2009 ein landesweiter Basisfallwert, sodass für vergleichbare Krankenhausleistungen in einem Bundesland gleiche Preise gezahlt werden. Psychiatrische, psychosomatische und psychotherapeutische Kliniken waren von der Umstellung vorerst ausgenommen und wurden erst ab 2015 obligatorisch dem neuen Entgeltsystem unterstellt.[65]

Für die Erlöse eines Krankenhauses sind die Bewertungsrelationen und der Basisfallwert ausschlaggebend. Eine Bewertungsrelation drückt den relativen Aufwand einer Leistung im Verhältnis zu anderen Leistungen aus. Sie gibt den Schweregrad der Behandlung wieder. Beträgt der Wert einer Bewertungsrelation genau 1, liegt der Durchschnittswert vor. Benötigt die Leistungen mehr Aufwand als der Durchschnittsfall, nimmt die Bewertungsrelation einen Wert von über 1 an. Ist die Leistung mit weniger Aufwand verbunden, sinkt ihr Wert entsprechend

---

[63]Behrends (2009, S. 14).

[64]Vgl. Wörz (2008, S. 134).

[65]Vgl. Abschn. 10.6 Krankenhausfinanzierungsreformgesetz (KHRG).

ab. Der Fallpauschalenkatalog listet die Bewertungsrelationen bundeseinheitlich auf. Für die Kalkulation greift das InEK auf die Daten der Krankenhäuser zu. Der Basisfallwert eines Krankenhauses ist der Standard-Preis für die Leistung, die laut Bewertungsrelation mit 1 bewertet wird. Er bildet die monetäre Komponente bei der Berechnung der Erlöse. Seit 2005 gelten landesweite Basisfallwerte, die das Ergebnis von Verhandlungen darstellen. Der landesweite Basisfallwert errechnet sich als Summe aller Budgets der Krankenhäuser eines Bundeslandes dividiert durch alle Leistungen der Häuser. Von 2005 bis 2009 erfolgte die Anpassung des krankenhausindividuellen Basisfallwertes an den Landesbasisfallwert.[66] War der krankenhausindividuelle Basisfallwert größer als der Landesweite, musste er abgesenkt werden. Lag er hingegen darunter, arbeitete das Krankenhaus kostengünstiger als der Durchschnitt. Je nachdem, ob der krankenhausindividuelle Basisfallwert über oder unter dem landesweiten lag, wurde das Erlösbudget des Krankenhauses im Zuge der Anpassung an den landesweiten Mittelwert sukzessive kleiner oder größer.[67] Dieser Prozess ist nämlich nicht als Anpassung der individuellen Basisfallwerte an den Landesbasisfallwert zu verstehen, sondern der Anpassungsprozess erfolgt über das dem Krankenhaus zur Verfügung stehende Budget. Die Budgets der Krankenhäuser wurden je nach Relation zum Landesbasisfallwert größer oder kleiner. Der Basisfallwert stellt darin eine abgeleitete Größe dar, in der sich die Effizienz des Krankenhauses ausdrückt. „Der Angleichungsprozess vollzieht sich in der Konvergenzphase über eine Angleichung des Erlösbudgets und nicht, wie häufig fälschlicherweise angenommen wird, über eine Anpassung der krankenhausindividuellen Baserate an die landesweite Baserate."[68] Anders und (sehr) verallgemeinert ausgedrückt: Es wurde aus allen Krankenhausleistungen ein landesweiter Durchschnittswert errechnet. Ist das einzelne Krankenhaus teurer als der Durchschnitt musste es nun schrittweise sparen, da es seine Kosten am Ende der Konvergenzphase nur in Höhe dieses Durchschnittswerts ersetzt bekam.

Die Summe aller Leistungen oder Fälle eines Krankenhauses multipliziert mit den jeweiligen Bewertungsrelationen ergibt den Case-Mix. Wird der Case-Mix durch alle Fälle dividiert, errechnet sich der Case-Mix-Index (CMI). Die Multiplikation des CMI mit der Anzahl der Fälle und dem Landesbasisfallwert errechnet das Erlösbudget des Krankenhauses. Der CMI ermöglicht den Vergleich der

---

[66]Vgl. § 4 KHEntG a. F. „Vereinbarung eines Erlösbudgets für die Jahre 2005 bis 2008".

[67]Für eine prägnante Darstellung: Leemhuis (2007, S. 20 ff.); detailliert: Eckhardt und Kaczmarek (2004).

[68]Eckhardt und Kaczmarek (2004, S. 1).

Kostenstrukturen zwischen den Krankenhäusern. Der Gesamterlös eines Krankenhauses dividiert durch den CMI ergibt den individuellen Basisfallwert. Der Basisfallwert gibt Auskunft über die Rentabilität eines Krankenhauses. Wenn ein Krankenhaus bei gleichem CMI einen höheren Basisfallwert besitzt, ist es weniger rentabel. Es braucht für die gleiche Leistung mehr Geld und würde daher ein höheres Erlösbudget benötigen – da das Budget aber fest vorgegeben ist, muss es seine Leistungen sparsamer erbringen. Erst der CMI macht diesen Vergleich möglich, da sich in den durchschnittlichen Fallkosten der Krankenhäuser sonst noch der Schweregrad der jeweiligen Behandlung widerspiegelt, wodurch sie sich nicht für den Vergleich eigneten.

Die Umstellung des Systems lässt sich knapp zusammenfassen. In der budgetneutralen Phase passte sich der krankenhausindividuelle Basisfallwert an das für das Krankenhaus zur Verfügung stehende Budget an: Der Basisfallwert entsprach bei einem gegebenen, zuvor auf Grundlage der Bundespflegesatzverordnung kalkuliertem Budget einer bestimmten Anzahl von Fällen entsprechend der Bewertungsrelationen. In der Konvergenzphase nivellierten sich die einzelnen Basisfallwerte auf die Höhe des Landeswertes. Seit 2009 passt sich das Budget des Krankenhauses an den Landesbasisfallwert an. Das Budget entspricht bei einem gegebenen Landesbasisfallwert einer bestimmten Anzahl von Fällen entsprechend der Bewertungsrelationen. Es wird deutlich, was der Gesetzgeber meinte, als er die Einführung der DRGs mit dem Slogan verband: „Geld folgt Leistung." Ebenso wie bei dem durch das GSG eingeführten Mischsystem ergänzen Zu- und Abschläge, aber auch zahlreiche zusätzliche und ergänzende Entgelte das DRG-System.

8.3.5.3 Gescheiterte Monistik

Mit der Gesundheitsreform 2000 versuchte der Gesetzgeber, die Krankenkassen stärker in die Krankenhausplanung einzubinden. Anstatt einer Investitionsfinanzierung aus dem Landeshaushalt, wie sie seit der Verabschiedung des KHG vorgeschrieben ist, sollten die Krankenkassen schrittweise auch diese Kosten übernehmen. Ab Januar 2003 sollten die Finanzierungsanteile für kurzfristige Anlagegüter im Rahmen der Pauschalförderung in das neue Entgeltsystem überführt werden. Schließlich wären ab dem Jahr 2008 ebenso die Mittel für die Einzelförderung im Rahmen der DRGs abgerechnet worden. Als Ausgleich für ihre neuen finanziellen Pflichten billigte das GKV-Gesundheitsreformgesetz 2000 den Krankenkassen erweiterte Rechte bei der Krankenhausplanung zu. In der Plenardebatte herrschte bei der Regierungskoalition noch Optimismus. Ministerin Fischer gab sich zuversichtlich: „Offenkundig ist die Skepsis gegenüber der Monistik doch nicht ganz so groß, wie es manche öffentliche Debatte erscheinen ließ. In diesem Sinne bin ich wirklich sehr gespannt auf die Diskussion mit den Ländern über diesen Bereich."[69]

Doch entgegen der Erwartung lehnten die Länder die Monistik ab. Der Freistaat Sachsen kritisierte eine mit der monistischen Krankenhausfinanzierung in Kauf genommene Beitragssatzsteigerung, denn ohne zusätzliche Einnahmequellen konnten die Krankenkassen der neuen Aufgabe nicht gerecht werden. Andernfalls würde erneut ein Investitionsstau provoziert. „Die Investitionskosten sollen von den Ländern auf die Krankenkassen verlagert werden, ohne dass eine ausreichende Gegenfinanzierung vorgesehen wird, d. h. es wird entweder eine Beitragssatzsteigerung in Kauf genommen oder es entsteht wieder ein Defizit in Bezug auf den Investitionsbedarf."[70] Das Argument wirkt allerdings vorgeschützt, denn gerade die praktizierte Investitionsfinanzierung aus den Landeshaushalten ist für den Investitionsstau verantwortlich. Für die Länder barg die Monistik außerdem die Gefahr eines Kontrollverlusts über die Krankenhauslandschaft. Sollten die Krankenkassen mit Blick auf die Beitragssatzstabilität die Krankenhauslandschaft umstrukturieren, hätten die Länderregierungen nicht mehr intervenieren können: „Die Krankenkassen werden es sich nicht nehmen lassen, auch die Planung zu bestimmen, wenn sie mit den Investitionskosten belastet werden. Wie wird sich dies auf die Krankenhäuser auswirken, z. B. auf die Personalsituation und die Instandhaltung?"[71] Für Abgeordnete, die in der Region für die Krankenhäuser als größte Arbeitgeber und die Gesundheitsversorgung der Wähler verantwortlich sind, stellte solch ein Vorhaben des Bundes einen Eingriff in den Handlungsspielraum dar.

8.3.6   Weiterentwicklung der Versorgungsstrukturen

8.3.6.1 Einführung der integrierten Versorgung

Das Kernelement des deutschen Gesundheitswesens bildet die Gliederung in verschiedene Versorgungssektoren. Aufgrund der Abrechnung der Leistungen innerhalb der Sektoren gestalten sich sektorenübergreifende Behandlungsmethoden überaus schwierig. Aufgrund der sektoralen Spezialisierung und einer damit verbundenen Aufgabenteilung zeichnet sich das Gesundheitssystem durch voneinander

---

[69]Vgl. Bundestag (1999b, S. 5831).

[70]Bundesrat (1999, S. 446).

[71]Ebenda.

abgeschottete Versorgungsstrukturen aus.[72] Die fehlende Verknüpfung über die sektoralen Grenzen hinweg führt daher nicht nur zu Diskontinuitäten in der Behandlung der Patienten, sondern es werden aufgrund der Abrechnungsmodalitäten entlang der Grenzen „sektorspezifische Optimierungsstrategien" angewandt. Hinzu tritt eine unübersichtliche Versorgungslandschaft, die Informationsdefizite der Patienten provoziert und mit einer aufwendigen Orientierung bei der Suche nach dem richtigen Ansprechpartner verbunden ist.[73]

Die integrierte Versorgung als neuer gesundheitspolitischer Ansatz sollte diese Grenzen überwinden und eine Zusammenarbeit verschiedener Vertragspartner im ambulanten und stationären Bereich mit dem Ziel einer ununterbrochenen Behandlung der Patienten von der Akutversorgung bis zur Rehabilitation ermöglichen. Sie wirkt auf Versorgungskontinuität hin, bei der insbesondere die Rehabilitationsmaßnahmen von Bedeutung sind. Bei der integrierten Versorgung können Haus- und Fachärzte zusammen mit Medizinern im Krankenhaus, aber auch MVZ sowie Pflegeeinrichtungen kooperieren und eine vollständige Behandlungskette anbieten. Der Gesetzgeber regte die Zusammenarbeit niedergelassener Ärzte, Kliniken, ambulanter und stationärer Rehabilitationseinrichtungen, Apotheken und anderer Leistungserbringer in Versorgungsnetzwerken an.[74] Bei der integrierten Versorgung kann eine sektorenübergreifende Behandlung stattfinden, muss aber nicht. Das bedeutet, dass eine integrierte Versorgung auch dann vorliegt, wenn sich die Behandlung über verschiedene ambulant tätige Ärzte hinweg erstreckt.[75]

Mit den Strukturverträgen (2. GKV-NOG) und den dreiseitigen Verträgen (GRG) lagen bereits Ansätze zur sektorenübergreifenden Zusammenarbeit und zur Gewährleistung einer durchgängigen Behandlungskette über verschiedene Fachbereiche hinweg vor. Die Gesundheitsreform 2000 entwickelte diese Ansätze weiter zur integrierten Versorgung und schuf die Grundlage, um sie in die Regelversorgung aufzunehmen.[76] „Integrierte Versorgungsformen [...] ermöglichen eine verschiedene Leistungssektoren übergreifende Versorgung der Versicherten."[77] Für diesen Zweck schließen die Krankenkassen Verträge mit den Leistungserbringern ab – das sind laut Gesundheitsreform 2000 im Wesentlichen

---

[72]Mühlbacher und Ackerschott (2007, S. 17).

[73]Schaeffer und Ewers (2006, S. 200).

[74]Vgl. ebenda.

[75]Der Begriff „integrierte Versorgung" ist nicht eindeutig, weil er einerseits als theoretischer Oberbegriff verwendet wird, andererseits als Versorgungsform nach § 140 a–h SGB V a. F. eine krankenversicherungsrechtliche Unterform bildet.

[76]Vgl. hierzu §§ 140a–h SGB V i. d. F. Gesundheitsreform 2000.

[77]§ 140a Abs. 1 SGB V i. d. F. Gesundheitsreform 2000 „Integrierte Versorgung".

Gemeinschaften von Vertragsärzten, Kassenärztliche Vereinigungen, Krankenhausträger und Träger stationärer Vorsorgeeinrichtungen.[78] War für die Verträge
zwischen den Vertragsärzten und den Krankenkassen vormals die Einwilligung
der Kassenärztlichen Vereinigungen notwendig, so wurde deren Einfluss auf die
Vertragsgestaltung im Rahmen der integrierten Versorgung durch die Gesundheitsreform 2000 reduziert. Ebenso war die Vertragsgestaltung auf der Finanzierungsseite nicht mehr allein den Verbänden der Krankenkassen aufgetragen,
sondern die Krankenkassen durften individuell Vereinbarungen abschließen.

Sofern Vertragsärzte an der integrierten Versorgung teilnehmen, wurden ihre
Rechte gegenüber den Krankenkassen nicht mehr von den Kassenärztlichen Vereinigungen vertreten.[79] Entsprechend sieht der Gesetzentwurf neben den Kassenärztlichen Vereinigungen auch einzelne Ärzte als Vertragspartner der
Krankenkassen vor. Allerdings wahrte die Kassenärztliche Vereinigung trotz dieser Einschränkung ihre Gestaltungsrechte für den Fall, dass Vertragsärzte an der
integrierten Versorgung mitwirkten. Anstatt der Aufsichtspflicht im direkten Ver-
tragsverhältnis wurden auf Bundesebene Rahmenvereinbarungen zwischen der
KBV und den Spitzenverbänden der Krankenkassen über die Inhalte der integrierten Versorgung geschlossen.[80] In ihnen wurden die Mindeststandards, die Voraussetzungen zur Teilnahme einschließlich der Festlegung der Höchstanzahl der
partizipierenden Ärzte und die Vergütung geregelt.[81] Mit der Rahmenvereinbarung wurde ein kollektivvertragliches Element in die integrierte Versorgung eingeführt, das die Komplexität des sektorenübergreifenden Ansatzes erhöhte.
Bereits am 27. Oktober 2000 hatte die KBV mit den Krankenkassen eine Rahmenvereinbarung getroffen und somit den Gestaltungsspielraum der Krankenhausgesellschaft eingeschränkt.[82]

Obwohl weiterhin die Zustimmung der Kassenärztlichen Vereinigungen zu
den Verträgen der integrierten Versorgung notwendig war, durfte sie nur verwei-
gert werden, wenn die Abmachungen zwischen den Kassen und den Ärzten gegen
diese Rahmenvereinbarung verstießen: „Die integrierte Versorgung lässt den
Sicherstellungsauftrag der Kassenärztlichen Vereinigungen unberührt. Um diesem
Ziel Rechnung zu tragen, bedürfen Integrationsverträge der Zustimmung der

---

[78]§ 140a Abs. 2 SGB i. d. F. Gesundheitsreform 2000 „Verträge über integrierte Versorgung".
[79]Vgl. Fraktionen SPD und Bündnis 90/Die Grünen (1999a, S. 70).
[80]Vgl. § 140d SGB V i. d. F. Gesundheitsreform 2000 „Rahmenvereinbarung zur integrierten Versorgung".
[81]Vgl. etwa. KBV (2000).
[82]Nagel und Freitag (2006, S. 567).

jeweilig zuständigen Kassenärztlichen Vereinigung. [...] Dies aber nur insoweit als Vertragsärzte Vertragspartner der Integrationsversorgung sind. Die Kassenärztlichen Vereinigungen können die Zustimmung innerhalb von einer Frist von zwei Monaten nach Vorlage der Verträge verweigern. Jedoch nur dann, wenn der Integrationsversorgungsvertrag den Rahmenvereinbarungen auf Bundesebene widerspricht."[83] Die Kassenärztlichen Vereinigungen wachten damit zwar nur noch über die Pflichten der Vertragsärzte bei der Sicherstellung des Versorgungsauftrags und nicht mehr über die Umsetzung der Verträge der integrierten Versorgung. Weil die integrierte Versorgung laut Definition[84] aber immer zumindest eine hausärztliche Versorgung umfasste, blieben sie weiterhin auch Auguren dieser Versorgungsform. Indem die KBV die Komplexität der Verträge und die Anforderungen an die Zusammenarbeit mit den Vertragsärzten hochschraubte, gestaltete sich die flächendeckende Einführung der integrierten Versorgung schwierig. Die Überweisung eines Patienten in ein Krankenhaus durfte bspw. nur durch spezielle, für dieses Krankenhaus zuständige Fachärzte erfolgen. Ebenso wurden seitens der KBV Institutsermächtigungen abgelehnt, sodass Patienten immer nur an einzelne Krankenhausärzte überwiesen werden durften. Aufgrund dieser restriktiven Bedingungen wurde die Praktikabilität der integrierten Versorgung eingeschränkt. Der Gesetzgeber reagiert auf diese Komplikationen, indem er in der darauffolgenden Legislaturperiode mit dem GMG die Mitwirkung der Kassenärztlichen Vereinigungen an der integrierten Versorgung strich und die Rahmenvereinbarung aufhob.[85]

Mit der integrierten Versorgung schuf der Gesetzgeber eine zweite Säule neben der Regelversorgung und liberalisierte das Vertragsrecht im Gesundheitswesen. Beobachter sahen in dieser Fortentwicklung einen marktwirtschaftlichen Ansatz, der einer Tendenz zu mehr Wettbewerb folgte: „Es können Verträge zu integrierten Versorgungsformen mit praktisch beliebigen Leistungserbringern von jeder einzelnen Krankenkasse geschlossen werden."[86] In diesen Einzelverträgen gelten dann weder die SGB V-Vorschriften, noch die Regelungen des KHG. Die Strukturverträge[87], die mit dem 2. GKV-NOG von 1997 eingeführt worden sind,

---

[83]Vgl. Fraktionen SPD und Bündnis 90/Die Grünen (1999a, S. 92).

[84]Vgl. Fraktionen SPD und Bündnis 90/Die Grünen (1999a, S. 91).

[85]Vgl. Abschn. 9.3.4.1 Ausbau der integrierten Versorgung durch Selektivverträge.

[86]Burkhardt (2001, S. 63).

[87]Vgl. § 73a SGB V i. d. F. 2. GKV-NOG „Strukturverträge", sowie Abschn. 7.5.5.1 Strukturverträge.

sollten nun aufgehoben werden. Die Krankenkassen und die KV hatten mit den Strukturverträgen bisher die Möglichkeit, unabhängig von der Regelversorgung neue organisatorische Versorgungsformen mit differenzierten Honorierungssystemen zu vereinbaren. Da sich diese Idee der Strukturverträge mit der Gesundheitsreform 2000 nun in der integrierten Versorgung wiederfand, waren die Strukturverträge entbehrlich: „Mit der Einführung integrierter Versorgungsformen bedarf es keiner gesonderten weiteren Rechtsgrundlage für Verträge über spezielle Versorgungs- und Vergütungsstrukturen."[88] Allerdings blieb das Instrument der Strukturverträge bestehen und die angedachte Aufhebung wurde im Gesetzgebungsverfahren gestrichen.

8.3.6.2 Gescheiterte ambulante Behandlung im Krankenhaus

Mit der Gesundheitsreform 2000 sollte die sektorenübergreifende Behandlung weiter ausgebaut werden. Für diese Zwecke sah der Gesetzentwurf der Bundesregierung die ambulante Behandlung im Krankenhaus vor. Allerdings wurde die geplante Regelung im Gesetzgebungsverfahren gestrichen. Die Streichung erfolgte erst, als das Gesetz durch den Vermittlungsausschuss in ein zustimmungspflichtigen und einen nicht zustimmungspflichtigen Teil getrennt wurde. Der Entwurf sah vor, dass Krankenhäuser mit entsprechend qualifizierten Krankenhausärzten durch Überweisung eines Vertragsarztes für die Erbringung hoch spezialisierter Leistungen zur Teilnahme an der vertragsärztlichen Versorgung der Versicherten ermächtigt werden durften, wenn die regionale Versorgung nicht durch Vertragsärzte sichergestellt ist.[89] Damit lagen drei Restriktionen vor. Die ambulante Behandlung im Krankenhaus war erstens beschränkt auf die Erbringung hoch spezialisierter Leistungen. Den Katalog an hoch spezialisierten Leistungen sollten die Spitzenverbände der Krankenkassen, die DKG und die KBV erarbeiten. Zweitens wurde das Krankenhaus zur Teilnahme an der vertragsärztlichen Versorgung nur ermächtigt, wenn ein niedergelassener Arzt den Patienten an das Krankenhaus überweist. Die Mitwirkung des Krankenhauses zur Erbringung hoch spezialisierter Leistungen im Rahmen der vertragsärztlichen Versorgung war somit drittens von der Zustimmung der Kassenärztlichen Vereinigung abhängig, die ein Widerspruchsrecht ausüben durfte. Die Streichung deutet darauf hin, dass es noch immer Widerstände gegen die sektorenübergreifende

---

[88]Fraktionen SPD und Bündnis 90/Die Grünen (1999a, S. 69).

[89]Vgl. den im Gesetzgebungsverfahren gestrichenen § 116a SGB V „Ambulante Behandlung durch Krankenhäuser".

Behandlung gab, die die Politik nicht zu überwinden vermochte. Allerdings sprachen ebenso rechtliche Gründe gegen das Vorhaben. Die BÄK sprach sich unter Verweis auf die Rechtsprechung[90] auf dem 102. Ärztetag gegen diese geplante Institutsermächtigung aus, da das Krankenhaus sowieso an den jeweils behandelnden Arzt mit der Fachkenntnis gebunden war. Das BMG ließ sich von den Widerständen nicht beirren. In der darauffolgenden Legislaturperiode nahm es dieses Projekt wieder in Angriff.

8.3.6.3 Ambulantes Operieren

Die Vorschrift zum ambulanten Operieren ist ein Beispiel, wie die angedachten Regelungen der Gesetzentwürfe im Laufe des Gesetzgebungsverfahrens verwässern und schließlich ihre intendierte Wirkung – was im Wesentlichen der Kostensenkung entspricht – kaum mehr entfalten können. Die Vorschriften zum ambulanten Operieren im Krankenhaus wurden mit der Gesundheitsreform 2000 geändert.[91] Die Änderung war notwendig geworden, da für die Krankenhäuser kein Anreiz bestanden hatte, die besser vergüteten stationären Eingriffe durch das ambulante Operieren zu ersetzen. Für das ambulante Operieren kommen leichte Eingriffe in Betracht, die nicht mit dem vollen Leistungsumfang eines Krankenhauses, sondern in vereinfachter Form erbracht werden können. „Untersuchungen im Bereich der Fehlversorgung haben ergeben, dass jede fünfte Behandlung, die im Krankenhaus durchgeführt wird, ebensogut – bei gleicher Qualität – auch ambulant durchzuführen wäre."[92] Die Spitzenverbände der Krankenkassen, die DKG und die KBV waren aufgefordert, den Katalog über derart ambulant durchführbare Operationen zu vereinbaren.[93] Eingriffe, die in der Regel ambulant möglich sind, sollten mit der Gesundheitsreform 2000 allerdings nur noch mit Zustimmung der Krankenkasse stationär erbracht werden dürfen. Damit wurde die Wahlfreiheit des Krankenhauses gestrichen. Wenn ohne Zustimmung der Krankenkasse ein Krankenhaus solch eine Leistung weiterhin stationär erbrächte, sollte sein Vergütungsanspruch entfallen. Die Streichung des Vergütungsanspruchs verdeutlicht, dass das ambulante Operieren vom BMG als Instrument zur Kostensenkung konzipiert war. Bereits in seiner Ausschussempfehlung strich der

---

[90]Vgl. BSGE 79, 159.

[91]Vgl. § 115b Abs. 1 Satz 2 SGB V i. d. F. Gesundheitsreform 2000 „Ambulantes Operieren im Krankenhaus".

[92]Bundestag (1999b, S. 5849).

[93]Der Katalog umfasst ca. 2650 Eingriffe, vgl. Anlage 1 vom Vertrag nach § 115b Abs. 1 SGB V Ambulantes Operieren und sonstige stationsersetzende Eingriffe im Krankenhaus (AOP-Vertrag).

Bundestag den absoluten Wegfall der Kostenübernahme aus dem Gesetzentwurf. Die Vergütung des Krankenhauses bei stationären Operationen sollte nach Ansicht der Abgeordneten vielmehr auf die Höhe des Entgeltes für einen ambulanten Eingriff begrenzt werden. Doch weder die Zustimmung der Krankenkasse noch die gekürzte Vergütung standen schließlich im Gesetz. Im Zuge des weiteren Gesetzgebungsverfahrens wurden alle Kürzungen wieder aufgehoben. Einzig eine Umkehr der Regel blieb enthalten: Die Krankenhäuser sollen Tatbestände anführen, bei denen eine prinzipiell ambulant durchführbare Operation trotzdem als stationäre Maßnahme notwendig sein kann.

8.4   Rechtsangleichungsgesetz und RSA-Reformgesetz

Bereits das Finanzstärkungsgesetz (GKVFG) hatte sich der Verschuldung der ostdeutschen Krankenkassen angenommen. Die Schere zwischen der Finanzausstattung der ost- und westdeutschen Kassen hatte sich seither jedoch nicht geschlossen. Während die GKV im Westen 1998 über Reserven in Höhen von 9,2 Mrd. DM verfügte, beliefen sich die Schulden der ostdeutschen Kassen auf insgesamt 1,7 Mrd. DM. Das GKVFG hatte die regionale Trennung des RSA zwischen den ost- und westdeutschen Kassen aufgehoben. Im Rahmen dieses gesamtdeutschen RSA standen den ostdeutschen Kassen im Jahr 1999 Finanzhilfen von bis zu 1,2 Mrd. DM aus den alten Bundesländern zur Verfügung. Schließlich hatte das GKV-SolG diese Hilfsmaßnahme entfristet.

Ursprünglich sollte die vollständige Angleichung der GKV von Ost und West durch das Gesamtpaket der Gesundheitsreform 2000 erfolgen. Aufgrund seiner Aufspaltung in einen zustimmungspflichtigen und einen nicht zustimmungspflichtigen Teil finden sich die wesentlichen Inhalte zur Vereinheitlichung der GKV im „Gesetz zur Rechtsangleichung in der gesetzlichen Krankenversicherung" (Rechtsangleichungsgesetz). Es trat am 1. Januar 2001 in Kraft.[94] Mit dem Rechtsangleichungsgesetz wurden die Finanzierungsgrundlagen der GKV in den alten und in den neuen Bundesländern an ein gemeinsames Niveau angepasst. Es galten von nun an deutschlandweit die gleichen Versicherungspflicht- und Beitragsbemessungsgrenzen.[95] Ebenso wurden die Einkommensgrenzen bei den Härtefallregelungen im Osten an das westdeutsche Niveau angeglichen. Im Jahr 2008

---

[94]Vgl. BGBl 1999 Nr. 59 vom 29.12.1999, S. 2657.

[95]Vgl. Bundesregierung (2000, S. 112).

war die vollständige Zusammenführung vollzogen: „Mit dem Gesetz zur Rechtsangleichung in der gesetzlichen Krankenversicherung wurde ein Meilenstein zur sozialen Einheit gesetzt. Seit dem Jahr 2008 werden die Einnahmen und Ausgaben sowie die übrigen Statistiken der Krankenkassen nicht mehr nach Ost und West getrennt erhoben."[96] Mit dem Rechtsangleichungsgesetz wurde auch der RSA weiterentwickelt, denn das Gesetz hob die Rechtskreistrennung auf. Es führte den gesamtdeutschen RSA in vollem Umfang ein und entdeckelte ihn. Die vollumfängliche Einführung erfolgte schrittweise in einem Zeitraum von 2001 bis 2007. Der gesamtdeutsche RSA belastete die Beitragszahler der alten Bundesländer mit den Kosten der ostdeutschen Gesundheitsversorgung, was bis zum Jahr 2003 zu einem Anstieg des westdeutschen Beitragssatzes von 12,2 auf 14,4 % führte.[97] Im Jahr 2006 betrug die Finanzausgleichsmasse von West nach Ost 3,3 Mrd. €.[98]

Rot-Grün veränderte den RSA nicht nur in Hinblick auf die deutsche Einheit, sondern auch mit dem Ziel einer fairen Wettbewerbsordnung, die dem solidarischen Gedanken der GKV entsprechen sollte. Als sich die Kassen dem Wettbewerb öffneten, wurde zugleich mit der freien Kassenwahl der RSA eingeführt. Er verhindert, dass die Krankenkassen Risikoselektion betreiben und nur um junge und gesunde Menschen mit hohem Einkommen werben, die ihnen kaum Kosten verursachen. Unter Berücksichtigung unterschiedlicher Risikoprofile der Versicherten weist der RSA den Krankenkassen Finanzmittel entsprechend der Zusammensetzung ihrer Mitgliedschaft zu. „Die Erfahrungen seit der Einführung des Risikostrukturausgleichs haben gezeigt, dass dieser seine Aufgabe grundsätzlich erfüllt hat."[99] Problematisch erwies sich jedoch, dass er morbiditätsbedingte Risiken zu wenig alimentierte. Kassenindividuelle Einkommensstrukturen und die Risikofaktoren Alter, Geschlecht und Anzahl der Familienmitglieder wurden zwar ausgeglichen. Die Ausgabenseite der Krankenkassen hingegen fand kaum Berücksichtigung. Nur indirekt – über die Kriterien Alter und Geschlecht – erfasste der RSA höhere Ausgaben für chronisch kranke Menschen. Somit waren die Krankenkassen noch immer interessiert, gesunde Menschen zu umwerben: „Gleichwohl bestehen für die Krankenkassen weiterhin Anreize, Risikoselektion zu

---

[96]Bundesregierung (2014, S. 36).

[97]Vgl. Drabinski (2003).

[98]Rebscher, S. 313

[99]Fraktionen SPD und Bündnis 90/Die Grünen (2001d, S. 1).

betreiben. Dies hat seine Ursache insbesondere darin, dass die Morbiditätsunterschiede der Versicherten nur indirekt berücksichtigt werden."[100] Der Bundestag hatte die Bundesregierung bei der Verabschiedung des Rechtsangleichungsgesetzes in einem Entschließungsantrag aufgefordert, die Auswirkungen des RSA zu analysieren.[101] Im Rahmen dieses Gutachtens kam die Bundesregierung zu dem Ergebnis, dass der RSA weiterentwickelt werden müsse.[102]

Gegen diese Schiefstellung im Wettbewerb der Krankenkassen brachte die rotgrüne Koalition am 26. Juni 2001 den Entwurf für das „Gesetz zur Reform des Risikostrukturausgleichs in der gesetzlichen Krankenversicherung"[103] (RSA-Reformgesetz) ein. Mit dem Inkrafttreten des RSA-Reformgesetzes zum 1. Januar 2002[104] fanden die Risiko- und Krankheitsprofile der Versicherten Eingang in den RSA. Das Gesetz sah eine 5-jährige Anpassung vor: „Mittelfristig sollen die Versichertengruppen im Risikostrukturausgleich auf der Grundlage einer direkten Erfassung der unterschiedlichen Morbidität der Versicherten gebildet werden."[105] Die vollständige Einführung eines morbiditätsbedingten Risikostrukturausgleichs (Morbi-RSA) datierte das Gesetz auf den 1. Januar 2007.[106] Bis zu diesem Zeitpunkt wurde die unterschiedliche Risikostruktur zwischen den Krankenkassen mit kurzfristigen Maßnahmen ausgeglichen. Krankenkassen, die für ihre chronisch Kranken strukturierte Behandlungsprogramme anboten, wurden finanziell gefördert. Die Voraussetzung hierfür war, dass sie in zugelassene, qualitätsgesicherte Disease-Management-Programme (DMP) eingeschrieben sein müssen, die den Behandlungsablauf und die Qualität der medizinischen Versorgung chronisch Kranker verbessern.[107] Die DMP wiederum müssen die Qualität der Versorgung verbessern und auf einen sektorenübergreifenden Behandlungsbedarf reagieren. Alle Versicherten in diesen Programmen wurden mit dem neuen Risikostrukturausgleich nun besonders berücksichtigt. Flankierend schuf das RSA-Reformgesetz den Risikopool. Aus dem Risikopool werden ergänzend zum

---

[100]Ebenda.

[101]Vgl. Fraktionen SPD und Bündnis 90/Die Grünen (1999b).

[102]Vgl. Bundesregierung (2001c, S. 13).

[103]Fraktionen SPD und Bündnis 90/Die Grünen (2001d).

[104]Vgl. BGBl 2001 Nr. 66 vom 10.12.2001, S. 3465.

[105]Fraktionen SPD und Bündnis 90/Die Grünen (2001d, S. 1).

[106]Vgl. § 268 SGB V a. F. „Weiterentwicklung des Risikostrukturausgleichs" sowie Abschn. 10.4.3.

[107]Vgl. § 137 f. SGB V „Strukturierte Behandlungsprogramme bei chronischen Krankheiten".

RSA alle Ausgaben für Versicherte getragen, deren Behandlungskosten einen Schwellenwert übersteigen. Wenn für einen Patienten mehr als 20.450 € gezahlt werden, erhält die Krankenkasse alle weiteren Kosten zu 60 % aus dem Risikopool erstattet.

8.5 Gesetzesinitiativen im Arzneimittelsektor

8.5.1 Festbetragsanpassungsgesetz

Die Festbeträge erachtete die rot-grüne Koalition als wirksames Mittel zur Kostensenkung in der Arzneimittelversorgung. Ihre Einführung hatte nach Ansicht der Bundesregierung die Preise gesenkt und den Wettbewerb zwischen den Produzenten geschärft. Entsprechend kalkulierte das BMG aufgrund der Festbetragsregelung Einsparungen bei den Krankenkassen in Höhe von insgesamt 3 Mrd. DM.[108] Allerdings kritisierte das Bundessozialgericht die verfassungswidrige gesetzliche Grundlage der Festbetragsregelung.[109] Kartellrechtlich war zudem eine Unvereinbarkeit mit dem EU-Recht gegeben, da die Krankenkassen als Unternehmen und die Kassenverbände als Unternehmensvereinigungen Preis- und Mengenabsprachen trafen. Aufgrund dieses Verstoßes sah sich das Bundeskartellamt gezwungen, die Absprachen zwischen den Spitzenverbänden zu unterbinden. Durch den Verhandlungsstopp wiederum waren die Verbände der Krankenkassen nicht in der Lage, weitere Verträge mit den Arzneimittelherstellern abzuschließen. „Die Selbstverwaltungsorgane sind in der gegenwärtigen Situation an der weiteren Pflege dieses Regelungsinstruments gehindert."[110] Der am 14. Mai 2001 von den Fraktionen von SPD und Bündnis 90/Die Grünen eingebrachte Entwurf eines „Gesetzes zur Anpassung der Regelungen über die Festsetzung von Festbeträgen für Arzneimittel in der gesetzlichen Krankenversicherung" (Festbetrags-Anpassungsgesetz – FBAG) schloss diese Regelungslücke. Es wurde am 6. Juli 2001 abschließend im Bundestag beraten[111] und trat am 3. August 2001 in Kraft.[112]

---

[108]Vgl. Fraktionen SPD und Bündnis 90/Die Grünen (2001b, S. 1).
[109]Die Kritik bezog sich auf § 35 SGB V.
[110]Fraktionen SPD und Bündnis 90/Die Grünen (2001b, S. 5).
[111]Vgl. Bundestag (2001b).
[112]BGBl 2001 Nr. 40 vom 02.08.2001, S. 1948.

Das BMG trat daraufhin als Vermittler und helfende Hand zwischen die Spitzenverbände und bot als Lösung eine Verordnung an, mit der Rechtsklarheit und Planbarkeit geschaffen werden sollte. Bis Ende des Jahres 2003 würde nicht mehr die Selbstverwaltung, sondern die Bundesregierung per Rechtsverordnung die Höhe und Weiterentwicklung der Festbeträge regeln. Der Gesetzentwurf ging von einem Einsparvolumen in Höhe von 650 Mio. DM aus. Das BMG machte einmalig am 1. Januar 2002 von der Möglichkeit Gebrauch.

8.5.2   Arzneimittelbudget-Ablösungsgesetz

Ulla Schmidt als Nachfolgerin von Andrea Fischer machte es sich zur Aufgabe, den mit der Gesundheitsreform 2000 provozierten Streit mit den Leistungserbringern beizulegen. Von besonderer Brisanz für den anstehenden Bundestagswahlkampf war die verärgerte Ärzteschaft, die die mit der Gesundheitsreform 2000 fortgeschriebenen Arznei- und Heilmittelbudgets und damit verbundene potenzielle Regressforderungen strikt ablehnten.[113] „Die bisherigen Regelungen zur Steuerung der Arznei- und Heilmittelausgaben in der gesetzlichen Krankenversicherung durch ein stringentes Arznei- und Heilmittelbudget, verbunden mit einer Haftung der jeweiligen Kassenärztlichen Vereinigung bei Überschreitung des Budgets waren mit erheblichen Umsetzungsproblemen verbunden. Sie betrafen vor allem die Akzeptanz der Regelungen bei den Vertragsärzten und Kassenärztlichen Vereinigungen sowie die Defizite bei der Bereitstellung der erforderlichen Daten."[114] Mehr Akzeptanz erhoffte sich die rot-grüne Koalition von dem „Gesetz zur Ablösung des Arznei- und Heilmittelbudgets" (Arzneimittelbudget-Ablösungsgesetz – ABAG). Den Entwurf dazu legte sie am 19. Juni 2001 vor.[115] Nachdem das Plenum des Bundestages am 18. Oktober 2001 abschließende darüber beraten hatte[116], trat es am 31. Dezember 2001 in Kraft.[117]

Der Ärzteschaft entgegenkommend hob das ABAG die Kürzung der Gesamtvergütung bei Überschreitung der Arznei- und Heilmittelbudgets auf und bannte die Gefahr des Kollektivregresses. An die Stelle der Budgets trat die Arzneimittelvereinbarung: Anstatt pauschaler Sanktionen bei überschrittenen Budgets sollte die Selbstverwaltung mit geeigneten Anreizen auf das Verschreibungsverhalten

---

[113]Vgl. Egle (2006, S. 189).

[114]Vgl. Bundesregierung (2001d, S. 1).

[115]Vgl. Fraktionen SPD und Bündnis 90/Die Grünen (2001c).

[116]Vgl. Bundestag (2001c).

[117]Vgl. BGBl Teil I 2001 Nr. 71 vom 21.12.2001, S. 3773.

der Ärzte hinwirken. Entgegen eines sonst zentralistischen und hoheitlichen Politikstils setzte rot-grün an dieser Stelle auf die Selbstverwaltung. „Die vertraglichen Gestaltungsmöglichkeiten der Selbstverwaltung werden flexibilisiert. Sie regelt selbst die Folgen einer Überschreitung des vereinbarten Ausgabenvolumens, kann Anreize insbesondere zur Erfüllung der Zielvereinbarungen setzen und bestimmt auch Intensität und Ausmaß der Prüfung einzelner Vertragsärzte nach Richtgrößenvorgaben weitgehend selbst."[118] Das bedeutete nicht, dass die Überschreitung der Vereinbarung nicht mehr geahndet wurde, aber die zwingende Kürzung der Vergütung war obsolet. Die Prüfung des individuellen Verordnungsverhaltens wegen Überschreitung der Richtgröße berücksichtigte nunmehr stärker qualitativ medizinische Kriterien. Nach der Abschaffung der Arznei- und Heilmittelbudgets stiegen die Ausgaben für die Arzneimittelversorgung wieder an.

8.5.3 Arzneimittelausgaben-Begrenzungsgesetz

Nachdem im ersten Halbjahr 2001 die Ausgaben für Arzneimittel um 11 %, die beitragspflichtigen Einnahmen der Krankenkassen hingegen nur um 1,9 % anwuchsen, brachte die rot-grüne Koalition 16. Oktober 2011 den Entwurf eines „Gesetzes zu Begrenzung der Arzneimittelausgaben der Gesetzlichen Krankenversicherung" (Arzneimittelausgaben-Begrenzungsgesetz – AABG) ein.[119] Das Gesetz trat am 23. Februar 2002 in Kraft.[120] Zweck des AABG war es, die Kontrolle über die zukünftige Ausgabenentwicklung im Arzneimittelbereich zurückzuerlangen. 50 % der prognostizierten, nicht gedeckten Mehrausgaben in Höhe von 4 Mrd. € führte der Gesetzgeber auf den Arzneimittelbereich zurück: „Die Gesetzliche Krankenversicherung weist im ersten Halbjahr 2001 je Mitglied einen besorgniserregend starken Zuwachs bei den Arzneimittelausgaben in Höhe von 11 % aus. […] Nach derzeitigen Erkenntnissen ist davon auszugehen, dass deutlich mehr als die Hälfte des im Jahr 2001 zu erwartenden GKV-Defizits von insgesamt bis zu 4 Mrd. DM auf die Ausgabenentwicklung im Arzneimittelbereich zurückzuführen sein wird. Mit dem Ziel, einen wichtigen Schritt zur Stabilisierung des Beitragssatzniveaus in der Gesetzlichen Krankenversicherung zu leisten, werden durch dieses Gesetz notwendige Maßnahmen zur Senkung der

---

[118]Vgl. Fraktionen SPD und Bündnis 90/Die Grünen (2001c, S. 1).
[119]Vgl. Fraktionen SPD und Bündnis 90/Die Grünen (2001f, S. 1).
[120]BGB Teil I 2002 Nr. 11 vom 22.02.2002, S. 684.

Arzneimittelausgaben ergriffen."[121] Als reines Kostenbegrenzungsgesetz erweiterte das AABG den Anwendungsbereich der aut-idem-Regel, erhöhte den Apothekerrabatt von 5 auf 6 % zum Jahr 2003 und beteiligte die forschenden Arzneimittelhersteller im Jahr 2002 mit einen Solidarbeitrag in Höhe von 200 Mio. €.

Hinter der Neufassung der aut-idem-Regel verbarg sich die Umkehr der bisherigen Verschreibungspraxis und damit des Regel-Ausnahme-Verhältnisses.[122] Im AABG kritisierte der Gesetzgeber, die Ärzte würden den Apothekern zu selten die Wahl lassen, ein preisgünstigeres Arzneimittel mit gleichem Wirkstoff herauszugeben. „Aut idem" bedeutet „oder Gleiches". Die Regelung diente ursprünglich der Sicherstellung der medikamentösen Versorgung für den Fall, dass das verordnete Arzneimittel nicht in der Apotheke vorrätig ist. Wenn der Arzt auf dem Rezept das aut-idem-Kästchen angekreuzt hatte, durfte der Apotheker ein anderes, aber wirkstoffgleiches Medikament als das auf dem Rezept vermerkte Präparat herausgeben. Der Arzt musste dieses Kästchen aber ankreuzen, um die Herausgabe eines anderen und somit eventuell auch preisgünstigeren Medikaments zu erlauben. Mit dem AABG wurde diese Praxis umgekehrt. Der Arzt muss nun ausdrücklich ablehnen, wenn er nicht möchte, dass der Apotheker ein gleichwertiges, aber preiswerteres Präparat herausgibt („nec aut idem"). Auf den Rezepten sind die Felder für die aut-idem-Angabe seither vorgedruckt. Sofern der Arzt vom Apotheker die Herausgabe eines speziell verordneten Medikaments wünscht, muss er dieses Feld durchstreichen. Mit dieser Praxis sind die Apotheker angehalten, stets ein wirkstoffgleiches, aber preisgünstiges Medikament herauszugeben. Der Apotheker hat dabei unter den fünf preiswertesten Medikamenten auszuwählen.[123] Gesundheitsministerin Schmidt gab sich von der Wirksamkeit überzeugt: „Bei der aut-idem-Regelung gehen wir davon aus, […] dass der Arzt selbst ein preisgünstiges Arzneimittel verordnet oder dass der Arzt durch Ankreuzen deutlich macht, dass er auf der Abgabe eines bestimmten Medikamentes besteht. Mit dieser Regelung wollen wir im kommenden Jahr 400 bis 500 Mio. DM einsparen."[124]

Eine weitere Kostensenkung sollte das AABG mit dem von 5 auf 6 % erhöhten Apothekenrabatt an die Krankenkassen erzielen: „Dies rechtfertigt sich dadurch, dass die Entwicklung der Arzneimittelversorgung in den letzten Jahren zu erheblichen Rationalisierungs- und Umsatzvorteilen bei den Apotheken

---

[121]Fraktionen SPD und Bündnis 90/Die Grünen (2001f, S. 1).

[122]Vgl. Fraktionen SPD und Bündnis 90/Die Grünen (2001f, S. 5).

[123]Vgl. § 129 Abs. 1 SGB V.

[124]Bundestag (2001e, S. 20731).

geführt hat. Dieser Beitrag entspricht auch dem besonderen Vorteil, den die Apotheker durch den hohen Anteil der gesetzlich Versicherten haben." Der Apothekenrabatt hatte bereits in der RVO seinen Platz gehabt. Allerdings hatte er für viele Jahrzehnte 5 % betragen, sodass der erhöhte Satz für die Apotheker einen Angriff auf das Geschäftsmodell darstellen musste. Gesundheitsministerin Schmidt kalkulierte die Einsparungen durch den um 1 Prozentpunkt erhöhten Apothekenrabatt auf jährlich 400 bis 500 Mio. DM.[125] Der erhöhte Apothekenrabatt sollte nur befristet für die Jahre 2002 und 2003 gelten. Dessen ungeachtet entfristete rot-grün die Erhöhung in der darauffolgenden Legislaturperiode mit dem BSSichG.

Durch einen Abschlag in Höhe von 4 % auf festbetragsfreie Arzneimittel sollten die Arzneimittelhersteller ihren Beitrag zur Entlastung der GKV leisten. Allerdings setzte die Bundesregierung schließlich auf eine andere Regelung und anstatt des Preisabschlags einigte sich das Kanzleramt mit Vertretern der Arzneimittelhersteller auf eine Sonderzahlung in Höhe von rund 200 Mio. € an die Sozialversicherung.[126] Kamen die Pharmaproduzenten diesmal noch mit einem blauen Auge davon, wurden sie in der darauffolgenden Legislaturperiode stärker in die Pflicht genommen.

8.6   Pflege-Qualitätssicherungsgesetz und Heimgesetz

Im „Gesetz zur Qualitätssicherung und zur Stärkung des Verbraucherschutzes in der Pflege" (Pflege-Qualitätssicherungsgesetz – PQsG) stand die Weiterentwicklung der Pflegequalität im Mittelpunkt. Das PQsG trat am 1. Januar 2002 in Kraft.[127] Der Gesetzentwurf übte vorsichtige Kritik an der Pflegepraxis: „Seit der Einführung der Pflegeversicherung Anfang 1995 ist die Qualitätssicherung in der Pflege verstärkt in das Bewusstsein der breiten Öffentlichkeit gerückt. Das hängt nicht zuletzt damit zusammen, dass die Absicherung gegen das Risiko der Pflegebedürftigkeit einen neuen Stellenwert in der Wahrnehmung der Bevölkerung gewonnen hat."[128] Göring-Eckardt hingegen formulierte ihre Kritik an der Pflegequalität schärfer: „Die Berichte über Mängel häufen sich. Wenn man Besuche in

---

[125]Vgl. Bundestag (2001e, S. 20732).
[126]Vgl. Hartmann (2003, S. 267).
[127]BGBl 2001 Nr. 47 vom 12.09.2001, S. 2320.
[128]Vgl. Bundesregierung (2001a).

Pflegeheimen macht oder Berichte in den Medien verfolgt, dann wird man oft von entwürdigenden Zuständen in Pflegeheimen erfahren. Dem steht natürlich eine große Zahl von Pflegenden gegenüber, die Pflegeleistungen in hoher Qualität erbringen. Aber ein Qualitätssicherungsgesetz ist dringend notwendig, weil es diese Missstände gibt, weil es schwarze Schafe in der Pflege gibt, die erkannt werden müssen, und weil insbesondere Konsequenzen daraus gezogen werden müssen."[129] Obwohl der Gesetzgeber nun höhere Anforderungen an die Pflegeeinrichtungen stellte, werteten die Gesundheitspolitiker von rot-grün eine externe Kontrolle der 8500 Pflegeheime und knapp 13.000 Sozialstationen als nicht praktikabel. Stattdessen setzten sie auf die Pflegeselbstverwaltung, die zugleich stärker mit der staatlichen Heimaufsicht kooperieren müsse.

Das PQsG legte die Verantwortung für die Pflegequalität in die Hände der Träger der Pflegeeinrichtungen. Die Einführung einrichtungsinterner Prüfsysteme, aber auch regelmäßige Leistungsnachweise durch unabhängige Sachverständige und Prüfstellen sollten die Situation verbessern. Zugleich konkretisierte das PQsG die Zugangsrechte des MDK und förderte die Zusammenarbeit mit der staatlichen Aufsicht. Der Gesetzgeber begründete die Zweigleisigkeit mit den bereits gestarteten Initiativen der Träger: „Große Trägervereinigungen sind mit eigenen Initiativen zur Qualitätssicherung in die Offensive gegangen. Sie wollen die Verantwortung für die Sicherung und Weiterentwicklung der Pflege- und Versorgungsqualität in ihren Mitgliedseinrichtungen nicht mehr allein den Heimaufsichtsbehörden oder dem Medizinischen Dienst der Krankenversicherung überlassen. Sie wollen vielmehr ihr Haus so weit als möglich selbst bestellen."[130] Im Zuge der Pflege-Autonomie der Träger sollten Prüf- und Zertifizierungsverträge mit unabhängigen Sachverständigen abgeschlossen und verbandseigene Verfahren durchgeführt werden. Das Gesetz griff diese Ideen auf, wobei es verpflichtend auf anbieterunabhängige Prüfdienste setzte. Die verbandsinternen Prüfverfahren hingegen trafen in der Anhörung des Bundestages auf Ablehnung.[131] Das PQsG appellierte trotz der bereits gestarteten Initiativen zur Qualitätssicherung an die Pflicht, die personelle und sächliche Ausstattung bereitzustellen, die für eine leistungs- und qualitätsgerechte Versorgung der in ihren Pflegeeinrichtungen in Obhut Genommenen erforderlich ist.[132] Diese Pflicht fand in

---

[129]Bundestag (2001a, S. 17318).
[130]Vgl. Bundesregierung (2001a, S. 18 f.).
[131]Vgl. ebenda, S. 19.
[132]Vgl. § 112 SGB XI i. d. F. PQsQ „Grundsätze".

den neu eingeführten Leistungs- und Qualitätsvereinbarungen (LQV) ihre Konkretisierung.[133] Für die Parlamentarische Staatssekretärin Schaich-Walch stellte diese
Dokumentation überhaupt erst die Grundlage für eine bessere Personalausstattung
dar: „Erst nach dem Abschluss der Dokumentation wissen wir, für welche Leistungen wir welches und wie viel Personal brauchen. Durch die Schaffung von Transparenz haben wir für die Zukunft eine vernünftige Grundlage. Eine solche vernünftige
Grundlage will dieser Gesetzentwurf schaffen; er sieht die Notwendigkeit entsprechender Vereinbarungen durch die Selbstverwaltung vor."[134] Ergänzend zum Sicherstellungsauftrag der Pflegekassen[135] enthalten die LQV den Leistungskatalog der
Einrichtungen, das vorzuhaltende Pflegepersonal sowie dessen Qualifikationsni-
veau. Die LQV stellte von nun eine Voraussetzung für Pflegesatzvereinbarungen
dar, mit der der Träger einen Vorschlag für jene Leistungen macht, auf deren Erbringung er sich zugleich verpflichtet.

Obgleich die Erarbeitung bundesweit verbindlicher Qualitätsmaßstäbe den
Partnern der Selbstverwaltung bereits seit Mitte der 1990er Jahre übertragen
war[136], bekräftigte der Gesetzgeber die Forderung noch einmal. Entgegen der
Begründung des Gesetzentwurfs ging die verbesserte Kontrolle der Pflegequalität
mit zahlreichen Eingriffen in die Selbstverwaltung einher. Die SPD betonte die
Notwendigkeit staatlicher Eingriffe zum Schutz der Pflegebedürftigen: „Aber aus
der besonderen Schutzbedürftigkeit der pflegebedürftigen Menschen ergibt sich
auch, dass wir weiterhin externe Qualitätssicherung durch die Landesverbände
der Pflegekassen und staatliche Kontrollen durch die Heimaufsichtsbehörden
durchführen müssen. Die externe Qualitätssicherung und die Kontrolle sind deshalb – das sage ich ganz ausdrücklich – kein Misstrauensbeweis gegenüber den
Einrichtungen, sondern eine Pflicht des Staates gegenüber den Schwachen in
unserer Gesellschaft."[137] Die Zutrittsrechte des MDK, Kontrollen durch unabhängige Prüfer und die Zusammenarbeit des MDK mit den staatlichen Heimaufsichtsbehörden waren bis zu diesem Zeitpunkt nicht gesetzlich normiert gewesen.
Solch hoheitliche Befugnisse gehen über die Autonomie der Selbstverwaltung
hinaus, weil mit ihnen Belastungen oder Eingriffe in die Rechte Dritter, wie der

---

[133]Vgl. den inzwischen aufgehobenen § 80a SGB XI „Pflege- und Qualitätsvereinbarung
mit Pflegeheimen".

[134]Bundestag (2001a, S. 17321).

[135]Vgl. § 69 SGB XI „Sicherstellungsauftrag".

[136]Vgl. den inzwischen aufgehobenen § 80 SGB XI „Maßstäbe und Grundsätze zur Sicherung und Weiterentwicklung der Pflegequalität".

[137]Bundestag (2001a, S. 17316).

Einrichtungsträger oder der Pflegebedürftigen, verbunden sein können. Zur Regelung dieser Tatbestände führte der Gesetzgeber ein weiteres Kapitel ein. Der MDK erhielt ein erweitertes Zutrittsrecht[138] und die Zusammenarbeit zwischen den Verbänden der Pflegekassen, dem MDK und der staatlichen Heimaufsicht wurde verbessert.[139] Schließlich wurde mit dem PQsG die Bundesregierung ermächtigt, durch Rechtsverordnung die Beratungs- und Prüfvorschriften zur Qualitätssicherung in der ambulanten, teil- und vollstationären Pflege zu erlassen.[140]

Während das PQsG den Partnern der Selbstverwaltung mehr Pflichten zur Qualitätssicherung auferlegte und zugleich kontrollierte, enthält das zeitgleich behandelte Heimgesetz Regelungen, die ihrer Natur nach Verwaltungsrecht, Zivilrecht und Ordnungswidrigkeitenrecht sind. Das 1974 verabschiedete „Gesetz über Altenheime, Altenwohnheime und Pflegeheime für Volljährige" benötigte nach 25 Jahren eine Überarbeitung. Im Entwurf des „Dritten Gesetzes zur Änderung des Heimgesetzes"[141] formulierte die Bundesregierung die Ansätze zur Anpassung der Rahmenbedingungen an die inzwischen veränderten gesellschaftlichen Rahmenbedingungen. Das Gesetz trat am 1. Januar 2001 in Kraft.[142] Das 3. HeimGÄndG harmonisierte das Heimgesetz mit der Pflege-Gesetzgebung des SGB XI: „Zur Verbesserung der Rechtsstellung und des Schutzes der Bewohner von Heimen wird das Heimgesetz zu einem den heutigen Anforderungen entsprechenden Heimbewohnerschutzgesetz weiterentwickelt." Von den rund 850.000 älteren Menschen, die in Deutschland dauerhaft in Heimen leben, sind etwa 530.000 pflegebedürftig. Um Missständen in der Pflege entgegenzuwirken, wurde die Heimaufsicht gestärkt und institutionalisiert sowie die Zusammenarbeit von Heimaufsicht, MDK, Pflegekassen und den Trägern der Sozialhilfe verbessert. Jedes Heim wurde von nun an mindestens einmal jährlich sowohl angemeldet als auch unangemeldet überprüft. Dabei betonte Familienministerin Bergmann, dass der Grundsatz „Beratung vor Überwachung" gelte.[143] Außerdem wurden die Heimbeiräte für die Teilnahme Dritter geöffnet.

---

[138]Vgl. § 114 SGB XI i. d. F. PQsG „Örtliche Prüfung".

[139]Vgl. § 117 SGB XI i. d. F. PQsG „Zusammenarbeit mit der Heimaufsicht".

[140]Vgl. § 118 SGB XI i. d. F. PQsG „Rechtsverordnung zur Beratung und Prüfung von Pflegeeinrichtungen".

[141]Vgl. Bundesregierung (2001b).

[142]BGBl 2001 Nr. 57 vom 09.11.2001, S. 2960.

[143]Vgl. Bundestag (2001a, S. 17308).

8.7 Zwischenfazit: Zentralisierung

Nach einer kurzen Renaissance der Selbstverwaltung in der vorherigen Legislaturperiode änderte sich mit der Regierungsverantwortung von SPD und Grüne der Politikstil hin zu den bereits mit dem GSG angedeuteten Politikelementen. SPD und Grüne verfolgen im Gegensatz zu CDU/CSU und FDP ein gesundheitspolitisches Konzept, das den Steuerungskräften der Selbstverwaltung weniger Priorität einräumt. Im Mittelpunkt des rot-grünen Gesundheitskonzepts steht einerseits die hoheitlich-staatliche Steuerung des Gesundheitssystems, andererseits die Stärkung der Position der Krankenkassen gegenüber den Leistungserbringern. Das letztlich gescheiterte Globalbudget, die Vorarbeiten für die Positivliste und die Budgetierung bei den Arznei- und Heilmitteln sind Ausdruck einer Intervention in das Gesundheitssystem, die den Akteuren der Selbstverwaltung die Handlungshoheit weitgehend nimmt.

Vor allem die Budgetierung und die damit verbundenen Regressforderungen führten zu Konflikten mit den Ärzten, die sich um ihre Autonomie und ärztliche Freiheit gebracht sahen. Obwohl in den Planungen von rot-grün das Konzept der Budgetierung auch auf die Krankenhäuser und die Krankenkassen Anwendung finden sollte, scheiterte das Globalbudget am Einspruch der Länder, die hierbei von den Krankenkassen Unterstützung erhielten. Der Widerstand der Krankenkassen gegen die Einführung des Globalbudgets überrascht, da es die Ausgaben wirklich gedeckelt und die Beitragszahler ganz im Sinne der Beitragssatzstabilität entlastet hätte. Die Krankenkassen fühlten sich aber selbst in ihrer Entscheidungsautonomie eingeengt und lehnten diesen staatlichen Vorstoß ab. Das Globalbudget ist Ausdruck einer vollständig staatlichen Regulierung des Gesundheitssystems, bei der die Grenzen des Wachstums der Gesundheitsausgaben durch hoheitliche Restriktionen gezogen werden. Es ging damit einen Schritt über die bisherigen Zentralisierungstendenzen hinaus, in denen die Krankenkassen als Hebel für Kostensenkungen dienen sollten.

Nichtsdestotrotz sollten auch rot-grün ganz in der Tradition der Kostendämpfungspolitik die Krankenkassen als Schwert dienen. Beispielhaft steht die geplante, gleichwohl gescheiterte Einführung der Monistik für diese Tradition. Mit der Ablösung der dualen durch eine monistische Finanzierung der Krankenhäuser wären zentralistische Tendenzen einhergegangen. Langfristig wäre eine Überführung der Krankenhauslandschaft aus der Länderkompetenz in die SGB V-Gesetzgebung zu erwarten gewesen, denn bei einer monistischen Krankenhausfinanzierung hätten die Kassen mehr Mitsprache gefordert und die Länder hätten sich einem Rechtfertigungsdruck über ihr Letztentscheidungsrecht in der Krankenhausplanung ausgesetzt gesehen. Der Zugriff des Bundes auf die stationäre

Versorgung schließt an eine lange Vorgeschichte an, denn bereits im GRG parierte der Bund die Abwehrhaltung der Länder, indem er strittige Regelungen im Krankenhausbereich aus dem KHG ins SGB V überführte. In dieser Logik einer Zentralisierung des Gesundheitswesens in den Händen des Gesetzgebers steht der fortschreitende Ausbau der integrierten Versorgung, mit dem sukzessive eine Gesundheitsversorgung geschaffen wird, die über die sektoralen Grenzen hinweg eine kontinuierliche Behandlungskette gewährleisten soll. Die sektoren-übergreifende medizinische Versorgung schwächt einerseits das System der vertragsärztlichen und stationären Versorgung mit ihren Verbänden und sie sorgt andererseits für eine Stärkung der Krankenkassen. Den Krankenkassen wurde mit der integrierten Versorgung das Instrument in die Hand gegeben, die Leistungser-bringer gegenseitig in Konkurrenz treten zu lassen und so mehr Wettbewerb zu initiieren. Zugleich wurde der Kassenärztlichen Vereinigung in Teilbereichen die Hoheit über die ambulante Versorgung entzogen, da die Ärzte ihre Leistungen nun in einem Versorgungsbereich erbringen können, über den sie nicht direkt wacht. So liest sich das gesamte Regelwerk der integrierten Versorgung als ex-negativo-Formulierung bzw. Gegenvorschlag zum Sicherstellungsauftrag der Kassenärztlichen Vereinigung. Nicht allein die Stärkung des Wettbewerbs, sondern ebenso die Schwächung der Kassenärztlichen Vereinigung verband der Gesetzgeber mit der integrierten Versorgung – auch wenn solche Absichten stets zurückgewiesen wurden.[144] Mit der Einführung der DRGs für die Krankenhäuser wurden die stationären Leistungserbringer einer stärkeren Preisaufsicht unterworfen. In einem gewissen Maße schwächten die DRGs deswegen die stationären Leistungserbringer, die sich einer „objektiven" Preisobergrenze gegenübersahen.

Zwar besaß die SPD gegenüber den Grünen zweifellos einen Vorteil, da sie nicht nur über eine elaborierte gesundheitspolitische Programmatik verfügte, sondern darüber hinaus bereits an Reformen mitgewirkt hatte. Die Grünen konnten mit ihrer Ministerin in diesem Feld allerdings zügig aufschließen. Beide Parteien verfolgen Steuerungskonzepte, in denen ein präpotenter Staat zentralistisch die Regeln vorgibt. Positivliste, das angedachte Globalbudget, die geplante Einführung der Monistik, die Budgetierung bei Arznei- und Hilfsmitteln bilden eine Einheit beim Umbau der tradierten Strukturen des Gesundheitssystems. Quasi als Kristallisationspunkt dieses Politikstils kann das Solidaritätsstärkungsgesetz gelten, in dem jene Steuerungselemente, die das 2. GKV-NOG der Selbstverwaltung überlassen hatte, kurzerhand in Anlehnung an das GSG wieder staatlich geregelt wurden. Neben die staatliche Steuerung tritt ein starker Solidaritätsgedanke, der insbesondere durch die Fortentwicklung des RSA seinen Ausdruck findet.

---

[144]Vgl. Hartmann (2003, S. 270).

Literatur

Behrends, Behrend. 2009. *Praxis des Krankenhausbudgets nach dem Krankenhausfinanzierungsreformgesetz.* Berlin: MWV Medizinisch Wissenschaftliche Verlagsgesellschaft.

Bundesrat. 1998. Plenarprotokoll der 733. Sitzung (18.12.1998). Bonn.

Bundesrat. 1999. Plenarprotokoll der 745. Sitzung (26.11.1999). Berlin.

Bundesregierung. 2000. *Jahresgutachten 2000/01 des Sachverständigenrates zur Begutachtung der gesamtwirtschaftlichen Entwicklung.* BT-Drs. 14/4792 (29.11.2000). Berlin.

Bundesregierung. 2001a. *Entwurf eines Gesetzes zur Qualitätssicherung und zur Stärkung des Verbraucherschutzes in der Pflege (Pflege-Qualitätssicherungsgesetz – PQsG).* BT-Drs. 14/5395. (23.02.2001). Berlin.

Bundesregierung. 2001b. *Entwurf eines Dritten Gesetzes zur Änderung des Heimgesetzes.* BT-Drs. 14/5399 (23.02.2001). Berlin.

Bundesregierung. 2001c. *Unterrichtung durch die Bundesregierung. Bericht der Bundesregierung über die Untersuchung zu den Wirkungen des Risikostrukturausgleichs in der gesetzlichen Krankenversicherung.* BT-Drs. 14/5681 (28.03.2001). Berlin.

Bundesregierung. 2001d. *Entwurf eines Gesetzes zur Ablösung des Arznei- und Heilmittelbudgets (Arzneimittelbudget-Ablösungsgesetz – ABAG).* BT-Drs. 14/6880 (07.09.2001). Berlin.

Bundesregierung. 2014. *Unterrichtung durch die Bundesregierung. Jahresbericht der Bundesregierung zum Stand der Deutschen Einheit 2014.* BT-Drs. 18/2665 (26.09.2014). Berlin.

Bundestag. 1998a. *Regierungserklärung des Bundeskanzlers mit anschließender Aussprache.* BT-PlPr. 14/3 (10.11.1998), S. 47–128. Berlin.

Bundestag. 1998b. *Zweite und dritte Beratung des von den Fraktionen SPD und Bündnis 90/Die Grünen eingebrachten Entwurfs eines Gesetzes zur Stärkung der Solidarität in der gesetzlichen Krankenversicherung (GKV-Solidaritätsstärkungsgesetz).* BT-PlPr. 14/14 (10.12.1998), S. 902–931. Berlin.

Bundestag. 1999a. *Beschlussempfehlung und Bericht des Ausschusses für Gesundheit zu dem Gesetzentwurf der Fraktionen der SPD und Bündnis 90/Die Grünen über Entwurf eines Gesetzes zur Reform der gesetzlichen Krankenversicherung ab dem Jahr 2000 (GKV-Gesundheitsreform 2000).* BT-Drs. 14/1977 (03.11.1999). Berlin.

Bundestag. 1999b. *Zweite und dritte Beratung des Entwurfs eines Gesetzes zur Reform der gesetzlichen Krankenversicherung ab dem Jahr 2000 (GKV-Gesundheitsreform 2000).* BT-PlPr. 14/66 (04.11.1999), S. 5829–5920). Berlin.

Bundestag. 1999c. *Beschlussempfehlung des Vermittlungsausschusses zu dem Gesetz zur Reform der gesetzlichen Krankenversicherung ab dem Jahr 2000 (GKV-Gesundheitsreformgesetz 2000).* BT-Drs. 14/2369 (15.12.1999). Berlin.

Bundestag. 2001a. *Zweite und dritte Beratung des von der Bundesregierung eingebrachten Entwurfs eines Gesetzes zur Qualitätssicherung und zur Stärkung des Verbraucherschutzes in der Pflege (Pflege- Qualitätssicherungsgesetz – PQsG).* BT-PlPr. 14/176 (21.06.2001), S. 17315–17323. Berlin.

Bundestag. 2001b. *Zweite und dritte Beratung des von den Fraktionen SPD und Bündnis 90/Die Grünen eingebrachten Entwurfs eines Gesetzes zur Anpassung der Regelungen über die Festsetzung von Festbeträgen für Arzneimittel in der gesetzlichen Krankenversicherung (Festbetrags-Anpassungsgesetz – FBAG).* BT-PlPr. 14/183 (06.07.2001), S. 18110–18136. Berlin.

Bundestag. 2001c. Zweite und dritte Beratung des von den Fraktionen der SPD und des Bündnisses 90/Die Grünen eingebrachten Entwurfs eines Gesetzes zur Ablösung des Arznei- und Heilmittelbudgets (Arzneimittelbudget-Ablösungsgesetz). BT-PlPr. 14/195 (18.10.2001), S. 19101–19108. Berlin.

Bundestag. 2001d. *Beschlussempfehlung des Ausschusses für Gesundheit. Entwurf eines Gesetzes zur Einführung des diagnose-orientierten Fallpauschalensystems für Krankenhäuser (Fallpauschalengesetz – FPG).* BT-Drs. 14/7824 (12.12.2001). Berlin.

Bundestag. 2001e. *Zweite und dritte Beratung des von den Fraktionen der SPD und des Bündnisses 90/Die Grünen eingebrachten Entwurfs eines Gesetzes zur Begrenzung der Arzneimittelausgaben der gesetzlichen Krankenversicherung (Arzneimittelausgaben-Begrenzungsgesetz).* BT-PlPr. 14/209 (14.12.2001), S. 20730–20747.

Burkhardt, Rainer. 2001. *Neuorientierung des Gesundheitswesens. Skizze eines assoziativen Konzepts.* Frankfurt am Main: VAS.

Drabinski, Thomas. 2003. Der Einfluss der Wiedervereinigung auf die Entwicklung des Beitragssatzes der GKV. Schriftenreihe *Fritz-Beske-Instituts für Gesundheits-System-Forschung*, Bd. 97, Kiel.

Eckhardt, J./D. Kaczmarek. 2004. DRG-Kennzahlen für die strategische Planung. Welche Konsequenzen hat der Referentenentwurf für die Konvergenzphase? *Das Krankenhaus* 96 (8), 627–629.

Egle, Christoph. 2006. Sozialdemokratische Regierungspolitik. Deutschland. In *Die Reformfähigkeit der Sozialdemokratie. Herausforderungen und Bilanz der Regierungspolitik in Westeuropa*, Hrsg. W. Merkel, W., Egle, C., Henkes, C., Ostheim, T., Petring, A. Petring, 154–192. Wiesbaden: Springer VS.

Fraktionen SPD und Bündnis 90/Die Grünen. 1998. *Entwurf eines Gesetzes zur Stärkung der Solidarität in der gesetzlichen Krankenversicherung (GKV-Solidaritätsstärkungsgesetz – GKV-SolG).* BT-Drs. 14/24 (09.11.1998). Berlin.

Fraktionen SPD und Bündnis 90/Die Grünen. 1999a. *Entwurf eines Gesetzes zur Reform der gesetzlichen Krankenversicherung ab dem Jahr 2000 (GKV-Gesundheitsreform 2000).* BT-Drs. 14/1245 (23.06.1999). Berlin.

Fraktionen SPD und Bündnis 90/Die Grünen. 1999b. *Entschließungsantrag zu der vereinbarten Debatte zur Finanz- und Gesundheitspolitik.* BT-Drs. 14/2356. (15.12.1999). Berlin.

Fraktionen SPD und Bündnis 90/Die Grünen. 2001a. *Entwurf eines Gesetzes zur Änderung des Krankenhausfinanzierungsgesetzes und der Bundespflegesatzverordnung (DRG-Systemzuschlags-Gesetz).* BT-Drs. 14/5082 (16.01.2001). Berlin.

Fraktionen SPD und Bündnis 90/Die Grünen. 2001b. *Entwurf eines Gesetzes zur Anpassung der Regelungen über die Festsetzung von Festbeträgen für Arzneimittel in der gesetzlichen Krankenversicherung (Festbetrags-Anpassungsgesetz – FBAG).* BT-Drs. 14/6041 (14.05.2001). Berlin.

Fraktionen SPD und Bündnis 90/Die Grünen. 2001c. *Entwurf eines Gesetzes zur Ablösung des Arznei- und Heilmittelbudgets (Arzneimittelbudget-Ablösungsgesetz – ABAG).* BT-Drs. 14/6309 (19.06.2001). Berlin.

Fraktionen SPD und Bündnis 90/Die Grünen. 2001d. *Entwurf eines Gesetzes zur Reform des Risikostrukturausgleichs in der gesetzlichen Krankenversicherung.* BT-Drs. 14/6432 (28.06.2001). Berlin.

Fraktionen SPD und Bündnis 90/Die Grünen. 2001e. *Entwurf eines Gesetzes zur Einführung des diagnose-orientierten Fallpauschalensystems für Krankenhäuser (Fallpauschalengesetz-FPG).* BT-Drs. 14/6893 (11.09.2001). Berlin.

Fraktionen SPD und Bündnis 90/Die Grünen. 2001f. *Entwurf eines Gesetzes zur Begrenzung der Arzneimittelausgaben der Gesetzlichen Krankenversicherung (Arzneimittelausgaben-Begrenzungsgesetz – AABG)*. BT-Drs. 14/7144 (16.10.2001). Berlin.

Knorr, Gerhard. 2006. Krankenhausentgelte und ordnungspolitischer Rahmen des stationären Sektors. In *Gesundheitsökonomie und Gesundheitspolitik. Im Spannungsfeld zwischen Wissenschaft und Politikberatung*, Hrsg. Herbert Rebscher, 613–627. Heidelberg: Economica.

Haage, H. 2000. Bedarfsplanung in der GKV-Gesundheitsreform 2000. *Medizinrecht* 18 (6), 262–266.

Hartmann, Anja K. 2002. *Zwischen Differenzierung und Integration. Die Entwicklung des Gesundheitssystems in den Niederlanden und der Bundesrepublik Deutschland*. Wiesbaden Springer Fachmedien.

Hartmann, Anja K. 2003. Parteinah, leistungsstark, finanzbewusst? Die Gesundheitspolitik der rot-grünen Bundesregierung. In: *Das rot-grüne Projekt. Eine Bilanz der Regierung Schröder 1998–2002*, Hrsg. C. Egle, T. Ostheim, R. Zohlnhöfer, 259–282. Wiesbaden: Springer.

KBV. 2000. Rahmenvereinbarung zur integrierten Versorgung gemäß § 140d SGB V. In *Deutsches Ärzteblatt*, 97 (49), 3364–3372.

Leemhuis, Julia. 2007. Der Basisfallwert in der Krankenhausfinanzierung. In *Parlamentarischer Beratungs- und Gutachterdienst des Landtags NRW*. Düsseldorf.

Mühlbacher Axel /S. Ackerschott. 2007. Die integrierte Versorgung. In *Erfolgreiche Wege in die Integrierte Versorgung. Eine betriebswirtschaftliche Analyse*, Hrsg. K. Wagner/I. Lenz:, S. 17–46. Stuttgart: Kohlhammer.

Nagel, Eckhard/M. Freitag. 2006. Integrierte Versorgung. Vom Begriff zur Umsetzung. In *Gesundheitsökonomie und Gesundheitspolitik. Im Spannungsfeld zwischen Wissenschaft und Politikberatung*, Hrsg. Herbert Rebscher, 563–574. Heidelberg: Economica.

Potrafke, Niklas. 2009. *Konvergenz in der deutschen Finanz- und Sozialpolitik?* Münster: LIT Verlag.

Schaeffer, Doris/M. Ewers. 2006. Integrierte Versorgung nach deutschem Muster. *Pflege&Gesellschaft* 11 (3), 197–209.

SPD und Bündnis 90/Die Grünen. 1998. *Aufbruch und Erneuerung – Deutschlands Weg ins 21. Jahrhundert. Koalitionsvereinbarung zwischen der Sozialdemokratischen Partei Deutschlands und Bündnis 90/Die Grünen*. Bonn 1998.

Wörz, Markus. 2008. Erlöse – Kosten – Qualität. Macht die Krankenhausträgerschaft einen Unterschied? Wiesbaden: VS Verlag für Sozialwissenschaften.

9.1 Koalitionsvertrag und Regierungserklärung

Die Regierungserklärung Schröders vom 29. Oktober 2002 enthält kaum konkrete gesundheitspolitische Ziele: „Medizinischer Fortschritt und gestiegene Lebensqualität haben unsere Gesellschaft erfreulich verändert, die Lebenserwartungen der Menschen verlängert und immer mehr Krankheiten therapierbar gemacht. Doch wenn ein immer kleinerer Teil der Gesellschaft die Beiträge für die Kassen aufbringen muss, deren Leistungen im Gesundheitswesen und bei der Altersversorgung von einem immer größeren Teil in Anspruch genommen werden, dann bedroht das auf Dauer die Funktionsfähigkeit der Solidargemeinschaft."[1] Mit Schlagworten wie „Effizienzsteigerung" und „mehr Wettbewerb" machte die Regierungserklärung die Notwendigkeit weiterer Sparmaßnahmen im Gesundheitssektor deutlich. Hierbei sollte das bereits bei den Hartzreformen des Arbeitsmarktes formulierte Prinzip des „Förderns und Forderns" Anwendung finden: „Im Gesundheitswesen erwarten wir von allen Beteiligten die unbedingte Orientierung an den gemeinsamen Zielen: der Bereitstellung des medizinisch Notwendigen, dem effizienten Einsatz der Mittel und der Entlastung bei den Arbeitskosten. Dabei folgen wir dem Grundsatz: „Soziale Sicherheit durch Solidarität und Verantwortung" heißt auch in diesen Bereichen: fördern, aber die Betroffenen auch fordern."[2] Abschließend stellte die Regierungserklärung eine Stärkung der Patientenrechte in Aussicht.

---

[1]Bundestag (2002a, S. 56).
[2]Ebenda, S. 57.

© Springer Fachmedien Wiesbaden GmbH 2017
F. Illing, *Gesundheitspolitik in Deutschland*,
DOI 10.1007/978-3-658-17609-9_9

Der Koalitionsvertrag deklarierte die Stärkung des Wettbewerbs im Gesundheitswesen als zentrales gesundheitspolitisches Anliegen der rot-grünen Koalition.[3] Im Mittelpunkt der Reformen stand wie bisher unter dem Leitbild der Agenda-Politik die Senkung der Lohnnebenkosten. Als erste Maßnahme kündigte der Koalitionsvertrag ein Vorschaltgesetz zur Beitragssatzstabilisierung an. Im Rahmen dessen sollte ein Ausgleich zwischen Jungen und Alten, Familien und kinderlosen Paaren und der paritätische Finanzierung zwischen Arbeitnehmern und Arbeitgebern erfolgen. Zur Überwindung der sektoralen Grenzen und um maßgeschneiderte Einzelfalllösung anzubieten, sollten Einzelverträge das System kollektiver Verträge ergänzen: „Die Anbieter von Gesundheitsdienstleistungen und die Krankenkassen werden in die Lage versetzt, neben den notwendigen kollektiven Verträgen Einzelverträge mit festgelegten Qualitätsniveaus abzuschließen. Der Kontrahierungszwang wird modifiziert."[4] Die angestrebte Liberalisierung des Arzneimittelmarktes blieb vorerst vage und ließ keine Zielsetzung erkennen. Als viertes Strukturelement und eigenständige Säule trat die Prävention neben die Akutbehandlung, die Rehabilitation und die Pflege. Zu den Maßnahmen zur Stärkung der Patientenrechte und erhöhter Transparenz zählte der Koalitionsvertrag die Einführung der Gesundheitskarte. Mit ihr verband rot-grün das Ziel, Doppeluntersuchungen zu vermeiden, Arzneimittelunverträglichkeiten schnell aufzudecken und Notfalldaten zu speichern.

9.2   Beitragssatzsicherungsgesetz

Trotz der vorangegangenen Reformen durch das GMG sorgte vor allem die hohe Arbeitslosigkeit für eine akute Einnahmeschwäche der GKV. Obwohl der Beitragssatz auf über 14 % anstieg, wiesen die Krankenkassen ein Defizit von 3,3 Mrd. € aus.[5] Das „Gesetz zur Sicherung der Beitragssätze in der gesetzlichen Krankenversicherung und in der gesetzlichen Rentenversicherung" (Beitragssatzsicherungsgesetz BSSichG) war für die Koalition nur ein erster Schritt im sukzessiven Reformprozess des Gesundheitswesens, denn eine stringente Konzeption lag zu diesem Zeitpunkt noch nicht vor. Weil SPD und Grüne vom Wahlerfolg selbst überrascht waren, hatten sie zunächst keinen Entwurf zum Schließen der Finanzierungslücke der GKV in

---

[3]Vgl. SPD und Bündnis 90/Die Grünen (2002, S. 53).
[4]Ebenda, S. 54.
[5]Vgl. Bandelow und Hartmann (2007, S. 335).

der Tasche. Einzelne Akteure, wie die Ärzteverbände, kündigten die Kooperation mit der Bundesregierung weitgehend auf, weil sie nach der Wahl von einem Führungswechsel im BMG ausgingen.[6] Die Mehrheit im Bundesrat war ein weiteres Hindernis für die Gestaltungshoheit von rot-grün, da CDU und FDP seit Mai 2002 den Ton in der Länderkammer angaben. Die Regierungsfraktionen reagierten auf die unübersichtliche Gemengelage wie 1998 mit einem Vorschaltgesetz, das die drängendsten Finanzierungsfragen klären sollte, bevor sie weitere gesundheitspolitische Initiativen ergriffen. Am 5. November 2002 legten die Fraktionen von SPD und Bündnis 90/Die Grünen den Gesetzentwurf zum BSSichG vor[7] und der Ausschuss für Gesundheit und soziale Sicherung gab seine Stellungnahme bereits am 13. November 2002 ab.[8] Die finale Aussprache im Plenum erfolgte am 15. November 2002.[9] Gegen den Gesetzentwurf legte der Bundesrat Widerspruch ein. Im Plenum des Bundesrates wurden die fehlende Strukturreform, die einseitige Belastung der Beitragszahler, die Einsparungen zulasten der Praxishelfer und des Pflegepersonals sowie die befürchteten Krankenhaus- und Apothekeninsolvenzen als Gründe für die Einberufung des Vermittlungsausschusses angeführt.[10] Den dort erarbeiteten Kompromissvorschlag lehnte der Bundesrat zwar ab, doch der Bundestag wies den Einspruch in seiner Sitzung vom 18. Dezember 2002 zurück. Das BSSichG trat am 1. Januar 2003 in Kraft.[11]

Zur Stabilisierung der Finanzierungsgrundlagen der GKV unterband das Gesetz einen weiteren Kostenanstieg, indem es für die Vergütung der Krankenhäuser Steigerungen ausschloss. Einzig Krankenhäuser, die bereits nach DRGs abrechneten, durften höhere Kosten geltend machen.[12] Ebenso setzte es die Veränderungsrate der Gesamtvergütung auf null und senkte die Erstattungsbeträge für zahntechnische Leistungen um 5 % ab. Zugleich schrieb es im 7. Artikel[13] die Beitragssätze der GKV für das Jahr 2003 auf dem Niveau des Jahres 2002 fest. Damit wurde den Kassen die Erhöhung der Beitragssätze zwischen November 2002 bis Ende 2003 kurzerhand untersagt. Insgesamt rechnete der Gesetzgeber mit einer Entlastung der GKV in Höhe von 3 Mrd. €. Mit diesem finanziellen

---

[6]Vgl. ebenda.

[7]Vgl. Fraktionen SPD und Bündnis 90/Die Grünen (2002).

[8]Vgl. Bundestag (2002b).

[9]Vgl. Bundestag (2002c).

[10]Vgl. Bundesrat (2002, S. 533 ff.).

[11]BGBl I 2002 Nr. 87 vom 30.12.2002, S. 4637.

[12]Vgl. Abschn. 8.3.5.1 Diagnosis Related Groups (DRG).

[13]Art. 7 BSSichG enthält das „Gesetz zur Stabilisierung der Beitragssätze in der GKV im Jahr 2003".

Spielraum sollten später strukturelle Reformen ermöglicht werden. Eine besondere Kostendynamik ging laut Begründung des BSSichG von den Ausgaben für die Arzneimittelversorgung aus. Von 2000 bis 2002 hatten sich die Aufwendungen in diesem Bereich um 15 % erhöht. In absoluten Zahlen entsprach dies allein für das Jahr 2001 einem Zuwachs von 2,2 Mrd. € und einer prognostizierten Ausgabensteigerung von 1 Mrd. € für das Jahr 2002.[14] Zur Entlastung der Beitragssätze forderte das Gesetz von den drei Akteuren im Arzneimittelsektor – den Herstellern, dem Großhandel und den Apotheken – jeweils einen Beitrag. „Aufgrund hoher Umsätze der pharmazeutischen Unternehmen im GKV-Bereich, aufgrund erzielter Rationalisierungseffekte im Großhandel und aufgrund hoher Apothekenzuschläge im hochpreisigen Marktsegment sind korrigierende Maßnahmen in Form von Rabattregelungen erforderlich und sachlich gerechtfertigt."

Als wichtiges neues Instrument im Arzneimittelbereich führte das BSSichG den Herstellerabschlag in die gesetzliche Krankenversicherung ein.[15] Mit der neuen Regelung müssen pharmazeutische Unternehmen für Arzneimittel, die zulasten der GKV abgegeben werden, Nachlässe an die Krankenkassen entrichten. Das BSSichG setzte den Herstellerabschlag für festbetragsfreie Arzneimittel auf 6 %.[16] Die Herstellerrabatte der pharmazeutischen Unternehmen sollten zu Entlastungen von bis zu 420 Mio. € jährlich führen.[17] Ergänzend zu den Herstellerabschlägen dürfen die Krankenkassen mit den Produzenten Rabattverträge für die zu ihren Lasten abgegebenen Arzneimittel vereinbaren.[18] Der Gesetzentwurf begründete die Rabattverträge mit der Autonomie in der GKV: „Zur Stärkung des Vertragsprinzips in der gesetzlichen Krankenversicherung erhalten Krankenkassen und pharmazeutische Unternehmen zudem die Möglichkeit zur direkten vertraglichen Vereinbarungen."[19] Die hiermit ermöglichten Rabattverträge gelten unabhängig von den Herstellerabschlägen.

---

[14]Vgl. Fraktionen SPD und Bündnis 90/Die Grünen (2002, S. 11).

[15]Vgl. den eingefügten § 130a SGB V „Rabatte der pharmazeutischen Unternehmer".

[16]Der Herstellerabschlag gilt gleichermaßen für alle zulasten der Krankenkassen abgegebenen Arzneimittel (einschließlich der erstattungsfähigen, nicht verschreibungspflichtigen Arzneimittel und der generischen Arzneimittel), für die kein Festbetrag festgesetzt ist; vgl. Fraktionen der CDU/CSU und SPD (2013, S. 7).

[17]Vgl. Fraktionen SPD und Bündnis 90/Die Grünen (2002, S. 16).

[18]Vgl. § 130a Abs. 8 SGB V „Rabatte der pharmazeutischen Unternehmer".

[19]Vgl. Fraktionen SPD und Bündnis 90/Die Grünen (2002, S. 17).

Darüber hinaus waren von den Apotheken gestaffelt nach Arzneimittelpreisen Rabatte in Höhe von 6 bis 10 % an die Krankenkassen zu gewähren.[20] Der Kassenrabatt, den die Apotheken zu entrichten hatten, sollte die Krankenversicherung um jährlich 350 Mio. € entlasten.

Neben den Herstellern und den Apothekern wurden dem pharmazeutischen Großhandel Rabatte auferlegt. Da der pharmazeutische Großhandel in den Augen des Gesetzgebers als etablierter Bestandteil von dem vollständig gesetzlich geregelten Vertriebssystem für Medikamente besonders profitiert, forderte das BSSichG auch von ihm einen Beitrag zur Kostensenkung im Gesundheitssystem. Art. 11 des Beitragssatzsicherungsgesetzes[21] schöpfte die Rationalisierungseffekte im Großhandel ab. Die Arzneimittelpreisverordnung garantiert dem Großhandel Gewinne in Höhe von 2 Mrd. € pro Jahr im Marktsegment der GKV.[22] Das Gesetz schöpfte von diesen Gewinnen ein Drittel ab. Die Rabattregelung der Großhändler bezog sich einzig auf Arzneimittel, die von der GKV übernommen werden. Von dem dreiprozentigen Abschlag erwartete die Politik eine Kostensenkung von ca. 600 Mio. € jährlich.

Schließlich erhöhte das BSSichG die Beitragsbemessungsgrenze für die Pflegeversicherung abweichend von der jährlich durch die Bundesregierung erlassenen Verordnung einmalig stärker.

9.3   GKV-Modernisierungsgesetz (GMG)

9.3.1   Probleme und Zielstellung

Das BSSichG als Vorschaltgesetz überbrückte nur die Zeit bis zur eigentlichen Gesundheitsreform, die sich der strukturellen Probleme annehmen sollte. Die prognostizierten Beitragssatzsteigerungen zwangen den Regierungsapparat zum zügigen Handeln. Ohne die Effekte des BSSichG abzuwarten, bereitete das BMG eine umfassende Strukturreform vor. Hierbei suchte es den Schulterschluss mit den Unionsparteien, denn spätestens die Wahlniederlagen der SPD in Niedersachsen und Hessen ließen darauf schließen, dass eine umfassende Reform nur mit

---

[20]Vgl. § 130 SGB V „Rabatt".

[21]Art. 11 BSSichG enthält das „Gesetz zur Einführung von Abschlägen der pharmazeutischen Großhändler".

[22]Vgl. Fraktionen SPD und Bündnis 90/Die Grünen (2002, S. 20).

der Kooperation der Länder und nur in einer großen Sachkoalition zu bewerkstelligen war.[23] Das Gesetzgebungsverfahren wurde deswegen für erste informelle Konsensgespräche zwischen SPD, Grüne und CDU/CSU unterbrochen.[24] Allerdings willigte die CDU erst ein, als das Kanzleramt mit einem Strategiepapier weitergehende Reformen der sozialen Sicherungssysteme in Aussicht stellte. Das Verfahren war aufgrund der drängenden Finanzierungsfragen und hoher Arbeitslosigkeit von Eile geprägt. Am 8. September 2003 legten die Fraktionen von CDU/CSU, SPD und die Grünen den Entwurf eines „Gesetzes zur Modernisierung der gesetzlichen Krankenversicherung" (GKV-Modernisierungsgesetz – GMG) vor.[25] Tags darauf wurde er nach der ersten Lesung in die Ausschüsse überwiesen. Der federführende Ausschuss legte am 24. September 2003 seine Stellungnahme vor[26] und am 26. September 2003 votierte der Bundestag für das Gesetz.[27] Am 17. Oktober 2003 gab der Bundesrat grünes Licht.[28] Das GMG trat am 1. Januar 2004 in Kraft.[29]

Das GMG als Ausgangspunkt einer neuerlichen Reform des deutschen Gesundheitswesens zielte wie die vielen Gesetze zuvor in erster Linie auf die Beitragssatzsenkung in der GKV. Im Vordergrund standen die volkswirtschaftliche Stärke und wirtschaftspolitische Ziele, die nicht durch höhere Sozialabgaben konterkariert werden durften. Allerdings befürchtete die Politik einen Anstieg der Beitragssätze auf 15 %, wenn die Strukturen nicht an die veränderten Gegebenheiten angepasst würden. Mit dem Modernisierungsgesetz praktizierte der Gesetzgeber in gewisser Weise einen Spagat, da er einen Ausgabenanstieg prognostizierte, dem er nicht durch Rationierung des Leistungsspektrums begegnen wollte: „Zudem führen der medizinische Fortschritt und die zunehmende Zahl älterer Menschen zu einem Ausgabenanstieg, hinter dem die Entwicklung der Einnahmen zurückbleibt. Diese Finanzierungslücke kann nicht durch weitere Beitragssatzsteigerungen finanziert werden, denn dies erhöht die Arbeitskosten und trägt zu einer steigenden Arbeitslosigkeit bei. Eine Lösung des Problems durch Rationierung von Leistungen zu Lasten von Patienten wird parteiübergreifend

---

[23]Vgl. Bandelow und Hartmann (2007, S. 338).

[24]Vgl. Egle (2006, S. 190).

[25]Vgl. Fraktionen SPD, CDU/CSU und Bündnis 90/Die Grünen (2003).

[26]Vgl. Bundestag (2003a).

[27]Vgl. Bundestag (2003c).

[28]Vgl. Bundesrat (2003).

[29]BGBl I 2003 Nr. 55 vom 19.11.2003, S. 2190.

strikt abgelehnt."[30] Das GMG antwortete auf diese Herausforderung mit der Weiterentwicklung der Versorgungsstrukturen, einer Neugestaltung der Vergütung im
ambulanten Bereich, der Reform von Organisationsstrukturen und Finanzierung
sowie mehr Patientensouveränität. Das Geld für die gleichbleibende Qualität der
Versorgung bei ebenso stabilen Beitragssätzen kam von den Patienten, die für
zahlreiche Leistungen aus eigener Tasche zuzahlen mussten. Der Gesetzentwurf
bezifferte das daraus resultierende Entlastungsvolumen auf 10 Mrd. € im Jahr
2004. Bis zum Jahr 2007 sollte es auf 14 Mrd. € ansteigen.

9.3.2 Leistungsangebot, Zuzahlungen und Zusatzbeitrag

Ohne Leistungskürzungen kam das GMG jedoch nicht aus und es strich einige
Leistungen aus dem Katalog der GKV komplett heraus, um den Kostenanstieg zu
dämpfen.[31] Dazu zählten das Sterbegeld, das Entbindungsgeld und die Sterilisation.
Maßnahmen der assistierten Reproduktion wurden durch die Reform reduziert,
sodass Paare mit unerfülltem Kinderwunsch 50 % der Kosten der Behandlung und
der Medikamente selbst tragen mussten.[32] Den Anspruch auf Versorgung mit Seh-
hilfen durften nur noch Kinder und Jugendliche bis zur Vollendung des 18. Lebens-
jahres in Anspruch nehmen. Fahrkosten für Taxi- und Mietwagenfahrten wurden
nur noch nach vorheriger Beantragung erstattet und waren mit einem Eigenanteil
von 5 € pro Fahrt verbunden. Die Modalitäten der Zuzahlung gestaltete das GMG
neu: Grundsätzlich muss für verschreibungspflichtige Arznei-, Verband- und Hilfsmittel eine Zuzahlung von 10 Prozent, höchstens jedoch 10 € geleistet werden. Bei
ärztlicher und zahnärztlicher Behandlung waren im Rahmen der Praxisgebühr 10 €
je Quartal und Behandlungsfall aus eigener Tasche aufzubringen. Für Kranken-
hausaufenthalte müssen die Patienten mit einer Zuzahlung in Höhe von 10 € pro
Tag für maximal 28 Tage aufkommen. Dies galt ebenso für stationäre Vorsorge-
und Rehabilitationsleistungen. Für Kinder und Jugendliche unter 18 Jahren galt die
Zuzahlungsbefreiung weiterhin. Das GMG änderte mit Wirkung von 2004 die
Überforderungsklauseln. Für alle Versicherten und für Sozialhilfeempfänger galt
eine Belastungsobergrenze in Höhe von 2 % des Bruttoeinkommens. Chronisch

---

[30]Vgl. Fraktionen SPD, CDU/CSU und Bündnis 90/Die Grünen (2003, S. 1).
[31]Vgl. Fraktionen SPD, CDU/CSU und Bündnis 90/Die Grünen (2003, S. 76 f.).
[32]Vgl. Kleinschmidt et al. (2008, S. 33).

Kranke mussten mit nur 1 % ihres Bruttoeinkommens für die Zuzahlungen auf-kommen. Die Option der Kostenerstattung wurde auf Druck von Seehofer wieder in den Leistungskatalog aufgenommen. Um den Versicherten die in Anspruch genommenen Leistungen und damit verbundene Kosten offen darzulegen, führte das GMG das Recht auf eine Patientenquittung[33] ein. In der Patientenquittung erhält er Auskunft über die zulasten der GKV abgerechneten Kosten für seine Behandlung. Während sich die CDU von der Patientenquittung mehr Transparenz[34] versprach, wollte rot-grün damit das Kostenbewusstsein schärfen.

Zusätzliche Belastungen der Versicherten folgten aus der gesonderten Finan-zierung des Zahnersatzes ab 2005 in Höhe von 0,35 %. Ab 2006 sollte ein mit-gliederbezogener Sonderbeitrag (zusätzlicher Beitragssatz) in Höhe von 0,5 Beitragssatzpunkten die Versicherten stärker belasten. Entsprechend wäre der all-gemeine paritätische Beitragssatz im Jahr 2006 um 0,85 Prozentpunkte gekürzt worden. Daraus resultierte eine Gesamtentlastung der Arbeitgeber und der Ren-tenversicherungsträger um rund 4,2 Mrd. €, der eine entsprechende Mehrbelas-tung der Mitglieder in gleicher Höhe gegenüberstand. Doch diese Planungen des GMG wurden schließlich nicht umgesetzt. Stattdessen regelte das „Gesetz zur Anpassung der Finanzierung von Zahnersatz"[35] (ZahnFinAnpG) die Sonderbei-träge neu. Von der gesonderten Finanzierung des Zahnersatzes wurde abgegangen und die zahnmedizinischen Leistungen blieben regulär im GKV-Katalog enthal-ten.[36] Die Einführung des zusätzlichen Beitragssatzes hingegen wurde von 2006 auf den 1. Juli 2005 vorgezogen und von 0,5 auf 0,9 % angehoben. Mit dem zusätzlichen Beitragssatz beteiligen sich die Mitglieder in höherem Umfang an den Kosten. Die Arbeitgeber hingegen wurden entlastet, da aufgrund des höheren zusätzlichen Beitragssatzes der allgemeine Beitragssatz sank. Im Bereich der GKV ist die paritätische Finanzierung seit dem 1. Juli 2005 durch die Einführung des nur von den Versicherten zu tragenden zusätzlichen Beitrags von 0,9 Prozent-punkten durchbrochen. Damit gelang eine Senkung der Lohnnebenkosten, was dem ausgemachten Ziel der Agenda-Reform Schröders entsprach.

---

[33]Vgl. § 305 Abs. 2 SGB V „Auskünfte an Versicherte".
[34]Vgl. Bundestag (2003c, S. 5461).
[35]Vgl. BGBl I 2004 Nr. 69 vom 20.12.2004, S. 3445.
[36]Vgl. Fraktionen SPD und Bündnis 90/Die Grünen (2004).

9.3.3   Strukturreform: Der G-BA

Als neue sektorenübergreifende Institution zur Rechtsetzung im Rahmen der gemeinsamen Selbstverwaltung wurde mit dem GMG der Gemeinsame Bundesausschuss (G-BA) geschaffen. „Die Kassenärztlichen Bundesvereinigungen, die Deutsche Krankenhausgesellschaft, die Bundesverbände der Krankenkassen, die Bundesknappschaft und die Verbände der Ersatzkassen bilden einen Gemeinsamen Bundesausschuss."[37] Der G-BA ersetzt die bisherigen Normsetzungsgremien der Selbstverwaltung, zu denen die Bundesausschüsse, der Ausschuss Krankenhaus und der Koordinierungsausschuss zählten. Alle die Versorgung betreffenden Entscheidungen, die zuvor von diesen Gremien getroffen wurden, oblagen nunmehr dem G-BA. Er wahrt die sektorenübergreifende Perspektive bei Entscheidungen der Selbstverwaltung auf Bundesebene, soll die Verfahren vereinfachen und eine sparsamere Haushaltsführung ermöglichen. Der G-BA setzt sich zusammen aus neun Vertretern auf Seite der Leistungserbringer, neun Gesandten der Kassenseite und drei unparteiischen Mitgliedern.

9.3.4   Weiterentwicklung der Versorgungsstrukturen

9.3.4.1 Ausbau der integrierten Versorgung durch Selektivverträge

Integrierte Versorgung bietet einen umfassenden Ansatz der Patientenversorgung in Form der fachübergreifenden, interdisziplinären Kooperation der Haus- und Fachärzte, aber auch unterschiedlicher Leistungserbringer wie Krankenhäuser und MVZ über die Sektorengrenzen hinweg. Sie ist interdisziplinär, wobei sie die sektoralen Grenzen überwinden kann, aber nicht muss. Im System der Kollektivverträge regeln die Landesverbände der Krankenkassen und Ersatzkassen gemeinsam und einheitlich mit der Kassenärztlichen Vereinigung und der Landeskrankenhausgesellschaft die Inhalte der vertragsärztlichen und stationären Versorgung. Die allgemeinen Vorgaben für die Zusammenarbeit der Kassenärztlichen Vereinigung mit den Krankenkassen gibt die KBV in Absprache mit der Bundesebene der Krankenkassen in Bundesmantelverträgen und Rahmenvereinbarungen vor. Im Gegensatz zu diesem System der Kollektivverträge stellen Selektivverträge Direktverträge einzelner Krankenkassen mit einzelnen Leistungserbringern wie Praxisnetzen oder MVZ dar. Die Verträge werden direkt zwischen den Leistungserbringern

---

[37]Vgl. § 91 SGB V i. d. F. GMG „Gemeinsamer Bundesausschuss".

und der Krankenkasse geschlossen. Inhalte der Selektivverträge bilden die hausarztzentrierte Versorgung, die ambulante ärztliche Versorgung und die integrierte Versorgung.

Das GMG entwickelte die mit der Gesundheitsreform 2000 eingeführten Ansätze der integrierten Versorgung[38] weiter, indem es juristische und ökonomische Hemmnisse abbaute. Die neu eingeführte Anschubfinanzierung und die vorübergehende Abkehr vom Grundsatz der Beitragssatzstabilität verhalfen ihr zur wirtschaftlichen Initialzündung.[39] Schwierigkeiten bei der flächendeckenden Umsetzung der integrierten Versorgung bereiteten außerdem die mit der Gesundheitsreform 2000 eingeführten kollektivvertraglichen Elemente. In den Rahmenvereinbarungen stellte die KBV die prinzipiellen Bedingungen der Mitwirkung der Vertragsärzte an der integrierten Versorgung. In vielen Fällen waren diese Bedingungen restriktiv formuliert. Der Gesetzgeber kritisierte diese Verschränkung zwischen dem kollektiven Sicherstellungsauftrag und einzelvertraglichen Absprachen aufgrund zu hoher Komplexität. Daraufhin wurde durch das GMG das kollektivvertragliche Element gestrichen und die integrierte Versorgung vollständig außerhalb des Sicherstellungsauftrags gestellt: „Die Anbindung der integrierten Versorgung an das Versorgungsgeschehen im Rahmen des Kollektivvertragssystems und insbesondere an den Sicherstellungsauftrag der Kassenärztlichen Vereinigung unterbleibt."[40] Die integrierte Versorgung sollte nunmehr auf einzelvertraglicher Grundlage und nicht mehr im Rahmen eines kollektivvertraglich vereinbarten Normensystems durchgeführt werden. Weil die Kassenärztlichen Vereinigungen nicht mehr an der integrierten Versorgung teilnehmen, entfiel die Passage über die Rahmenvereinbarungen.[41] Der Gesetzentwurf macht die Rahmenvereinbarung dafür verantwortlich, dass die integrierte Versorgung ein Nischendasein fristete. Denn die Rahmenvereinbarung griff in die Autonomie jener Kassen und Ärzte ein, die zwar an der integrierten Versorgung teilnehmen wollten, sich aufgrund der restriktiven Bedingungen aber daran gehindert sahen: „Die Vertragspartner der integrierten Versorgung gerieten damit in die Abhängigkeit Dritter, die weithin mit der integrierten Versorgung auf unterer Ebene nicht vereinbare Interessen einbringen."[42]

---

[38]Vgl. Abschn. 8.3.6.1 Einführung der integrierten Versorgung.

[39]Güssow et al. (2007, S. 7).

[40]Fraktionen SPD, CDU/CSU und Bündnis 90/Die Grünen (2003, S. 129).

[41]Aus § 140d SGB V a. F. „Rahmenvereinbarungen" wurde „Anschubfinanzierung, Bereinigung".

[42]Fraktionen SPD, CDU/CSU und Bündnis 90/Die Grünen (2003, S. 131).

Die Mitwirkung der Kassenärztlichen Vereinigungen an der integrierten Versorgung schloss das GMG von nun ausdrücklich aus. Das GMG gestaltete die integrierte Versorgung als einen Bereich außerhalb des Sicherstellungsauftrags, was auch die Beratungstätigkeit oder die Mitwirkung an der Vergütungsverteilung im Rahmen der integrierten Versorgung ausschloss. „Die Kassenärztlichen Vereinigungen sollten sich auf die Erfüllung des verbleibenden Sicherstellungsauftrags konzentrieren und sich nicht mit Hilfsfunktionen zugunsten einzelner Mitglieder bei der Erledigung von deren Aufgaben außerhalb des Sicherstellungsauftrags belasten."[43] Sofern die Krankenkassen ihren Versicherten eine Integrierte Versorgung anbieten, wird der Sicherstellungsauftrag entsprechend eingeschränkt.[44] Als Vertragspartner waren die Kassenärztlichen Vereinigungen nicht mehr vorgesehen[45], vielmehr ging der Sicherstellungsauftrag im Rahmen der integrierten Versorgung auf die Krankenkassen über. Zur Stärkung des Wettbewerbs konnten die Krankenkassen direkt mit den Leistungserbringern Verträge abschließen, sog. Einzel- oder Selektivverträge. Da die Kassenärztlichen Vereinigungen weder als Vertragspartner mitwirken durften noch mit der Verteilung der Vergütung betraut waren, müssen die Ärzte und Ärztenetze mit den Krankenkassen direkt im Rahmen des „selektiven Kontrahierens" verhandeln. Unberührt blieb die Option der Kassenärztlichen Vereinigung, durch einen Kollektivvertrag an der integrierten Versorgung im Verbund mit anderen Leistungserbringern mitzuwirken.[46] Das aber hindert die einzelne Kasse nicht daran, direkte Verträge mit den Ärzten abzuschließen. Eine Mitwirkung der Kassenärztlichen Vereinigung an der integrierten Versorgung entfaltete also keine Ausschlusswirkung mehr. Während die integrierte Versorgung Vertragsverhältnisse zwischen einzelnen Mitgliedern begründet, verhandelt die Kassenärztlichen Vereinigung nur im Rahmen des Sicherstellungsauftrags kollektiv für alle Mitglieder.

Kritiker bewerten diesen legislativen Vorstoß als Einführung einer „Parallelstruktur" neben der klassischen vertragsärztlichen Versorgung.[47] Die Gesundheitspolitiker werteten die integrierte Versorgung hingegen als Chance, mit der sich die Mängel der Regelversorgung und deren starre Grenzen überwinden lassen: „Hier geht es nicht um die Zerschlagung der Machtkartelle der Kassenärztlichen Vereinigungen, wie immer wieder gesagt wird, sondern um die Bereitschaft

---

[43]Fraktionen SPD, CDU/CSU und Bündnis 90/Die Grünen (2003, S. 130).

[44]Vgl. § 140a Abs. 1 SGB V a. F.

[45]Vgl. § 140b Abs. 2 SGB V i. d. F. GMG „Verträge zu integrierten Versorgungsformen".

[46]Vgl. Fraktionen SPD, CDU/CSU und Bündnis 90/Die Grünen (2003, S. 130).

[47]Vgl. Schirmer (2006, S. 5).

aller, die Chancen zu nutzen, die in den neuen Instrumenten bestehen. Die Instrumente sind vielfältig: sich für ambulante Leistungen öffnende Krankenhäuser, fachübergreifende Versorgungszentren mit niedergelassenen und angestellten Ärzten mit Einbindung von Apothekern und Physiotherapeuten."[48] Ein Prozent der Gesamtvergütung und der Krankenhausvergütung standen nunmehr in den Bezirken der Krankenkassen als Anschubfinanzierung zur Förderung der integrierten Versorgung im Zeitraum von 2004 bis 2008 zur Verfügung. So belief sich das Gesamtvolumen auf jährlich ca. 650 Mio. €.[49] Dieses Geld durften die Krankenkassen einbehalten, um in der Startphase integrierte Versorgungsprojekte zu finanzieren. Dazu zählten neben den oben genannten Akteuren auch Ärzte- bzw. Praxisnetze. Das GMG erweiterte außerdem den Adressatenkreis der Vertragspartner, denn auch die MVZ sind zur Teilnahme an der integrierten Versorgung berechtigt.[50] Apotheken können ebenfalls in die integrierte Versorgung einbezogen werden.

9.3.4.2 Ambulante Behandlung im Krankenhaus

Zwei Ziele verbindet der Gesetzgeber mit der ambulanten Behandlung im Krankenhaus: Sie soll Anwendung finden bei schweren Krankheiten und seltenen Krankheitsverläufen [§ 116b SGB V] oder bei Unterversorgung mit vertragsärztlichen Leistungen [§ 116a SGB V]. Damit führte der Gesetzgeber die Öffnung der Krankenhäuser für die ambulante Behandlung von Patienten fort. Beide Anwendungsformen haben unterschiedliche Vorgeschichten und sie entwickelten sich auch in unterschiedlichen Strängen weiter.

Patienten können von Ärzten aus unterschiedlichen Fachrichtungen im Krankenhaus ambulant behandelt werden, wenn sie unter schweren Krankheiten und seltenen Krankheitsverläufen leiden.[51] Damit wurde eine Reglung aus der Gesundheitsreform 2000 wieder aufgegriffen, die zwar seiner Zeit im Regierungsentwurf stand, dann aber im Gesetzgebungsverfahren gestrichen wurde. Durch die Rechtslage des GMG dürfen die Krankenkassen mit Krankenhäusern Verträge zur ambulanten Krankenhausbehandlung abschließen. Der Umfang des Behandlungskatalogs wurde zwar gesetzlich vorgegeben, der G–BA durfte ihn aber erweitern. Wenn bspw. krebskranke Menschen im Krankenhaus operiert werden, müssen sie regulär zur Weiterbehandlung zu einem ambulant tätigen Arzt überwiesen werden.

---

[48]Bundestag (2003c, S. 5469).

[49]Vgl. Schaeffer und Ewers (2006, S. 198).

[50]Vgl. Fraktionen SPD, CDU/CSU und Bündnis 90/Die Grünen (2003, S. 74).

[51]Vgl. hierzu den neu eingefügten § 116b SGB V i. d. F. GMG „Ambulante Behandlung im Krankenhaus".

Die Einführung der ambulanten Behandlung im Krankenhaus ermöglichte nun die kontinuierliche Versorgung des Patienten im Krankenhaus. Allerdings dürfen nur seltene Krankheiten und schwierige Krankheitsverläufe kuriert werden. Der G-BA legt die notwendigen technischen und personellen Voraussetzungen der Krankenhäuser für die Teilnahme fest. Weil solche Behandlungen früher prinzipiell niedergelassenen Ärzten vorbehalten waren, förderte die ambulante Versorgung im Krankenhaus die sektorenübergreifende, integrierte Versorgung. Zugleich schuf der Gesetzgeber eine Konkurrenzsituation, die zu mehr Wettbewerb führen sollte. Die Vergütung der Leistungen erfolgte zudem nicht über die Gesamtvergütung, sondern direkt durch die Krankenkassen. Diese Vorschrift wurde mit dem WSG[52] und daran anknüpfend durch das VStG[53] weiterentwickelt.

Die ambulante Behandlung im Krankenhaus ist außerdem erlaubt, wenn dies zur Deckung der vertragsärztlichen Versorgung in unterversorgten Gebieten notwendig ist.[54] Die ambulante Behandlung im Krankenhaus ergänzte bereits vorhandene Regelungen der ambulanten Behandlung durch Krankenhausärzte.[55] Nicht nur spezielle Ärzte in stationären Einrichtungen, sondern ganze stationäre Einrichtungen können per Institutsermächtigung durch den Zulassungsausschuss im Falle der Unterversorgung zur Erbringung ambulanter Leistungen ermächtigt werden. „Mit der Einbeziehung der Krankenhäuser in die ambulante vertragsärztliche Versorgung in unterversorgten Gebieten wird eine weitere Möglichkeit zur Sicherstellung der vertragsärztlichen Versorgung geschaffen."[56] Allerdings wurde den Krankenhäusern mit dieser Regelung kein Anspruch auf die Ermächtigung zur Teilnahme an der ambulanten vertragsärztlichen Versorgung eingeräumt – es handelte sich um eine Kann-Regelung. Die Kassenärztliche Vereinigung machte ihren Sicherstellungsauftrag für die Einschränkung geltend, denn wenn zahlreiche Krankenhäuser einen Antrag stellen würden, könnte die Bedarfsplanung keine Wirksamkeit mehr entfalten. Bei der ambulanten Versorgung im Krankenhaus bei Unterversorgung werden keine Verträge mit den Kassen abgeschlossen, sondern die Krankenhäuser fallen unter die Vorschriften der vertragsärztlichen Versorgung und die Leistungen werden über die Gesamtvergütung abgegolten.[57]

---

[52]Vgl. Abschn. 10.4.7.3 Ambulante Behandlung im Krankenhaus in der Krankenhausplanung.

[53]Vgl. Abschn. 11.5.3.1 Ambulante spezialfachärztliche Versorgung.

[54]Vgl. § 116a SGB V i. d. F. GMG „Ambulante Behandlung durch Krankenhäuser bei Unterversorgung".

[55]Vgl. § 116 SGB V i. d. F. GMG „Ambulante Behandlung durch Krankenhausärzte".

[56]Vgl. Fraktionen SPD, CDU/CSU und Bündnis 90/Die Grünen (2003, S. 119).

[57]Vgl. Kuhlmann (2004, S. 16).

Die ambulante Versorgung im Krankenhaus überwindet nicht nur die sektoralen Grenzen und sichert die ambulante Versorgung in unterversorgten Gebieten. Sie zielt darüber hinaus auch auf mehr Wettbewerb und Effizienz innerhalb der Versorgungsstrukturen: „Es kann bei sektorenübergreifender Betrachtung die Wirtschaftlichkeit der Leistungserbringung in bestimmten Fällen für die ambulante Behandlung im Krankenhaus sprechen. Dies kann z. B. der Fall sein, wenn eine Leistung, die in der Vergangenheit stationär erbracht worden ist und für deren Erbringung die Krankenhäuser deshalb die notwendigen kostspieligen Einrichtungen vorhalten, zukünftig grundsätzlich auch ambulant erbringbar ist."[58] Mit der Regelung sollte nicht nur zwischen den Leistungserbringern, sondern auch zwischen den Krankenkassen der Wettbewerb gestärkt werden.

9.3.4.3 Hausarztmodell und spezielle Versorgungsaufträge

Das GMG führte die hausarztzentrierte Versorgung (HzV) als neue Versorgungsform ein.[59] Mit der hausarztzentrierten Versorgung können Krankenkassen mit Einzelverträgen das Versorgungsgeschehen individuell gestalten. Der Versicherte verpflichtet sich bei der HzV, ambulante fachärztliche Leistungen nur auf Überweisung durch Hausärzte in Anspruch zu nehmen, d. h. dass er im Falle von Beschwerden immer erst seinen Hausarzt aufsucht und von dort weitervermittelt wird. Die Verpflichtung gilt für den Versicherten zumindest ein Jahr und darf nur bei gewichtigen Gründen aufgekündigt werden. Mit einer Ermäßigung bei Zuzahlungen können die Krankenkassen Anreize zur Teilnahme an der HzV setzen. Die Krankenkassen müssen dafür Sorge tragen, dass sich in ihrem Bereich genügend Hausärzte oder auch MVZ mit hausärztlichem Angebot finden, damit ein flächendeckendes Angebot an hausarztzentrierter Versorgung sichergestellt werden kann. Die Qualitätskriterien regeln Gesamtverträge, denn nicht jeder Arzt darf an der HzV mitwirken. So muss er etwa an Qualitätszirkeln zur Arzneimitteltherapie teilnehmen oder Grundkenntnisse der Palliativmedizin nachweisen. Das BMG vergleicht die Rolle des Hausarztes bei der HzV mit der eines Lotsen, denn dem Versicherten werden bei der HzV sog. Gatekeeper an die Seite gestellt: „Damit wird den Patienten eine Vertrauensperson an die Seite gestellt, nämlich ein Hausarzt, der die Familie und die Arbeitssituation kennt. Er ist ein Lotse durch das System. Das führt auch dazu, dass das Ärztehopping etwas zurückgedrängt wird."[60] Aufgrund fehlender fach- und sektorenübergreifenden Bezugs stellt das

---

[58]Fraktionen SPD, CDU/CSU und Bündnis 90/Die Grünen (2003, S. 120).
[59]Vgl. den neu eingefügten § 73b SGB V „Hausarztzentrierte Versorgung".
[60]Bundestag (2003c, S. 5472).

Hausarztmodell allein noch keine integrierte Versorgung dar. In Kooperation mit anderen Formen der integrierten Versorgungen kann sich die HzV aber zu einem „zentralen Bestandteil"[61] entwickeln. Durch die Zusammenarbeit des Hausarztes mit anderen Spezialisten kann er eine vollständige Versorgungskette organisieren, auf die der Versicherte schnell und ohne eigenes Zutun zugreifen kann. Zahlreiche Hausarztmodelle gehen auf bereits zuvor gegründete unabhängige Ärztenetze zurück. Bis Ende 2006 schrieben sich 1,6 Mio. Versicherte in hausarztzentrierte Modelle ein.[62]

Im Rahmen der vertragsärztlichen Versorgung der Gesamtverträge können die Vertragspartner von der Regelversorgung abweichen und spezielle Versorgungsaufträge abschließen. Bei dieser „Förderung der Qualität in der vertragsärztlichen Versorgung"[63] dürfen besondere Anforderungen an die Vertragsärzte gestellt werden. Der Gesetzgeber hatte hier Fälle im Auge, die sich aufgrund der besonderen Anforderungen an die Strukturqualität von der Regelversorgung unterscheiden. Grundlage für die Behandlung der besonderen Versorgungsbedürfnisse kann sowohl die einzel- wie die kollektivvertragliche Ebene sein. Mit den besonderen Versorgungsaufträgen lässt sich von der Regelversorgung und von Vorgaben der Bundesmantelverträge abweichen. „Somit können eigenständige Regelungen für noch nicht geregelte oder höhere Anforderungen an die Qualität der Leistungserbringung getroffen werden."[64] Mit den speziellen Versorgungsverträgen gelang es dem Gesetzgeber aber nicht, aus dem System des Gesamtvertrags auszubrechen. Vielmehr stellen die speziellen Versorgungsaufträge „eine auf gesamtvertraglicher Grundlage ergänzende Möglichkeit dar, spezielle Versorgungsfunktionen bestimmten Vertragsärzten vorzuhalten"[65].

9.3.4.4 Geburtsstunde der MVZ

Das GMG war die „Geburtsstunde"[66] der Medizinischen Versorgungszentren (MVZ), denn an der vertragsärztlichen Versorgung nehmen seit dem GMG neben den zugelassenen Ärzten auch zugelassene MVZ teil.[67] Das MVZ unterliegt vollständig den Regularien der vertragsärztlichen Versorgung auch hinsichtlich der

---

[61]Vgl. Bundesregierung (2009, S. 378).

[62]Vgl. Bundesregierung (2007, S. 120).

[63]Vgl. § 73c SGB V i. d. F. GMG „Förderung der Qualität in der vertragsärztlichen Versorgung".

[64]Fraktionen SPD, CDU/CSU und Bündnis 90/Die Grünen (2003, S. 97).

[65]Vgl. Schirmer (2006, S. 137).

[66]Vgl. Hansen (2009, S. 35).

[67]Vgl. § 95 Abs. 1 SGB V i. d. F. GMG „Teilnahme an der vertragsärztlichen Versorgung".

Anrechnung der dort angestellten Ärzte auf den Versorgungsgrad in der Region und damit verbundene Zulassungsbeschränkungen. Der Gesetzentwurf spart nicht mit Lob für die neuen Anbieter: „Künftig werden medizinische Versorgungszentren zugelassen. Diese Einrichtungen zeichnen sich durch eine interdisziplinäre Zusammenarbeit von ärztlichen und nichtärztlichen Heilberufen aus, die den Patienten eine Versorgung aus einer Hand anbieten."[68] In den MVZ findet eine fachübergreifende Zusammenarbeit von Ärzten unterschiedlicher Fachrichtungen statt, die entweder als Vertragsärzte oder in einem Angestelltenverhältnis tätig sind.[69] Der fachübergreifende Ansatz stellte hierbei eine Soll-Regelung dar. Darüber hinaus können weitere Leistungserbringer wie Pflegedienste mit den Ärzten zusammenarbeiten. Die SPD war in der abschließenden Plenardebatte voller Enthusiasmus für die MVZ: „Meine Damen und Herren, ich möchte hier vor allem die Förderung von neuen medizinischen Versorgungszentren, in denen sowohl freiberufliche als auch angestellte Ärzte und andere Gesundheitsberufe gemeinsam tätig sein können, hervorheben. Für alle Beteiligten ist dies eine Verbesserung ihrer Berufsmöglichkeiten und für die Patienten eine Verbesserung in der Behandlung durch kurze Wege und die Vermeidung unnötiger Doppeluntersuchungen. Die medizinischen Versorgungszentren – lassen Sie mich dies auch sagen – sind ein Baustein für die Weiterentwicklung der integrierten Versorgung, die wir insgesamt mit diesem Gesetz stärken."[70] Aufgrund der interdisziplinären Kooperation können Patienten in einer vollständigen Behandlungskette betreut werden, die sich stärker am Krankheitsbild des Patienten ausrichtet. Der Gesetzentwurf spricht von einer Versorgung aus „einer Hand".

MVZ dürfen von allen Leistungserbringern der GKV gegründet werden. Die Beschränkung auf Leistungserbringer der GKV sollte verhindern, dass Kapitalgesellschaften allein aufgrund von Gewinnorientierung an der medizinischen Versorgung teilnahmen. Sofern in der Trägergesellschaft des MVZ Gesellschafter aufgenommen werden, die keine Leistungserbringer sind, wird dem MVZ die Zulassung entzogen. Von besonderer Bedeutung ist in diesem Zusammenhang die Ausgründung von MVZ durch Krankenhäuser, denn mit ihrer Beteiligung an den MVZ werden die sektoralen Grenzen im Gesundheitswesen überwunden. Die Krankenhäuser können die Patienten zur vor- und nachstationären Behandlung in die MVZ schicken und damit zugleich ein größeres Budget erwirtschaften.

---

[68]Vgl. Fraktionen SPD, CDU/CSU und Bündnis 90/Die Grünen (2003, S. 74).

[69]Zum Problem der Vertragsarztsitze im MVZ, vgl. Kuhlmann (2004).

[70]Bundestag (2003c, S. 5467).

Entsprechend war im Jahr 2006 knapp ein Drittel der 666 zugelassenen MVZ in der Trägerschaft eines Krankenhauses.[71]

Doch nicht allein gesundheitliche Aspekte der Betreuung machen MVZ seit ihrer Einführung gerade für rot-grün attraktiv. Sie erlauben den Ärzten in einem Angestelltenverhältnis ihrer Tätigkeit nachzugehen und ermöglichen eine flexible Gestaltung der Arbeitszeiten. Eine dauerhafte Niederlassung des Arztes in einer bestimmten Region, an die er sich bei einer Praxisgründung langfristig binden würde, fällt weg. Die MVZ bieten derart einen Ansatz zur Bekämpfung des Ärztemangels im ländlichen Raum. Schließlich lassen sich ökonomische Synergien erzielen, indem Geräte gemeinschaftlich angeschafft werden und sich hohe Investitionskosten aufteilen lassen. Allerdings konterkarieren und unterminieren die MVZ das klassisch-traditionelle Bild des freischaffenden Arztes mit eigener Praxis, weswegen sie nicht nur Lob erfahren, sondern ebenso häufiger Kritik ausgesetzt sind.

9.3.5 Regelleistungsvolumina & Wirtschaftlichkeitsprüfung

Mit dem neuen Regelleistungsvolumen[72] wollte der Gesetzgeber zu Beginn des Jahres 2007 das Vergütungssystem reformieren. Einerseits sollte eine nicht intendierte Mengenausweitung verhindert werden, andererseits sollte der in Abhängigkeit der von der Gesamtmenge der von allen Vertragsärzten einer Versorgungsregion abgerechneten Leistungen schwankende Vergütungspunktwert durch einen festen Punktwert ersetzt werden.[73] Für die CDU stellte die geplante Neufassung der Vergütung einen Erfolg dar: „Endlich erhält der einzelne Arzt feste Preise in Euro und Cent für Diagnose und Therapie. In die Arztpraxen zieht endlich wieder Planungssicherheit ein. Was ebenso wichtig ist: Finanzielle Auswirkungen von Veränderungen oder Häufigkeitsverteilungen gehen nicht mehr zulasten der Ärzte."[74]

Im Honorarsystem bis zum GMG verhandelte jede Kassenärztliche Vereinigung mit den Krankenkassen ihrer Region über das jeweilige Budget, das sich als

---

[71]Vgl. Bundesregierung (2007, S. 115).

[72]Vgl. §§ 85a, 85b SGB V i. d. F. GMG „Arztgruppenbezogene Regelleistungsvolumina".

[73]Vgl. Fraktionen SPD, CDU/CSU und Bündnis 90/Die Grünen (2003, S. 103).

[74]Bundestag (2003c, S. 5468 f.).

Kopfpauschale pro versichertem Mitglied errechnet. Die Kopfpauschale wiederum ist nur eine Abschlagsgröße, die sich aus der früher angewandten Einzelleistungsvergütung und den daraus summierten Gesamtvolumen kalkuliert.[75] Sie ist in jedem Land und bei jeder Kasse unterschiedlich hoch und bildet weder die unterschiedlichen Morbiditätsfaktoren noch die Risikostruktur ab. Das den Kassenärztlichen Vereinigungen so zur Verfügung stehende Geld muss anschließend unter den Ärzten verteilt werden. Für jede Behandlung erhält der Arzt eine Punktzahl gemäß EBM, wobei die erstattungsfähige Punktzahl pro Patient begrenzt ist. Am Ende des Quartals wird das Gesamtbudget der Kassenärztlichen Vereinigung gemäß dem Honorarverteilungsmaßstab durch die Gesamtpunktzahl aller Ärzte aus jeweils einer Fachrichtung geteilt, wodurch sich der Punktwert errechnet. Indem dieser Punktwert mit der individuellen Punktzahl des Arztes multipliziert wird, ergibt sich die Vergütung jedes Arztes. Bei diesem System führt eine Leistungsausdehnung zu einer höheren Gesamtpunktzahl und somit zu einem sinkenden Punktwert, der wiederum zu einer geringeren Vergütung führt. Zwar vermag so der gesamtwirtschaftlichen Belastung Grenzen gezogen werden, zugleich setzt das System für den einzelnen Arzt aber Anreize zur Leistungsausdehnung, was letztlich in einem Dilemma endet. Die aufgrund des schwankenden Punktwerts erratischen Einkommen der Ärzte sollten deshalb einer neuen Berechnungsgrundlage zugeführt werden. Die Parlamentarische Staatssekretärin Caspers-Mark betonte die Komplikationen der schwankenden Punktwerte für die Ärzte und die Kassenärztlichen Vereinigungen: „Die Honorarstrukturen werden sich künftig verbessern. Derzeit ist es so, dass die floatenden Punktwerte allen Beteiligten Probleme bereiten. Wir haben die Honorierung eindeutig reformiert."[76] Außerdem lastete das Risiko einer morbiditätsbedingten Mengenausweitung in diesem System auf den Ärzten.

Die Krankenkassen sollten ab 2007 wie bisher für die von den Ärzten einer jeweiligen Arztgruppe erbrachten Leistungen bis zur Grenze des Regelleistungsvolumens aufkommen, anschließend sollten alle weiteren Leistungen mit einem geringen Punktwert vergütet werden. Allerdings sollten die Vergütungen nun vorher festgelegt werden. In der ersten Stufe wird der mit der Anzahl von Versicherten einer Krankenkasse innerhalb einer bestimmten Zeitspanne einhergehende Behandlungsbedarf ermittelt. Im zweiten Schritt legen die Krankenkassen und Kassenärztlichen Vereinigungen diesen Behandlungsbedarf auf die einzelnen Arztgruppen um, wodurch die arztgruppenbezogenen Regelleistungsvolumina

---

[75]Vgl. Bundesregierung (2003b, S. 201).
[76]Bundestag (2003c, S. 5472).

entstehen, die den von den verschiedenen Arztgruppen zu leistenden Versorgungsumfang bestimmen. Für jede Arztgruppe wird eine bestimmte Punktmenge festgelegt, mit der alle Leistungen für die Patienten erbracht werden können. Sie entspricht dem Behandlungsbedarf der Patienten dieser Arztgruppe. Aus der arztgruppenbezogenen Punktmenge errechnet sich der individuelle Anteil der Punkte eines jeden Arztes. Diese Punktmenge wird mit festen Punktwerten vergütet und bietet eine Planungs- und Kalkulationssicherheit. Weiten sich die Leistungen aber über diese Punktmenge hinaus aus, sinkt der Punktwert ab, um keine Anreize zur Mengenausweitung zu bieten. Der Punktwert beträgt dann nur noch 10 % des ursprünglichen Vergütungsniveaus. In der jährlichen Anpassung der arztgruppenbezogenen Regelleistungsvolumina muss jeweils die Anzahl der Versicherten und Änderungen in der Morbiditätsstruktur Eingang finden. So tragen nicht mehr die Ärzte, sondern die Krankenkassen dieses Risiko. Während in der alten Vergütung sinkende Punktwerte und schwankende Einkommen Probleme bereiteten, führt das neue Vergütungssystem zu einer fehlenden Honorierung, wenn das individuelle Budget des Arztes erreicht ist. Um Kosten zu vermeiden, gehen Ärzte dann in „Budgetferien"[77] oder überweisen in Kliniken. Die geplante Einführung des neuen Systems scheiterte aber, da vonseiten der Vertragspartner – zumindest aus Sicht der Bundesregierung – die Voraussetzungen dafür nicht geschaffen wurden.[78] In der darauffolgenden Legislaturperiode wurde mit dem WSG ein neuer Versuch unternommen.[79]

Das GMG reformierte das System der Wirtschaftlichkeitsprüfung. Die Kontrolle der mit dem ärztlichen Verordnungsverhalten einhergehenden Kosten sollte nur noch Spezialisten obliegen, die regelmäßig Rechenschaftsberichte ablegen müssen. Die Landesverbände der Krankenkassen und Verbände der Ersatzkassen bildeten von nun an zusammen mit der Kassenärztlichen Vereinigung einen gemeinsamen Prüfungs- und einen gemeinsamen Beschwerdeausschuss.[80] Die Ausschüsse waren in gleicher Zahl mit Vertretern der Krankenkassen und der KV sowie einem unparteiischen Vorsitzenden besetzt, deren Amtsdauer zwei Jahre betrug. Bei Stimmgleichheit zählte das Votum des Vorsitzenden. Zur Unterstützung wurden den beiden Ausschüssen Geschäftsstellen zur Seite gestellt.[81] Bisherige Defizite, wie fehlende klare Verantwortlichkeiten oder mangelndes Personal

---

[77]Vgl. Bertram (2011).

[78]Vgl. Fraktionen der CDU/CSU und SPD (2006, S. 118).

[79]Vgl. Abschn. 10.4.8 Regionale Euro-Gebührenordnung und Wirtschaftlichkeitsprüfung.

[80]Vgl. § 106 Abs. 4 SGB V i. d. F. GMG „Wirtschaftlichkeitsprüfung in der vertragsärztlichen Versorgung".

[81]Vgl. Freund (2013, S. 12).

zur Schulung der Ärzte, sollten behoben werden. Die Geschäftsstellen der Prü-
fungsausschüsse standen in der Pflicht, Personal und Sachausstattung vorzuhalten, um die Ärzte über Wirtschaftlichkeits- und Qualitätsfragen informieren zu
können.

Zur Wirtschaftlichkeitsprüfung sah das GMG, ebenso wie bereits zuvor das
Gesundheitsreformgesetz, die Nachrangigkeit der Prüfung ärztlicher Leistungen
nach Durchschnittswerten vor. Zwar war bereits mit dem Gesundheitsreformgesetz angedacht gewesen, die Wirtschaftlichkeitsprüfung nicht mehr nach Durchschnittswerten, sondern anhand von Richtgrößen und Zufallskontrollen
vorzunehmen. Nach Einschätzung des Gesetzgebers ist die Kontrollpraxis aber
seither nicht umgestellt worden: „Die Selbstverwaltung der Ärzte und Krankenkassen hat dem gesetzgeberischen Willen bisher weitgehend nicht Rechnung
getragen."[82] Mit dem GMG bekräftigte das BMG noch einmal seine Forderung,
die Wirtschaftlichkeitsprüfung zukünftig in Form von Richtgrößen-Prüfung und
Zufälligkeitsprüfungen durchzuführen, die beide bereits mit dem GRG eingeführt
worden waren.[83] Die Zufälligkeitsprüfung war inzwischen in der Gesundheitsreform 2000 zur sog. qualitätsorientierten Wirtschaftlichkeitsprüfung weiterentwickelt worden. Die Abschaffung der Durchschnittsprüfungen sollte der
Selbstverwaltung nun die Zeit und die Ressourcen geben, um ohne weitere Verzögerungen nur noch die geforderten Prüfverfahren anzuwenden.

9.3.6 Elektronische Gesundheitskarte und Praxisgebühr

Die Einführung der elektronischen Gesundheitskarte als eine Weiterentwicklung
der Krankenversicherungskarte stellte einen ersten Schritt hin zu einem stärkeren
Einsatz der Telekommunikations- und Informationstechnik im deutschen Gesundheitswesen dar. Zum 1. Januar 2006 wurde die Krankenversicherungskarte durch
die elektronische Gesundheitskarte abgelöst.[84]

Als neue Form der Zuzahlung wurde mit dem GMG die Praxisgebühr zum
Jahr 2004 eingeführt.[85] Der Begriff Praxisgebühr ist irreführend, da er sugge-
rierte, die Abgabe käme der Praxis zugute. Die Arztpraxis nahm die Abgabe aber

---

[82]Vgl. Fraktionen SPD, CDU/CSU und Bündnis 90/Die Grünen (2003, S. 1130).

[83]Vgl. Abschn. 5.2.8.2 Wirtschaftlichkeitsprüfung: Richtgrößen.

[84]Vgl. § 291a SGB V i. d. F. GMG „Elektronische Gesundheitskarte".

[85]Vgl. § 28 Abs. 4 SGB V i. d. F. GMG „Ärztliche und zahnärztliche Behandlung".

nur entgegen und reichte sie an die Kasse weiter, sodass sie auch als Kassenge-
bühr bezeichnet wurde. Sie sollte Steuerungswirkung entfalten, indem sie an die
Eigenverantwortung der Patienten appellierte, sodass sie bei Bagatellfällen von
Arztbesuchen absahen. Gleichzeitig sollte die Praxisgebühr der Selbstüberwei-
sung entgegenwirken, denn anstatt zuerst den Hausarzt aufzusuchen, gingen die
Patienten dazu über, direkt den jeweiligen Facharzt zu konsultieren. Deswegen
fiel die Praxisgebühr für jede ambulante Erstinanspruchnahme eines ärztlichen
Leistungserbringers an, außer der Patient ließ sich per Überweisung zum
gewünschten Facharzt überstellen. Die Überweisung befreite aber nur von der
Praxisgebühr, wenn sie zwischen niedergelassenen Ärzten stattfand. Beim erst-
maligen Aufsuchen von Zahnärzten oder Psychotherapeuten musste die Praxisgebühr erneut bezahlt werden. Ebenso musste für die Inanspruchnahme des
Notdienstes die Praxisgebühr entrichtet werden. Für die Praxisgebühr galt ein
vierteljähriger Turnus. Sie war, sofern ein Arzt aufgesucht wurde, unabhängig
von der Anzahl der Gesamtkonsultationen jenes Arztes nur einmal im Quartal zu
entrichten. Die Gebühr stellte das Ergebnis eines Kompromisses dar: Während
die rot-grüne Koalition die Anzahl der Konsultationen des Facharztes am „Gatekeeper" Hausarzt vorbei mit einer Gebühr steuern wollte, setzte die Union auf
eine allgemeine Gebühr bei jedem Arztbesuch.[86] Die Fraktionen einigten sich
schließlich auf das Konzept der Praxisgebühr. Dass sie von Anfang an der Kontroverse ausgesetzt war, zeigte sich bereits daran, dass sie in der abschließenden
Plenardebatte keinerlei Erwähnung fand.

9.3.7 Versandapotheken und Mehrbesitz

Das GMG öffnete das Apothekenwesen für den Versandhandel. Mit der Erlaubnis
des Versandhandels trug der Gesetzgeber einerseits dem Umstand Rechnung, dass
mobilitätseingeschränkte Patienten und Verbraucher auf den Versandhandel angewiesen sind. Ebenfalls fand die Rechtsprechung des Bundesverfassungsgerichts
Eingang, das in dem Urteil über den Impfstoffversand[87] das gesetzliche Verbot,
Impfstoffe an Ärzte zu versenden und hierfür zu werben, als Verstoß gegen Art.
12 Abs. 1 GG wertete. Mit dem GMG wurde den Apotheken das Recht für den
Versand auch apothekenpflichtiger Arzneimittel erlaubt. Solange der Apotheker

---

[86]Vgl. Bundestag (2012, S. 25038).
[87]Vgl. BVerfGE 107, 186–205.

den üblichen Apothekenbetrieb aufrechterhalten kann und die Qualität der Medikamente gewährleisten kann, darf er auf Antrag die Arzneimittel auch durch einen Versandhandel verkaufen.[88] Mit dieser Änderung trug der Gesetzgeber aber auch dem veränderten Konsumverhalten Rechnung, denn immer mehr Kunden bestellten Medikamente über das Internet im Ausland. Das BMG erblickte darin die Gefahr eines ungeregelten Handels, der für die Verbraucher mit Risiken verbunden sein kann. Die Öffnung des Apothekenwesens war aus Sicht der Bundesregierung deswegen auch im Interesse des Verbraucherschutzes. Darüber hinaus wurde mit dem GMG der Mehrfachbesitz von Apotheken ermöglicht.[89] Die Apotheker dürfen zusätzlich 3 Filialapotheken im selben oder im angrenzenden Landkreis eröffnen. Die CDU/CSU-Abgeordneten im Bundestag lehnten diese Neuerungen ab und sahen darin einen Angriff auf das Apothekenwesen: „Die Zulassung von Apothekenmehrbesitz und Versandhandel beispielsweise gefährdet die klassische Apotheke mit ihrem hohen Qualitätsniveau in der Versorgung und Beratung der Bürger."[90] Die Grünen hatten später wiederholt eine Aufhebung des Fremdbesitzverbotes gefordert, denn die Kleinteiligkeit des deutschen Apothekenwesens birgt ein Einsparpotenzial von bis zu 2 Mrd. €. Mit ihrer Forderung nach einer Liberalisierung waren sie aber am Votum aller anderen Fraktionen gescheitert.[91]

9.3.8 Arzneimittelkostensenkung ohne Positivliste

Bereits 1976 hatte die SPD erstmals eine Positivliste gefordert. Mit diesem Vorhaben trafen die Sozialdemokraten auf den Widerspruch der Arzneimittelhersteller. Sie begründeten ihre Ablehnung mit dem Bedenken, dass es keine Verfahren gäbe, mit denen Präparate rechtskonform von solch einer Liste ausgeschlossen werden könnten. 1992 legte Seehofer im Rahmen des GSG erneut eine Liste als Verhandlungsgrundlage vor.[92] Allerdings scheiterte der damalige Gesundheitsminister am Widerstand der Arzneimittelhersteller und an den angekündigten negativen Konsequenzen für Forschung und Produktion am Wirtschaftsstandort Deutschland. Während der Verhandlungen zum GMG drückten die Unternehmen erneut ihre Bedenken aus.

---

[88] Vgl. § 11a ApoG i. d. F. GMG.

[89] Vgl. § 2 Abs. 4 und 5 ApoG i. d. F. GMG.

[90] Bundestag (2003c, S. 5521).

[91] Vgl. Bundestag (2008).

[92] Vgl. Hinrichs und Nowak (2005, S. 117).

Die in der vorherigen Legislaturperiode gemachten ersten Schritte zur Einführung einer Positivliste wurden mit dem GMG nicht weiter gegangen.[93] Im Gegenteil bezeichnete der Gesetzentwurf weitere Anstrengungen zur Erarbeitung einer Positivliste als entbehrlich: „Die Vorschriften über die Einführung einer Liste über verordnungsfähige Arzneimittel in der vertragsärztlichen Versorgung (Positivliste) werden aufgehoben. Neue, im Rahmen der Gesundheitsreform zur Förderung von Qualität und Wirtschaftlichkeit in der Arzneiverordnung vorgesehene Regelungen machen die Einführung einer Positivliste entbehrlich."[94] Was war passiert? Die Fraktionen von CDU/CSU, die an der Gesetzgebung beteiligt waren, hatten die Positivliste abgelehnt. Zwar versuchten SPD und B90/Grüne im Rahmen von Konsensgesprächen zwischen dem 3. Juli und dem 22. August 2003 ihre christdemokratischen Verhandlungspartner von der Positivliste zu überzeugen, woran sie allerdings scheiterten. Zeitgleich zu den Verhandlungen zum GMG lief noch das Gesetzgebungsverfahren zum Arzneimittel-Positivlisten-Gesetz (AMPolG), mit dem separat eine entsprechende Liste eingeführt worden wäre. Die rot-grüne Koalition verzichtete nach den Konsensgesprächen auf die zweite und dritte Lesung des AMPolG, um die Fraktionen von CDU/CSU für das GMG zu gewinnen.[95] Das GMG sah daraufhin ebenfalls keine Einführung der Positivliste mehr vor. Befürworter solch einer Liste wie das Land Mecklenburg-Vorpommern monierten die mit der gestrichenen Positivliste verschenkten Einsparungen in Höhe von bis zu 800 Mio. € jährlich.[96]

Die Einsparungen im Arzneimittelbereich mussten trotzdem ohne Positivliste erbracht werden. Zu den neuen Regelungen gehörten finanzielle Anreize zur Steuerung des Verordnungsverhaltens, veränderte Wirtschaftlichkeitsprüfungen sowie die Nutzenbewertung von Arzneimitteln durch das Institut für Qualität und Wirtschaftlichkeit im Gesundheitswesen (IQWiG). Der Gesetzgeber kalkulierte trotzdem ein Einsparpotenzial von über 1 Mrd. €. Die an der Packungsgröße orientierte Zuzahlung wurde aufgehoben. Stattdessen mussten 10 %, höchstens jedoch 10 € zugezahlt werden.[97] Einschnitte machte das GMG bei der Abgabe nicht verschreibungspflichtiger Arzneimittel. Die Kosten für rezeptfreie Arzneimittel trugen die Krankenkassen fortan nicht mehr.[98] „Nicht verschreibungspflichtige Arzneimittel

---

[93]Vgl. den aufgehobenen § 33a SGB V i. d. F. GMG.

[94]Fraktionen SPD, CDU/CSU und Bündnis 90/Die Grünen (2003, S. 86).

[95]Am 24. September 2003 empfahl der Gesundheitsausschuss den Gesetzentwurf für erledigt zu erklären, vgl. Bundestag (2003a, S. 4, 2003b, S. 7).

[96]Vgl.Bundesrat (2003, S. 364).

[97]Vgl. § 91 SGB V i. d. F. GMG „Arznei- und Verbandmittel".

[98]Vgl. § 34 SGB V „Ausgeschlossene Arznei-, Heil- und Hilfsmittel".

werden bereits bisher in den Apotheken zum überwiegenden Anteil ohne Rezept abgegeben. Es handelt sich dabei um Arzneimittel im unteren Preisbereich […] so dass die Herausnahme dieser Arzneimittel aus der Leistungspflicht der gesetzlichen Krankenversicherung für den einzelnen Versicherten sozial vertretbar ist."[99] Weitere Einsparpotentiale erkannte der Gesetzgeber beim Verschreibungsverhalten der Ärzte. In diesen Fragen machte er ungenügende Beratungsleistungen über die Kosten der Arzneimittelversorgung verantwortlich für die stetig wachsenden Ausgaben. „Die Information und Beratung der Ärzte über Fragen der Wirtschaftlichkeit und der Qualität der von ihnen erbrachten, verordneten und veranlassten Leistungen ist unzulänglich. Das damit verbundene Wirtschaftlichkeitspotential ist erheblich und könnte die gesetzliche Krankenversicherung finanziell entlasten – bei gleichzeitiger Verbesserung der Versorgungsqualität der Versicherten."[100] Das GMG stärkte aus diesem Grund die Wirtschaftlichkeitsprüfung in der vertragsärztlichen Versorgung und erweiterte die Beratung der Ärzteschaft.[101]

Das IQWiG erhielt den Auftrag zur Bewertung des Nutzens von Arzneimitteln.[102] Die Nutzenbewertungen des IQWiG sollen neue Arzneimittel hinsichtlich verbesserter Qualität prüfen, um teure Scheininnovationen auszuschließen. Die Einschätzungen dienten dem G-BA als Empfehlung beim Erlass von Richtlinien zur Verordnung von Arznei-, Verband-, Heil- und Hilfsmitteln. Nur wenn die Nutzenbewertung die bessere Qualität eines Medikaments einwandfrei darlegen kann, soll es den Patienten verschrieben werden. „Durch eine stärkere Ausrichtung der Leistungspflicht der GKV an der Ergebnisqualität werden Anreize dafür geschaffen, dass die pharmazeutischen Unternehmen ihre Anstrengungen verstärkt auf echte Innovationen mit therapeutischem Mehrwert konzentrieren."[103] Das IQWiG kann im Auftrag des BMG oder des G–BA tätig werden.

Als wesentlichen Kostentreiber in der Arzneimittelversorgung machte der Gesetzgeber Analogpräparate aus. Analogpräparate unterscheiden sich von bereits auf Markt befindlichen Arzneimitteln durch eine geringe Variation der Molekularstruktur, ohne dass sie einen therapeutischen Zusatznutzen entfalten würden. Als Neuzulassung unterliegen sie aber dem Patentschutz und damit nicht der Festbetragsregelung, denn das 7. SGB V-Änderungsgesetz hatte alle patentgeschützten

---

[99]Fraktionen SPD, CDU/CSU und Bündnis 90/Die Grünen (2003, S. 86).

[100]Ebenda, S. 113.

[101]Vgl. § 106 SGB V i. d. F. GMG „Wirtschaftlichkeitsprüfung in der vertragsärztlichen Versorgung".

[102]Vgl. § 35b i. d. F. GMG „Bewertung des Nutzens von Arzneimitteln".

[103]Fraktionen SPD, CDU/CSU und Bündnis 90/Die Grünen (2003, S. 88).

Arzneimittel von der Festbetragsregelung ausgenommen.[104] Mit den Analogpräparaten können die Hersteller durch eine stete Verlängerung des Patentschutzes
erhöhte Margen verdienen. Das GMG hob die generelle Befreiung patentgeschützter Arzneimittel von der Festbetragsregelung deswegen auf: „Für Arzneimittel mit patentgeschützten Wirkstoffen kann eine Gruppe mit mindestens drei
Arzneimitteln gebildet und ein Festbetrag festgesetzt werden."[105] Diese Gruppen
fassen nur patentgeschützte Medikamente zusammen und erschlossen den Preiswettbewerb zwischen patentgeschützten Arzneimitteln der gleichen Wirkstoff-
klasse. Ausgenommen von dieser Regelung sind alle Arzneien mit neuartigen
Wirkstoffen, die nachweislich einen verbesserten therapeutischen Effekt bewir-
ken. Hierzu zählt die Reduktion von Nebenwirkungen.[106] Da nun nur noch Arzneien mit neuen Wirkstoffen ohne vergleichbare Analogpräparate von der
Festbetragsregelung ausgeschlossen waren, bestand für die Pharmaproduzenten
nach Ansicht des Gesetzgebers weiterhin ein Interesse an innovativen Produkten,
denn mit ihnen ließen sich höhere Preise erzielen. Das BMG wertete die Maßnahme als Schutz vor überhöhten Preisen durch Scheininnovation: „Es wird auch
für patentgeschützte Arzneimittel Festbeträge geben. Das heißt, es wird nicht
mehr jeder Preis bezahlt. Zusätzliche Innovationen erfordern zwar zusätzliches
Geld; aber Scheininnovationen müssen nicht auch noch teuer bezahlt werden."[107]
Von nun an drehte sich die gesundheitspolitische Debatte um die Frage, wie der
zusätzliche therapeutische Nutzen adäquat abgebildet werden kann.

Bis zu Umsetzung der Regelung wurde der Herstellerabschlag verschreibungspflichtiger Nichtfestbetragsarzneimittel vorläufig befristet für das Jahr 2004 von 6
auf 16 % erhöht, was Einsparungen bis zu 1 Mrd. € möglich machen sollte.[108]
Nachdem das Gesundheitsministerium mit dem FBAG die Anpassung der Festbeträge per Verordnung selbst geregelt hatte, ging die Verantwortung zum 1. Januar
2004 wieder auf die Selbstverwaltung und damit auf den G-BA über. Mit der Preis-
bereinigung gemäß der geänderten Marktlage zum 1. April 2004 wurden 2,5 Mrd.
€ eingespart.[109] Schließlich waren auch die Apotheker angehalten, ihren Beitrag an
den Kostensenkungen zu leisten. Der Apothekenrabatt betrug von nun an 2 € für
verschreibungspflichtige und 5 % für nicht-verschreibungspflichtige Medikamente.

---

[104]Abschn. 7.5.3 Arzneimittel: Von den Budgets zu Richtgrößen & Festbetragsanpassung.
[105]Vgl. § 35 Abs. 1a SGB V i. d. F. GMG „Festbeträge für Arznei- und Verbandmittel".
[106]Fraktionen SPD, CDU/CSU und Bündnis 90/Die Grünen (2003, S. 87).
[107]Bundestag (2003c, S. 64).
[108]Vgl. § 130 Abs. 1a SGB V i. d. F. GMG.
[109]Schulte (2006, S. 531).

9.4   Das nicht realisierte Arzneimittel-Positivlisten-Gesetz

Mit dem Entwurf eines „Gesetzes über die Verordnungsfähigkeit von Arzneimitteln in der vertragsärztlichen Versorgung"[110] unternahm die rot-grüne Koalition den Versuch, die Kosten in der Arzneimittelversorgung zu senken. Das Artikelgesetz enthielt im ersten Artikel das „Gesetz über eine Liste verordnungsfähiger Arzneimittel in der vertragsärztlichen Versorgung" (Arzneimittel-Positivlisten-Gesetz – AMPoLG). Durch das Arzneimittel-Positivlisten-Gesetz sollte das BMG die Befugnis zum Erlass einer Liste erhalten, die alle verordnungsfähigen Arzneimittel erfasst hätte. Arzneimittel, die nicht auf der Liste gestanden hätten, wären nicht mehr im Leistungskatalog der GKV enthalten gewesen. Für die Bundesregierung war die Arzneimittelversorgung durch Unübersichtlichkeit gekennzeichnet: „In Anbetracht einer Versorgungssituation, die durch eine unübersichtliche Arzneimittelvielfalt gekennzeichnet ist und in der wichtige Voraussetzungen für eine an Qualität und Wirtschaftlichkeit orientierte rationale Arzneimitteltherapie fehlen, bedarf es besonderer Anstrengungen für eine effizientere Arzneimittelversorgung."[111] Die Kritik entzündete sich an einer Vielzahl von Präparaten, die bei gleicher Wirkungsweise unterschiedliche Preise auswiesen, wodurch erhebliche Wirtschaftlichkeitsreserven freigelegt werden könnten, wenn die GKV bei gleichem Wirkstoff die preisgünstigeren Mittel wählen würde. Hierfür sollte das BMG mit Zustimmung des Bundesrates auf Grundlage von Vorschlagslisten des Instituts für die Arzneimittelverordnung eine verbindliche Positivliste erstellen können. „Kernstücke des Gesetzes sind die Arzneimittel-Positivliste [...] und die Regelungen zum Institut für die Arzneimittelverordnung in der GKV. Nach dem Inkrafttreten des Arzneimittel-Positivlisten-Gesetzes dürfen grundsätzlich nur noch die in der Arzneimittel-Positivliste enthaltenen Arzneimittel zu Lasten der GKV verordnet werden." Für den Fall der Beschränkung der Verordnungen auf die Vorgaben der Positivliste errechnete die Bundesregierung ein Einsparvolumen von 800 Mio. € jährlich. Wahrscheinlich um den Widerstand der Arzneimittelhersteller nicht zu provozieren, hatte das BMG diesen Wert wohl selbst zu niedrig angesetzt.

Der Bundesrat lehnte den Gesetzentwurf in seiner Stellungnahme zum AMPoLG ab: „Die Einführung einer Positivliste für Medikamente, die künftig noch von der GKV bezahlt werden, ist weder dazu geeignet, die Versorgungsqualität zu Gunsten der Patienten zu verbessern noch zu einer Kostendämpfung im

---

[110]Vgl. Fraktionen SPD und Bündnis 90/Die Grünen (2003).
[111]Fraktionen SPD und Bündnis 90/Die Grünen (2003, S. 1).

Arzneimittelbereich beizutragen. Sie stellt zudem einen ungerechtfertigten Eingriff in die Therapiefreiheit des Arztes dar."[112] Solch eine Liste ging nach Ansicht der Länder nicht nur mit weiteren Reglementierungen einher. Ebenso machten die Länder Bedenken geltend, ob sich die Regelungen auf Deutschland als größten Arzneimittelforschungsstandort negativ auswirken könnten. Das Gesetzgebungsverfahren zum AMPolG verlief zeitgleich mit den Verhandlungen der rot-grünen Koalition und den Fraktionen von CDU/CSU zum GMG. Im Zuge der mit dem GMG gemachten alternativen Vorschläge zur Begrenzung der Arzneimittelausgaben wurde das Gesetzgebungsverfahren zum AMPolG nicht abgeschlossen.[113]

9.5 Die Rürup-Kommission

Am 21. November 2002 setzte die Bundesregierung die „Kommission für die Nachhaltigkeit in der Finanzierung der Sozialen Sicherungssysteme" ein. Bekannt wurde sie unter dem Namen ihres Vorsitzenden, Bert Rürup, als „Rürup-Kommission". Die Sachverständigen um Rürup trugen Lösungsvorschläge zur langfristigen Sicherung der Finanzierungsgrundlagen der Renten-, Kranken- und Pflegeversicherung vor. Problematisch erachtete die Kommission die lohnzentrierte Finanzierung, die bei schrumpfender Erwerbsbevölkerung einen zunehmenden Druck auf die Beitragssätze ausübt. Die Kommission sah es als eine Herausforderung an, einen Weg zu finden, um den Faktor Arbeit trotz der demografischen Entwicklung nicht über Gebühr zu belasten. Unter Lösung dieses Problems sollte sie Vorschläge zur gerechten Verteilung der Kosten der Sozialversicherung zwischen den Generationen aufzeigen. Der am 28. August 2003 veröffentlichte Bericht enthielt zwar verschiedene Konzepte zur Stärkung der Finanzierung der GKV. Allerdings standen sie sich derart konträr gegenüber, dass ihre Implementierung in das GMG zu diesem Zeitpunkt nicht mehr möglich war.

Für die Krankenkassen empfahl die Kommission die Beibehaltung eines solidarischen Systems, was die Selektion von Risiken ebenso ausschloss wie die Schlechterstellung älterer Menschen. Zur gerechten Verteilung der Risiken votierte die Kommission für eine Weiterentwicklung des Risikostrukturausgleichs hin zu einem morbiditätsbedingten Risikostrukturausgleich (Morbi-RSA). Als Diskussionsvorschläge für die zukünftige finanzielle Absicherung des Gesundheitswesens lagen der Kommission zwei Varianten vor. Einerseits ließe sich das

---

[112]Bundesregierung (2003a, S. 6).
[113]Vgl. Bundestag (2003a).

Finanzierungssystem der GKV als eine die gesamte Bevölkerung umfassende Bürgerversicherung konzipieren, welche auf einkommensabhängigen Beiträgen beruht. Andererseits bestünde die Möglichkeit zur Umsetzung eines Konzepts der pauschalen Gesundheitsprämien.

Die Bürgerversicherung rückt die individuelle Leistungsfähigkeit in den Mittelpunkt. Zusammen mit der Ausweitung des Versichertenkreises und der Beitragsgrundlagen auf alle Bürger wird die Versicherungspflichtgrenze abgeschafft und die Beitragsbemessungsgrenze angehoben. Wie bisher bleiben die Beiträge einkommensabhängig, wobei die lohnabhängigen Beiträge weiterhin paritätisch finanziert werden. Durch die Einführung der Bürgerversicherung errechnete die Kommission eine Absenkung des Beitragssatzes von 14,4 auf 13,1 %. Die Rürup–Kommission machte darüber hinaus einen Vorschlag zur Weiterentwicklung des getrennten Systems der Krankenversicherung in Deutschland. Die gesetzliche Krankenversicherung könnte als Vollversicherung dienen, die durch Zusatzleistungen der privaten Krankenversicherung ergänzt wird. Als Alternative erörterte die Kommission schließlich das Konzept der pauschalen Gesundheitsprämie. Ihm zugrunde liegt das Äquivalenzprinzip, bei dem die Beiträge für die Sozialversicherung vom Faktor Arbeit entkoppelt werden. Beitragserhöhungen würden mit diesem Konzept nicht mit höheren Arbeitskosten einhergehen. Den Ausgleich der Einkommensunterschiede realisiert bei der Gesundheitsprämie das Steuer- und Transfersystem. Versicherte mit geringem Einkommen erhalten entsprechende Zuschüsse zur Prämienzahlung. Während sich die SPD die Bürgerversicherung zu eigen machte, setzte die CDU auf das von Rürup erarbeitete Konzept der Gesundheitsprämie. Beide Finanzierungskonzepte fanden bereits in der darauffolgenden Legislaturperiode Eingang in die Verhandlungen zum WSG.

9.6   Zwischenfazit: Umbau durch staatlich-hoheitliche Steuerung

Die Rahmenbedingungen zur Gestaltung der Gesundheitspolitik hatten sich aufgrund des Personalwechsels an der Spitze des Ministeriums, aber auch durch den Rücktritt Lafontaines nicht unwesentlich verändert. Fraglich ist, inwieweit die gesundheitspolitischen Entscheidungen weiterhin einer Konzeption folgten, oder ob sie nur mehr als Reaktionen auf tagespolitische Herausforderungen zu verstehen sind. Mit der Bundesratshoheit in der Hand von CDU/CSU und FDP hatte rot-grün außerdem gegenüber der vorherigen Legislaturperiode an Gestaltungsmacht verloren. „Die gesundheitspolitischen Vorhaben der ersten Legislaturperiode hatten noch einen sehr ambitionierten Charakter; dieser wich aber in der zweiten Legislaturperiode zunehmend einer Politik des Muddling-through, bei der eher kurzfristige

Anpassungen als grundlegende Systemreformen im Vordergrund standen."[114] Mag es auch zwischen den Parteien kaum Gemeinsamkeiten in grundsätzlichen Fragen wie dem Umfang des Leistungskatalogs der GKV und den Finanzierungsgrundlagen gegeben haben, so knüpft der Politikstil an die vorangegangene Legislaturperiode an: Rot-grün zog die staatlich instruierte Steuerung des Gesundheitswesens der Problemlösungskompetenz der Selbstverwaltung vor. Als Fixpunkt diente dem GMG das Leitbild geöffneter Sektoren, auf die rot-grün mit einer Vielzahl von Reformen hinwirkte. In diesem Sinne verstand die rot-grüne Koalition „Modernisierung" als Weiterentwicklung der als „starr" perzipierten Strukturen vertragsärztlicher und stationärer Versorgung, die in dieser Logik als überkommen und veraltet eingeschätzt wurden. Die Weiterentwicklung der integrierten Versorgung, die MVZ und die ambulante Versorgung im Krankenhaus erhöhten nicht nur die Durchlässigkeit zwischen den Sektoren, sondern ermöglichten zugleich vollständige Behandlungsketten.

Der Tradition der gouvernementalen Gesundheitspolitik folgend, wurde mit diesen Maßnahmen sukzessive die Macht der Kassenärztlichen Vereinigung beschnitten. Der Sicherstellungsauftrag der Kassenärztlichen Vereinigung galt nicht mehr umfassend, denn Ärzte können im Rahmen von Einzelverträgen direkt mit den Krankenkassen Versorgungsaufträge übernehmen. Mag die integrierte Versorgung gemäß Gesetzentwurf zwar vordergründig einer besseren Versorgung der Patienten dienen, so geht mit dem Einhegen der Rahmenverträge stets auch ein Einfluss auf die Machtverteilung der Verbände im Gesundheitswesen aus. Der Vorwurf einer gezielten Schwächung der Kassenärztlichen Vereinigung stand im Raum, da sich bereits Jahre zuvor ein vom Gesundheitsministerium in Auftrag gegebenes Gutachten mit ihrer Monopolstellung beschäftigt hatte – auch wenn solche Pläne aus dem Ministerium zurückgewiesen wurden. Mit Blick auf die ambulante Versorgung im Krankenhaus sticht die direkte Vergütung der Leistungen durch die Krankenkassen hervor, die den kassenärztlichen Einfluss ebenfalls schmälert und eine Konkurrenzsituation etabliert. In der rot-grünen Koalition hatte das BMG einen Verbündeten gefunden, der bereit war, die seit Jahren in den Schubladen schlummernden Pläne umzusetzen. In der Vergangenheit waren viele der Ansätze in den Regierungsentwürfen im Zuge der Parlamentsarbeit von CDU/CSU und FDP aufgeweicht worden. Allein das Engagement der CDU konnte die Kassenärztliche Vereinigung auch diesmal vor Schlimmeren bewahren, denn in seinem Jahresgutachten 2003 findet der SVR deutliche Worte zu den Plänen des BMG: „Der Kompromiss zwischen Bundesregierung und Opposition ist in einigen

---

[114]Vgl. Bandelow und Hartmann (2007, S. 338).

Bereichen hinter dem ursprünglichen Gesetzentwurf der Regierung zurückgeblieben. Zu nennen ist hier zum einen das Vertragsmonopol der Kassenärztlichen Vereinigung, das im ursprünglichen Gesetzentwurf durch eine weitergehende Zulassung von Einzelverträgen deutlicher aufgebrochen werden sollte, nun aber im Wesentlichen erhalten bleibt."[115] Ebenso hatten CDU/CSU der SPD bei ihrem seit 30 Jahren verfolgtem Projekt der Einführung einer Positivliste einen Strich durch die Rechnung gemacht. Stattdessen wurde erneut die Selbstverwaltung mit der Regulierung der Verordnungsverhaltens der Ärzte beauftragt.

Die Bevorzugung hoheitlich-staatlicher Reglementierung leitete den Gesetzgeber auch beim BSSichG, das den Beitragssatz kurzerhand gesetzlich festschrieb. Den Partnern der Selbstverwaltung wurde zudem kaum Raum gelassen, um im Rahmen eigener Initiativen den politischen Wünschen nachzukommen, wie die staatlich angeordneten Herstellerabschläge verdeutlichten. Zugleich wurden die Krankenkassen gestärkt, die unter Einsatz ihrer Nachfragemacht Rabattverträge aufsetzen durften. Mit dieser staatlich-hoheitlichen Steuerung ließen sich zulasten der Verbände im Gesundheitssystem Einsparpotenziale freisetzen. Der Unterschied zwischen dem gesundheitspolitischen Leitbild von CDU/CSU und jenem von rot-grün lässt sich exemplarisch auch an weiteren Maßnahmen zur Kostensenkung im Arzneimittelbereich aufzeigen: Während SPD und Grüne die bereits in der Vergangenheit wiederholt gescheiterte Positivliste favorisierten, setzten sich die Christdemokraten für erhöhte Anforderungen an das Verschreibungsverhalten der Ärzte und strengere Wirtschaftlichkeitsprüfungen ein. Die Positivliste hingegen wäre ein staatlich angeordneter Eingriff in die Arzneimittelversorgung gewesen.

Literatur

Bandelow, Nils/A. Hartmann. 2007. Weder Rot noch grün. Machterosion und Interessenfragmentierung bei Staat und Verbänden in der Gesundheitspolitik. In *Ende des rot-grünen Projektes. Eine Bilanz der Regierung Schröder 2002–2005*, Hrsg. C. Egle/R. Zohlnhöfer, 334–354. Wiesbaden: VS Verlag für Sozialwissenschaften.

Bertram. M. 2011. Ärztemangel: Budgetferien. *Deutsches Ärzteblatt* 108 (24), 1375.

Bundesrat. 2002. Plenarprotokoll der 783. Sitzung (29.11.2002). Berlin.

Bundesrat. 2003. Plenarprotokoll der 792. Sitzung. (17.10.2003). Berlin.

Bundesregierung. 2003a. *Entwurf eines Gesetzes über die Verordnungsfähigkeit von Arzneimitteln in der vertragsärztlichen Versorgung*. BT-Drs. 15/1071 (28.05.2003). Berlin.

---

[115]Vgl. Bundesregierung (2003b, S. 202).

Bundesregierung. 2003b. *Jahresgutachten 2003/2004 des SVR zur Begutachtung der gesamtwirtschaftlichen Entwicklung.* BT-Drs. 15/2000 (14.11.2003). Berlin.

Bundesregierung. 2007. *Unterrichtung durch die Bundesregierung. Gutachten 2007 des SVR zur Begutachtung der Entwicklung im Gesundheitswesen. Kooperation und Verantwortung – Voraussetzungen einer zielorientierten Gesundheitsversorgung.* BT-Drs. 16/6339 (07.09.2007). Berlin.

Bundesregierung. 2009. *Unterrichtung durch die Bundesregierung Gutachten 2009 des Sachverständigenrates zur Begutachtung der Entwicklung im Gesundheitswesen. Koordination und Integration – Gesundheitsversorgung in einer Gesellschaft des längeren Lebens.* BT-Drs. 16/13770 (02.07.2009). Berlin.

Bundestag. 2002a. *Regierungserklärung des Bundeskanzlers mit anschließender Aussprache.* BT-PlPr. 15/4 (29.10.2002), S, 51–170. Berlin.

Bundestag. 2002b. *Beschlussempfehlung und Bericht des Ausschusses für Gesundheit und Soziale Sicherung zum Entwurf eines Gesetzes zur Sicherung der Beitragssätze in der gesetzlichen Krankenversicherung und in der gesetzlichen Rentenversicherung (Beitragssatzsicherungsgesetz).* BT-Drs. 15/73 (13.11.2002). Berlin.

Bundestag. 2002c. *Zweite und dritte Beratung des von den Fraktionen der SPD und des Bündnisses 90/Die Grünen eingebrachten Entwurfs eines Gesetzes zur Sicherung der Beitragssätze in der gesetzlichen Krankenversicherung und in der gesetzlichen Rentenversicherung (Beitragssatzsicherungsgesetz).* BT-Drs. 15/11 (15.11.2002), S. 694–720. Berlin.

Bundestag. 2003a. *Beschlussempfehlung des Ausschusses für Gesundheit und Soziale Sicherung. zu dem Gesetzentwurf der Fraktionen SPD, CDU/CSU und Bündnis 90/Die Grünen Entwurf eines Gesetzes zur Modernisierung der gesetzlichen Krankenversicherung (GKV-Modernisierungsgesetz – GMG).* BT-Drs. 15/1584 (24.09.2003). Berlin.

Bundestag. 2003b. *Bericht des Ausschusses für Gesundheit und soziale Sicherung zu dem Entwurf der Fraktionen SPD und Bündnis 90/Grünen über ein Gesetz über die Verordnungsfähigkeit von Arzneimitteln in der vertragsärztlichen Versorgung.* BT-Drs. 15/1600 (25.09.2003). Berlin.

Bundestag. 2003c. *Zweite und dritte Beratung des von den Fraktionen der SPD, der CDU/CSU und des Bündnisses 90/Die Grünen eingebrachten Entwurfs eines Gesetzes zur Modernisierung der gesetzlichen Krankenversicherung (GKV-Modernisierungsgesetz – GMG).* BT-PlPr. 15/64 (26.09.2003), S. 5457–5475. Berlin.

Bundestag. 2008. *Beschlussempfehlung und Bericht zu dem Antrag der Fraktion Bündnis 90/Die Grünen Fremd und Mehrbesitzverbot für Apotheken aufheben.* BT-Drs. 16/7863 (23.01.2008). Berlin.

Bundestag. 2012. *Zweite und dritte Beratung des von der Bundesregierung eingebrachten Entwurfs eines Gesetzes zur Regelung des Assistenzpflegebedarfs in stationären Vorsorge- oder Rehabilitationseinrichtungen.* BT-PlPr. 17/205 (09.11.2012), S. 25033–25044. Berlin.

Egle, Christoph. 2006. Sozialdemokratische Regierungspolitik. Deutschland. In *Die Reformfähigkeit der Sozialdemokratie. Herausforderungen und Bilanz der Regierungspolitik in Westeuropa*, Hrsg. W. Merkel, W., Egle, C., Henkes, C., Ostheim, T., Petring, A. Petring, 154–192. Wiesbaden: Springer VS.

Fraktionen der CDU/CSU und SPD. 2006. *Entwurf eines Gesetzes zur Stärkung des Wettbewerbs in der gesetzlichen Krankenversicherung (GKV-Wettbewerbsstärkungsgesetz – GKV-WSG).* BT-Drs. 16/3100 (24.10.2006). Berlin.

Fraktionen der CDU/CSU und SPD. 2013. *Entwurf eines Vierzehnten Gesetzes zur Änderung des Fünften Buches Sozialgesetzbuch (14. SGB V-Änderungsgesetz – 14. SGB V-ÄndG).* BT-Drs. 18/201 (17.12.2013). Berlin

Fraktionen SPD und Bündnis 90/Die Grünen. 2002. *Entwurf eines Gesetzes zur Sicherung der Beitragssätze in der gesetzlichen Krankenversicherung und in der gesetzlichen Rentenversicherung (Beitragssatzsicherungsgesetz).* BT-Drs. 15/28 (05.11.2002). Berlin.

Fraktionen SPD und Bündnis 90/Die Grünen. 2003. *Entwurf eines Gesetzes über die Verordnungsfähigkeit von Arzneimitteln in der vertragsärztlichen Versorgung.* BT-Drs. 15/800 (05.04.2003). Berlin.

Fraktionen SPD und Bündnis 90/Die Grünen. 2004. *Entwurf eines Gesetzes zur Anpassung der Finanzierung von Zahnersatz.* BT-Drs. 15/3681 (06.09.2004). Berlin.

Fraktionen SPD, CDU/CSU und Bündnis 90/Die Grünen. 2003. *Entwurf eines Gesetzes zur Modernisierung der gesetzlichen Krankenversicherung (GKV-Modernisierungsgesetz – GMG).* BT-Drs. 15/1525 (08.09.2003). Berlin.

Freund, Sabine. 2013. *Die Wirtschaftlichkeit in der vertragsärztlichen Versorgung und die Wirtschaftlichkeitsprüfung.* Berlin.

Güssow, J./Schumann A./Braun G.E. 2007. Integrierte Versorgung nach Inkrafttreten des Wettbewerbsstärkungsgesetzes. In *Management Handbuch,* Hrsg. M. Beck/A. Goldschmidt/A. Greulich, 1–41. Heidelberg: Economica.

Hansen. Leonard. 2009. Eine empirische Analyse der MVZ am Krankenhaus. In *Krankenhausreport 2008/2009,* J. Klauber/B. Robra/H. Schellschmidt, 35–48. Stuttgart.

Hinrichs, Ulrike /D. Nowak. 2005. *Auf dem Rücken der Patienten. Selbstbedienungsladen Gesundheitssystem.* Berlin: Ch. Links Verlag.

Kleinschmidt, Dorothee/P. Thorn/T. Wischmann. 2008. *Kinderwunsch und professionelle Beratung.* Stuttgart: Kohlhammer.

Kuhlmann. J. 2004. Neue Versorgungsmöglichkeiten für Krankenhäuser durch das GMG. *Das Krankenhaus* 96 (1), 13–18.

Schaeffer, D.; Ewers, M. 2006. Integrierte Versorgung nach deutschem Muster. *Pflege & Gesellschaft,* 11 (3), 197–209.

Schirmer, Horst. 2006. *Vertragsarztrecht kompakt. Die Übersicht für Ärzte, Psychotherapeuten und Juristen.* Köln: Deutscher Ärzte-Verlag.

Schulte, Gerhard. 2006. Kontinuität und Diskontinuität in der Gesetzgebung zur Arzneimittelversorgung seit 1988. In *Gesundheitsökonomie und Gesundheitspolitik. Im Spannungsfeld zwischen Wissenschaft und Politikberatung,* Hrsg. Herbert Rebscher, 527–542. Heidelberg: Economica.

SPD und Bündnis 90/Die Grünen. 2002. *Koalitionsvertrag 2002 – 2006. Erneuerung – Gerechtigkeit – Nachhaltigkeit. Für ein wirtschaftlich starkes, soziales und ökologisches Deutschland. Für eine lebendige Demokratie.* Berlin.

Die Gesundheitspolitik der Großen Koalition 2005–2009

10

10.1 Koalitionsvertrag und Regierungserklärung

Kernpunkt der politischen Auseinandersetzung der Großen Koalition in der Gesundheitspolitik war die zukünftige Finanzierung der GKV. Konsens ließ sich in dieser Frage nur in einem Punkt herstellen und das war die Feststellung, dass die langfristige Finanzierung nicht gesichert sei. Merkel brachte die Debatte auf den Punkt: „Zur Wahrheit dieser Regierungserklärung gehört auch, dass uns das beim Gesundheitssystem noch nicht gelungen ist". Ich sage: „noch nicht".[1] Mit der Gesundheitsprämie und der Bürgerversicherung standen sich zwei konträre Finanzierungskonzepte gegenüber und Merkel trug diesem Konflikt in ihrer Regierungserklärung unverblümt Rechnung: „Auch die Kranken sollen sich natürlich auf ein zuverlässiges Gesundheitssystem verlassen können. Sie alle wissen – darüber braucht man gar nicht hinwegzugehen –, Union und Sozialdemokraten haben mit der solidarischen Gesundheitsprämie auf der einen Seite und der Bürgerversicherung auf der anderen Seite bisher zwei völlig konträre Ansätze verfolgt. Ich sage auch sehr deutlich: Wir wollten in den Koalitionsverhandlungen keinen faulen Kompromiss auf die Schnelle erreichen."[2] In der Regierungserklärung kündigte Merkel hingegen zügige Schritte aufseiten der Leistungserbringer an. Außerdem erhoffte sich die Kanzlerin durch mehr Vertragsfreiheit für Patienten, Krankenkassen und Ärzte Wirtschaftlichkeitsreserven in der GKV freizulegen. Im Arzneimittelbereich sollte zwar ebenfalls mehr gespart werden, zugleich aber wollte die Bundesregierung die Standortbedingungen für die forschenden

---

[1]Bundestag (2005, S. 79).
[2]Ebenda.

© Springer Fachmedien Wiesbaden GmbH 2017
F. Illing, *Gesundheitspolitik in Deutschland*,
DOI 10.1007/978-3-658-17609-9_10

Pharmaunternehmen verbessern. Der Weiterentwicklung der Pflegeversicherung maß die Kanzlerin eine zentrale Bedeutung für die solidarische Absicherung gegenüber allen Arten von Lebensrisiken bei: „Genauso wie die Krankenversicherung bleibt auch die Pflegeversicherung ein zentraler Baustein der solidarischen Absicherung. Wir wollen, dass der Zweck und die Idee der Pflegeversicherung auch weiterhin gelebt werden können. […] Wir tun das – ich wiederhole mich –, weil sich Alte, Kranke und Kinder auch in Zukunft darauf verlassen können müssen, dass ihnen geholfen wird und sie nicht alleine sind. Es geht dabei nicht nur um materielle Dinge, sondern das ist auch eine moralische Aufgabe."[3]

Der Koalitionsvertrag rückte die gesundheitspolitische Konfliktlinie der Koalitionspartner in den Mittelpunkt: Zwar setzten sich beide Parteien für eine Reform der GKV hin zu langfristig stabilen Finanzstrukturen ein. Allerdings vertraten CDU und SPD mit den entgegenstehenden Konzepten von Gesundheitsprämie und Bürgerversicherung unterschiedliche Modelle. Das in der vorherigen Legislaturperiode gemeinsam verhandelte GMG sollte ihnen als Ausgangspunkt für weitere Reformen dienen. An dessen Prinzipien wollten die Koalitionspartner nun anknüpfen. Diese Grundzüge lassen sich zusammenfassen als Stärkung des Wettbewerbs unter den Vorgaben einer starken staatlich-hoheitlichen Steuerung. Kassenübergreifende Fusionen sollten die Effizienz der Kassenorganisationen erhöhen. Das Prinzip des Wettbewerbs – nomen est omen – zieht sich wie eine rote Linie durch die geplante Kassenreform. Der Koalitionsvertrag spricht zwar vom Erhalt eines pluralen Systems und der Kassenvielfalt, doch es deutete sich an, dass die Politik dafür keine 250 Kassen als notwendig erachtete. Zur Voraussetzung für fairen Wettbewerb zählte der Koalitionsvertrag die Reform des RSA, mit der auch morbiditätsbedingte Risiken abgebildet werden sollten.

Nach vielen Jahren drehte sich die politische Debatte erneut um den Ärztemangel im ländlichen Raum. Vor allem die verbesserte Möglichkeit zur Anstellung von Ärzten in Vertragsverhältnissen gab der Koalitionsvertrag als Antwort auf die drängendsten Fragen. Flankierend sollte eine flexibilisierte Bedarfsplanung die Niederlassung der Ärzte besser steuern. Nachdem das Gesundheitsreformgesetz das DRG-System eingeführt hatte, gelte es nun, die im Anschluss an die Konvergenzphase notwendigen Adjustierungen vorzunehmen. Einer Weiterentwicklung der integrierten Versorgung widmete sich der Koalitionsvertrag ebenso wie der Überwindung sektoraler Grenzen im Rahmen individueller Vertragsmöglichkeiten. Abschließen ging er der Frage nach, welche Rolle die DMP zukünftig spielen sollten.

---

[3]Ebenda, S. 80.

10.2   Arzneimittelversorgungs-Wirtschaftlichkeitsgesetz

Im Vorgriff auf die große Gesundheitsreform sollten erste Initiativen den Kostenanstieg im Gesundheitssystem dämpfen. Maßgeblich war der Arzneimittelbereich, in dem die prognostizierten Mehrausgaben im Jahr 2005 knapp 3,5 Mrd. € über dem Vorjahr lagen. Dieser Anstieg um 16 % entsprach nicht ansatzweise der Veränderungsrate. Das lag zum Teil an dem Auslaufen der Zwangsrabatte in Höhe von zusätzlich 10 %, die das GMG für das Jahr 2004 verhängt hatte. Bereits kurz nach der Bundestagswahl erarbeitete das BMG den Entwurf eines „Gesetzes zur Verbesserung der Wirtschaftlichkeit in der Arzneimittelversorgung" (Arzneimittelversorgungs-Wirtschaftlichkeitsgesetz – AVWG).[4] Mit dem AVWG reagierte der Gesetzgeber auf die gestiegenen Kosten der Arzneimittelversorgung. Ziel des Gesetzes war es, die Gesamtausgaben für Arzneimittel um 1,3 Mrd. € zu senken: „Der Gesetzentwurf sieht Maßnahmen zu einer sofortigen Senkung der Arzneimittelausgaben und zur nachhaltigen Stabilisierung der Arzneimittelversorgung vor."[5] Er wurde am 17. Februar 2006 mit den Stimmen der Großen Koalition im Bundestag beschlossen.[6] Obwohl der Bundesrat den Vermittlungsausschuss anrief, überwies der es ohne Änderungen an den Bundestag zurück. Das AVWG trat am 1. Mai 2006 in Kraft.[7] Der Gesetzgeber errechnete für das Jahr 2006 vorerst Einsparungen in Höhe von 1 Mrd. €.

Das Gesetz setzte auf vier Strategien. Zum ersten sah es einen Preisstopp (Preismoratorium) in Verbindung mit dem Herstellerrabatt für Arzneimittel vor. Der Preisstopp fror die Arzneimittelausgaben im Zeitraum vom 1. April 2006 bis zum 31. März 2008 auf dem Niveau von November 2005 ein. Bei einer Verteuerung der Arzneimittel erhielten die Krankenkassen einen zusätzlichen Abschlag im Umfang der Preiserhöhung.[8] Die Bundesregierung erachtete den Preisstopp mit Blick auf die im Jahr zuvor angestiegenen Preise für hinnehmbar: „Mit diesem Abschlag leisten die pharmazeutischen Unternehmen einen Beitrag zur Stabilisierung der Ausgaben der GKV. Dieser Beitrag ist zumutbar, weil die Erlöszuwächse der pharmazeutischen Industrie aus der Abrechnung von Arzneimitteln mit der gesetzlichen Krankenversicherung im Jahre 2005 um mehr als 15 Prozent gestiegen sind, so dass die Hersteller durch ihren Einsparbeitrag nicht

---

[4]Vgl. Fraktionen der CDU/CSU und SPD (2005).
[5]Ebenda, S. 1.
[6]Vgl. Bundestag (2006).
[7]BGBl I 2006 Nr. 21 vom 29.04.2006, S. 984.
[8]Vgl. § 130a Abs. 3a SGB V i. d. F. AVWG.

überfordert sind."[9] Sofern Unternehmen patentfreie Arzneistoffe mit gleichem Wirkstoff (Generika) anbieten, muss der Anbieter der Krankenkasse einen Rabatt in Höhe von 10 % gewähren.[10]

Zweitens regelte das AVWG die Festbetragsgrenzen neu und senkte sie ab.[11] Bereits seit dem GMG durften Festbetragsgruppen mit patentgeschützten Arzneimitteln gebildet werden. Dieses Verfahren wurde mit dem AVWG auf eine breitere Basis gestellt. Die Neuartigkeit eines Medikaments allein reichte nicht mehr aus, um von der Festbetragsregelung freigestellt zu werden. „Nur wenn ein Arzneimittel eine therapeutische Verbesserung bringt, ist es vom Festbetrag freizustellen. Das Festbetragssystem bleibt damit das wichtigste Instrument der Preisregulierung bei den Arzneimitteln."[12]

Das AVWG bekräftigte drittens das Prinzip der Rabattverträge, die mit dem BSSichG Eingang in die Arzneimittelversorgung gefunden hatten. Zusätzlich zu den Abschlägen der Hersteller, den Generika-Abschlägen und der befristeten Preisbindung durften die Krankenkassen weitere Rabattverträge abschließen. Zur Stärkung der Verhandlungsposition beim Abschluss direkter Verträge mit den Arzneimittelherstellern, konnten die Krankenkassen professionelle Dienstleister beauftragen.[13] Naturalrabatte der Arzneimittelhersteller (kostenlose Medikamentenpackungen) an Apotheken wurden verboten. Die Versicherten wurden durch das AVWG begünstigt, denn eine Zuzahlung für zahlreiche Festbetragsarzneimittel, deren Preis 30 % unter der Festbetragsgrenze lag, war nicht mehr nötig.

Von besonderer Brisanz war, viertens, die mit dem AVWG eingeführte Bonus-Malus-Regelung. Sie setzt für die Ärzte Anreize zu einer sparsamen Verordnung von Medikamenten. Die Bonus-Malus-Regelung sieht Strafen vor, wenn der Arzt mit seinem Verschreibungsverhalten für bestimmte Wirkstoffgruppen über einem definierten Kostenniveau liegt. Überschreitet er die Zielvorgabe um mehr als 10 %, muss er die Medikamentenkosten durch eine Maluszahlung anteilig erstatten. Liegt er hingegen unter der Kostengrenze, wird dieses Verschreibungsverhalten finanziell entlohnt. Die Handhabe der Sanktionen legte der Gesetzgeber in die Hände von Krankenkassen und Kassenärztlichen Vereinigungen. Sie brauchen keine Strafzahlungen verhängen, wenn sie andere Mittel und Wege finden, die

---

[9]Fraktionen der CDU/CSU und SPD (2005, S. 10).

[10]Vgl. § 130a Abs. 3b SGB V.

[11]Vgl. § 35 Abs. 5 Satz 4 SGB V i. d. F. AVWG.

[12]Bundestag (2006, S. 1529).

[13]Vgl. § 130a Abs. 8 Satz 4 SGB V i. d. F. AVWG „Rabatte der pharmazeutischen Unternehmer".

Kosten zu senken. „Wenn die Kassenärztlichen Vereinigungen mit den Landesverbänden der Krankenkassen Vereinbarungen treffen, mit denen sie dieselben
Ausgabenziele bei den Arzneimitteln erreichen können, dann kommt die gesetzliche Bonus-Malus-Regelung gar nicht mehr zum Tragen. Das heißt, Vorfahrt für
die Selbstverwaltung!"[14] Die Bonus-Malus-Regelung wurde zum 1. Januar 2007
von zahlreichen Kassenärztlichen Vereinigungen eingeführt. Die Selbstverwaltung kam der Forderung des Gesetzgebers entgegen, indem teurere Medikamente
in der Verordnung durch Generika substituiert wurden.

10.3   Die Ärztestreiks

Von besonderer Relevanz für die gesundheitspolitischen Entscheidungen der Großen Koalition war der Ärztestreik im Jahr 2006. Von Bedeutung war der Streik
schon deshalb, weil es die erste Arbeitsniederlegung angestellter Ärzte überhaupt
war. Mit den Streiks brachen die latenten Spannungen offen zutage, die aufgrund
der beschränkten Finanzierungsmöglichkeiten der Krankenhäuser bei gleichzeitig steigendem Arbeitsdruck auf das Personal seit dem GSG zugenommen hatten. Seit Beginn der 1990er Jahre waren die Budgets der Krankenhäuser entweder
gesetzlich gedeckt gewesen oder ihr Wachstum war an die Grundlohnsumme
gebunden.

Am 16. Mai 2006 formulierten über 5000 Ärzte und Mediziner ihren Unmut
über die unzureichende Finanzierung der Krankenhäuser und den damit verbundenen Folgen auf einer Demonstration in Münster. In den darauffolgenden Monaten kam es überall in Deutschland und an Krankenhäusern in aller Trägerschaft zu
Arbeitsniederlegungen. Der Präsident der BÄK monierte die Einschränkung ärztlicher Freiheit und die Arbeitsüberlastung im Krankenhaus: „Marathondienste im
Krankenhaus, hochqualifizierte Leistungen zu Dumpingpreisen, Verbürokratisie-
rung, Dokumentationswahn [...] Entmündigung der Patient-Arzt-Beziehung."[15]
Besonders herabsetzend empfanden die Mediziner aber die schrittweise schlechtere Bezahlung, da angestellte Krankenhausärzte im Gegensatz zu den in der Kassenärztlichen Vereinigung organisierten Ärzten in einem Angestelltenverhältnis
mit öffentlichen Arbeitgebern stehen. Die jeweilige Haushaltslage hat einen großen Einfluss auf die Höhe der Bezahlung – und die war seit Jahren rückläufig. Für
geleistete Überstunden war kein Entgelt mehr vorgesehen, sondern sie sollten
durch Freizeitausgleich abgegolten werden. Bei der angespannten Personallage

---

[14]Bundestag (2006, S. 1532).
[15]Ärztetag (2006).

war das allerdings kaum möglich. Im internationalen Vergleich zeigt sich die signifikant schlechtere Bezahlung deutscher Krankenhausärzte. In der darauffolgenden Tarifrunde erhielten die Ärzte ein Lohnplus von ca. 15 % und die Nachtschichten mussten wieder bezahlt werden. Vor allem aber erkannte die Politik, dass der Leidensfähigkeit des Krankenhauspersonals Grenzen gezogen sind. Nicht allein die kommunalen Arbeitgeber, sondern auch die Landes- und die Bundespolitik erkannte nun Handlungsbedarf. Mit dem KHRG stellte sie dem stationären Sektor mehr Mittel zur Verfügung.[16]

10.4   Gesundheitsreform 2007 – Wettbewerbsstärkungsgesetz (WSG)

10.4.1 Probleme und Zielstellung

Im Mittelpunkt der Gesundheitsreform 2007 stand die Neugestaltung der Finanzierungsgrundlagen der GKV. Seitdem die Regierungsparteien mit unterschiedlichen Finanzierungsmodellen aufwarteten, hatten sich die Fronten verhärtet. CDU/CSU offerierten die Gesundheitsprämie bzw. Kopfpauschale, während die SPD seit dem Parteitag in Bochum vom 17.–19. November 2003 mit der Bürgerversicherung warb. Trotzdem verfügten die Koalitionäre unter Rückgriff auf die Kerninhalte des GMG über eine beträchtliche Schnittmenge.[17] Schließlich war das Gesetz der rot-grünen Regierung seinerzeit mit der Beteiligung von CDU/CSU zustande gekommen. Nach den Vorarbeiten der koalitionsübergreifenden Bund-Länder-Arbeitsgruppe legte der Koalitionsausschuss am 3. Juli 2006 den Rahmen der Gesundheitsreform: Die Koalitionspartner einigten sich – trotz divergierender Modelle – auf eine Finanzierungs- und Organisationsreform der GKV, die Einführung des Gesundheitsfonds, die Neugestaltung der Strukturen der PKV und die Anpassung der medizinischen Versorgungsleistungen an die aktuellen Gegebenheiten.[18]

Der Entwurf eines „Gesetzes zur Stärkung des Wettbewerbs in der gesetzlichen Krankenversicherung" (GKV-Wettbewerbsstärkungsgesetz – GKV-WSG)[19]

---

[16]Vgl. Abschn. 10.6. Krankenhausfinanzierungsreformgesetz (KHRG).

[17]Vgl. Grimmeisen und Wendt (2010, S. 162).

[18]Vgl. ebenda, S. 164.

[19]Vgl. Fraktionen der CDU/CSU und SPD (2006).

wurde am 24. Oktober 2006 in den Bundestag eingebracht. Der Gesetzentwurf kritisierte das Nebeneinander der Unter-, Über- und Fehlversorgung:

> Im internationalen Vergleich ist das deutsche Gesundheitswesen leistungsfähig. Allerdings belegen nationale Studien und internationale Vergleiche, dass die Mittel zur Gesundheitsversorgung nicht überall effizient eingesetzt werden, so dass es teilweise zu Über- und Unterversorgung kommt, die Qualität der Versorgung erheblich variiert und Ressourcen nicht nur an Schnittstellen nicht optimal eingesetzt werden. Angesichts dieser Ineffizienzen und vor dem Hintergrund der großen Herausforderungen des demografischen Wandels und des medizinischen und medizinisch-technischen Fortschritts ist das Gesundheitswesen weiterzuentwickeln. Das gilt sowohl für die Finanzierungsseite als auch für die Angebotsstrukturen. In den nächsten zwei Jahrzehnten wird die Zahl älterer Menschen in Deutschland zunehmen. Damit wird ein zusätzlicher Finanzbedarf erforderlich.[20]

Der Entwurf adressierte neben der Einnahme- auch die Ausgabenseite, ohne deren Reform keine dauerhafte Kostensenkung zu erzielen sei. Qualitäts- und Effizienzsteigerungen sollten durch einen intensiveren Wettbewerb zwischen den Kassen erzielt werden. Die Anzahl der Kassen schien der Politik außerdem zu hoch, denn kleine Kassen haben nicht genügend Finanzkraft, um im Wettbewerb bestehen zu können. Deswegen wurden kassenartenübergreifende Fusionen vorgeschlagen. Die Versicherten sollten ihrerseits von mehr Wechselmöglichkeiten und Wahlrechten profitieren. Erwartungsgemäß führte die angedachte Strukturreform zu heftiger Kritik durch die Krankenkassen.[21] Mehr Wettbewerb sah der Entwurf ebenso zwischen den Leistungserbringern vor, denn selektives Kontrahieren und sinkende Arzneimittelpreise würden vor allem den Versicherten zugute kommen. Derart reagierte der Gesetzentwurf auf die perzipierten Probleme im Gesundheitssystem, zu denen die starren sektoralen Grenzen ebenso zählten wie die Verzerrungen im Wettbewerb der Kassen durch den fehlenden morbiditätsorientierten Risikostrukturausgleich. Trotz massiver Proteste der Leistungserbringer, aber auch der Kassen und der PKV blieben die Eckpunkte im Fortgang des Gesetzgebungsverfahrens erhalten. Der Gesetzgebungsprozess zeichnete sich durch eine straffe Verhandlungsführung aus, die durch die Siebener-Runde aus Kanzler, Vizekanzler, den Partei- und Fraktionsvorsitzenden von CDU und SPD sowie dem CSU-Landesgruppenchef koordiniert wurde. Die Reform wurde zur Chefsache deklariert und die Fachpolitiker hatten der Führungsebene zu folgen.[22]

---

[20]Vgl. Fraktionen der CDU/CSU und SPD (2006, S. 1).

[21]Vgl. Grimmeisen und Wendt (2010, S. 164).

[22]Vgl. Hartmann (2010, S. 342).

Ministerin Schmidt konnte durch den Zugriff auf das BMG die Verhandlungsposition der SPD stärken, wodurch die Positionen der Sozialdemokraten an zahlreichen Passagen deutlich sichtbar sind. Die Christdemokraten hingegen waren geschwächt, da nicht nur die B-Länder von der CDU-Fraktionsarbeitsgruppe abweichende Interessen vertraten, sondern Schmidt und Merkel außerdem gutes Einvernehmen pflegten.[23] Die abschließende Lesung im Bundestag erfolgte am 2. Februar 2007.[24] Das Gesetz trat im Wesentlichen am 1. April 2007 in Kraft.[25] Der Gesundheitsfonds mit einheitlichem Beitragssatz trat zum 1. Januar 2009 in Kraft.

10.4.2 Bürgerversicherung + Gesundheitsprämie = Gesundheitsfonds

Den Kernpunkt der Reform bildete der Gesundheitsfonds, der zum Jahr 2009 eingeführt wurde. Der Gesundheitsfonds war Ausdruck des Kompromisses zwischen den unterschiedlichen Finanzierungsmodellen der Koalitionäre. Die CDU bevorzugte das Modell der Gesundheitsprämie, während die SPD auf die Bürgerversicherung setzte. Das CDU-Konzept wurde von Bert Rürup entwickelt und von der Herzog-Kommission modifiziert.[26] Mit der auch als Kopfpauschale bezeichneten Gesundheitsprämie verfolgte die CDU das Ziel einer Absenkung der Lohnnebenkosten. Das Finanzierungsprinzip der Gesundheitsprämie gemäß dem Entwurf von 2004 sieht vor, dass jeder Versicherte eine Prämie von 109 € zahlt, während sich der Arbeitgeberbeitrag für die Kassen auf weitere 60 € beläuft. In diesem System werden die Beiträge einkommensunabhängig entrichtet, wodurch steigende Kosten der Krankenversicherung nicht mehr mit steigenden Lohnnebenkosten einhergehen. Per sozialen Ausgleich über das Steuersystem werden Kinder mitversichert und Versicherte mit einem geringen Einkommen unterstützt. An der prinzipiellen Trennung der privaten und der gesetzlichen Krankenversicherung hält das Modell der Gesundheitsprämie fest.

Die SPD setzte der Gesundheitsprämie ihr Modell der Bürgerversicherung entgegen. Mit der auf Karl Lauterbach zurückgehenden Bürgerversicherung verfolgten die Sozialdemokraten die Absicht, die Einnahmebasis der Krankenversicherung

---

[23]Vgl. Paquet (2009).

[24]Vgl. Bundestag (2007a).

[25]BGBl I 2007 Nr. 11 vom 30.03.2007, S. 378.

[26]Vgl. Hartmann (2010, S. 330).

zu vergrößern. Alle Bürger sollen in die Bürgerversicherung einzahlen, unabhängig davon, ob sie verbeamtet oder selbstständig sind, oder ob sie hohe Einkommen beziehen. Kapitaleinkommen würden dann ebenfalls für die Finanzierung der Krankenversicherung herangezogen werden. Als Sozialausgleich sind im Gegensatz zur Pauschale einkommensabhängige Beiträge vorgesehen, die geringe Einkommen weniger und höhere Einkommen stärker belasten. Das Konzept der SPD führt zu einer gewissen Nivellierung im Nebeneinander von PKV und GKV, denn die private Krankenversicherung soll gleich der GKV einen Bürgerversicherungstarif mit einheitlichem Leistungskatalog unter Kontrahierungszwang anbieten.

Für den Kompromiss der Koalitionäre stellten die verschiedenen Finanzierungsformen eine Herausforderung und Belastungsprobe dar. In einer Phase der „stillen Startprogrammierung"[27] unter weitgehendem Ausschluss der Öffentlichkeit, stimmten Kanzleramt, Parteien und das BMG die Eckpunkte der Reform ab. Im April folgten weitere Verhandlungen, die in die Vorarbeiten für den Koalitionsausschuss mündeten. Das Herz der neuen Finanzierung stellt der Gesundheitsfonds dar.[28] Der Gesundheitsfonds stärkt die staatlichen Zugriffsrechte im Gesundheitssystem, denn von nun ab werden die Beitragssätze nicht mehr von den Krankenkassen, sondern bundeseinheitlich per Rechtsverordnung festgelegt.[29] In Abhängigkeit von den jährlichen Prognosen des Schätzerkreises beim Bundesversicherungsamt legt die Bundesregierung den Beitragssatz der Krankenkassen fest. Das WSG schrieb einen allgemeinen Beitragssatz vor, der nach Abzug eines von den Arbeitnehmern allein zu finanzierenden 0,9-Punkte Anteils paritätisch finanziert wird. Der allgemeine Beitragssatz belief sich zur Einführung des Gesundheitsfonds auf 15,5 %.[30] Davon schulterten die Arbeitnehmer den bisherigen Zusatzbeitrag in Höhe von 0,9 Prozentpunkten allein. Den Rest des allgemeinen Beitragssatzes in Höhe von 14,6 % trugen Arbeitnehmer und -geber paritätisch[31] zu je 7,3 Prozentpunkten gemeinsam. Die Arbeitnehmer übernahmen somit von der Gesamtfinanzierung 8,2 %, die Arbeitgeber 7,3. Alle Einnahmen der GKV fließen in den Gesundheitsfonds, anschließend werden sie von dort auf die Krankenkassen verteilt.[32] Die Kassen bestimmen nicht mehr selbst über die

---

[27]Vgl. Hartmann (2010 S. 332).

[28]Vgl. § 271 SGB V i. d. F. WSG „Gesundheitsfonds".

[29]Vgl. § 241 SGB V i. d. F. WSG „Allgemeiner Beitragssatz".

[30]Vgl. § 1 GKV-BSV a. F. „Allgemeiner Beitragssatz".

[31]Vgl. § 249 Abs. 1 SGB V a. F. „Tragung der Beiträge bei versicherungspflichtiger Beschäftigung".

[32]Vgl. Gerlinger und Reiter (2017, S. 231).

Höhe der Beiträge und verloren ihre Beitragsautonomie: „Künftig wird den Krankenkassen für jeden Versicherten ein einheitlicher Betrag aus dem Gesundheitsfonds, der die unterschiedlichen Risiken der Versicherten wie Alter, Krankheit
und Geschlecht risikoadjustiert abbildet, ausgezahlt."[33] In den Topf des neuen
Fonds fließt ein zusätzlicher Bundeszuschuss (auch Steuerzuschuss) zur Finanzierung versicherungsfremder Leistungen. Zu diesen gesamtgesellschaftlichen Aufgaben zählt die beitragsfreie Versicherung von Kindern. Dieser Bundeszuschuss
aus Steuermitteln betrug im Jahr 2007 insgesamt 2,5 Mrd. €. Jedes Jahr sollte
sich der Bundeszuschuss um 1,5 Mrd. € erhöhen, bis er die Obergrenze von
14 Mrd. € erreicht hätte.

Verpflichtend müssen die Krankenkassen 95 % ihrer Ausgaben aus den Zuweisungen des Gesundheitsfonds decken. Sofern die Ausgaben der Krankenkassen
höher sind als die aus dem Fonds zugewiesenen Mittel, dürfen sie einen prozentualen oder einen pauschalen kassenindividuellen Zusatzbeitrag erheben.[34] Der kassenindividuelle Zusatzbeitrag nach dem WSG spülte neues Geld in die Kassen,
weil der bisherige Zusatzbeitrag im allgemeinen Beitragssatz aufgegangen ist.
Machen die Krankenkassen von der Option Gebrauch und erheben über die
Zuweisungen des Gesundheitsfonds hinaus kassenindividuelle Zusatzbeiträge,
dürfen diese laut der Überforderungsklausel 1 % des Einkommens nicht überschreiten. Verfügen die Krankenkassen über Überschüsse, dürfen sie diese in
Form von Prämien an ihre Mitglieder ausschütten. Der kassenindividuelle Zusatzbeitrag, mögliche Prämienrückerstattungen sowie der Leistungskatalog waren
allesamt Elemente, die auf einen stärkeren Wettbewerb zwischen den Krankenkassen zielten. Kritiker befürchteten allerdings negative Effekte durch die Auswirkungen des Zusatzbeitrags: Wenn viele Mitglieder vom Zusatzbeitrag befreit
werden müssen, steigt die Belastung für die anderen, was wiederum zu einem
weiteren Anstieg des Zusatzbeitrags führt. Kassen mit einkommensschwachen
Mitgliedern geraten durch diesen Mechanismus in eine Schieflage.[35] Inwieweit
das Argument trägt, ist aufgrund der Deckelung des Zusatzbeitrags auf 1 % fraglich.

Eine Konvergenzklausel[36] diente als Korrekturschlüssel zwischen den Bundesländern und federte die finanziellen Härten der Systemumstellung ab. Sie wurde
schließlich auch als „Bayern-Klausel" bezeichnet, weil sich der bayerische

---

[33] Vgl. Fraktionen der CDU/CSU und SPD (2006, S. 163).

[34] § 242 SGB V „Kassenindividueller Zusatzbeitrag".

[35] Vgl. Gerlinger et al. (2007, S. 7).

[36] Vgl. den inzwischen weggefallenen § 272 SGB V „Übergangsregelung zur Einführung
des Gesundheitsfonds".

Ministerpräsident Stoiber in den Verhandlungen für eine Begrenzung der zusätzlichen Lasten einzelner Bundesländer ein- und durchgesetzt hatte. Regionen, in denen die Versichertenstruktur der Krankenkassen ungünstig ist, sollten aus Regionen mit einer günstigeren Risikostruktur erhöhte Zuweisungen erhalten. Für die begünstigten Bundesländer bestand ein Interesse daran, einen Mittelabfluss „ihrer" Krankenkassen zu verhindern. Welche Zuweisung jeder Krankenkasse aus dem Gesundheitsfonds zustand, war noch nicht klar, da der neue morbiditätsbedingte RSA die Karten neu mischte. Ursprünglich war im WSG geplant, dass die Zuweisungen des Gesundheitsfonds und die Einnahmen der Kassen aus dem Vorjahr abzugleichen waren. Sollte die Differenz zu einem Verlust führen, der die Referenzgröße von 100 Mio. € übersteigt, sollten die Krankenkassen jener Länder, die über einen Mehrertrag von über 100 Mio. € verfügten, den defizitären Kassen aushelfen. Baden-Württemberg, Bayern und Hessen setzten schließlich durch, dass nicht die gut situierten Krankenkassen für den Ausgleich eventueller Verluste aufkommen mussten, sondern dass die defizitären Kassen auf die Liquiditätsreserve des Gesundheitsfonds zugreifen durften.

Mit der Einführung des Gesundheitsfonds erfolgte eine Neugestaltung des Risikostrukturausgleichs, bei dem die Kassen eine der Risikostruktur ihrer Versicherten entsprechende Zuweisung aus dem Fonds erhalten.[37] Kassen mit vielen Versicherten, die sich durch Multimorbidität, hohes Alter und geringes Einkommen auszeichnen, erhalten höhere Zuweisungen als Krankenkassen mit einem hohen Anteil an gesunden und jungen Versicherten.

10.4.3 Neuer Risikostrukturausgleich: Morbi-RSA

Mit der Einführung des Risikostrukturausgleichs (RSA) im Jahre 1994 durch das GSG reagierte der Gesetzgeber auf die Problematik einer Ungleichverteilung der Risiken auf die Krankenkassen, die zu Verzerrungen im Wettbewerb führen können. Bei freier Kassenwahl haben die Kassen ein Interesse an Versicherten mit geringem Krankheitsrisiko und hohem Einkommen. Um eine mit der Versichertenstruktur einhergehende Ungleichverteilung der Kosten zwischen den Kassen zu vermeiden, gleicht der RSA die unterschiedlichen Risikoprofile der Versichertenstruktur zwischen den Krankenkassen monetär aus.[38] Hierzu zählten traditionell die Merkmale Alter, Einkommen und Geschlecht. Was der RSA jedoch

---

[37]Vgl. Fraktionen der CDU/CSU und SPD (2006, S. 91).
[38]Vgl. Abschn. 6.2.3 Freie Kassenwahl und Risikostrukturausgleich.

unberücksichtigt ließ, war der Faktor Krankheit. Zwar deuteten Merkmale wie Alter und Geschlecht oder Erwerbsminderungsrente auf eine prinzipielle Krankheitswahrscheinlichkeit, allerdings wurden vorhandene Krankheitsbilder bei den Versicherten nicht direkt erfasst. Mit dem WSG fand der Faktor Krankheit als unmittelbarer Morbiditätsfaktor Eingang in den RSA zwischen den Kassen (Morbi-RSA). Die Bundesregierung folgte damit dem im „Gesetz zur Reform des RSA" erteilten Auftrag des Bundestages.[39] Aufgrund fehlender finanzieller Kompensation für kranke Versicherungsnehmer hatten die Kassen trotz RSA noch immer ein Interesse daran, gesunde Menschen an- und derart von anderen Kassen abzuwerben. Durch die nun eingeführten risikoadjustierten Zu- und Abschläge durch den Morbi-RSA wurden die Anreize zur Risikoselektion im Rahmen von Krankheitsbildern minimiert. Zugleich wurde das System des RSA vereinfacht. Anstatt der bisherigen Beitragsbedarfszuweisungen zum Ausgleich der Finanzkraft der Kassen durch die unterschiedlich hohen Einkommen ihrer Mitglieder trat eine Grundpauschale für jedes Mitglied, ergänzt um Zu- und Abschläge entsprechend Alter, Geschlecht und Risiko. „Die Krankenkassen erhalten als Zuweisungen aus dem Gesundheitsfonds zur Deckung ihrer Ausgaben eine Grundpauschale, alters-, geschlechts- und risikoadjustierte Zu- und Abschläge zum Ausgleich der unterschiedlichen Risikostrukturen und Zuweisungen für sonstige Ausgaben."[40]

Die Umsetzung des WSG erfolgte durch einen wissenschaftlichen Beirat beim Bundesversicherungsamt. Ihm oblag es, bis zu 80 Krankheiten zu klassifizieren, die auf die Kostenstruktur der Kassen Einfluss haben und die zu einer finanziellen Kompensation über den RSA berechtigen. Für Versicherte, die an einer der Krankheiten leiden, erhalten die Kassen höhere Zuweisungen, da sie auch höhere Aufwendungen für die Behandlung tragen. Aufgrund inhaltlicher Divergenzen zwischen dem wissenschaftlichen Beirat und der Bundesregierung und seinem darauffolgenden geschlossenen Rücktritt schloss das Bundesversicherungsamt die Vorbereitungen zur Einführung des Morbi-RSA zum Stichtag 1. Januar 2009 selbst ab.[41]

---

[39]Vgl. Abschn. 8.4 Rechtsangleichungsgesetz und RSA-Reformgesetz.

[40]Vgl. § 266 SGB V „Zuweisungen aus dem Gesundheitsfonds (Risikostrukturausgleich)".

[41]Vgl. Grimmeisen und Wendt (2010, S. 166).

10.4.4 Kassenreform, Versicherungspflicht und Fusionen

Durch das „Gesetz zur Weiterentwicklung der Organisationsstrukturen in der gesetzlichen Krankenversicherung" (GKV-OrgWG)[42] reagierte der Gesetzgeber auf die aus dem WSG resultierenden Anpassungszwänge hinsichtlich der eingeführten Insolvenzfähigkeit der Krankenkassen. Da bisher nur bundesunmittelbare Kassen insolvent gehen konnten, mussten nur sie Rückstellungen für die Insolvenzsicherung und etwaige Altersversorgungsansprüche bilden. Aus dieser Ungleichbehandlung resultierten Verzerrungen in einem System, das mehr und mehr auf Wettbewerb umgestellt wurde. Deswegen unterstellte das GKV-OrgWG alle gesetzlichen Krankenkassen der Insolvenzordnung.[43] Zugleich forderten die Länder nun aber einen Haftungsausschluss im Falle der Insolvenz einer unmittelbar einem Bundesland zugeordneten Krankenkasse. Das GKV-OrgWG kam dem nach, indem es jegliche Haftung für Versorgungsansprüche ausschloss. Stattdessen müssen nun alle gesetzlichen Krankenkassen für ihre Versorgungsverpflichtungen ausreichendes Deckungskapital bilden. Für den Kapitalaufbau ist ein Zeitraum von 40 Jahren vorgesehen.

Mit der Einführung des Spitzenverbands der GKV wurde die Verbandsstruktur der Krankenkassen neu gestaltet. Zu jeder Kassenart existierte ein Bundesverband, der Aufgaben der Selbstverwaltung wahrnahm und die alle gemeinsam bei bundesweit zu regelnden Problemen als Spitzenverbände der Krankenkassen (SpiK) zusammenarbeiteten. Um Doppelstrukturen abzubauen, führte das WSG die Verbandsstrukturen auf Bundesebene in einem einzelnen Verband, dem Spitzenverband Bund der Krankenkassen, zusammen.[44] Die frühere Funktion der Spitzenverbände auf Bundesebene entfiel, bleiben aber auf Landesebene in modifizierter Funktion erhalten.[45] Das BMG versprach sich von den neuen Strukturen laut Gesetzentwurf kürzere Entscheidungswege und geringeres Blockadepotenzial: „Damit zeitliche und organisatorische Abläufe in den Verbänden und der gemeinsamen Selbstverwaltung deutlich gestrafft und Handlungsblockaden vermieden werden, bilden die Krankenkassen auf Bundesebene einen Spitzenverband."[46] Seine Organe sind der Selbstverwaltungsrat, der von ihm gewählte Vorstand und die Mitgliederversammlung. Jede Mitgliedskrankenkasse entsendet

---

[42]Vgl. BGBl 2008 Nr. 58 vom 17.12.2008, S. 2426.
[43]Vgl. Bundesregierung (2008, S. 1 f.).
[44]Vgl. § 217a SGB V „Errichtung des Spitzenverbandes Bund der Krankenkassen".
[45]Hajen et al. (2010, S. 317).
[46]Fraktionen der CDU/CSU und SPD (2006, S. 161).

je einen Vertreter der Versicherten und einen Vertreter der Arbeitgeber aus ihrem Verwaltungsrat in die Mitgliederversammlung. Eine Ersatzkasse entsendet jeweils zwei Vertreter der Versicherten. Die paritätisch besetzte Mitgliederversammlung wählt den Verwaltungsrat, der wiederum den höchstens aus drei Personen bestehenden Vorstand des Spitzenverbands wählt.[47] Ab dem 1. Juli 2008 zeichnete der Spitzenverband für die Geschäftsbesorgung verantwortlich. Er unterstützt die Krankenkassen und ihre Landesverbände bei der Wahrnehmung ihrer Interessen, entwickelt einheitliche Datendefinitionen, organisiert den elektronischen Datenaustausch zwischen der GKV und den Arbeitgebern, klärt Fach- und Rechtsfragen und sorgt für ein bundesweit einheitliches Verfahren der Beitragserhebung.[48]

Mit dem Inkrafttreten des WSG erweiterte sich der Kreis der Versicherungspflichtigen im Rahmen des Kontrahierungszwangs auf bisher nicht Versicherte.[49] Entsprechend der Regelung wurden alle Personen versicherungspflichtig, die keine anderweitige Absicherung im Krankheitsfall haben und entweder zuletzt gesetzlich krankenversichert waren oder noch gar keinen Versicherungsschutz hatten. „Hierdurch wird für diesen Personenkreis das politische Ziel der Koalitionsfraktionen umgesetzt, dass in Deutschland niemand ohne Schutz im Krankheitsfall sein soll."[50] Im Jahr 2003 hatten in Deutschland 188.000 Menschen keinen Versicherungsschutz. Zu ihnen zählten insbesondere Selbstständige, die für die Kosten der Versicherung nicht aufkommen konnten. Geschiedene Ehefrauen oder auch Kinder nach dem 23. Lebensjahr, die weder über einen Arbeitsplatz noch über einen Leistungsanspruch auf ALG II verfügten, zählten ebenfalls zu dieser Personengruppe.[51] Gesundheitsministerin Schmidt wies in der abschließenden Debatte auf die veränderte Lebenswelt hin, in der viele Menschen, die nach der Ausbildung in Arbeitslosigkeit gerieten, ihren Versicherungsschutz verlieren: „Vielmehr muss sich der Bundestag mit einer veränderten Erwerbswelt auseinandersetzen – die Große Koalition tut das auch –, in der die sozialversicherungspflichtige Beschäftigung nach der Ausbildung, die auch gleichzeitig den Krankenversicherungsschutz begründet hat, nicht mehr zum Alltag aller Menschen gehört, die die Schule verlassen. Heute berichtet eine Zeitung über Hochschulabgänger, die dreieinhalb Jahre nach ihrem Abschluss zum Prekariat zählen. Wir haben es inzwischen mit einer Generation Praktikum und einer Zunahme der

---

[47]Vgl. § 217b SGB V „Organe".
[48]Vgl. § 217 f. SGB V „Aufgaben des Spitzenverbandes Bund der Krankenkassen".
[49]§ 5 Abs. 1 Nr. 13 „Versicherungspflicht".
[50]Vgl. Fraktionen der CDU/CSU und SPD (2006, S. 94).
[51]Vgl. Deutsches Ärzteblatt, 6/2007.

Selbstständigkeit zu tun."[52] Die allgemeine Versicherungspflicht stellte ein Novum im deutschen Gesundheitssystem dar. Ab dem Tag der Einführung der allgemeinen Versicherungspflicht häuften allerdings alle neu Versicherten Beitragsrückstände an, unabhängig davon, ob sie bereits bei einer Krankenkasse gemeldet waren. Der Gesetzgeber sah sich daraufhin wenige Jahre später gezwungen, diese Beitragsschulden zu erlassen.[53]

Schließlich gestaltete die Gesundheitsreform der Großen Koalition die Verbandsstrukturen der Krankenkassen neu. Alle Krankenkassen wurden zum 1. Januar 2009 geöffnet. Für die Betriebs- und Innungskrankenkassen bestand trotz der freien Kassenwahl seit dem GSG noch immer ein Wettbewerbsvorteil, da sie entscheiden durften, ob sie Betriebsfremde versichern oder nicht. Anderen Krankenkassen stand diese Option zur Risikoselektion nicht frei und deswegen stellt der Gesetzentwurf Wettbewerbsverzerrungen fest: „Im Rahmen eines funktionsfähigen Wettbewerbs ist für derartige Sonderregelungen für einzelne Wettbewerbsteilnehmer jedoch kein Raum. Vielmehr müssen für alle Wettbewerber die gleichen Rahmenbedingungen gelten."[54] Im Gesetzentwurf war vorgesehen, dass alle Krankenkassen in einem Bezirk für die Versicherten wählbar sein sollen. Die Betriebs- und Innungskrankenkassen sollten vor die Wahl gestellt werden, ob sie sich für betriebs- oder innungsfremde Versicherte öffnen oder nicht. Machten sie davon bis zum Ende des Jahres 2008 keinen Gebrauch, blieben sie allerdings dauerhaft geschlossen. Der Gesundheitsausschuss des Bundestages nahm diese Regelung wieder aus dem Gesetz, sodass die Betriebs- und Innungskrankenkassen weiterhin über einen Sonderstatus verfügten. Der Bericht des Ausschusses begründete seine Entscheidung mit der Möglichkeit einer späteren Öffnung für den Wettbewerb: „Hierdurch soll diesen Krankenkassen ermöglicht werden, sich auch nach diesem Zeitpunkt für eine umfassende Teilnahme am Kassenwettbewerb entscheiden zu können."[55] Geöffnet für alle Versicherten und den Wettbewerb zwischen den Kassen wurde aber die Deutsche Rentenversicherung Knappschaft-Bahn-See.[56]

---

[52]Vgl. Bundestag (2007a, S. 8008).
[53]Vgl. Abschn. 11.3 Verhinderung sozialer Härten bei Beitragsschulden.
[54]Fraktionen der CDU/CSU und SPD (2006, S. 157).
[55]Vgl. Bundestag (2007, S. 50).
[56]Vgl. § 173 SGB V i. d. F. WSG „Allgemeine Wahlrechte".

Im Rahmen der Kassenreform wurde es den Orts-, Betriebs- und Innungskrankenkassen erlaubt, sich über die Grenzen der Kassenarten hinweg zusammenzuschließen.[57] Mit den kassenartenübergreifenden Fusionen sollten leistungsfähigere größere Kassen entstehen. Bereits durch die erleichterten Bedingungen für Zusammenschlüsse im Rahmen des GSG hatte sich die Anzahl der Krankenkassen von 1209 im Jahr 1991 auf 251 im Jahr 2006 reduziert.[58] Aufgrund der gestiegenen Anforderungen an die Krankenkassen durch die sukzessive etablierten integrierten Versorgungsformen und das selektive Kontrahieren stiegen jedoch die Verwaltungsausgaben. Dieser Entwicklung ließ sich mit weiteren Zusammenschlüssen entgegenwirken, durch die sich Skaleneffekte erzielen lassen. Ebenso wurde es den Ortskrankenkassen erlaubt, sich zu neuen Kassen über das Gebiet der Länder hinweg zu vereinen.[59] Gesundheitsministerin Schmidt kritisierte das Vorhalten redundanter Verwaltungsstrukturen: „Es kann niemand begründen, warum wir 250 Kassen brauchen, die durch sieben Spitzenverbände mit sieben dahinterliegenden teuren Bürokratien geführt werden müssen."[60]

10.4.5 Rabattverträge und Kosten-Nutzen-Bewertung

Das BSSichG hatte die Rabattverträge als Instrument zur Kostensenkung in die Arzneimittelversorgung eingeführt. Durch das AVWG sind die Regelungen zu den Rabattverträgen modifiziert worden. Mit dem WSG wurden die Rabattverträge nun rechtlich sicher gestaltet, sodass sie für beide Vertragspartner vorteilhafter wurden. Rabattverträge ermöglichen die direkte und exklusive Belieferung einer Krankenkasse durch die Präparate eines Arzneimittelanbieters, der für den sicheren Absatz und das Absatzvolumen einen Rabatt gewährt. Die Krankenkasse verpflichtet sich im Gegenzug, an ihre Versicherten nur die Präparate des Rabattvertragspartners zu verteilen, sofern es mehrere Präparate mit gleichem Wirkstoff auf dem Markt gibt. Die Neuregelung der Rabattverträge durch das WSG verpflichtete die Apotheken auf die Herausgabe eines wirkstoffgleichen Rabattvertrag-Mittels, wodurch den Herstellern der Absatz ihrer pharmazeutischen Produkte garantiert wurde. Wenn der Arzt einen Wirkstoff verschreibt, ohne

---

[57]Vgl. § 171a SGB V i. d. F. WSG „Kassenartenübergreifende Vereinigung von Krankenkassen".
[58]Vgl. Fraktionen der CDU/CSU und SPD (2006, S. 155).
[59]Vgl. § 144 SGB V i. d. F. WSG „Freiwillige Vereinigung".
[60]Bundestag (2007a, S. 8007).

andere Medikamente auszuschließen (aut idem-Regelung), ist die Apotheke verpflichtet, zu prüfen, ob die Krankenkasse des Versicherten mit einem Hersteller einen Rabattvertrag abgeschlossen hat.[61] Wenn dies der Fall ist, muss sie das Medikament des Rabattvertragspartners ausgeben. Diese Regelung garantiert den Pharmahersteller den Absatz seines Produktes und machte den Rabattvertrag lukrativ und interessant.

Bis zum 31. März 2007 wurden Arzneimittel, die nicht der Festbetragsregelung unterlagen, abzüglich der Zuzahlung in voller Höhe erstattet. Mit dem WSG wurden nun Höchstbeträge für Nicht-Festbetrags-Arzneimittel eingeführt.[62] Die Festsetzung der Höchstbeträge erfolgt auf der Grundlage der Kosten-Nutzen-Bewertung. Da sich nicht allein der Nutzen, sondern ebenso das Verhältnis der zusätzlichen Kosten zum zusätzlichen Nutzen analysieren lässt, wurde die im GMG eingeführte Nutzenbewertung von Arzneimitteln zur Kosten-Nutzen-Bewertung (KNB) fortentwickelt. Durch die KNB sollten die Mehrkosten neuer Medikamente nicht höher sein als ihr zusätzlicher Nutzen.[63] Auf Grundlage der KNB wiederum werden dann Leitplanken für die Preisverhandlungen eingezogen. Hierfür erfolgt ein Vergleich mit anderen Arzneimitteln und Behandlungsformen unter den Gesichtspunkten des therapeutischen Zusatznutzens durch das IQWiG.[64] Auf Grundlage der Ergebnisse der KNB kann der GKV-Spitzenverband die Höchstgrenze der Erstattungsfähigkeit festlegen.[65] Das WSG schloss mit der KNB eine Lücke in der Rechtslage, da bisher nur festgestellt werden konnte, ob ein Medikament einen Zusatznutzen entfaltet. Die Nutzenbewertung ließ aber keine Aussage darüber zu, welche Mehrkosten durch diesen Zusatznutzen begründbar sind. Für Gesundheitsministerin Schmidt war diese Fortentwicklung der Nutzenanalyse zur KNB ein Kernpunkt des WSG: „Gibt es in diesem Hause jemanden, der mit überzeugenden Argumenten die Auffassung vertreten kann, Kosten und Nutzen von Medikamenten oder von neuen Therapien dürften nicht wissenschaftlich bewertet werden? Das Gesetz führt die Kosten-Nutzen-Bewertung ein, damit sichergestellt wird, dass der Preis, der für ein Medikament oder eine Therapie verlangt wird, einen Bezug zum therapeutischen Nutzen im Vergleich zu bestehenden Therapien hat."[66]

---

[61]Vgl. § 129 Abs. 1 SGB V i. d. F. WSG „Rahmenvertrag über die Arzneimittelversorgung".
[62]Vgl. § 31 Abs. 2a SGB V i. d. F. WSG.
[63]Vgl. hierzu prägnant: IQWiG (2013).
[64]Vgl. § 35b SGB V i. d. F. WSG „Bewertung des Nutzens und der Kosten von Arzneimitteln".
[65]Orlowski und Wasem (2007, S. 27).
[66]Bundestag (2007a, S. 8007).

10.4.6 Rehabilitation und Pflege

Zeitgleich mit dem WSG erarbeitete die Bundesregierung eine Konzeption zur Reform der Pflegeversicherung. Als Übergangslösung bis zur angedachten großen Reform der Pflegeversicherung baute das WSG die geriatrische Rehabilitation aus. Im WSG waren deshalb im Vorgriff bereits Regelungen zum Abbau sektoraler Grenzen zwischen der Kranken- und der Pflegeversicherung sowie Leistungsverbesserungen im Pflegebereich vorgesehen. Es wurde ein Anspruch auf geriatrische Rehabilitation eingeführt.[67] Mit dem Ausbau der Rehabilitation verband der Gesetzgeber das Ziel, die Pflegebedürftigkeit im Alter so lange wie möglich zu vermeiden. Zugleich sollte die Maxime „Rehabilitation vor und in der Pflege" gestärkt werden.[68] Ambulante Rehabilitationsleistungen waren nunmehr auch in stationären Pflegeeinrichtungen zu erbringen.

10.4.7 Weiterentwicklung der Versorgungsstrukturen

10.4.7.1 Facharztverträge

Das GMG hatte das System der Selektivverträge vor allem im Bereich der integrierten Versorgung zahlreicher rechtlicher Hürden entledigt. Im WSG wurde der Anwendungsbereich der Einzel- oder Selektivverträge weiter ausgebaut, wofür der Gesetzgeber die besondere ambulante ärztliche Versorgung einführte.[69] Zukünftig sollte die Weiterentwicklung der Versorgungsstrukturen im ambulanten Bereich ausschließlich durch dezentrale Selektivverträge organisiert werden. Es wurde dem Kollektivsystem mit der Kassenärztlichen Vereinigung als globalem Vertragspartner entzogen. An die Stelle der speziellen Versorgungsaufträge, die noch an das Gesamtvertragssystem gekoppelt waren, traten die Facharztverträge. Die Krankenkassen können zur Sicherstellung der gesamten ambulanten Versorgung oder Teilen davon mit ambulanten Vertragspartnern Einzelverträge abschließen. Im Gegensatz zum Hausarztmodell steht es ihnen aber frei, ob und in welchem Umfang sie von der Möglichkeit Gebrauch machen: „Welche Vertragsformen im Bereich der ärztlichen Versorgung sinnvoll sind, soll der Wettbewerb entscheiden."[70] Ebenso wie beim Hausarztmodell verpflichtet sich der Versicherte

---

[67]Vgl. § 40a SGB V i. d. F. WSG „Geriatrische Rehabilitation".

[68]Vgl. Fraktionen der CDU/CSU und SPD (2006, S. 106).

[69]Aus § 73c SGB V a. F. „Förderung der Qualität in der vertragsärztlichen Versorgung" wurde § 73c SGB V i. d. F. WSG „Besondere ambulante ärztliche Versorgung".

[70]Fraktionen der CDU/CSU und SPD (2006, S. 113).

nur auf die im Facharztvertrag genannten Leistungserbringer. Die Selbstbindung gewährleistet die Planungssicherheit und die Bereinigung der im Kollektivvertragssystem gezahlten Vergütung. Zu den Vertragspartnern der Kassen zählen vertragsärztliche Leistungserbringer oder Gemeinschaften dieser Leistungserbringer (MVZ, Praxisnetze). Ebenso dürfen bei der besonderen ambulanten ärztlichen Versorgung auch Kassenärztliche Vereinigungen Vertragspartner der Einzelverträge sein.

Für diese Form der Versorgung gilt der Sicherstellungsauftrag der Kassenärztlichen Vereinigung nicht. Nehmen die Versicherten das Angebot der besonderen ambulanten ärztlichen Versorgung an, übernimmt die Krankenkasse für die Dauer der Laufzeit der Selektivverträge die Gewährleistung des Sicherstellungsauftrags. Der Sicherstellungsauftrag der Kassenärztlichen Vereinigung gilt weder bei der integrierten noch bei der hausarztzentrierten oder der besonderen ambulanten ärztlichen Versorgung. Allerdings dürfen die mit Selektivverträgen ausgehandelten Leistungen die im Kollektivsystem geltenden Qualitätsanforderungen nicht unterschreiten.

Zu Stärkung der neuen Formen der vertragsärztlichen Versorgung wurden mit dem zeitgleich zum WSG behandelten „Gesetz zur Änderung des Vertragsarztrechts" (VÄndG) vom 22. Dezember 2006 die Regularien der Berufsausübung vereinfacht und liberalisiert. MVZ durften nunmehr in allen zivilrechtlich zulässigen Rechtsformen betrieben werden.

10.4.7.2 Weiterentwicklung der integrierten Versorgung

Für anhaltende Kritik sorgt die sektorale Abschottung im deutschen Gesundheitssystem, die ein Nebeneinander von Über-, Unter- und Fehlversorgung provoziert. Die integrierte Versorgung als fachübergreifende, interdisziplinäre Behandlung durch verschiedene Ärzte in Form einer Versorgungskette als Antwort der Politik auf diese Kritik wurde mit dem WSG erneut weiterentwickelt. Für eine sektorenübergreifende Behandlung der Versicherten von der Kranken- bis zur Pflegeversicherung wurden Pflegekassen und -einrichtungen zur Teilnahme an der integrierten Versorgung zugelassen.[71] Die Krankenkassen dürfen Verträge mit zugelassenen Pflegeeinrichtungen und -kassen abschließen, um versicherungszweigübergreifende Behandlungsangebote zu ermöglichen.

Außerdem wurde mit dem WSG ein flächendeckendes Angebot von Leistungen der integrierten Versorgung unterstützt, aber auch gefordert.[72] Der Gesetzgeber schätzte die integrierte Versorgung mit knapp 2600 Verträgen bereits als

---

[71]Vgl. § 92b SGB IX i. d. F. WSG „Integrierte Versorgung" und § 140b SGB V i. d. F WSG „Verträge zu integrierten Versorgungsformen".

[72]Vgl. § 140a SGB V i. d. F. WSG „Integrierte Versorgung".

Erfolg ein, allerdings kritisierte er die auf bestimmte Leistungen wie Hüft- oder Knieendoprothesen konzentrierten Verträge, die außerdem einen ausschließlich regionalen Bezug aufwiesen. Eine bevölkerungsbezogene Flächendeckung sah die Große Koalition aber erst dann als gegeben an, wenn in einer größeren Region – also in mehreren Stadt- oder Landkreisen – die Behandlung von Volkskrankheiten wie Diabetes oder Bandscheibenerkrankungen umfassend in einer integrierten Versorgung angeboten wird.[73] Weitere Maßnahmen sollten die Integrierte Versorgung stärken.[74] Integrierte Versorgungsverbünde durften Rabattverträge mit der pharmazeutischen Industrie direkt aushandeln und dabei die mit dem AVWG geschaffene Option zur Beauftragung durch Krankenkassen nutzen.[75] Die Anschubfinanzierung wurde bis 2008 verlängert und auf stationäre und ambulante Leistungen beschränkt. Krankenhäuser durften Verträge über die ambulante Behandlung bei bestimmten hoch spezialisierten Leistungen im Rahmen von Integrationsverträgen erbringen.

10.4.7.3 Ambulante Behandlung im Krankenhaus in der Krankenhausplanung

Die ambulante Versorgung im Krankenhaus wurde im WSG den Trägern der Krankenhausplanung und damit den Ländern übertragen. Sie sollten festlegen, welche Krankenhäuser ambulante Leistungen anbieten können. Seit dem GMG durften Krankenkassen zusammen mit den zugelassenen Krankenhäusern Verträge über die ambulante Erbringung hoch spezialisierter Leistungen sowie zur Behandlung seltener Erkrankungen abschließen. Der Gesetzgeber kritisierte allerdings die ungenügende Nutzung des neuen Instruments: „Diese Möglichkeit zur Ergänzung der vertragsärztlichen Versorgung haben die Krankenkassen bisher kaum genutzt."[76] Das lag im Wesentlichen an der fehlenden Bereinigung des Budgets für die Leistungen der ambulanten Behandlung im Krankenhaus. Die im Leistungskatalog enthaltenen Krankheiten wurden auch schon vor der Einführung der ambulanten Behandlung im Krankenhaus entweder stationär oder ambulant behandelt. Eine Bereinigung der bisher geleisteten Vergütungen lehnte der Gesetzgeber aber ab.[77] Deswegen blieb die Möglichkeit zur ambulanten Behandlung im Krankenhaus weitgehend ungenutzt.

---

[73]Vgl. Fraktionen der CDU/CSU und SPD (2006, S. 152).

[74]Güssow et al. (2007, S. 8).

[75]Vgl. Abschn. 10.2 Arzneimittelversorgungs-Wirtschaftlichkeitsgesetz.

[76]Ebenda, S. 139.

[77]Hess (2013).

Im Rahmen der Neuregelung strich das WSG die Vertragskompetenz der Krankenkassen. Von nun war ein Krankenhaus zur ambulanten Erbringung hoch spezialisierter Leistungen sowie zur Behandlung seltener Erkrankungen berechtigt, wenn es auf eigenen Antrag in die Krankenhausplanung des Landes als geeignet aufgenommen wurde. Alle Krankenhäuser durften den Antrag stellen, wobei die Entscheidung darüber bei den für die Krankenhausplanung zuständigen Ländern lag. „Ein zugelassenes Krankenhaus ist zur ambulanten Behandlung der in dem Katalog genannten hochspezialisierten Leistungen, seltenen Erkrankungen und Erkrankungen mit besonderen Krankheitsverläufen berechtigt, wenn und soweit es im Rahmen der Krankenhausplanung des Landes auf Antrag des Krankenhausträgers unter Berücksichtigung der vertragsärztlichen Versorgungssituation dazu bestimmt worden ist."[78] Hierbei soll das Land die Entscheidung mit allen an der Krankenhausplanung beteiligten Akteuren anstreben, auch wenn ihm das Letztentscheidungsrecht zusteht. Schmidt: „Wir öffnen die Krankenhäuser für die ambulante Versorgung von Menschen mit seltenen und schweren Erkrankungen. Bis heute war ihnen verwehrt, von Spezialisten im Krankenhaus ambulant versorgt zu werden. Damit machen wir Schluss. Auch Menschen, die gesetzlich versichert sind, sollen das Recht haben, sich ambulant im Krankenhaus von Spezialisten versorgen zu lassen."[79]

10.4.7.4 Weiterentwicklung der Hausarztverträge

Das mit dem GMG eingeführte Hausarztmodell (HzV) wurde durch das WSG weiterentwickelt. Die zuvor in Gesamtverträgen zu regelnden Qualitätsanforderungen werden jetzt gesetzlich festgeschrieben. Außerdem werden die von den Krankenkassen mit entsprechend qualifizierten Leistungserbringern zu schließenden Verträge aus ihrer bisherigen Einbettung im gesamtvertraglichen Rahmen herausgelöst. Die Krankenkassen müssen nunmehr flächendeckende Hausarztmodelle anbieten, wobei die Teilnahme der Versicherten und Ärzte freiwillig blieb.[80]

10.4.8 Regionale Euro-Gebührenordnung und Wirtschaftlichkeitsprüfung

Mit dem GMG hatte ein neues Vergütungssystem eingeführt werden sollen. Gemäß Einschätzung der Bundesregierung scheiterte aufgrund fehlenden Engagements der

---

[78]Vgl. § 116b SGB V i. d. F. WSG „Ambulante Behandlung im Krankenhaus".
[79]Vgl. Bundestag (2007a, S. 8007).
[80]Vgl. Hajen et al. (2010, S. 313).

Selbstverwaltung die geplante Einführung zum 1. Januar 2007. Auf die Verzögerung reagierte die Politik, indem sie per hoheitlichen Beschluss das Vergütungssystem zum Jahr 2009 selbst anpasste. Die bisherige Budgetierung wurde abgeschafft und das Problem des schwankenden Punktwerts durch eine Gebührenordnung mit festen Preisen und Mengensteuerung gelöst.[81] Wie bereits im GMG angedacht[82], ging das Morbiditätsrisiko auf die Krankenkassen über. Im neuen System der vertragsärztlichen Vergütung verhandeln alle Kassen unter gleichen Bedingungen ohne individuelle Absprachen. Die festen Budgets wurden aufgehoben.

Im neuen Vergütungssystem werden auf Landesebene alle Vereinbarungen gemeinsam und einheitlich zwischen den Verbänden der Krankenkassen und der Kassenärztlichen Vereinigung getroffen. Durch adjustierte Punktwerte und Zuschläge für Ärzte in unterversorgten Gebieten soll Fehlentwicklungen in der vertragsärztlichen Versorgung entgegengesteuert werden, die in einem Nebeneinander von Über- und Unterversorgung ihren Ausdruck finden. Im Gegensatz zum bisherigen Vergütungssystem ging das Morbiditätsrisiko auf die Krankenkassen über. In der Gebührenordnung mit festen Preisen in Euro werden auf Landesebene jährlich kassenartenübergreifend zwischen den Krankenkassen und der Kassenärztlichen Vereinigung regional geltende Punktwerte für das Folgejahr vereinbart. Grundlage bilden bundeseinheitliche Orientierungswerte des Bewertungsausschusses, wobei regional verhandelte Zu- und Abschläge die unterschiedlichen Kosten durch das Lohn- und Gehaltsniveau und das Mietpreisgefälle in den Ländern abbilden.[83] Die von jeder Kasse zu zahlende Gesamtvergütung ergibt sich durch Bewertung des morbiditätsbedingten Behandlungsbedarfs ihrer Versicherten (Leistungsmenge in EBM-Punkten) mit den regional geltenden Punktwerten. Die Gesamtvergütung wird durch dieses Verfahren fixiert und erlaubt im Gegensatz zum floatenden Punktwert Planbarkeit. Im Gegensatz zu den Kopfpauschalen zahlen Krankenkassen mit einer kostenintensiven Risikostruktur mehr für ihre Versicherten. Außerdem wurde die Höhe der Gesamtvergütung als medizinisch notwendig deklariert, sodass die Anbindung der Gesamtvergütung an die Grundlohnsumme im Sinne der Beitragssatzstabilität nicht greift. Der Chef der KBV, Andreas Köhler, sprach von einer „Hilfe"[84] für die Ärzteschaft.

---

[81]Vgl. § 85a SGB V i. d. F. WSG „Regionale Euro-Gebührenordnung, Morbiditätsbedingte Gesamtvergütung, Behandlungsbedarf der Versicherten".

[82]Vgl. zur detaillierten Darstellung der Unterschiede zwischen beiden Gebührenordnungen Abschn. 9.3.5 Regelleistungsvolumina & Wirtschaftlichkeitsprüfung.

[83]Vgl. Fraktionen der CDU/CSU und SPD (2006, S. 119).

[84]Vgl. Bundestag (2007a, S. 8026).

Nachdem die Wirtschaftlichkeitsprüfung in der vorherigen Legislaturperiode erst neu geregelt worden war, wurde sie im WSG erneut zahlreichen Änderungen unterzogen. An der Besetzung der Ausschüsse änderte sich nichts, allerdings mussten der Prüfungs- und der Beschwerdeausschuss nun unabhängig voneinander arbeiten. Die Prüfungsstelle durfte den Beschwerdeausschuss nur noch organisatorisch unterstützen. Das Prüfverfahren wurde von der Kassenärztlichen Vereinigung abgekoppelt, um ihrem Einfluss auf das Verfahren entgegenzuwirken. Nicht mehr die paritätisch besetzten Ausschüsse, sondern die Mitglieder der Prüfstelle entscheiden über das Verordnungsverhalten. Kassenärztliche Vereinigung und Krankenkassen dürfen nur noch Stellungnahmen im Prüfungsverfahren abgeben; sie sind aber keine Beteiligten mehr. Erst im Beschwerdeausschuss vermögen die Vertragspartner durch die Widerspruchsverfahren wieder das Geschehen zu beeinflussen.

10.5 Pflegeweiterentwicklungsgesetz und Pflegezeitgesetz

Im Jahr 1995 wurde die Pflegeversicherung (PflegeVG) in Deutschland eingeführt. Nach 13 Jahren lobte die Bundesregierung Nutzen und Akzeptanz des jüngsten Strangs der Sozialversicherung: Im Jahr 2008 arbeiteten 300.000 Menschen im Bereich der Pflege und 2,1 Mio. Menschen erhielten Leistungen aus der Pflegeversicherung. Die Pflegeversicherung ermöglicht die Betreuung der Menschen zu Hause und sie leistet zugleich einen finanziellen Beitrag für die Aufwendungen von jenen Familien, die ihre Angehörigen selbst betreuen. Zugleich erkannte die Bundesregierung Weiterentwicklungsbedarf, denn Fragen zum Umgang mit Demenzerkrankten klärte das PflegeVG ebenso wenig wie die Besonderheiten der Pflege von Menschen mit Behinderungen oder psychischen Erkrankungen. Außerdem wurde eine Anpassung der Pflegesätze notwendig, denn seit Einführung der Pflegeversicherung waren die finanziellen Leistungen nicht an das gestiegene Kostenniveau angepasst worden. Die Bundesregierung reagierte auf diese Erfordernisse mit dem Entwurf eines „Gesetzes zur strukturellen Weiterentwicklung in der Pflegeversicherung" (Pflege-Weiterentwicklungsgesetz – PfWG). Den Entwurf legte sie am 7. Dezember 2007 dem Bundestag vor[85], der ihn in seiner 152. Sitzung am 14. März 2008 beschloss.[86] Das PfWG trat am

---

[85]Vgl. Bundesregierung (2007a).
[86]Vgl. Bundestag (2008).

1. Juli 2008 in Kraft.[87] Um dem Prinzip „ambulant vor stationär" zukünftig stärker Rechnung zu tragen, wurden mit dem PfWG die Leistungsbeträge für die häusliche Pflege erhöht und die Angebote der Tages- und Nachtpflege verbessert. Für die Qualitätsprüfung der stationären Einrichtungen schrieb das PfWG einen jährlichen Turnus vor. Zugleich wurde der rechtliche Rahmen der Pflegequalität weiterentwickelt und die Voraussetzungen für die Veröffentlichung der Qualitätsberichte geschaffen. Der Gesetzgeber verfolgte damit das Ziel, „schwarze Schafe"[88] schneller ausfindig machen zu können und den Familien eine Orientierungshilfe für die Einschätzung der Qualität der Pflegeeinrichtungen und -dienste zur Hand zu geben. Menschen mit eingeschränkter Alltagskompetenz (sog. „Pflegestufe 0") sollten stärker in der Pflege berücksichtigt werden. Ergänzend wurden Pflegestützpunkte eingeführt, die als vernetzte und wohnortnahe Beratungsstellen den Bedürftigen und ihren Familien während der gesamten Pflegezeit – von der Einlieferung ins Krankenhaus bis zum Abschluss der Rehabilitation – zur Seite stehen sollen. Ehrenamtliche Strukturen kamen in den Genuss einer besseren finanziellen Förderung. Das PfWG trug der besseren Vereinbarkeit von Pflege und Beruf mit der Einführung der Pflegezeit Rechnung und stärkte Prävention und Rehabilitation. Die mit der Ausweitung der Pflegeleistungen verbundenen Mehrkosten wurden mit einer Anhebung des Beitragssatzes um 0,25 Prozentpunkte finanziert, die eine zusätzliche Finanzmasse von ca. 2,5 Mrd. € generierte. In der abschließenden Behandlung im Plenum betonte Gesundheitsministerin Schmidt den Beitrag für die Solidarität: „Das Gesetz, das wir heute verabschiedeten, ist ein Erfolg für die Menschen in unserem Land, die Pflegebedürftigen, die Angehörigen und die Ehrenamtlichen sowie für die Beschäftigten in den Pflegeeinrichtungen. Für uns ist wichtig, dass wir auch in der Pflegeversicherung auf dem Weg der solidarischen Absicherung der großen Lebensrisiken bleiben. Das tut der Gesellschaft und ihrem Zusammenhalt gut."[89]

Der dritte Artikel der Vorlage beinhaltete das Pflegezeitgesetz (PflegeZG), welches die Maßnahmen der Vereinbarkeit von Pflege und Beruf konkretisierte. Das Gesetz erlaubte es den Beschäftigten, bis zu zehn Arbeitstage der Arbeit fernzubleiben, wenn ein naher Angehöriger in eine akut pflegebedürftige Situation gerät.

---

[87]Vgl. BGBl I 2008 Nr. 20 vom 30.05.2008, S. 874.
[88]Vgl. Bundestag (2008, S. 15.985).
[89]Vgl. Bundestag (2008, S. 15.986).

10.6   Krankenhausfinanzierungsreformgesetz (KHRG)

Für das mit der Gesundheitsreform 2000 eingeführte DRG-System war eine Konvergenzphase vorgesehen, die 2009 endete. Im Vorfeld der allmählich endenden Konvergenzphase begann eine Debatte über die Neugestaltung der Krankenhausfinanzierung. Aufgrund der vollständigen Umstellung des Selbstkostendeckungsprinzips auf das System der Fallpauschalen klagten die Krankenhäuser über unzureichende Finanzmittel. Der 2007er-Bericht des Sachverständigenrats für Gesundheit mahnte in diesem Zusammenhang eine Weiterentwicklung des Fallpauschalensystems an.[90] Als weitere Themenkomplexe von besonderer Bedeutung rückten die Krankenhausplanung und die Krankenhausinvestitionsfinanzierung in den Mittelpunkt. Schließlich konnte die Große Koalition den starken politischen Druck durch die zahlreichen Streiks der Ärzteschaft nicht ignorieren. Das medizinische Personal in den Krankenhäusern kritisierte die gedeckelten Krankenhausbudgets, die seit 1993 (GSG) nur in der Höhe der Grundlohnsumme steigen durften. In den Jahren 1996 und 1997 waren die Steigerungsraten zudem auf die Lohnzuwächse des BAT limitiert gewesen. Sukzessiv sinkende Zuweisungen aus den Landeshaushalten verschärften die Situation zusätzlich. Obwohl die Länder für die Finanzierung der Investitionskosten verantwortlich zeichnen, konnten sie dieser Aufgabe aufgrund haushaltspolitischer Zwänge seit Jahren nur noch ungenügend nachkommen. Zugleich hatten sie die Einführung einer durch die Krankenkassen getragenen monistischen Krankenhausfinanzierung – wie zuletzt in der Gesundheitsreform 2000 gefordert – wiederholt abgelehnt, weil sie an der politischen Verantwortung für die Krankenhäuser festhielten. Als Konsequenz dieser gesundheitspolitischen Verantwortung bei gleichzeitiger haushaltspolitischer Enthaltsamkeit der Länder erfolgte die Finanzierung von Investitionsprojekten allmählich über die Pflegesätze. Das derart geschmälerte Budget für die Bezahlung der Mitarbeiter führte zu steigendem Arbeitsdruck bei nicht adäquater Bezahlung.

Lösungsansätze für diese Probleme bot der Entwurf eines „Gesetzes zum ordnungspolitischen Rahmen der Krankenhausfinanzierung ab dem Jahr 2009" (Krankenhausfinanzierungsreformgesetz – KHRG).[91] Der Gesetzentwurf der Bundesregierung wurde dem Bundestag am 7. November 2008 vorgelegt und am

---

[90]Vgl. Bundesregierung (2007, S. 222).
[91]Vgl. Bundesregierung (2008a).

18. Dezember 2008 abschließend beraten.[92] Das KHRG trat am 25. März 2009 in Kraft[93]. Es setzte sich zum Ziel, die finanzielle Situation der Krankenhäuser zu verbessern. Um den Krankenhäusern, die im Krankenhausplan eines Landes aufgenommen sind, eine auskömmliche Investitionsförderung zu gewähren, erteilte das KHRG den Entwicklungsauftrag zur Einführung leistungsorientierter Investitionspauschalen.[94] Bis zum 31. Dezember 2009 sollten analog dem Landesbasisfallwert ebenso Investitionsfallwerte auf Landesebene ermittelt werden. Das InEK erarbeitet zusammen mit den Partnern der Selbstverwaltung diese Kalkulation. Derart erfolgt eine Pauschalisierung der Investitionskosten, die den Investitionsbedarf für voll- und teilstationäre Leistungen abbilden. Durch die schrittweise Angleichung der unterschiedlich hohen Landesbasisfallwerte an einen einheitlichen bundesweiten Basisfallwertkorridor im Zeitraum von 2010 bis 2014 sollte das DRG-System weiterentwickelt werden.[95] Außerdem war vorgesehen, dass das BMG bis Ende 2013 einen gesetzlichen Vorschlag macht, wie über den Korridor hinaus die Landeswerte noch näher an einen einheitlichen Fallwert angeglichen werden können (Bundeskonvergenz). Von dieser Planung wurde unter der schwarz-gelben Koalition Ende 2010 wieder Abstand genommen und im GKV-FinG wurde es beim Basisfallwertkorridor belassen.

Das Fallpauschalensystem sollte ab 2013 auch auf die psychiatrischen und psychosomatischen Einrichtungen Anwendung finden.[96] Von der strikten Bindung der Veränderungsrate der Krankenhausbudgets an die Grundlohnsumme wurde abgegangen. Stattdessen sollte das Statistische Bundesamt einen Orientierungswert ermitteln, der der Kostenerstattung im Krankenhausbereich zugrunde gelegt werden sollte. Durch das KHRG wurden anteilig die Tariflohnerhöhungen der Jahre 2008 und 2009 in Höhe von 1,35 Mrd. € in die Kalkulation des Landesbasisfallwerts einbezogen.[97] Das bedeutete, dass die tarifvertraglich vereinbarten Gehaltssteigerungen zu 50 % durch die Krankenkassen finanziert wurden. Der Situation des Pflegepersonals in den Krankenhäusern trug es Rechnung, indem es zulasten der GKV ein Förderprogramm auflegte und jährlich knapp 250 Mio. € für die anteilige Finanzierung zusätzlicher 21 000 Pflegekräfte zur

---

[92]Vgl. Bundestag (2008a).

[93]BGBl Teil I 2009 Nr. 15 vom 24.03.2009, S. 534.

[94]Vgl. § 10 KHG i. d. F. KHRG „Entwicklungsauftrag zur Reform der Investitionsfinanzierung".

[95]Vgl. § 10 Abs. 8 KHEntG i. d. F. KHRG „Vereinbarung auf Landesebene".

[96]Vgl. § 17d KHG i. d. F. KHRG „Einführung eines pauschalierenden Entgeltsystems für psychiatrische und psychosomatische Einrichtungen".

[97]Vgl. § 9 KHEntG i. d. F. KHRG „Vereinbarung auf Bundesebene".

Verfügung stellte. Sollten die Krankenhäuser gegenüber dem Vorjahr zusätzliche Leistungen erbringen, sah das KHRG einen Mehrleistungsabschlag vor.[98]

An der grundlegenden dualistischen Finanzierung der Krankenhäuser änderte das KHRG jedoch vorerst nichts. Die Investitionskosten schultern die Länder, während die Kassen die Kosten für die Behandlung der Patienten tragen. Für Gesundheitsministerin Schmidt waren deswegen die Länder verantwortlich für den Investitionsstau, als sie forderte, die Haushalte nicht zulasten der Krankenhäuser zu konsolidieren.[99] Aufgrund der weiterhin dualen Krankenhausfinanzierung hatte der Bund kaum Einfluss auf die Situation vor Ort. Die finanzielle Lage der Krankenhäuser und der Beschäftigten war von zahlreichen nicht beeinflussbaren Faktoren abhängig: „Der Gesetzentwurf eröffnet den Krankenhäusern neue Chancen, weil wir über die Finanzierung hinaus auch zukunftsweisende Strukturveränderungen auf den Weg bringen."[100]

10.7 Das gescheiterte Präventionsgesetz

Politische Widerstände verhinderten letztlich die Verabschiedung eines Präventionsgesetzes, mit dem der schwache Strang der Vorsorge und Eigenverantwortung im Gesundheitssystem gestärkt werden sollte. Der Referentenentwurf vom 23. November 2007 formulierte das Ziel, neben der Akutbehandlung, der Rehabilitation und der Pflege zusätzlich die Gesundheitsförderung und die Prävention zu einer eigenständigen Säule im Gesundheitswesen auszubauen. Der Entwurf des Präventionsgesetzes sah vor, dass die Kranken-, Renten-, Unfall- und Pflegekassen eine Stiftung errichten, die gemeinsam mit den Kommunen Präventionsprojekte finanzieren sollte. Diese Projekte hatten sich am Lebensumfeld der Zielgruppen – den sog. Settings – zu orientieren und sollten in Kindergärten, Betrieben und Schulen stattfinden. Auf Ablehnung traf diese Konzeption aber bei der CDU, die einen Präventionsrat mit nur beratender Funktion präferierte.[101] Ein weiterer Disput zwischen den Parteien entzündete sich an Finanzierungsfragen,

---

[98]Vgl. § 4 Abs. 2a KHEntgG i. d. F. KHRG „Vereinbarung eines Erlösbudgets ab dem Jahr 2009".

[99]Vgl. Bundestag (2008a, S. 21.245).

[100]Vgl. Bundestag (2008a, S. 21.246).

[101]Vgl. Hartmann (2010, S. 328).

denn die SPD plante, die Mittel der Kassen, die in die Individualprävention flossen, stärker für an Lebenswelten ausgerichtete Projekte zu nutzen.[102]

10.8   Entlastung der Beitragszahler in Zeiten der Wirtschaftskrise

Das als Konjunkturpaket II bekannte „Gesetz zur Sicherung von Beschäftigung und Stabilität in Deutschland" (StabSiG) enthielt in Art. 14 Entlastungen für die Beitragszahler der GKV. Der paritätische Beitragssatz wurde zum 1. Juli 2009 von 14,6 auf 14,0 % abgesenkt.[103] Zum Ausgleich stieg der bislang vorgesehene Bundeszuschuss an die GKV um 3,2 Mrd. € im Jahr 2009 an. Für die Jahre 2010 und 2011 wurden jeweils 6,3 Mrd. € aus Steuermitteln bereitgestellt. Als Maßnahmenpaket mit zahlreichen Entlastungen wollte der Gesetzgeber[104] mit dem StabSiG, die „Leistungsbereitschaft und Zuversicht der Menschen [...] stärken" und den stotternden Konjunkturmotor wieder zum Laufen bringen. Art. 14 des Gesetzes trat am 1. Juli 2009 in Kraft.[105]

10.9   Zwischenfazit: Mehr Wettbewerb bei fortschreitender Zentralisierung

In Hinblick auf die Selbstverwaltung führte das WSG den mit dem GSG begonnenen Prozess der Stärkung staatlicher Kontrolle bei gleichzeitiger Liberalisierung der Wettbewerbsordnung fort.[106] Der kassenindividuelle Zusatzbeitrag stärkte den Wettbewerb ebenso wie die Insolvenzfähigkeit aller Kassen, die Rabattverträge oder die freiwillige kassenartenübergreifende Fusion von Orts-, Betriebs- und Innungskrankenkassen. Zu den Maßnahmen zur Konturierung des kompetitiven Charakters des Gesundheitswesens zählten darüber hinaus die fortgeschriebene ambulante Versorgung im Krankenhaus und der Ausbau zahlreicher Formen der integrierten Versorgung. Das WSG wurde seinem Namen gerecht. Allerdings durfte dieser Wettbewerb nur innerhalb genau definierter Grenzen

---

[102]Vgl. Grimmeisen und Wendt (2010, S. 169).

[103]Vgl. § 1 GKV-Beitragssatzverordnung i. d. F. StabSiG.

[104]Vgl. Fraktionen der CDU/CSU und SPD (2009).

[105]BGBl I 2009 Nr. 11 vom 05.03.2009, S. 416.

[106]Vgl. Hartmann (2010, S. 342).

staatlicher Hoheit stattfinden, was der Idee des Wettbewerbs als Entdeckungsverfahren widerspricht. Die Machtverhältnisse im Gesundheitswesen wurden in zweifacher Weise neu tariert: Gegenüber dem Staat wurde die Selbstverwaltung geschwächt und die Politik forcierte ihre Eingriffe über hoheitliche Maßnahmen. Im Innenverhältnis der Selbstverwaltungspartner untereinander wurden wiederum die Krankenkassen gegenüber den Leistungserbringern gestärkt. Nachdem Vertragsärzte und Kassen die vom Gesetzgeber angedachte Neuordnung des Vergütungssystems nicht umgesetzt hatten, wurde mit der bundeseinheitlichen Gebührenordnung schlicht eine hoheitliche Ersatzvornahme durchgeführt. Das mag eine Randnotiz sein, aber mit dem neuen Vergütungssystem wurden die Krankenkassen gegenüber den Kassenärztlichen Vereinigungen gestärkt. Der Beitragssatz der Krankenkassen war fortan eine Bestimmungsgröße der Politik und fiel nicht mehr in die Autonomie der Kassen. Die Verbände der Krankenkassen gingen in einem staatlich vorgeschriebenen Gesamtverband auf. Zwar hatte dieses Vorgehen den Widerstand der Kassen provoziert, aber es führte in der langen Frist zu einem neuen Machtverhältnis zwischen den Kassen und den Leistungserbringern. Den G–BA führten fortan drei hauptamtliche Vorstände, zugleich beschnitt die Reform die Rechte der Kassenärztlichen Vereinigungen in der obersten Ebene der Selbstverwaltung.[107] Zwischen den Kassen hingegen stärkten die wettbewerbspolitischen Anreize die Konkurrenz.

Die Koalitionäre forderten nicht nur von den Leistungserbringern und den Partnern der Selbstverwaltung einen Beitrag zum anhaltenden Reformprozess in der GKV. CDU/CSU und SPD bewiesen ebenfalls Kompromissfähigkeit, wie sich am Gesundheitsfonds demonstrieren lässt. Mit der Gesundheitsprämie einerseits und Bürgerversicherung andererseits standen sich konträre Finanzierungsmodelle gegenüber, deren Zusammenführung eigentlich nicht vorgesehen war. Allerdings konnte ein Konsens gefunden werden, indem mit der Differenzierung der Beiträge in den allgemeinen und den paritätischen Beitragssatz die Finanzierung der GKV vom Faktor Arbeit entkoppelt wurde, während mit den Steuerzuschüssen der Forderung nach einer gesamtgesellschaftlichen Finanzierung des Gesundheitssystems entsprochen wurde. Mit dem Erhalt des Einkommensbezugs, dem Morbi-RSA und der Gründung des GKV-Spitzenverbands konnte die SPD ihr wichtige Elemente in das WSG einbringen. Insgesamt trug die Reform die Handschrift der Sozialdemokraten, die mit ihrem zentralistischen Ansatz sowie der

---

[107]Vgl. Nikolaus Nützel (2007).

intendierten oder auch nur beiläufigen Schwächung der Kassenärztlichen Vereinigungen durch integrierte Versorgungsformen im BMG stets einen Partner fanden.[108] Ebenso vermochten CDU/CSU mit dem Preiswettbewerb über den Zusatzbeitrag oder dem Erhalt der PKV als Vollversicherung ihr Klientel zu bedienen.[109] Durch den Basistarif als solidarisches Element in der PKV und dem Zusatzbeitrag als Wettbewerbskomponente im Gesundheitsfonds gelang es CDU und SPD jeweils bei den Politikfeldern des Koalitionspartners, Akzente zu setzen. Wie so oft im Gesundheitssystem ließen sich die Diskrepanzen nur überwinden, da es im Rahmen des Kompromisses gelang, die Kosten auf die Beitragszahler umzulegen. In weiteren Fällen, in denen dieser Ausweg nicht offen stand, stritten sich die Protagonisten aufgrund von Finanzierungsfragen wie im KHRG oder sie scheiterten wie im Präventionsgesetz. Der Vorsorge wurde zu wenig Bedeutung beigemessen, als dass von tradierten Positionen abgewichen wurde.

Literatur

Bundesregierung. 2007. *Unterrichtung durch die Bundesregierung. Gutachten 2007 des SVR zur Begutachtung der Entwicklung im Gesundheitswesen. Kooperation und Verantwortung – Voraussetzungen einer zielorientierten Gesundheitsversorgung.* BT-Drs. 16/6339 (07.09.2007). Berlin

Bundesregierung. 2007a. *Entwurf eines Gesetzes zur strukturellen Weiterentwicklung der Pflegeversicherung (Pflege-Weiterentwicklungsgesetz).* BT-Drs. 16/7439 (07.12.2007). Berlin.

Bundesregierung. 2008. *Entwurf eines Gesetzes zur Weiterentwicklung der Organisationsstrukturen in der gesetzlichen Krankenversicherung (GKV-OrgWG).* BT-Drs. 16/9559 (16.06.2008). Berlin.

Bundesregierung. 2008a. *Entwurf eines Gesetzes zum ordnungspolitischen Rahmen der Krankenhausfinanzierung ab dem Jahr 2009 (Krankenhausfinanzierungsreformgesetz – KHRG).* BT-Drs. 16/10807 (07.11.2008). Berlin.

Bundestag. 2005. *Regierungserklärung der Bundeskanzlerin mit anschließender Aussprache.* BT-PlPr. 16/4 (30.11.2005), S. 76–155. Berlin

Bundestag. 2006. *Zweite und dritte Beratung des von den Fraktionen der CDU/CSU und der SPD eingebrachten Entwurfs eines Gesetzes zur Verbesserung der Wirtschaftlichkeit in der Arzneimittelversorgung.* BT-PlPr. 16/20 (17.02.2006), S. 1528–1539. Berlin

Bundestag. 2007. *Bericht des Ausschusses für Gesundheit zu dem Gesetzentwurf der Fraktionen der CDU/CSU und SPD zum Entwurf eines Gesetzes zur Stärkung des Wettbewerbs*

---

[108]Paquet (2009, S. 33).

[109]Vgl. Hartmann (2010, S. 337).

in der gesetzlichen Krankenversicherung (GKV-Wettbewerbsstärkungsgesetz – GKV-WSG). BT-Drs. 16/4247 (01.02.2007). Berlin.

Bundestag. 2007a. *Zweite und dritte Beratung des von den Fraktionen der CDU/CSU und der SPD eingebrachten Entwurfs eines Gesetzes zur Stärkung des Wettbewerbs in der gesetzlichen Krankenversicherung (GKV-Wettbewerbsstärkungsgesetz – GKV-WSG).* BT-PlPr. 16/80 (02.02.2007), S. 8005–8047. Berlin.

Bundestag. 2008. *Zweite und dritte Beratung des von der Bundesregierung eingebrachten Entwurfs eines Gesetzes zur strukturellen Weiterentwicklung der Pflegeversicherung (Pflege-Weiterentwicklungsgesetz).* PlPr. 16/152 (14.03.2008), S. 15983–16011. Berlin.

Bundestag. 2008a. *Zweite und dritte Beratung des von der Bundesregierung eingebrachten Entwurfs eines Gesetzes zum ordnungspolitischen Rahmen der Krankenhausfinanzierung ab dem Jahr 2009 (Krankenhausfinanzierungsreformgesetz – KHRG).* BT-PlPr. 16/196 (18.12.2008), S. 21243–21256. Berlin.

Ärztetag. 2006. Entschließungen zum Tagesordnungspunkt I: Gesundheits-, Sozial- und ärztliche Berufspolitik, *Deutsches Ärzteblatt,* 103 (22) 1529.

Fraktionen der CDU/CSU und SPD. 2005. *Entwurf eines Gesetzes zur Verbesserung der Wirtschaftlichkeit in der Arzneimittelversorgung.* BT-Drs. 16/194 (13.12.2005). Berlin.

Fraktionen der CDU/CSU und SPD. 2006. *Entwurf eines Gesetzes zur Stärkung des Wettbewerbs in der gesetzlichen Krankenversicherung (GKV-Wettbewerbsstärkungsgesetz – GKV-WSG).* BT-Drs. 16/3100 (24.10.2006). Berlin.

Fraktionen der CDU/CSU und SPD. 2009. *Entwurf eines Gesetzes zur Sicherung von Beschäftigung und Stabilität in Deutschland.* BT-Drs. 16/11740 (27.01.2009). Berlin.

Gerlinger, T./K. Mosebach/R. Schmucker. 2007. Wettbewerbssteuerung im GKV-WSG Eine Einschätzung möglicher Effekte auf das Akteurshandeln im Gesundheitssystem. In *Jahrbuch für kritische Medizin,* Bd. 44 () S. 6–24.

Gerlinger, T./R. Reiter. 2017. Gesundheitspolitik. In *Sozialpolitik aus politikfeldanalytischer Perspektive. Eine Einführung,* Hrsg. Renate Reiter, 221–274. Wiesbaden: Springer VS.

Hajen, L./Paetow, H./Schumacher H. 2010. *Gesundheitsökonomie. Strukturen – Methoden – Praxis* (5. Aufl.). Stuttgart: Kohlhammer.

Grimmeisen, Simone/C. Wendt. 2010. Die Gesundheitspolitik der Großen Koalition. In *Die Große Koalition. Regierung – Politik – Parteien 2005 – 2009,* Hrsg. S. Bukow/W. Seemann, 159–172. Wiesbaden: VS Verlag für Sozialwissenschaften.

Güssow, J./Schumann A./Braun G.E. 2007. Integrierte Versorgung nach Inkrafttreten des Wettbewerbsstärkungsgesetzes. In *Management Handbuch,* Hrsg. M. Beck/A. Goldschmidt/A. Greulich, 1–41. Heidelberg: Economica.

Hartmann, Anja. 2010. Die Gesundheitsreform der Großen Koalition. In *Die zweite Große Koalition. Eine Bilanz der Regierung Merkel 2005-2009,* Hrsg. C. Egle/R. Zohlnhöfer, 327–349. Wiesbaden: VS Verlag für Sozialwissenschaften.

Hess, R. 2013. Ambulante spezialfachärztliche Versorgung – ein Zukunftsmodell? *GGW,* 13 (4), 16–22.

IQWiG. 2013. *Kosten und Nutzen in der Medizin. Die Analyse von „Effizienzgrenzen": Methode zur Bewertung von Verhältnissen zwischen Nutzen und Kosten,* Berlin.

Nützel, Nikolaus. 2007. *Gesundheitspolitik ohne Rezept. Warum Deutschlands Medizinbetrieb so schwer zu kurieren ist.* München: dtv.

Orlowski Ulrich/J. Wasem. 2007. *Gesundheitsreform 2007 (GKV-WSG). Änderungen und Auswirkungen auf einen Blick,* Heidelberg: Hüthig Jehle Rehm.

Paquet, Robert. 2009. Motor der Reform und Schaltzentrale. Die Rolle des Bundesministeriums für Gesundheit in der Gesundheitsreform. In *Gesundheitsreform 2007. Nach der Reform ist vor der Reform*, Hrsg, W. Schroeder/R. Paquet, 32–49. Wiesbaden: VS Verlag für Sozialwissenschaften.

Die Gesundheitspolitik der schwarz-gelben Koalition 2009–2013   **11**

11.1 Koalitionsvertrag und Regierungserklärung

Den Schwerpunkt der Reform lag für Kanzlerin Merkel auf der perspektivischen Finanzierung der GKV, die sich durch den demografischen Wandel mit einem langfristigen Einnahmeverlust konfrontiert sah. Da ein immer größerer Teil der Gesellschaft ein Alter jenseits der 50 Jahre aufwies, sollte die Politik zum Erhalt der sozialen Sicherungssysteme Schutzvorkehrungen treffen: „Wenn wir angemessene Antworten auf den Altersaufbau unserer Gesellschaft finden wollen, dann führt kein Weg daran vorbei, unsere sozialen Sicherungssysteme generationengerecht auszugestalten. Langfristige Stabilität und Verlässlichkeit wird es nicht geben, wenn der zugrunde liegende Generationenvertrag nicht von allen Seiten – von Jüngeren und Älteren gleichermaßen – akzeptiert wird."[1] Oberste Priorität genoss deshalb die langfristige Konsolidierung der Pflegeversicherung. Merkels Ziel war klar: „Mehr Qualität in der Pflege, mehr Selbstbestimmung und vor allen Dingen auch mehr Menschlichkeit. Wir werden unter anderem die Pflegebedürftigkeit neu definieren, und wir werden ein heißes Eisen anpacken, ganz egal, welche Widerstände das erzeugen wird: Die Ergänzung der Umlagefinanzierung durch eine Kapitaldeckung."[2] Die Entkopplung der Finanzierung von den Arbeitskosten und eine größere Beitragszahlerbasis standen noch immer auf der Tagesordnung. Zwar war die Große Koalition mit den Steuerzuschüssen zum Gesundheitsfonds und der Differenzierung des Beitragssatzes einen ersten Schritt hin zur Ausweitung der Finanzierungsbasis und der Entlastung des Faktors Arbeit

---

[1]Bundestag (2009, S. 35).
[2]Ebenda.

© Springer Fachmedien Wiesbaden GmbH 2017
F. Illing, *Gesundheitspolitik in Deutschland*,
DOI 10.1007/978-3-658-17609-9_11

gegangen. Allerdings hatte für Merkel der eingeschlagene Weg noch nicht ans Ziel geführt:

> Ich will auch gar nicht verschweigen: Erste Schritte in diese Richtung ist die alte Regierung mit dem Gesundheitsfonds und der Erhebung von Zusatzbeiträgen schon gegangen. Ich füge hinzu: Ich halte das nach wie vor für richtige und gute Schritte. Aber es müssen eben weitere Schritte folgen, und sie werden folgen, um dieses System in ein langfristig tragfähiges solidarisches System zu überführen, das genau den Ansprüchen gerecht wird, die die Menschen mit Recht an uns haben. Genau darum geht es: ein langfristig tragfähiges, solidarisches System. Deshalb versteht es sich von selbst, dass die finanziellen Lasten weiter so verteilt werden, dass Gesunde für Kranke, Junge für Alte, Stärkere für Schwächere einstehen.[3]

Allerdings blieb die Regierungserklärung im Hinblick auf die konkrete Umsetzung dieser Ziele eher vage.

Der Koalitionsvertrag trug die Handschrift der FDP, die in Finanzierungsfragen die Unternehmer weiter entlasten wollte. Der Kassenwettbewerb sollte als ordnendes Prinzip zu mehr Vielfalt, Effizienz und Qualität der Versorgung führen: „Wir wollen, dass die Krankenversicherungen genügend Spielraum erhalten, um im Wettbewerb gute Verträge gestalten zu können und regionalen Besonderheiten gerecht zu werden."[4] Unter einem gerechten Finanzierungssystem verstand der Koalitionsvertrag die Reduktion des Morbi-RSA auf ein notwendiges Maß, mehr Beitragsautonomie sowie regionale Differenzierungsmöglichkeiten. Als weiteren Schritt zur vollständigen Entkopplung der Arbeitskosten von den Gesundheitsausgaben erachteten die Koalitionäre die Festschreibung des Arbeitgeberanteils am Beitragssatz. Mit der Regierungsbeteiligung der Liberalen rückten ihre traditionellen Zielgruppen wie die Apotheker in den Mittelpunkt der gesundheitspolitischen Ausführungen des Koalitionsvertrages, die als freiberufliche Unternehmer der Garant für eine gute Arzneimittelversorgung seien. Weitere Abmachungen zwischen den Kassen und pharmazeutischen Herstellern stellten für die schwarzgelb Koalition probate Maßnahmen dar, um die Produktion innovativer Arzneimittel zu gewährleisten.

Den mit dem GMG ins Gesundheitswesen eingeführten MVZ stand die Koalition kritisch gegenüber. Hier zeigte sich wieder die Handschrift der FDP, die als Befürworterin des traditionellen Systems der niedergelassenen Ärzte mit den Versorgungszentren im Konflikt stand. Der Vormarsch der MVZ sollte deswegen wieder gestoppt werden, indem ihre Gründung von restriktiven Bedingungen

---

[3]Ebenda, S. 36.
[4]CDU, CSU und FDP (2009, S. 85).

abhängig gemacht wurde. Geschäftsanteile sollten nur noch von Ärzten sowie Krankenhäusern gehalten werden dürfen. Außerdem müsse die Mehrheit der Stimmrechte von den MVZ-Ärzten ausgeübt werden. Eine Reform der Gebührenordnung der Ärzte (GOÄ) sollte den Stand der Wissenschaft und die Kostenentwicklung der letzten Jahre abbilden.

Der unterversorgte ländliche Raum rückte wieder ins Blickfeld der Politik. Mit einem umfangreichen Maßnahmenkatalog sollte der Ärztemangel auf dem Lande behoben werden. Sofern die vertragsärztliche Betreuung unterversorgter Gebiete hapert, sollte eine Öffnungsklausel den Krankenhäusern die ambulante Versorgung der Region ermöglichen. Darüber hinaus plante die schwarz-gelb Koalition eine Öffnung der Bedarfsplanung für die stärkere Berücksichtigung unterversorgter Gebiete.

11.2 Arzneimittelsektor

11.2.1 Erhöhte Abschläge und Preismoratorium

Steigende Ausgaben bei den festbetragsfreien Arzneimitteln führten zu einer neuen Initiative zur Kostensenkungen. Am 31. März 2010 legte die Bundesregierung den Entwurf eines „Gesetzes zur Änderung krankenversicherungsrechtlicher und anderer Vorschriften" (GKV-Änderungsgesetz–GKV-ÄndG) vor.[5] Für die Regelungen zu den Arzneimittelpreisen ist die Ausschussempfehlung maßgeblich.[6] Die Fraktionen von CDU/CSU und FDP führten in das Gesetz mit ihrer Ausschussempfehlung weitere Regelungen zu den Rabattverträgen ein. Die abschließende Lesung im Bundestag erfolgte am 18. Juni 2010.[7] Das Gesetz trat am 30. Juli 2010 in Kraft.[8]

Mit dem GKV-ÄndG wurde der von den Herstellern zu gewährende Abschlag für festbetragsfreie Arzneimittel befristet von 6 auf 16 % erhöht.[9] Ergänzend wurde für alle zulasten der GKV abgegebenen Arzneimittel ein Preismoratorium auf Basis der Preise zum 1. August 2009 erlassen, das eine Umgehung der

---

[5]Vgl. Bundesregierung (2010).
[6]Vgl. Bundestag (2010).
[7]Vgl. Bundestag (2010a).
[8]BGBl I 2010 Nr. 39 vom 29.07.2010, S. 983.
[9]Vgl. § 130a SGB V i. d. F. GKV-ÄndG „Rabatte der pharmazeutischen Unternehmer".

Rabattregelung durch Preiserhöhungen verhindern sollte. Mit dem Preisstopp, der vom 1. August 2010 bis 31. Dezember 2013 festgeschrieben war, parierte der Gesetzgeber die prognostizierte Erhöhung der Preise anderer Arzneien als Kompensation für den Einnahmeausfall. Gesundheitsminister Rösler kalkulierte durch diese Anpassung allein im Jahr 2010 Einsparungen in Höhe von 500 Mio. €.[10] Zusammen mit dem Preisstopp errechnete der Gesetzgeber eine Gesamtersparnis in Höhe von 1,2 Mrd. €. Kleine Pharmaproduzenten konnten bei Nachweis einer wirtschaftlichen Überforderung einen Antrag auf Befreiung von dem Abschlag stellen. Die Bundesregierung schätzt die Einsparungen mit Rabattverträgen inzwischen auf über 1 Mrd. € pro Jahr.[11]

11.2.2 Arzneimittelmarktneuordnungsgesetz (AMNOG)

2009 stiegen die Arzneimittelkosten um 5,3 % je Versicherten an, was einem Aufwuchs von 1,5 Mrd. € entsprach. Die Gesamtausgaben der GKV für Arzneimittel summierten sich auf 32,4 Mrd. € und machten knapp ein Fünftel aller Ausgaben in der GKV aus.[12] Als Hauptpreistreiber erkannten die Fraktionen von CDU/CSU und FDP die Arzneimittel ohne Festbetrag. Während die Ausgaben für Festbetragspräparate um 2 % sanken, stiegen die Kosten für Arzneimittel ohne Festbetrag um 8,9 % an. Die Festbetragsregelung für Arzneimittel wurde durch das GRG eingeführt, um die Kosten im Arzneimittelsektor zu senken. Während die Kosten für Arzneien mit Festbetragsregelung wie intendiert sanken, nahmen die Kosten für Präparate außerhalb dieser Regelung zu. Problematisch gestaltete sich der Umgang mit patentgeschützten Arzneimitteln. Pharmahersteller entwickeln sogenannte Analogpräparate. Analogpräparate weisen die gleiche Wirksamkeit wie bereits am Markt vorhandene Arzneien auf und unterscheiden sich von ihnen nur durch marginale Abweichung der molekularen Zusammensetzung. Sie genießen Patentschutz ohne zusätzlichen Nutzen. Mit solch einer Produktstrategie lässt sich der Patentschutz verlängern und höhere Gewinne erzielen.

Am 28. April 2010 legte das BMG die „Eckpunkte zur Umsetzung des Koalitionsvertrags für die Arzneimittelversorgung" vor. Sie dienten als Grundlage des

---

[10]Vgl. Bundestag (2010a, S. 5220).

[11]Vgl. Bundesregierung (2010a, S. 2).

[12]Vgl. Bandelow und Hartmann (2015, S. 435).

von CDU/CSU und FDP am 6. Juni 2010 eingebrachten Entwurfs eines „Gesetzes zur Neuordnung des Arzneimittelmarktes in der gesetzlichen Krankenversicherung" (Arzneimittelmarktneuordnungsgesetz – AMNOG)[13]. Der Ausschuss für Gesundheit gab am 10. November 2010 seine Beschlussempfehlung.[14] Die abschließende Beratung im Bundestag erfolgte am 11. November 2010. Das AMNOG trat am 1. Januar 2011 in Kraft.[15] Gesundheitsminister Rösler mahnte den Beitrag der Arzneimittelhersteller für die Finanzierbarkeit des Gesundheitswesens an und setzte auf drei Maßnahmen:

> Die Maßnahmen zur Neuordnung des Arzneimittelmarktes in Deutschland haben drei wesentliche Ziele: erstens auch die Pharmaindustrie in Verantwortung zu nehmen, wenn es darum geht, die finanzielle Lage der gesetzlichen Krankenversicherung zu konsolidieren; zweitens das bisherige Preismonopol der Industrie durch die Etablierung eines neuen, wettbewerblichen und damit fairen Preisfindungsverfahrens zu brechen und drittens den Zugang der Menschen zu den bestmöglichen Medikamenten sicherzustellen, und dies bei gleichzeitig besserer Preiskontrolle, als sie bisher möglich ist.[16]

Das AMNOG fasste die entsprechende Passage zur Arzneimittelbewertung neu.[17] Bereits im GMG hatte der Gesetzgeber die prinzipielle Befreiung patentgeschützter Arzneien von der Festbetragsregelung aufgehoben. Im AMNOG wurde die Kosten-Nutzen-Bewertung, die durch das WSG in die Arzneimittelversorgung Eingang gefunden hatte[18], wieder aufgegriffen und durch die frühe Nutzenbewertung ergänzt.[19] Für jede Neuzulassung eines erstattungsfähigen Präparats in Deutschland muss eine frühe Nutzenbewertung stattfinden. „Der G-BA bewertet den Nutzen von erstattungsfähigen Arzneimitteln mit neuen Wirkstoffen. Hierzu gehört insbesondere die Bewertung des Zusatznutzens gegenüber der zweckmäßigen Vergleichstherapie, des Ausmaßes des Zusatznutzens und seiner therapeutischen Bedeutung." Das Neue am AMNOG war, dass von jetzt ab die Arzneimittelhersteller in der Pflicht stehen, den Zusatznutzen nachzuweisen und

---

[13]Vgl. Fraktionen der CDU/CSU und FDP (2010).

[14]Vgl. Bundestag (2010b).

[15]BGBl. I 2010, Nr. 67 vom 27.12.2010, S. 2262.

[16]Bundestag (2010c, S. 7660).

[17]Vgl. § 35a SGB V i. d. F. AMNOG „Bewertung des Nutzens von Arzneimitteln mit neuen Wirkstoffen".

[18]Vgl. Abschn. 10.4.5 Rabattverträge und Kosten-Nutzen-Bewertung.

[19]Gleichwohl ist die KNB noch immer möglich, vgl. § 35b SGB V.

dass dieser Nachweis sofort nach Markteintritt zu erfolgen hat. Damit fand eine Umkehr der bisherigen Praxis statt: „Bei Arzneimitteln, die pharmakologisch-therapeutisch vergleichbar mit Festbetragsarzneimitteln sind, ist der medizinische Zusatznutzen als therapeutische Verbesserung nachzuweisen. Legt der pharmazeutische Unternehmer die erforderlichen Nachweise trotz Aufforderung durch den G–BA nicht rechtzeitig oder nicht vollständig vor, gilt ein Zusatznutzen als nicht belegt."[20] Die frühe Nutzenbewertung hat in einer Frist von drei Monaten zu erfolgen. Zusammen mit den von den Herstellern bereitgestellten Daten muss der Zusatznutzen neuer Medikamente aufgezeigt werden. Über die Stichhaltigkeit des von den Herstellern zu vertretenden zusätzlichen Nutzens gibt der G-BA Auskunft, indem er ein Referenzmedikament oder eine Vergleichstherapie bestimmt, an denen sich der angeführte Zusatznutzen des neuen Medikaments abbilden lassen muss. Durch die Mitwirkung eines unabhängigen Organs der Selbstverwaltung sollte das Verfahren nachvollziehbar gemacht werden, um überhöhten und ungerechtfertigten Preisforderungen entgegenzutreten. Zwar kann der G-BA die Bewertung des Zusatznutzens selbst vornehmen, allerdings wird er in der Regel das IQWiG beauftragen. Medikamente, die nachweislich keinen Zusatznutzen entfalten, werden automatisch in die Festbetragsgruppe eingeordnet. Mit diesem Mechanismus sollen durch das AMNOG Scheininnovationen verhindert werden, die nur für zusätzliche Renditen auf den Markt gebracht werden. Gesundheitsminister Rösler wollte mit dem AMNOG die Kosten weiterer Analogpräparaten senken: „Wir halten die Argumentation, kein Zusatznutzen, also auch keine zusätzliche Bezahlung' ausdrücklich für richtig. Wir jedenfalls wollen die bisher vorhandenen Anreize für Scheininnovationen, die dazu führen, dass bei Medikamenten nur der Name, die Farbe und vielleicht ein paar Molekülgruppen verändert werden, beseitigen."[21] Die frühe Nutzenbewertung findet für alle Arzneimittel Anwendung, die nach dem 1. Januar 2011 ihre Zulassung erhalten haben. Nicht nur für neue, sondern auch für bereits im Handel befindliche Arzneimittel konnte diese Regelung im Rahmen des Bestandsmarktaufrufs[22] angeordnet werden.

Auf Grundlage der frühen Nutzenbewertung erfolgen die Preisverhandlungen des Spitzenverbandes GKV mit den Arzneimittelherstellern, denn seit dem

---

[20]Vgl. § 35a Abs. Satz 4 SGB V i. d. F. AMNOG „Bewertung des Nutzens von Arzneimitteln mit neuen Wirkstoffen".

[21]Bundestag (2010c, S. 7661).

[22]Vgl. § 35a Abs. 6 SGB V i. d. F. AMNOG „Bewertung des Nutzens von Arzneimitteln mit neuen Wirkstoffen".

AMNOG können die Arzneimittelhersteller die Preise nicht mehr nach eigenem Ermessen festsetzen. Die frühe Nutzenbewertung dient als Vorbereitung für die Verhandlungen über den Preis des Medikaments, sofern keine Zuordnung in eine Festbetragsgruppe erfolgt. Der Spitzenverband GKV vereinbart mit den pharmazeutischen Unternehmern im Benehmen mit der PKV auf Grundlage des Beschlusses des G-BA über die Nutzenbewertung die Erstattungsbeträge für die Arzneimittel.[23] Der Zusatznutzen und die Vergütung stehen in einem direkten Zusammenhang und je höher der Zusatznutzen neuer Medikamente ist, desto höher darf ihr Preis sein. Unter der Preisfestsetzung ist ein Rabatt des Herstellers an die Krankenkassen zu verstehen. Der Hersteller muss einen Rabatt auf den Listenpreis gewähren. Je höher der Zusatznutzen, desto geringer der Rabatt und desto höher der Preis.

Schließlich wurden mit dem AMNOG Arzneimittelhersteller als weitere Partner zur Mitwirkung an der integrierten Versorgung zugelassen.

11.2.3 Weitere Initiativen im Arzneimittelsektor

Im Entwurf des „Dritten Gesetzes zur Änderung arzneimittelrechtlicher und anderer Vorschriften"[24] plante die Bundesregierung die Umsetzung unionsrechtlicher Vorschriften (Pharmakovigilanzrichtlinie) in deutsches Recht. Zugleich wurden Doping-Vorschriften verschärft. Durch die Ausschussberatung im Bundestag erhielt der Entwurf einen umfangreichen Appendix, der sich mit der Nutzenbewertung von Arzneien detailliert auseinandersetzte. Die Erfahrungen des G-BA mit der durch das AMNOG eingeführten frühen Nutzenbewertung von Arzneimitteln wurden in die SGB V-Gesetzgebung und in die AMNutzenV implementiert. Im Zuge dessen wurde klargestellt, dass für Arzneimittel des Bestandsmarktes grundsätzlich dieselben Regeln für die frühe Nutzenbewertung gelten wie für neue Arzneimittel.[25] Im Falle eines fehlenden Zusatznutzens wurde der Erstattungsbetrag eines Medikaments auf den Preis der wirtschaftlichen Alternative festgeschrieben. Allerdings dürfen die Arzneimittelproduzenten selbst wählen, welche Vergleichstherapie sie wählen. Die Parlamentarische Staatssekretärin Flach erläuterte die Bedeutung dieser Regelung zur Kostensenkung in der Arzneimittelversorgung:

---

[23]Vgl. § 130b SGB V „Vereinbarungen zwischen dem Spitzenverband Bund der Krankenkassen und pharmazeutischen Unternehmern über Erstattungsbeträge für Arzneimittel".
[24]Vgl. Fraktionen der CDU/CSU und FDP (2013).
[25]Vgl. Bundestag (2013, S. 2).

„Damit besteht für Hersteller eben kein Anreiz, eine teure Vergleichstherapie zu wählen, um ohne Nutzennachweis einen hohen Erstattungsbetrag zu erzielen." Die Opposition wertete die Änderungen am Regelwerk des AMNOG hingegen kritisch: „Die Industrie soll künftig selbst auswählen, gegen welche Vergleichstherapie sich ihre Produkte bei den Prüfungen auf einen Zusatznutzen zu bewähren haben; na ja. Damit sabotieren Sie, liebe Kolleginnen und Kollegen, Ihr eigenes Gesetz vom letzten Jahr, das AMNOG, das [...] die Arzneimittelkosten der Krankenkassen um bis zu 1,5 Mrd. € senken sollte." Die abschließende Beratung erfolgt am 6. Juni 2013 und das Gesetz trat im Wesentlichen am 13. August 2013 in Kraft.[26]

11.3 Verhinderung sozialer Härten bei Beitragsschulden

Das „Gesetz zur Beseitigung sozialer Überforderung bei Beitragsschulden in der Krankenversicherung" reagierte auf die Probleme der allgemeinen Versicherungspflicht, die mit dem WSG zum 1. April 2007 eingeführt wurde.[27] Ein Ausschluss aus der Krankenversicherung bei Nichtzahlung der Beiträge ist seither nicht mehr möglich. Wenn sich seit der Einführung der allgemeinen Versicherungspflicht die neu Versicherungspflichtigen verspätet oder gar nicht bei einer Krankenkasse angemeldet hatten, hatten sie entsprechende Beitragsschulden angehäuft. Aufgrund der de jure-Versicherung häuft jeder Versicherungspflichtige Beitragsschulden an, auch wenn er de facto nicht bei einer Kasse gemeldet ist. Zur Vermeidung übermäßiger Härten sah das Gesetz verschiedene Optionen vor, um die neu Versicherten zu entlasten. Der Gesetzentwurf[28] schlug vorerst nur vor, die Säumniszuschläge von 5 auf 1 % abzusenken. Durch die Ausschussempfehlung des Bundestages[29] wurde darüber hinaus die Möglichkeit eröffnet, die zwischen April 2007 und Ende 2013 angehäuften Beitragsschulden vollständig zu erlassen.[30] Mit dem Inkrafttreten des Gesetzes zum 1. August 2013[31] wurde allen säumigen Personen bis zum 31. Dezember 2013 die Gelegenheit gegeben, sich

[26]Vgl. BGBl I 2013 Nr. 47 vom 12. August 2013, S. 3108.

[27]Vgl. Abschn. 10.4.4 Kassenreform, Versicherungspflicht und Fusionen.

[28]Vgl. Fraktionen der CDU/CSU und FDP (2013a, S. 1).

[29]Vgl. Bundestag (2013c, S. 8).

[30]Vgl. § 265a SGB V i. d. F. KVBeitrSchG „Ermäßigung und Erlass von Beitragsschulden und Säumniszuschlägen".

[31]BGBl I 2013 Nr. 38 vom 18.07.2013, S. 2423.

bei einer Krankenkasse zu melden. In diesen Fällen wurden die Beitragsschulden und Säumniszuschläge vollständig erlassen, bei späterer Meldung hingegen erfolgt nur eine angemessene Ermäßigung. Da sich der Schuldenerlass auf einen zurückliegenden Zeitraum bezog, in dem in der Regel keine Leistungen in Anspruch genommen wurden, belastete er den Versichertenkreis nicht. Obwohl die Beitragsgerechtigkeit nach Ansicht des BMG nicht verletzt war, erfolgte trotzdem eine Ungleichbehandlung zwischen den Beitragszahlern und den Säumigen. Denn das Solidarprinzip der GKV beruht gerade darauf, dass auch bei fehlender Inanspruchnahme der Versicherungsleistung die vollen Beiträge abgeführt werden. Alle Versicherten, die seit 1. April 2007 ebenso keine Leistungen in Anspruch genommen haben, aber trotzdem ihre Beiträgen gezahlt haben, wurden durch dieses Gesetz relativ schlechter gestellt. Für die SPD hingegen bot das Gesetz keine Lösung, weil es die systemischen Mängel nicht behob. Indem Lauterbach für die Bürgerversicherung plädierte, lehnte er das bisherige Finanzierungsmodell der GKV ab: „Die Leute, die Schulden gemacht haben, werden doch, auch wenn ihnen jetzt kurzfristig die Schulden erlassen werden, der Säumniszuschlag ein bisschen reduziert wird, wieder Schulden machen. Tatsache ist doch, dass die Menschen sich diese Krankenversicherung nicht leisten können."[32]

11.4   GKV-FinG: pauschaler Zusatzbeitrag, Sozialausgleich und Disparität

Ebenso wie das GKV-ÄndG und das AMNOG rückte das GKV-Finanzierungsgesetz die finanzielle Handlungs- und Tragfähigkeit der GKV in den Mittelpunkt. Ende des Jahres 2010 wurde für 2011 ein Defizit in Höhe von 11 Mrd. € prognostiziert. Zur Sicherung der Liquidität, aber auch der langfristigen Finanzierungsgrundlagen der Krankenkassen brachten die Fraktionen von CDU/CSU und FDP am 28. September 2010 den Entwurf eines „Gesetzes zur nachhaltigen und sozial ausgewogenen Finanzierung der gesetzlichen Krankenversicherung" ein (GKV-Finanzierungsgesetz – GKV-FinG)[33] Die abschließende Plenarbefassung fand am 12. November 2010 statt.[34] Das Gesetz trat am 1. Januar 2011 in Kraft.[35] Nicht nur eine arbeitsmarkt- und konjunkturzentrierte Kritik an der paritätischen Finan-

---

[32]Bundestag (2013d, S. 31703).
[33]Vgl. Fraktionen der CDU/CSU und FDP (2010a).
[34]Vgl. Bundestag (2010d).
[35]BGBl I 2010 Nr. 68 vom 31.12.2010, S. 2309.

zierung der GKV lag dem GKV-FinG zugrunde. Ebenso von Bedeutung war die zunehmende Belastung der sozialen Sicherungssysteme durch die alternde Gesellschaft:

> Die Reform ist zudem notwendig, um die strukturellen Probleme des heutigen Finanzierungssystems im Hinblick auf die zukünftige Entwicklung zu beheben. Damit die Leistungsfähigkeit und die Qualität der medizinischen Versorgung trotz des steigenden Anteils älterer Menschen und der Möglichkeit des medizinischen Fortschritts auch weiterhin erhalten werden kann, muss damit begonnen werden, die Finanzierungsgrundlagen für die GKV auf eine solide Basis zu stellen [...] Steigende Beitragssätze führen zu steigenden Lohnkosten und gefährden damit Arbeitsplätze. Konjunkturelle Schwankungen führen zu einer Instabilität auf der Einnahmeseite der GKV.[36]

Im Rahmen des Konjunkturpakets II war eine Absenkung des Beitragssatzes um 0,6 Prozentpunkte erfolgt. In Anbetracht des wirtschaftlichen Aufschwungs hob das GKV-FinG die vorübergehende Entlastung auf, womit der paritätische Beitragssatz wieder 14,6 % betrug.[37] Zuzüglich des mitgliederbezogenen Beitragsanteils von 0,9 % entsprach das einem allgemeinen Beitragssatz von 15,5 %. Von der paritätischen Finanzierung wurde zugleich Abstand genommen, denn das GKV–FinG schrieb den Arbeitgeberanteil auf 7,3 % fest und nahm die Arbeitgeber von der Finanzierung zukünftiger Ausgabensteigerungen aus: „Damit wird der Automatismus durchbrochen, dass Ausgabensteigerungen zwangsläufig zu steigenden Lohnnebenkosten führen."[38] Die Arbeitnehmer trugen neben den paritätischen 7,3 % den mitgliederbezogenen Anteil von 0,9 %, wodurch sich ihre Gesamtbelastung auf 8,2 % summierte.

Zukünftige Ausgabensteigerungen der Krankenkassen gingen von nun an allein zulasten der Arbeitnehmer. Wenn die Ausgaben der Kassen die Zuweisungen aus den Gesundheitsfonds überstiegen, mussten sie von nun an kassenindividuelle und einkommensunabhängige Zusatzbeiträge erheben, die als pauschale Euro-Beträge ausgewiesen wurden. Diese Form der Finanzierung orientierte sich an der von CDU/CSU in die politische Debatte eingebrachten und von der FDP unterstützten Gesundheitsprämie, die häufig als „Kopfpauschale" bezeichnet wird.[39] Bei der Gesundheitsprämie handelt es sich um ein System gehaltsunabhängiger und von den Löhnen entkoppelter Beiträge, bei dem sozial Schwächere

---

[36]Fraktionen der CDU/CSU und FDP (2010a, S. 1).

[37]Vgl. § 241 SGB V „Allgemeiner Beitragssatz".

[38]Fraktionen der CDU/CSU und FDP (2010a, S. 3).

[39]Vgl. Abschn. 10.4.2 Bürgerversicherung + Gesundheitsprämie = Gesundheitsfonds.

mit einem steuerfinanzierten Ausgleich unterstützt werden. Das GKV-FinG war ein erster Schritt hin zur Einführung der Gesundheitsprämie, denn von nun an wurden pauschale Zusatzbeiträge erhoben, während die einkommensabhängigen, prozentualen Zusatzbeiträge nicht mehr erhoben werden durften. Den durchschnittlichen Zusatzbeitrag legten das BMG und das BMF als pauschalen Euro-Betrag fest. Wenn dieser durchschnittliche Zusatzbeitrag 2 % des individuellen sozialversicherungspflichtigen Einkommens überstieg, griff der Sozialausgleich[40], da geringere Einkommen durch pauschale Zusatzbeiträge stärker belastet werden. Zuerst musste der Versicherte den vollen Zusatzbeitrag aber bezahlen und erst im Anschluss erhielt er dann einen Ausgleich von seinem Arbeitgeber oder dem Rentenversicherungsträger. Der Ausgleich erfolgt aus der Liquiditätsreserve des Gesundheitsfonds und für das Jahr 2011 stellte der Bund 2 Mrd. € an Steuermitteln für die Liquiditätsreserve des Gesundheitsfonds bereit.

Die Änderungen zur Finanzierungsgrundlage der GKV lässt sich folgendermaßen zusammenfassen: Betrug der Zusatzbeitrag in der Gesundheitsreform 2007 noch 1 % des Einkommens, stieg er nun auf bis zu 2 % an. Während sich die Zusatzbeiträge im Rahmen der Gesundheitsreform 2007 prozentual vom Einkommen ausdrückten, waren es nun absolute Beträge, die aber mehr als zwei Prozent des Einkommens nicht übersteigen durften, oder es griff der Sozialausgleich. Die Zusatzbeiträge der Gesundheitsreform 2007 durften 5 % der Gesamtausgaben nicht übersteigen. Durch die Neuregelung fließen alle Ausgabensteigerungen in steigende Zusatzbeiträge. Für die FDP stellte diese Gesundheitsprämie einen Fortschritt in der Finanzierung des Gesundheitssystems dar: „Wir schaffen heute den Einstieg – das ist etwas, was hier in diesem Hause oft genug bezweifelt worden ist – in die strukturelle Umstellung auf eine einkommensunabhängige und damit natürlich konjunkturunabhängige Finanzierung des Gesundheitssystems."[41] CDU-Gesundheitspolitiker Spahn bewertete die lohnunabhängige Komponente des Zusatzbeitrags als stringente und folgerichtige Weiterentwicklung der Gesundheitspolitik der Großen Koalition.[42] Die SPD-Opposition im Bundestag kritisierte diese Umstellung hingegen als Einführung einer Kopfpauschale.

Das GKV–FinG zielte nicht allein auf die Einnahme-, sondern ebenso auf die Ausgabenseite. Es schränkte das extrabudgetäre Budget (EGV) ein[43], mit dem vertragsärztliche Leistungen ohne Mengenbegrenzung zum festen Preis vergütet werden.

---

[40]Vgl. § 242b SGB V i. d. F. GKV-FinG „Sozialausgleich".
[41]Bundestag (2010d, S. 7848).
[42]Bundestag (2010d, S. 7863).
[43]Vgl. § 87d SGB V i. d. F. GKV-FinG „Vergütung vertragsärztlicher Leistungen".

Hierzu zählen das ambulante Operieren, Vorsorgeuntersuchungen oder Dialysekosten. Ein Anstieg der EGV war durch vertragliche Regelungen im Rahmen der Gesamtverträge zu begrenzen, um eine finanzielle Belastung der GKV in den Jahren 2011 und 2012 zu verhindern. Das GKV-FinG begrenzte ebenso den Anstieg der Kosten in der zahnärztlichen Behandlung[44] und in der hausarztzentrierten Versorgung, indem für Verträge der HzV das Kriterium der Beitragssatzstabilität festgeschrieben wurde.[45] Durch eine Aussetzung der Punktwertanpassung wurde der Ausgabenzuwachs in der vertragsärztlichen Versorgung begrenzt. In der stationären Versorgung minderte es die Mehrausgaben im Jahr 2011 durch einen Mehrleistungsabschlag in Höhe von 30 % auf zusätzliche gegenüber dem Erlösbudget des Vorjahres vertraglich vereinbarte akutstationäre Krankenhausleistungen.[46] Ab 2012 sollten – ebenso wie es bereits für das Jahr 2009 im KHRG festgeschrieben war – die Vertragsparteien die Höhe des Mehrleistungsabschlags vereinbaren. Außerdem wurde die mit dem KHRG vorgesehene Bundeskonvergenz wieder gestrichen.[47] Den Krankenkassen wurde aufgetragen, die Verwaltungsausgaben in den Jahren 2011 und 2012 konstant zu halten.[48]

11.5   Versorgungsstrukturgesetz (VStG)

11.5.1 Probleme und Zielstellung

Mit dem Versorgungsstrukturgesetz reagierte der Gesetzgeber auf eine zunehmende Ungleichverteilung ambulanter Versorgungsstrukturen. Während die Dichte der niedergelassenen Ärzte in Ballungszentren und in den Städten relativ hoch ist, nimmt sie in anderen Regionen ab. Im ländlichen Raum gestaltet sich die Nachbesetzung ärztlicher Praxen zunehmend schwierig. Die bessere Vereinbarkeit von Familie und Beruf, aber auch eine höhere Lebensqualität sind für angehende Mediziner – ebenso wie für alle anderen Berufstätigen – wichtige Gründe, um in Städten und Großräumen zu arbeiten. Die im Vergleich geringere Attraktivität des ländlichen Raums hingegen stellt für die Neubesetzung ärztlicher

---

[44]Vgl. § 85 SGB V i. d. F. GKV-FinG „Gesamtvergütung".

[45]Vgl. § 73b Abs. 5a SGB V i. d. F. GKV-FinG „Hausarztzentrierte Versorgung".

[46]Vgl. § 4 Abs. 2a KHEntG i. d. F. GKV-FinG „Vereinbarung des Erlösbudgets ab dem Jahr 2009".

[47]Vgl. den gestrichenen § 10 Abs. 13 Satz 2 KHEntG i. d. F. KHRG.

[48]Vgl. § 4 SGB V i. d. F. GKV-FinG „Krankenkassen".

Praxen in diesen Regionen eine zunehmende Herausforderung dar. Der Gesetz-entwurf adressierte dieses Problem:

> Die Sicherstellung einer flächendeckenden bedarfsgerechten und wohnortnahen medizinischen Versorgung der Bevölkerung ist ein zentrales gesundheitspolitisches Anliegen. Dabei gehört das deutsche Gesundheitswesen sicher zu den besten der Welt und erbringt auf hohem Niveau flächendeckend gute Leistungen. Um dieses hohe Niveau zu halten und zu verbessern gibt es angesichts der demografischen Entwicklung, der unterschiedlichen Versorgungssituation von Ballungsräumen und ländlichen Regionen und der neuen Möglichkeiten, die der medizinisch-technische Fortschritt mit sich bringen wird, gesetzgeberischen Handlungsbedarf.[49]

„Mit dem Gesetz zur Verbesserung der Versorgungsstrukturen in der gesetzli-chen Krankenversicherung" (GKV-Versorgungsstrukturgesetz – GKV-VStG)[50] reagierte die Bundesregierung auf diesen Handlungsbedarf. Das VStG schuf ein Anreizsystem, um dem drohenden oder bereits grassierenden Ärztemangel im ländlichen Raum zu begegnen. Nachdem der Ausschuss für Gesundheit am 30. Oktober 2011 seine Beschlussempfehlung[51] abgegeben hatte, verabschiedete der Bundestag das VStG am 1. Dezember 2011.[52] Es trat am 1. Januar 2012 in Kraft.[53]

Das VStG enthielt zahlreiche Regelungen zur Sicherstellung einer flächende-ckenden ambulanten Versorgung, vor allem im ländlichen Raum. Es regelte dar-über hinaus das vertragsärztliche Vergütungssystem neu, führte die ambulante spezialfachärztliche Versorgung als neue Behandlungsform ein, formulierte Kri-terien für die Qualitätssicherung und vereinfachte die Inanspruchnahme neuer Behandlungsmethoden. Es entwickelte die Strukturen der ambulanten Versorgung und des G-BA weiter und stärkte den Kassenwettbewerb. Wie im Koalitionsver-trag angekündigt formulierte es restriktivere Bedingungen für die Zulassung von MVZ. Die stationäre Versorgung und die Krankenhäuser spielten im VStG jedoch nur eine untergeordnete Rolle.

---

[49]Bundesregierung (2011, S. 1).
[50]Bundesregierung (2011).
[51]Bundestag (2011).
[52]Vgl. Bundestag (2011a).
[53]BGBl I 2011 Nr. 70 vom 28.12.2011, S. 2983.

11.5.2 Bedarfsplanung, ländlicher Raum und Strukturfonds

Das VStG stellte sich aufgrund des oft beklagten Nebeneinanders von Unter-, Über- und Fehlversorgung der Aufgabe, eine „flächendeckende, wohnortnahe medizinische Versorgung" sicherzustellen. Bereits vor der Verabschiedung des Gesetzes sprachen sich Kritiker für die Neugestaltung der Bedarfsplanung aus. Hierzu zählten Rainer Hess, damaliger Vorsitzender des G–BA, oder Andreas Köhler, ehemaliger Vorstandsvorsitzender der KBV.[54] Die vertragsärztliche Bedarfsplanung wurde mit dem KVWG eingeführt. Allerdings diente sie dem Gesetzgeber erst seit dem GSG als Instrument, um die Anzahl der Niederlassungen zu limitieren.[55]

Die Neugestaltung durch das VStG führte zu einer Flexibilisierung der Bedarfsplanung. Entsprachen die Planungsbereiche bisher den Stadt- und Landkreisen, so sollte der Bedarf von nun an differenzierter errechnet werden, um regionale Besonderheiten abzubilden.[56] Der Bundesausschuss setzte diese Aufgabe mit einer neuen Bedarfsplanungs-Richtlinie um, die am 1. Januar 2013 in Kraft trat.[57] Darin hat er differenzierte räumliche Kategorien für die verschiedenen Versorgungsebenen festgelegt[58], d. h. je spezieller der Grad der Versorgung ist, desto großflächiger ist der Planungsbereich. Mit dem VStG fand der Demografiefaktor Eingang in die Bedarfsplanung, außerdem fließt in die Berechnung der Verhältniszahlen nicht nur das durchschnittliche Alter der Patienten ein, sondern ebenso die Verteilung der Ärzte. Schließlich stärkte das VStG die Beteiligungsrechte der Länder an der Bedarfsplanung, etwa durch das Stellungnahmerecht[59] und das Beanstandungsrecht der obersten Landesbehörde[60]. Die Kassenärztliche Vereinigung erhielt den Auftrag, in überversorgten Gebieten weitere Niederlassungen zu verhindern. In überversorgten Gebieten wurde die Möglichkeit geschaffen, dass die Arztsitze durch die Kassenärztliche Vereinigung aufgekauft – „sozusagen vom Markt genommen"[61] – werden können. Eine kontroverse Regelung des Regierungsentwurfs wurde durch den Ausschuss hingegen

---

[54]Hase (2013 S. 36 f.).

[55]Vgl. Abschn. 6.2.6 Ambulante Versorgungsstrukturen: Bedarfsplanung.

[56]Vgl. § 101 Abs. 1 Satz 6 SGB V i. d. F VStG „Überversorgung".

[57]BAnz AT vom 31.12.2012.

[58]Vgl. Gibis (2013, S. 31 f.).

[59]Vgl. § 90a Abs. 2 SBG V i. d. F VStG „Gemeinsames Landesgremium".

[60]Vgl. § 99 Abs. 1 Satz 5 SGB V i. d. F VStG „Bedarfsplan".

[61]Vgl. Bundestag (2011a, S. 17318).

gestrichen: Es handelte sich um ein Vorkaufsrecht, das die Kassenärztliche Vereinigung bei der Nachbesetzung von Arztsitzen in überversorgten Gebieten ausüben sollte. Anstatt jedoch Arztsitze durch Aufkaufen stillzulegen, wurden die Möglichkeiten des freiwilligen Verzichts gefördert.

Den Ärzten sollte die Niederlassung in unterversorgten Gebieten durch die Aufhebung der Residenzpflicht attraktiv gemacht werden.[62] Die Residenzpflicht diente der schnellen Erreichbarkeit der Praxis durch den Arzt: In der sprechstundenfreien Zeit – außerhalb der Zeiten des organisierten Notdienstes – muss der Arzt den Vertragsarztsitz in angemessener Zeit erreichen können, damit er die Versorgung der Patienten gewährleisten kann. Die Residenzpflicht sah vor, dass der Arzt seinen Sitz innerhalb von 30 min zu erreichen hat.[63] Sie wurde mit dem VStG grundsätzlich auch in nicht unterversorgten Regionen aufgehoben. Die Notfallversorgung darf jedoch nicht gefährdet werden, sodass der Arzt weiterhin am organisierten Notdienst teilzunehmen hat. Das Vergütungssystem wurde angepasst und die Abstaffelungen aller in unterversorgten Gebieten erbrachten Leistungen entfiel. Durch einen geeigneten Honorarverteilungsmaßstab sollte die Kassenärztliche Vereinigung für Arztgruppen in unterversorgten Gebieten Maßnahmen zur Fallzahlenminderung ausschließen.[64] Zusätzlich können die Versorgungspartner in diesen Regionen mit dem Sicherstellungszuschlag eine höhere Vergütung für besonders förderungswürdige Leistungen verabreden. Bis zu 200 Mio. € wurden für diese Besserstellung einkalkuliert. Krankenhäuser wurden stärker in die ambulante Versorgung eingebunden, indem sie zur Erbringung vertragsärztlicher Leistungen ermächtigt werden können, wenn der Landesausschuss in dem Gebiet, in dem sich das Krankenhaus befindet, eine Unterversorgung feststellt. Als sektorenübergreifende Regelung ermöglichte das VStG bei der Sicherstellung des vertragsärztlichen Notdienstes die Zusammenarbeit der Kassenärztlichen Vereinigung mit den Krankenhäusern.[65] Mit dem VStG sollte die Vereinbarkeit von Familie und Beruf bei der Ausübung der Arzttätigkeit verbessert werden. Hierzu zählten die Regelungen zur Beschäftigung von Entlastungsassistenten und die Verlängerung der Vertretungsregelung für die Zeit nach der Entbindung auf 12 Monate. Bei der Auswahlentscheidung über die Nachbesetzung eines Vertragsarztsitzes in einem gesperrten Bereich werden Kindererziehungs- bzw. Pflegezeiten, durch die eine ärztliche Tätigkeit unterbrochen wurde,

---

[62]Vgl. § 24 ÄrzteZV i. d. F. VStG.

[63]Vgl. Kremer und Wittman (2015, S. 423).

[64]§ 87b Abs. 3 SGB V i. V. m. § 100 Abs. 1 SGB V „Unterversorgung".

[65]Vgl. § 75 Abs. 1 SGB V i. d. F. VStG„Inhalt und Umfang der Sicherstellung".

berücksichtigt. In der abschließenden Debatte des Bundestages betonte Gesundheitsminister Bahr die Freiwilligkeit der Instrumente. Nicht auf Planwirtschaft, sondern auf Anreizlösungen habe die Koalition aus CDU/CSU und FDP gesetzt, wobei den Sorgen junger Mediziner Rechnung getragen würde:

> Viele junge Mediziner haben Sorge, dass sie, wenn sie sich in der Fläche niederlassen, doppelt bestraft werden; nämlich mit immer mehr Patienten. Deswegen sorgen wir dafür, dass die Mengenabstaffelung in der Fläche abgeschafft wird, dass es Zuschläge geben kann, damit die jungen Mediziner, die in die Fläche gehen, auch die Perspektive haben, dass sie dort eine leistungsgerechte Vergütung bekommen. Wir schaffen die Residenzpflicht ab. Wir lockern die Regelungen zu Zweitpraxen. Wir geben die Möglichkeit einer Eigeneinrichtung dort, wo sich kein Arzt findet, und wir bauen die Sorgen vor Regressforderungen ab, damit der Arzt, der viele Patienten zu betreuen hat, keine Angst haben muss, für zu viele Arzneimittelverschreibungen in Haftung genommen zu werden.[66]

Eine Neuerung stellten die Strukturfonds dar[67], mit denen in unterversorgten Gebieten Zuschüsse für die Niederlassung oder für die Gründung von Zweigpraxen gewährt werden können. Darüber hinaus können aus den Mitteln der Strukturfonds Stipendien und Weiterbildungen finanziert werden. Die Kassenärztliche Vereinigung kann hierfür 0,1 % der Gesamtvergütung zur Verfügung stellen. In diesem Falle müssen die Kranken- und Ersatzkassen den gleichen Betrag beisteuern. Mit den Strukturfonds gingen zusätzliche Kosten in Höhe von 25 Mio. € einher.[68]

11.5.3 Weiterentwicklung der Versorgungsstrukturen

11.5.3.1 Ambulante spezialfachärztliche Versorgung

Das GMG hatte die ambulante Behandlung im Krankenhaus für solche Fälle ermöglicht, in denen spezielle Krankheiten mit schweren Verläufen ambulant im Krankenhaus behandeln werden sollten.[69] Bereits durch das WSG ist das Anwendungsgebiet erweitert worden und in die Krankenhausplanung der Länder eingegangen. Das VStG entwickelte diesen Ansatz weiter zur sog. „ambulanten

---

[66]Bundestag (2011a, S. 17327).

[67]Vgl. § 105 Abs. 1a SGB V „Förderung der vertragsärztlichen Versorgung".

[68]Bundesregierung (2011, S. 5).

[69]Vgl. Abschn. 9.3.4.2 Ambulante Behandlung im Krankenhaus.

spezialfachärztlichen Versorgung"[70] (ASV). Diese Art der Versorgung umfasst die Diagnostik und Behandlung komplexer, schwer therapierbarer Krankheiten, die je nach Krankheit eine spezielle Qualifikation, eine interdisziplinäre Zusammenarbeit und besondere Ausstattungen erfordern. Aufgrund des steigenden Alters der Versicherten und damit verbundene Multimorbidität wird zunehmend die Zusammenarbeit verschiedener Leistungserbringer über unterschiedliche Fachbereiche hinweg notwendig. Der medizinische Fortschritt ermöglicht zwar die Diagnose und Behandlung bisher unbekannter Krankheiten, wofür allerdings Spezialisten mit besonderen Kenntnissen und interdisziplinäre Kooperationen nötig sind. Da die starre Trennung in die vertragsärztliche und in die Krankenhausversorgung diesen Anforderungen nicht gerecht wird, soll ein sektorenübergreifender Versorgungsbereich diese Grenzen überwinden:

> Ein besseres Ineinandergreifen von stationärer und fachärztlicher Versorgung ist ein wesentlicher Baustein dafür, künftig auch eine wohnortnahe fachärztliche Versorgung für die Bevölkerung gewährleisten zu können. [...] Daher wird schrittweise ein sektorenverbindender Versorgungsbereich der ambulanten spezialärztlichen Versorgung etabliert, in dem Krankenhausärzte sowie niedergelassene Fachärzte unter gleichen Qualifikationsvoraussetzungen und einheitlichen Bedingungen die Versorgung von Patienten mit besonderen Krankheitsverläufen [...] erbringen können.[71]

Es handelt sich bei der ambulanten spezialfachärztlichen Versorgung um die Therapie jener Krankheiten, die bisher von der ambulanten Behandlung im Krankenhaus erfasst wurden.[72] Zum Teil erfasst die spezialärztliche Versorgung aber auch Krankheiten, die in die Kategorie der ambulanten Operation fallen. Für deren Indikation soll nun die sektorenübergreifende spezialfachärztliche Versorgung als eigenständiger Bereich in der GKV etabliert werden. Der Gesetzgeber trug dem G-BA auf, die medizinischen Anforderungen an die Leistungserbringer zu konkretisieren und die Maßnahmen zur Qualitätssicherung festzulegen. Allen Leistungserbringern steht die Teilnahme an diesem Bereich frei, wenn sie die Kriterien erfüllen, wobei die Vergütung über den EBM erfolgt. Zur Förderung einer sektorenverbindenden Versorgung wird mit der ambulanten spezialfachärztlichen Versorgung schrittweise ein Korridor eröffnet, in dem sowohl Krankenhäuser als auch niedergelassene Fachärzte unter gleichen Voraussetzungen im

---

[70]Vgl. hierzu § 116b SGB V i. d. F. VStG „Ambulante spezialfachärztliche Versorgung".
[71]Bundesregierung (2011, S. 44).
[72]Vgl. § 116b SGB V a. F. „Ambulante Behandlung im Krankenhaus".

Wettbewerb stehen.[73] Im Gegensatz zur alten Regelung sind die stationären und ambulanten Leistungserbringer prinzipiell an der Teilnahme berechtigt, wenn sie den Anforderungen des G-BA genügen. „Der Zugang zur Versorgung erfolgt somit über einheitliche Qualifikations- und Qualitätsanforderungen ohne Bedarfsplan und ohne Mengenregulierung, ausschließlich abhängig von der Erfüllung der vom G-BA aufgestellten Kriterien. Der bis 2011 bestehende Ermessensspielraum der Zulassungsinstanzen ist damit deutlich reduziert."[74]

Für Gesundheitsminister Bahr stellte die spezialfachärztliche Versorgung eine wichtige Wegmarke zur Überwindung sektoraler Grenzen dar:

> Das Versorgungsstrukturgesetz schafft für Krankheiten mit besonders schwerem Verlauf […] extra eine spezialfachärztliche ambulante Versorgung. Damit erreichen wir, dass endlich die starren Sektoren zwischen dem Krankenhausbereich und den niedergelassenen Ärzten überwunden werden, dass die Behandlung der Patienten bestmöglich – in der Regel in Kooperation zwischen Krankenhaus und niedergelassenen Fachärzten – gelingt.[75]

11.5.3.2 MVZ, Praxisnetze & Krankenhausbehandlung bei Unterversorgung

Medizinische Versorgungszentren (MVZ) bieten eine Alternative in den Fällen, in denen die fehlende Bereitschaft von Medizinern zur dauerhaften Niederlassung in einer Region zu einem Ausdünnen der Versorgungsstrukturen führt. Aufgrund geringerer Attraktivität des ländlichen Raums für junge Menschen treffen Ärzte zu Beginn ihres Berufslebens seltener die Entscheidung, in diesen Regionen eine Praxis zu eröffnen und sich dort dauerhaft niederzulassen. Das Angestelltenverhältnis der Ärzte in einem MVZ bietet eine Lösung für dieses Problem. Vor diesem Hintergrund griff das VStG mit den Zulassungsvoraussetzungen der MVZ ein gesundheitspolitisches Problem auf, das gerade für die Gesundheitsversorgung im ländlichen Raum von Bedeutung ist. Das VStG vergrößerte den Adressatenkreis der Gründungsberechtigten allerdings nicht, sondern schränkte die Zulassungsvoraussetzungen im Gegenteil ein. Der Gesetzgeber beklagte die zunehmende Ausgründung von MVZ durch Investoren, die keine medizinischen, sondern „allein Kapitalinteressen"[76] verfolgen. Vor allem in den medizinischen Bereichen, in denen ein hoher Kapitaleinsatz notwendig ist, würden finanzstarke

---

[73]Vgl. Bundesregierung (2011, S. 42).
[74]Vgl. Bundesregierung (2012a, S. 248).
[75]Vgl. Bundestag (2011a, S. 17325).
[76]Vgl. Bundesregierung (2011, S. 70).

Investoren für die Gründung der MVZ verantwortlich zeichnen. In diesen Fällen bestehen Zielkonflikte zwischen einer guten medizinischen Versorgung und der gewinnbringenden Verwertung des Kapitals.

Durch das GMG sind die MVZ als neuer Akteur für die vertragsärztliche Versorgung zugelassen worden.[77] Allerdings erkannten die Gesundheitspolitiker der schwarz-gelben Koalition gerade in Hinblick auf die Abwägung der Folgen der MVZ auf die Berufsausübung freiberuflicher Ärzte Defizite in dieser Regelung. Zwar hatte das GMG die Gründungsberechtigten auf Leistungserbringer beschränkt, die durch Zulassung, Vertrag oder Ermächtigung an der Gesundheitsversorgung teilnehmen. Diese Restriktion sollte den medizinisch-fachlichen Bezug der MVZ-Betreiber sicherstellen. Kapitalgeber durften aber auf Grundlage der Regelung des GMG durch den Kauf eines Pflegedienstes oder eines Hilfsmittelerbringers trotzdem ein MVZ gründen. Im Gesetzentwurf zum VStG wurde deswegen die Kritik geübt, dass sachfremde Interessen zur Gründung von MVZ führen: „Das mit der Beschränkung der Gründungsberechtigung für MVZ auf die an der medizinischen Versorgung der Versicherten teilnehmenden Leistungserbringer verfolgte Ziel, den medizinisch-fachlichen Bezug der Gründer zu gewährleisten, ist nicht vollständig erreicht worden."[78] Die Zulassungsvoraussetzungen wurden im VStG deswegen angepasst und die Gründung der MVZ auf die Leistungserbringer der vertragsärztlichen und stationären Versorgung beschränkt. Weitere Akteure in der Versorgung wurden von der Gründung hingegen ausgeschlossen: „MVZ können von zugelassenen Ärzten, von zugelassenen Krankenhäusern oder von gemeinnützigen Trägern, die [...] an der vertragsärztlichen Versorgung teilnehmen, gegründet werden."[79] Darüber hinaus waren nur noch Personengesellschaften und GmbHs als Rechtsform zulässig, sodass Zielkonflikte zwischen ärztlichen Entscheidungen und wirtschaftlichen Interessen verhindert werden sollten. Die Bedeutung der MVZ und der Neuregelung für den ländlichen Raum rückten CDU/CSU in den Mittelpunkt der Plenardebatte:

Seit ihrer Einführung im Jahr 2004 beobachten wir die Entwicklung der MVZ. Mit rund 8600 Ärzten in rund 1650 MVZ sind im Durchschnitt 5 Ärzte pro Einheit tätig, die meisten im Angestelltenverhältnis. [...] Bisher gründeten sich MVZ sowohl in städtischen als auch in ländlichen Gebieten, allerdings lässt sich die Mehrzahl der MVZ in Kernstädten oder Ober- und Mittelzentren nieder. Im ländlichen Raum sind

---

[77]Vgl. Abschn. 9.3.4.4 Geburtsstunde der MVZ.
[78]Vgl. Bundesregierung (2011, S. 70).
[79]Vgl. § 95 Abs. 1a SGB V.

es 15 Prozent. Wir schaffen die Voraussetzungen dafür, dass [...] diese Versorgungsmöglichkeit im ländlichen Raum stärker genutzt werden kann.[80]

Als interdisziplinäre Versorgungsform wurden die Praxisnetze nunmehr stärker gefördert. Praxisnetze als Form der Vernetzung von Versorgungsbereichen waren bereits 1997 durch das 2. GKV-NOG vorgesehen gewesen und ihre Gründung wurde seit dem GMG mit einer Anschubfinanzierung unterstützt. Im Gesetzentwurf zum VStG war die nun eingeführte besondere finanzielle Förderung der Leistungen der Praxisnetze noch nicht enthalten; erst mit der Ausschussempfehlung fand sie Eingang in das VStG.[81] Als Zusammenschlüsse von Ärzten verschiedener Fachrichtungen, die interdisziplinär kooperieren, sollen Praxisnetze die ambulanten Versorgungsstrukturen verbessern. Praxisnetze unterliegen seit dem VStG einer gesonderten Vergütungsregelung, sofern sie der Verbesserung der ambulanten Versorgung dienen und von der Kassenärztlichen Vereinigung anerkannt sind.[82] Dafür kann die Kassenärztliche Vereinigung bei der Verteilung der Gesamtvergütung die Praxisnetze im Honorarverteilungsmaßstab entsprechend berücksichtigen. Die KBV erhielt den Auftrag, die Kriterien und Qualitätsanforderungen für die Anerkennung der Praxisnetze zu definieren. Am 1. Mai 2013 tat die Rahmenvorgabe in Kraft. Bis Juni 2014 war nach Ansicht des Sachverständigenrates zur Begutachtung der Entwicklung im Gesundheitswesen allerdings keine Förderung im „nennenswerten" Umfang erfolgt.[83]

Ein weiterer Ansatz zur Verbesserung der Versorgungsstrukturen im ländlichen Raum ist die sektorenübergreifende Tätigkeit der Leistungserbringer. Das VStG griff die durch das GMG eingeführte ambulante Behandlung durch Krankenhäuser in Fällen der Unterversorgung wieder auf und erweiterte sie zur Deckung eines „zusätzlichen Versorgungsbedarfs"[84]. Wenn bestimmte ambulante Behandlungen aufgrund fehlender Praxen im ländlichen Raum nicht von Vertragsärzten durchgeführt werden können, dürfen Krankenhäuser diesen Teil der vertragsärztlichen Versorgung kompensieren. Bisher war die ambulante Versorgung im Krankenhaus in diesen Fällen nur erlaubt, wenn der Landesausschuss der Ärzte und Krankenkassen vorher eine Unterversorgung festgestellt hat. Aufgrund der vorher zu deklarierenden Unterversorgung einer Region fand diese restriktive Regel keine Anwendung. Denn es sind Situationen denkbar, in denen per definitionem

---

[80]Vgl. Bundestag (2011a, S. 17334).

[81]Vgl. Bundestag (2011, S. 30).

[82]Vgl. § 87b Abs. 2 SGB V „Vergütung der Ärzte (Honorarverteilung)".

[83]Vgl. Vgl. Bundesregierung (2014, S. 567).

[84]Vgl. § 116a SGB V i.d.F. VStG „Ambulante Behandlung durch Krankenhäuser bei Unterversorgung".

zwar noch keine Unterversorgung herrscht, aber zusätzlicher lokaler Versorgungsbedarf besteht. Bereits wenn dieser Fall eintritt, soll die ambulante Behandlung im Krankenhaus möglich sein: „Diese Möglichkeit wird zur Sicherstellung einer flächendeckenden Versorgung auf Fälle erweitert, in denen der Landesausschuss festgestellt hat, dass in einem nicht unterversorgten Planungsbereich ein zusätzlicher lokaler Versorgungsbedarf besteht."

11.5.3.3 Kommunale Eigeneinrichtungen

Den Kommunen wurde das Recht eingeräumt, mit Zustimmung der Kassenärztlichen Vereinigung Eigeneinrichtungen zu betreiben. Erstmals wurden es kommunalen Trägern erlaubt, in kommunalen Eigeneinrichtungen selbst die medizinische Versorgung sicherzustellen. Kommunale Eigeneinrichtungen sind aber nur für den Ausnahmefall vorgesehen. Solch eine Ausnahme liegt bspw. vor, wenn anderweitig die Versorgung nicht sichergestellt werden kann. Die Kassenärztliche Vereinigung musste solch einer Gründung zuvor zustimmen und für die dort angestellten Ärzte gelten die Zulassungsbeschränkungen gemäß Bedarfsplanung.

11.5.4 Reform des vertragsärztlichen Vergütungssystems

Das VStG flexibilisierte und regionalisierte das vertragsärztliche Vergütungssystem. Mit dem WSG waren die Regularien der Vergütung zentral und bundesweit festgesetzt worden, indem die KBV und die Krankenkassen für die Honorarsteigerungen Orientierungswerte vorgaben, die sich mit Zu- und Abschlägen regionalisieren ließen. Die Kassenärztlichen Vereinigungen erhielten mit dem VStG wieder die Kompetenz, die Honorarverteilung nur im Benehmen mit den Krankenkassen festzulegen. Derart erhielten die Vertragspartner mehr Spielraum bei der Ausgestaltung der Honorarvergütung, denn zentrale Vorschriften der Bundesebene wurden zugunsten der regionalen Autonomie wieder zurückgenommen. Mit dem neuen Vergütungssystem wurden die Änderungen des WSG aus der vorhergehenden Legislaturperiode einfach wieder aufgehoben. Auf entsprechende Kritik traf diese Reform bei der oppositionellen SPD-Fraktion im Bundestag: „Unter diesem Deckmantel bringen Sie eine erneute Reform der vertragsärztlichen Vergütung auf den Weg. Angeblich sollen die regionalen Verantwortlichkeiten gestärkt werden. In der Praxis wird Ihre Reform aber eher dazu führen, dass wieder diejenigen bei der Honorarverteilung das Rennen machen, deren Einfluss am weitesten reicht. – Willkommen in der Vergangenheit!"[85]

---

[85]Bundestag (2011a, S. 17325).

Zur Sicherung der vertragsärztlichen Versorgung sollte die Niederlassung in strukturschwachen Regionen stärker finanziell honoriert werden. Auf individuelle Erfordernisse vor Ort darf die Kassenärztliche Vereinigung mit regionalen Preiszuschlägen reagieren, sodass sie förderwürdige Leistungen wie eine höhere Anzahl an Hausbesuchen in unterversorgten Gebieten finanziell anrechnen kann. Das GKV-FinG hatte für zahlreiche extrabudgetäre Leistungen das Ausgabevolumen gedeckelt. Mit dem Inkrafttreten des VStG wurden alle Restriktionen aufgehoben und sämtliche Leistungen ohne Mengenbegrenzung vergütet.[86] Zuschläge, Mengenausweitungen und die Neugestaltung des Honorarsystems gingen mit einem Anstieg der Gesamtvergütung einher, dessen Gesamtvolumen das BMG allerdings nicht zu prognostizieren vermochte.

11.5.5 Strukturentwicklung des G-BA und Wettbewerb der Krankenkassen

Um die Neutralität der Unparteiischen und deren Stellvertreter im G-BA sicherzustellen, dürfen sie nicht mehr aus dem Kreis der Trägerorganisationen und ihrer Mitglieder entsandt werden, wenn sie in den letzten drei Jahren dort beruflich tätig waren. Die Unparteiischen können vom Gesundheitsausschuss des Bundestages angehört werden. Sofern er die Unabhängigkeit der vorgeschlagenen Unparteiischen infrage stellt, darf er deren Berufung widersprechen.[87] Sofern nicht jede Organisation der Leistungserbringer von einem Beschluss betroffen ist, werden die Stimmen der nicht betroffenen auf die betroffenen Organisationen übertragen. Beim Ausschluss GKV-finanzierter Leistungen, die besondere Auswirkung auf die Versorgung haben und sektorenübergreifend beschlossen werden, wurde eine Zweidrittelmehrheit der Stimmen notwendig. Den Ländern wurde ein Mitberatungsrecht bei der Gestaltung der Bedarfsplanungsrichtlinie zugebilligt.[88]

Der Wettbewerb zwischen den Krankenkassen sollte gestärkt werden. Krankenkassen dürfen Leistungen anbieten, die über den allgemeinen Leistungskatalog hinausgehen. Das VStG räumt ihnen die Option zur spezifischen Leistungsgestaltung durch Verträge mit Beschäftigtengruppen oder Patientenorganisationen ein. Die Umsetzung der Gruppentarife erfolgte im Rahmen der Präventionsstrategie.

---

[86]Vgl. § 87d SGB V i. d. F. VStG „Vergütung vertragsärztlicher Leistungen im Jahr 2012".

[87]Bundesregierung (2012, S. 45).

[88]Vgl. § 91 SGB V i. d. F. VStG „Gemeinsamer Bundesausschuss".

11.6 Versorgungszuschlag für Krankenhäuser

Wiederholt stand die schlechte finanzielle Ausstattung der Krankenhäuser in der gesundheitspolitischen Debatte. Zur finanziellen Entlastung der Krankenhäuser bestätigte das Bundeskabinett am 17. April 2013 die vom BMG vorgelegten Vorschläge, mit denen die Krankenhäuser in den Jahren 2013 und 2014 um 1,1 Mrd. € entlastet werden sollten. Mit der Initiative trug das BMG den Tarifabschlüssen Rechnung, führte einen Versorgungszuschlag[89] ein und setzte ein Hygiene-Förderprogramm auf. Die Mittel für die Entlastung der Krankenhäuser stammten aus der Liquiditätsreserve des Gesundheitsfonds, wodurch sich eine Belastung der Beitragszahler mit Zusatzbeiträgen vermeiden ließ. Gesundheitsminister Bahr begründete die finanzielle Entlastung mit steigenden Anforderungen an das Pflegepersonal und hohen Ausgaben im Personalbereich.

> Die Krankenhäuser leisten einen Beitrag zu einer qualitativ hochwertigen medizinischen Versorgung der Menschen in unserem Land. Die heute beschlossenen kurzfristig wirksamen Maßnahmen unterstützen die Krankenhäuser dabei. Wir handeln im Sinne der Patienten, aber auch im Sinne des pflegerischen und medizinischen Personals, das in den Kliniken durch die zunehmende Arbeitsverdichtung teilweise unter Druck steht. Mittelfristig wird es darauf ankommen, dass wir die Mengenentwicklung in den Krankenhäusern analysieren und geeignete Mechanismen finden, die Entwicklung besser zu steuern. Ich appelliere aber auch an die Länder, ebenfalls ihren Verpflichtungen bei der Investitionsfinanzierung nachzukommen.[90]

Als Änderungsantrag des Gesundheitsausschusses[91] zum „Gesetz zur Beseitigung sozialer Überforderung bei Beitragsschulden in der Krankenversicherung"[92] fanden die Regelungen Eingang in die Gesetzgebung. Sie erhielten zum 1. August 2013 Rechtskraft. Der Versorgungszuschlag kompensierte die Einnahmeausfälle, die einerseits durch die Abschläge bei Mengenausweitung, andererseits durch die Minderung des Landesbasisfallwertes einhergingen: „Um im Zusammenhang mit der absenkenden Berücksichtigung zusätzlicher Leistungen bei der Verhandlung des Basisfallwerts in den Jahren 2013 und 2014 eine durch den Mehrleistungsabschlag entstehende so genannte „doppelte Degression" für den Krankenhausbereich insgesamt zu verhindern, wird in diesen Jahren ein Versorgungszuschlag festgelegt."

---

[89]Zur Weiterentwicklung des Versorgungs- zum Pflegezuschlag im KHSG, vgl. Abschn. 12.6.6 Vom Versorgungs- zum Pflegezuschlag.

[90]PM Nr. 32 des BMG vom 17.04.2013.

[91]Vgl. Bundestag (2013c).

[92]Vgl. BGBl I 2013 Nr. 38 vom 18.07.2013, S. 2423.

Der Versorgungszuschlag milderte die Folgen der Kollektivhaftung und der Mehrleistungsabschläge. Wenn die Krankenhäuser mehr Operationen ausführen, senken Abschläge die Vergütung.[93] Da die gesamte Mengenausweitung auf Landesebene zu einer Absenkung des Landesbasisfallwertes führt, nehmen Krankenhäuser mit Mengenausweitung jene ohne in eine Kollektivhaftung. Darüber hinaus führte der mit dem GKV-FinG eingeführte Mehrleistungsabschlag zu einer „doppelten Degression". Neben die absenkende Berücksichtigung im Rahmen des Landesbasisfallwertes trat mit dem GKV–FinG die Verringerung des Erlösbudgets des Krankenhauses.[94] Bahr lehnte die Konsequenzen dieser Mechanismen ab: „Bisher war es so: ‚Wenn eine Uniklinik in Köln mehr transplantiert, dann erhält das kleine Krankenhaus im Sauerland für eine Blinddarmoperation eine schlechtere Vergütung. Der Versorgungszuschlag sorgt hier nun für einen Ausgleich. So können sich die Krankenhäuser auf eine verlässliche Finanzierung einstellen.'"[95] Krankenhäuser, die keine zusätzlichen Leistungen erbrachten, kamen in den Vorteil der Versorgungszuschläge, ohne Mehrleistungsabschläge hinnehmen zu müssen. Für das Jahr 2013 standen den Krankenhäusern 250 Mio. € und für das Jahr 2014 insgesamt 500 Mio. € zusätzlich zur Verfügung. Im Rahmen des KHSG entwickelte der Gesetzgeber diese Regelung weiter und ging zu einer individuellen Lösung auf Krankenhausebene über.[96]

Das Hygiene-Förderprogramm ermöglicht die Ausstattung der Krankenhäuser mit ärztlichem und pflegerischem Hygienepersonal, um den Anforderungen des Infektionsschutzgesetzes zu entsprechen.[97] Das Programm umfasste externe Beratungsleistungen durch Hygienefachärzte sowie die Fort- und Weiterbildungen zu qualifiziertem Hygienepersonal. Schließlich fanden die Tarifabschlüsse Eingang in die Bundespflegesatzverordnung.

11.7 Pflege-Neuausrichtungs-Gesetz

Die stetig steigende Anzahl von Pflegebedürftigen initiierte eine Reihe von Gesetzgebungsverfahren, mit denen den daraus erwachsenden Anforderungen entsprochen werden sollte. Im Jahr 2012 waren 2,4 Mio. Menschen auf Pflege angewiesen,

---

[93]Vgl. § 10 Abs. 3 KHEntgG.

[94]Vgl. Abschn. 11.4 GKV-FinG: pauschaler Zusatzbeitrag, Sozialausgleich und Disparität.

[95]Vgl. Bundestag (2013d, S. 31072).

[96]Vgl. Abschn. 12.6.6 Vom Versorgungs- zum Pflegezuschlag.

[97]Vgl. § 4 Abs. 11 KHEntG a. F. „Vereinbarung eines Erlösbudgets ab dem Jahr 2009".

wobei 900.000 an Demenz erkrankt waren.[98] Ein Ende dieser Entwicklung war nicht abzusehen, denn der Gesetzgeber erwartete einen Anstieg auf 4 Mio. Pflege-bedürftige: „Es bedarf einer Fortentwicklung der Leistungsangebote der Pflegever-sicherung, damit sie den Herausforderungen der Zukunft gerecht werden, welchen Hilfebedarf insbesondere an Demenz erkrankte Menschen haben."[99] Zur besseren Pflege von Demenzkranken sollte ein neuer Pflegebedürftigkeitsbegriff eingeführt werden. Allerdings galt es, vor dessen Einführung die daraus resultierenden Umset-zungsfragen zu klären. Das Pflege-Neuausrichtungs-Gesetz (PNG) stellte den ers-ten legislativen Schritt hin zur Einführung des neuen Pflegebedürftigkeitsbegriffs dar. Das PNG stellte kurzfristig verbesserte Leistungen für Demenzkranke bereit, bis die langfristigen Vorarbeiten zum neuen Pflegebedürftigkeitsbegriff abgeschlos-sen waren. Der Entwurf der Bundesregierung zu einem „Gesetz zur Neuausrich-tung der Pflegeversicherung" (Pflege-Neuausrichtungs-Gesetz – PNG) ging dem Bundestag am 23. April 2012 zu. Das Gesetz wurde am 25. Juni 2012 abschließend beraten und trat am 30. Oktober 2012 in Kraft.[100] Das PNG gewährte Demenz-erkrankten nicht nur bessere Leistungen bis zur Einführung des neuen Pflegebe-dürftigkeitsbegriffs, sondern es passte darüber hinaus die Finanzierungsgrundlagen der Pflegeversicherung an. Es erhöhte den Beitragssatz um 0,1 Prozentpunkte und schuf steuerliche Anreize zur privaten Pflegevorsorge. Zur kurzfristigen Leistungs-verbesserung erhielten Menschen mit Demenzerkrankung und geistigen Behinde-rungen in den Pflegestufen I und II vorübergehend höhere Leistungsbeträge. Pflegebedürftige mit erheblich eingeschränkter Alltagskompetenz (sog. „Pflege-stufe 0") konnten zusätzliches Pflegegeld und -sachleistungen beantragen.

11.8   Apothekennotdienst und Abschaffung der Praxisgebühr

Das unscheinbare „Gesetz zur Regelung des Assistenzpflegebedarfs in stationären Vorsorgeeinrichtungen"[101] schaffte mit der Praxisgebühr eines der umstrittensten gesundheitspolitischen Instrumente ab. Während der Gesetzentwurf[102] der Bun-desregierung den Assistenzpflegeanspruch regelte, setzte die Koalition mit der

---

[98]Bundesregierung (2012, S. 18).
[99]Bundesregierung (2012, S. 1).
[100]Vgl. BGBl I 2012 Nr. 51 vom 29.10.2012, S. 2246.
[101]Vgl. BGBl I 2012 Nr. 61 vom 27.12.2012, S. 2789.
[102]Vgl. Bundesregierung (2012b).

Beschlussempfehlung die Abschaffung der Praxisgebühr durch.[103] Die mit dem GMG zum 1. Januar 2004 eingeführte Praxisgebühr wurde zu Beginn des Jahres 2013 nicht mehr erhoben. Mit der Abschaffung ging eine Entlastung des bürokratischen Aufwands für die Arzt- und Zahnarztpraxen, aber auch für die Notfallambulanzen der Krankenhäuser einher. Jährlich ist die Praxisgebühr insgesamt 200 Mio. Mal erhoben worden, was mit entsprechendem Zeit- und Arbeitsaufwand einherging. Die Beschlussempfehlung bezifferte die eingesparten Bürokratiekosten auf 330 Mio. €.[104] Zugleich fielen 1,8 Mrd. € an Einnahmen für die GKV weg. Gesundheitsminister Bahr resümierte die kontroverse Debatte zur Praxisgebühr in den vergangenen Jahren: „Keine Eigenbeteiligung trifft auf eine so große Ablehnung in der Bevölkerung wie die Praxisgebühr."[105] Nicht nur die Skepsis der Versicherten gegenüber der als Kassengebühr bezeichneten Abgabe bewegte den Gesetzgeber zu deren Abschaffung. Für den Gesetzgeber zeigte sich, dass sie entgegen der Intention keine steuernde Wirkung entfaltete. In Abhängigkeit der Mehrheitsverhältnisse im Bundestag schätzte das BMG den Erfolg oder Misserfolg der Praxisgebühr allerdings unterschiedlich ein. Eine Legislaturperiode zuvor war die Bundesregierung noch der Meinung, die Praxisgebühr hätte die erwünschte Steuerungsfunktion entfaltet.[106] Maßgeblich war die FDP für die Abschaffung verantwortlich, da sie als Vertretung der Vertragsärzte vor allem den bürokratischen Aufwand in den Praxen kritisierte.

Das Apothekennotdienstsicherstellungsgesetz (ANSG) soll die durchgängige Versorgung mit Medikamenten sicherstellen. Der Entwurf der Fraktionen von CDU und FDP wurde am 16. April 2013 in den Bundestag eingebracht[107] und am 6. Juni 2013 abschließend behandelt. Das ANSG trat am 1. August 2013 in Kraft.[108] Bisher konnten die Apotheken immer einen zusätzlichen Betrag berechnen, wenn sie in Notdienstzeiten in Anspruch genommen wurden. Gerade in ländlichen Regionen wird der Notdienst aber nur mäßig frequentiert genutzt, was zu finanziellen Einbußen führen konnte. Seit dem ANSG erhalten die Apotheken unabhängig von der Inanspruchnahme für jeden zwischen 20 – 6 Uhr vollständig

---

[103]Vgl. Bundestag (2013a, S. 13).

[104]Vgl. Bundestag (2013a, S. 16).

[105]Bundestag (2012, S. 25034).

[106]Vgl. Fraktionen der CDU/CSU und SPD (2006, S. 85).

[107]Vgl. Fraktionen der CDU/CSU und FDP (2013b).

[108]Vgl. BGBl I 2013 Nr. 38 vom 18. Juli 2013, S. 2420.

erbrachten Notdienst eine Pauschale aus einem vom Deutschen Apothekerverband errichteten und verwalteten Fonds, um die durchgehende Arzneimittelversorgung der Bevölkerung auch außerhalb der Öffnungszeiten und insbesondere in dünn besiedelten Regionen zu gewährleisten. Die Finanzierung erfolgt über eine Erhöhung des Festzuschlags, den Apotheker für die Abgabe verschreibungspflichtiger Fertigarzneimittel erheben. Daraus ergeben sich Mehrkosten von 100 Mio. € jährlich. Staatssekretärin Flach stellte das ANSG in einen direkten Zusammenhang mit dem VStG, das weite Passagen der medizinischen Versorgung im ländlichen Raum widmete:

> Mit unserem Vorhaben, die Sicherstellung des Apothekennotdienstes zu fördern, ergänzen wir ganz gezielt das im letzten Jahr in diesem Hohen Hause beratene und in Kraft getretene VStG. [...] Dabei haben wir besonders die ländlichen Apotheken im Blick; denn natürlich ist dort der Mangel besonders eklatant, und ich glaube, dass wir mithilfe dieses Gesetzentwurfs den Notdienst in ländlichen Gebieten nachhaltig sicherstellen.[109]

11.9 Zwischenfazit: Stärkung von Selbstverwaltung und Leistungserbringern

Die Akzente der Gesetzgebung lassen bei der schwarz-gelben Koalition eine Orientierung am klassischen Bild des selbstverwalteten Gesundheitssystems und an den Interessen der Leistungserbringer erkennen. Mit der Rückkehr der FDP in die Regierungsverantwortung wird sogleich ihre Handschrift in den Gesetzen deutlich: Die fortschreitende Zentralisierung wurde zumindest verzögert und der Selbstverwaltung räumte der Gesetzgeber mehr Rechte ein. Nicht allein am VStG zeigt sich, wie die Gesundheitspolitik den staatlichen Regelungsanspruch zurücknahm und den Partnern der Selbstverwaltung die Aufgabe zur Organisation der Gesundheitsversorgung übertrug. Wie ein roter Faden zieht sich die Stärkung der Selbstverwaltung und Leistungserbringer durch die gesundheitspolitischen Initiativen. Für kurzfristige Interventionen behielt sich der Gesetzgeber allerdings die hoheitlich-staatliche Regelung vor. Im Verhältnis zwischen Selbstverwaltung und Staat stärkte die schwarz-gelbe Koalition die Selbstverwaltung, während sie im Innenverhältnis der Verbände der Kassenärztlichen Vereinigung mehr Einfluss zubilligte. Der These, dass nur eine staatliche Reglementierung die Kosten des

---

[109]Vgl. Bundestag (2013b, S. 30817).

Gesundheitssystems im Zaum halten könne, muss im Hinblick auf das Resümee der christlich-liberalen Koalition widersprochen werden: Durch das GKV-ÄndG, das AMNOG und das GKV-FinG ließen sich für die GKV Einsparungen in Höhe von 3,5 Mrd. € erzielen.[110]

Zwar zielte das VStG auf die Stärkung der ambulanten Versorgung, allerdings hätten dem Gesetzgeber zur Stärkung der ambulanten Strukturen im ländlichen Raum gerade im Hinblick auf die Neuerungen der vergangenen Legislaturperioden weitere und weitergehende Mittel zur Verfügung gestanden, die sich weniger an den Bedürfnissen des niedergelassenen Arztes mit eigener Praxis ausrichten. Das VStG maß aber der Berufsausübung des selbstständigen Arztes in eigener Niederlassung Vorrang gegenüber anderen Versorgungskonzepten bei. Folgerichtig ging mit dieser Priorisierung auch eine Stärkung der Kassenärztlichen Vereinigung einher. Ausdruck der Orientierung am selbstständigen Arzt ist die restriktive Handhabe der Zulassungen von MVZ und der kassenärztliche Vorbehalt gegenüber der Gründung von Eigenbetrieben durch Kommunen. Die Mobilisierung von Krankenhäusern gegen die medizinische Unterversorgung in ländlichen Regionen blieb der Landespolitik entzogen, da der Landesausschuss eine Unterversorgung oder einen zusätzlichen lokalen Versorgungsbedarf deklarieren muss. Außerdem wurde trotz der kritisierten räumlichen Ungleichverteilung der Niederlassungen nicht vom Prinzip der Bedarfsplanung abgerückt. Verpflichtende Maßnahmen, wie das zwingend auszuübende Vorkaufsrecht der Kassenärztlichen Vereinigung in überversorgten Regionen, wurden aus dem Gesetzentwurf gestrichen. Schließlich stärkte das VStG die Autonomie der Kassenärztlichen Vereinigungen, indem es die durch das WSG auf die Bundesebene übertragenen Kompetenzen der Vergütung wieder auf die Landesebene übertrug. Am deutlichsten zeigt sich die Unterstützung der Vertragsärzte bei der Abschaffung der Praxis- bzw. Kassengebühr, die zu erhöhtem bürokratischen Aufwand geführt hatte und der die Vertragsärzte mit gemischten Gefühlen gegenüberstanden.

Die Stärkung der Selbstverwaltung lässt sich auch bei Finanzierungsfragen der stationären Versorgung exemplifizieren. Obgleich für das Jahr 2011 der Umfang des Mehrleistungsabschlags durch das GKV-FinG gesetzlich festgeschrieben wurde, wurde seine Höhe ab dem Jahr 2012 wieder den Verhandlungspartnern zur Disposition gestellt. Ebenso zeigt sich die Aufhebung staatlicher Vorschriften und die Stärkung der Selbstverwaltung anhand der Arzneimittelversorgung. So blieb es den Arzneimittelherstellern überlassen, welche Vergleichstherapie sie wählen dürfen.

---

[110]Vgl. Bundesregierung (2011, S. 4).

Literatur

Bandelow, N.C./Hartmann, Anja. 2015. Gesundheitspolitik unter schwarz-gelber Führung: Begrenzte Erklärungskraft der Parteiendifferenz in einem vermachteten Politikfeld. In *Politik im Schatten der Krise. Eine Bilanz der Regierung Merkel 2009–2013*, Hrsg. R. Zohlnhöfer/T. Saalfeld, 427–450. Wiesbaden: Springer VS.

Bundesregierung. 2010. *Entwurf eines Gesetzes zur Änderung krankenversicherungsrechtlicher und anderer Vorschriften*. BT-Drs. 17/1297 (31.03.2010). Berlin.

Bundesregierung. 2010a. *Antwort der Bundesregierung auf die Kleine Anfrage der Abgeordneten Birgitt Bender, Dr. Harald Terpe, Maria Klein-Schmeink, weiterer Abgeordneter und der Fraktion Bündnis 90/Die Grünen – Drucksache 17/8947 – Wettbewerb und Rabattverträge*. BT-Drs. 17/9115 (26.03.2012). Berlin.

Bundesregierung. 2011. Entwurf eines Gesetzes zur Verbesserung der Versorgungsstrukturen in der gesetzlichen Krankenversicherung (GKV-Versorgungsstrukturgesetz – GKV-VStG). BT-Drs. 17/6906 (05.09.2011). Berlin.

Bundesregierung. 2012. *Entwurf eines Gesetzes zur Neuausrichtung der Pflegeversicherung (Pflege-Neuausrichtungs-Gesetz – PNG)*. BT-Drs. 17/9369 (23.04.2012) Berlin.

Bundesregierung. 2012a. *Unterrichtung durch die Bundesregierung. Sondergutachten 2012 des SVR zur Begutachtung der Entwicklung im Gesundheitswesen. Wettbewerb an der Schnittstelle zwischen ambulanter und stationärer Gesundheitsversorgung*. BT-DRs. 17/10323 (10.07.2012). Berlin.

Bundesregierung. 2012b. *Entwurf eines Gesetzes zur Regelung des Assistenzpflegebedarfs in Vorsorge- oder Rehabilitationseinrichtungen*. BT-Drs. 17/10747 (24.09.2012).

Bundesregierung. 2014. *Unterrichtung durch die Bundesregierung. Gutachten 2014 des Sachverständigenrates zur Begutachtung der Entwicklung im Gesundheitswesen. Bedarfsgerechte Versorgung – Perspektiven für ländliche Regionen und ausgewählte Leistungsbereiche*. BT-DRs. 18/1940 (26.06.2014). Berlin.

Bundestag. 2009. Regierungserklärung der Bundeskanzlerin mit anschließender Aussprache. BT-PlPr. 17/3 (10.11.2009), S. 29–122. Berlin.

Bundestag. 2010. *Beschlussempfehlung und Bericht des Ausschusses für Gesundheit zum Entwurf eines Gesetzes zur Änderung krankenversicherungsrechtlicher und anderer Vorschriften*. BT-Drs. 17/2170 (16.06.2010). Berlin.

Bundestag. 2010a. *Zweite und dritte Beratung des von der Bundesregierung eingebrachten Entwurfs eines Gesetzes zur Änderung krankenversicherungsrechtlicher und anderer Vorschriften*. BT-PlPr. 17/50 (18.06.2010), S. 5219–5228. Berlin.

Bundestag. 2010b. *Beschlussempfehlung und Bericht des Ausschusses für Gesundheit zu dem Gesetzentwurf der Fraktionen der CDU/CSU und FDP zu Gesetz zur Neuordnung des Arzneimittelmarktes in der gesetzlichen Krankenversicherung (Arzneimittelmarktneuordnungsgesetz – AMNOG)*. BT-Drs. 17/3698 (10.11.2010). Berlin.

Bundestag. 2010c. *Zweite und dritte Beratung des von den Fraktionen der CDU/CSU und der FDP eingebrachten Entwurfs eines Gesetzes zur Neuordnung des Arzneimittelmarktes in der gesetzlichen Krankenversicherung (Arzneimittelmarktneuordnungsgesetz – AMNOG)*. BT-PlPr.17/71 (11.11.2010), S. 7660–7675. Berlin.

Bundestag. 2010d. *Zweite und dritte Beratung des von den Fraktionen der CDU/CSU und der FDP eingebrachten Entwurfs eines Gesetzes zur nachhaltigen und sozial ausgewogenen Finanzierung der Gesetzlichen Krankenversicherung (GKV-Finanzierungsgesetz – GKVFinG)*. BT-PlPr. 17/72 (12.11.2010), S. 7874–7883. Berlin.

Bundestag. 2011. *Beschlussempfehlung und Bericht des Ausschusses für Gesundheit zu dem Gesetzentwurf der Bundesregierung zu einem Gesetzes zur Verbesserung der Versorgungsstrukturen in der Gesetzlichen Krankenversicherung (GKV-Versorgungsstrukturgesetz – GKV-VStG).* BT-Drs. 17/8005 (30.11.2011). Berlin.

Bundestag. 2011a. *Zweite und dritte Beratung des von der Bundesregierung eingebrachten Entwurfs eines Gesetzes zur Verbesserung der Versorgungsstrukturen in der gesetzlichen Krankenversicherung (GKV-Versorgungsstrukturgesetz– GKV-VStG).* BT-PlPr. 17/146 (01.12.2011), S. 17317–17337. Berlin.

Bundestag. 2012. *Zweite und dritte Beratung des von der Bundesregierung eingebrachten Entwurfs eines Gesetzes zur Regelung des Assistenzpflegebedarfs in der stationären Vorsorge- oder Rehabilitationseinrichtungen.* BT-PlPr. 17/205 (09.11.2012), S. 25033–25047.

Bundestag. 2013. *Beschlussempfehlung und Bericht des Ausschusses für Gesundheit zu dem Gesetzentwurf der Fraktionen der CDU/CSU und FDP zu einem Dritten Gesetz zur Änderung arzneimittelrechtlicher und anderer Vorschriften.* BT-Drs. 17/13770 (05.06.2013). Berlin.

Bundestag. 2013a. *Beschlussempfehlung und Bericht des Ausschusses für Gesundheit zum Entwurf der Fraktionen CDU/CSU und FDP zu einem Gesetz zur Förderung der Sicherstellung des Notdienstes von Apotheken (Apothekennotdienstsicherstellungsgesetz – ANSG).* BT-Drs. 17/13769 (05.06.2013). Berlin.

Bundestag. 2013b. *Zweite und dritte Beratung des von den Fraktionen der CDU/CSU und FDP eingebrachten Entwurfs eines Gesetzes zur Förderung der Sicherstellung des Notdienstes von Apotheken (Apothekennotdienstsicherstellungsgesetz – ANSG).* BT-PlPr. 17/243 (06.06.2013), S. 30816–30826. Berlin.

Bundestag. 2013c. *Beschlussempfehlung und Bericht des Ausschusses für Gesundheit zu dem Gesetzentwurf der Fraktionen der CDU/CSU und FDP zu einem Gesetz zur Beseitigung sozialer Überforderung bei Beitragsschulden in der Krankenversicherung.* BT-Drs. 17/13947 (12.06.2013). Berlin.

Bundestag. 2013d. *Zweite und dritte Beratung des von den Fraktionen der CDU/CSU und FDP eingebrachten Entwurfs eines Gesetzes zur Beseitigung sozialer Überforderung bei Beitragsschulden in der Krankenversicherung.* BT-PlPr. 17/247 (14.06.2013), S. 31691–31711. Berlin.

Fraktionen der CDU/CSU und SPD. 2006. *Entwurf eines Gesetzes zur Stärkung des Wettbewerbs in der gesetzlichen Krankenversicherung (GKV-Wettbewerbsstärkungsgesetz – GKV-WSG).* BT-Drs. 16/3100 (24.10.2006). Berlin.

Fraktionen der CDU/CSU und FDP. 2010. *Entwurf eines Gesetzes zur Neuordnung des Arzneimittelmarktes in der gesetzlichen Krankenversicherung (Arzneimittelmarktneuordnungsgesetz – AMNOG).* BT-Drs. 17/2413 (06.07.2010). Berlin.

Fraktionen der CDU/CSU und FDP. 2010a. *Entwurf eines Gesetzes zur nachhaltigen und sozial ausgewogenen Finanzierung der Gesetzlichen Krankenversicherung (GKV-FinG).* BT-Drs. 17/3040 (28.09.2010). Berlin.

Fraktionen der CDU/CSU und FDP. 2013. *Entwurf eines Dritten Gesetzes zur Änderung arzneimittelrechtlicher und anderer Vorschriften.* BT-Drs. 17/13083 (16.04.2013). Berlin.

Fraktionen der CDU/CSU und FDP. 2013a. *Entwurf eines Gesetzes zur Beseitigung sozialer Überforderung bei Beitragsschulden in der Krankenversicherung.* BT-Drs. 17/13079 (16.04.2013). Berlin.

Fraktionen der CDU/CSU und FDP. 2013b. *Gesetzentwurf der Fraktionen der CDU/CSU und FDP Entwurf eines Gesetzes zur Förderung der Sicherstellung des Notdienstes von Apotheken (Apothekennotdienstsicherstellungsgesetz – ANSG).* BT-Drs. 17/13081 (16.04.2013). Berlin.

CDU, CSU und FDP. 2009. *Wachstum, Bildung, Zusammenhalt. Koalitionsvertrag zwischen CDU, CSU und FDP für die 17. Legislaturperiode,* Berlin.

Gibis, B. 2013. Die Reform der Bedarfsplanung der vertragsärztlichen Versorgung in der Folge des Versorgungsstrukturgesetz. In *Herausforderungen der regionalen Versorgung nach dem Versorgungsstrukturgesetz,* Hrsg. Eckhard Bloch, 25–34. Berlin: LIT Verlag.

Hase, F. 2013. Neue Instrumente zur Zulassung. In *Herausforderungen der regionalen Versorgung nach dem Versorgungsstrukturgesetz,* Hrsg. Eckhard Bloch, 35–46. Berlin: LIT Verlag.

Kremer, Ralf/C. Wittmann. 2015. *Das Vertragsärztliche Zulassungsverfahren* (2. Aufl.), München: C.F. Müller.

Die Gesundheitspolitik der Großen Koalition ab 2013

12

12.1 Koalitionsvertrag und Regierungserklärung

Trotz des Regierungswechsels und der Formierung der Großen Koalition orientierte sich die Gesundheitspolitik nicht völlig neu. In ihrer Regierungserklärung knüpfte die Kanzlerin an einzelne Schwerpunkte der vorherigen Legislaturperiode an, wodurch sie den gesundheitspolitischen Maßnahmen eine gewisse Kontinuität verlieh. Mit der ärztlichen Versorgung im ländlichen Raum und den Anstrengungen hin zu einer Gleichverteilung der medizinischen Versorgung und weg von dem Nebeneinander über- und unterversorgter Gebiete griff Merkel zentrale Aspekte des VStG unter schwarz-gelb auf: „Die Bundesregierung will dafür Sorge tragen, dass die medizinische Versorgung verbessert wird, insbesondere bei der Versorgung mit Fachärzten. Jeder muss schnell und gut behandelt werden. Die hohe Qualität unserer medizinischen Versorgung muss auch in Zukunft gerade im ländlichen Raum gesichert werden."[1] Der Pflege maß die Kanzlerin besondere Bedeutung bei. Durch mehr finanzielle Mittel sollten die Voraussetzungen für verbesserte Pflegeleistungen geschaffen werden. Weitere Akzente setzte sie in der Regierungserklärung nicht.

Im Koalitionsvertrag finden sich zahlreiche Ansätze, wie die Große Koalition das Gesundheitssystem weiterzuentwickeln gedachte. Im ambulanten Bereich stand die Sicherstellung der flächendeckenden Versorgung an die vorherige Legislaturperiode anknüpfend weiterhin im Mittelpunkt: „Zur Sicherstellung der flächendeckenden Versorgung wollen wir die Anreize zur Niederlassung in unterversorgten Gebieten weiter verbessern."[2] Die fakultative Möglichkeit zur

---

[1]Bundestag (2014, S. 567).
[2]CDU, CSU und SPD (2013, S. 53).

© Springer Fachmedien Wiesbaden GmbH 2017
F. Illing, *Gesundheitspolitik in Deutschland*,
DOI 10.1007/978-3-658-17609-9_12

Zulassung der Krankenhäuser zur ambulanten Versorgung in unterversorgten Gebieten wollten die Koalitionsfraktionen zu einer verpflichtenden Teilnahme weiterentwickeln. Die Gesundheitspolitik bewegte sich hier in einem Spannungsfeld zwischen den berechtigten Ansprüchen ambulant tätiger Ärzte und der Notwendigkeit, zur Sicherstellung der medizinischen Versorgung in der Fläche stationäre Leistungserbringer stärker zu beteiligen. Die Koalitionäre waren sich bewusst, dass sie mit solchen Ambitionen die Abwehrhaltung der freiberuflichen Ärzte provozierten. Daher bekannte sich der Koalitionsvertrag klar zu den traditionellen Strukturen: „Die Freiberuflichkeit der niedergelassenen Ärzte, Zahnärzte und Psychotherapeuten ist unverzichtbares Element für die flächendeckende ambulante Versorgung. Sie ist ein Garant für die Diagnose und Therapiefreiheit und für die freie Arztwahl."[3] Diesem Bekenntnis zum Trotz waren Eingriffe in die Selbstverwaltung geplant. Bereits in der vorherigen Legislaturperiode war die Option eröffnet worden, in überversorgten Gebieten Arztpraxen stillzulegen. Diese „Kann"- sollte laut Koalitionsvertrag zu einer „Soll"-Regelung umformuliert werden. Mit weiteren Vorstößen wie der Zulassung arztgruppengleicher MVZ und kommunaler Eigenbetriebe sollte der Unterversorgung in strukturschwachen, vor allem ländlichen Gebieten begegnet werden. In diesem gesundheitspolitischen Bereich lässt sich erstmals eine gewisse Kontinuität verzeichnen. Im Gegensatz zu den vorherigen Politikwechseln, die stets auch zu Kurswechseln führten, folgte die Gesundheitspolitik diesmal dem eingeschlagenen Pfad.

Mit dem Vorhaben, die Wartezeit von Arztterminen zu verkürzen, war ein Streitthema auf die Agenda gesetzt. Die geplanten Terminservicestellen bei den Kassenärztlichen Vereinigungen sollte die Wartezeit auf weniger als vier Wochen reduzieren. Sofern diese Frist überschritten wird, dürfen Krankenhäuser eine ambulante Behandlung vornehmen, die dann aus dem Budget der Kassenärztlichen Vereinigung bestritten wird. Die Große Koalition griff außerdem die Idee integrativer und selektiver Versorgungsformen wieder auf und gedachte sie weiterzuentwickeln: „Die Krankenkassen müssen Freiräume erhalten, um im Wettbewerb gute Verträge gestalten und regionalen Besonderheiten gerecht werden zu können. Für die verschiedenen Möglichkeiten zur Vereinbarung von integrierten und selektiven Versorgungsformen werden die rechtlichen Rahmenbedingungen angeglichen und bestehende Hemmnisse bei der Umsetzung beseitigt."[4]

Für die Krankenhauslandschaft sah der Koalitionsvertrag eine Qualitätsoffensive vor, bei der die Qualität als Finanzierungskriterium Eingang in das KHG finden sollte. Außerdem müssten die Qualitätsberichte der Krankenhäuser in

---

[3]Ebenda.
[4]Ebenda, S. 55.

einer verständlicheren Form publiziert werden. Das System der Mehrleistungsabschläge sollte mit dem Ziel differenziert werden, Mehrleistungen nicht pauschal mit Abschlägen zu belegen, sondern die Vergütung von der Qualität abhängig zu machen. Neben der ambulanten sollte auch die stationäre Versorgung im ländlichen Raum sichergestellt werden: „Nicht nur in Ballungsräumen, sondern auch in ländlichen Regionen muss die wohnortnahe Krankenhausversorgung der Bevölkerung gewährleistet sein. Hierzu wollen wir sicherstellen, dass auch Krankenhäuser in strukturschwachen Regionen ihren Versorgungsauftrag wahrnehmen können." Zusätzliche Angebote der Krankenhäuser sollten durch Sicherstellungszuschläge im System der DRGs honoriert werden. Für die Krankenhäuser waren des Weiteren unterschiedliche Landesbasisfallwerte ein Ärgernis, denn diese sorgten für ein unterschiedliches Vergütungsniveau gleicher Leistungen. Die Bund-Länder-Arbeitsgruppe wurde mit der Anpassung und Angleichung der unterschiedlichen Werte beauftragt. In der Arzneimittelversorgung planten die Koalitionspartner den Bestandsmarktaufruf aufzuheben, das Preismoratorium fortzuschreiben und den Herstellerrabatt auf verschreibungspflichtige Arzneimittel beizubehalten. Auf die Kritik, Rabattverträge provozierten Lieferengpässe, reagierten die Regierungsparteien mit einem Sicherstellungsauftrag an die Produzenten und Großhändler.

12.2 Arzneimittelversorgung

12.2.1 Verlängerung des Preismoratoriums für Arzneien

Die im Koalitionsvertrag angekündigte Verlängerung des Preismoratoriums für Arzneimittel griffen die Koalitionspartner zügig auf. Seit 2010 galt ein Preisstopp für alle zulasten der GKV verordneten Arzneimittel.[5] Einen Tag nach der Unterzeichnung der Koalitionsvereinbarung legten die Fraktionen von CDU/CSU und SPD am 17. Dezember 2013 den Entwurf des 13. SGB V-Änderungsgesetzes vor.[6] In der Gesetzesbegründung betonen die Koalitionäre die preisdämpfende Wirkung des Moratoriums: „Das gesetzliche Preismoratorium, durch das einseitig bestimmte Preissteigerungen der pharmazeutischen Unternehmer nicht zulasten der Krankenkassen und sonstigen Kostenträger abgerechnet werden konnten, hat sich zur Dämpfung der steigenden Ausgabenentwicklung im Arzneimittelbereich

---

[5]Vgl. Abschn. 11.2.1 Erhöhte Abschläge und Preismoratorium.
[6]Vgl. Fraktionen der CDU/CSU und SPD (2013).

bewährt."[7] Im Falle des Auslaufens dieser Maßnahme Ende 2013 erwartete der Gesetzgeber jedoch einen deutlichen Anstieg der Arzneimittelausgaben und eine überdurchschnittliche Preisentwicklung, denn der langjährige Trend zu steigenden Kosten je Arzneimittelverordnung hielt an und trug zu den Ausgabensteigerungen in der Arzneimittelversorgung bei. Das 13. SGB V-ÄndG sah deswegen eine Verlängerung des Preismoratoriums vor. Es trat am 1. Januar 2014 in Kraft.[8] Es führte den Preisstopp für Arzneimittel bis zum 31. März 2014 fort[9], da ein unverhältnismäßiger Anstieg der Kosten für Arzneimittel im Jahr 2014 erwartet wurde, der sich nach Schätzungen auf 2 Mrd. € belaufen hätte.

In der Gesetzgebung unmittelbar anschließend legten die Fraktionen von CDU/CSU und SPD ebenfalls am 17. Dezember 2013 den Entwurf zum 14. SGB V-Änderungsgesetz vor.[10] Das Gesetz ging am 20. Februar 2014 in die abschließende Lesung[11] und trat am 1. April 2014 in Kraft.[12] Im Rahmen der Anschlussregelung verlängerte sich die Frist des Preismoratoriums bis zum 31. Dezember 2017. Als Begründung für die Fortschreibung des Preisstopps wurde erneut der zu erwartende Kostenanstieg beim Auslaufen der Regelung angegeben. Bei einer Aufhebung wären der GKV zusätzliche Kosten in Höhe von 2 Mrd. € erwachsen. Arzneimittel mit Festbetrag wurden vom Preismoratorium nun aber ausgenommen.[13]

Der zu gewährende Herstellerabschlag bei festbetragsfreien Arzneien wurde laut Gesetzentwurf zwar von 6 auf 7 % erhöht. Eigentlich wurde er aber von 16 auf 7 % gesenkt – weil nämlich die Große Koalition die befristete Regelung des GKV-ÄndG nicht verlängerte, dienten wieder die ursprünglichen 6 % des AVWG als Grundlage für die Veränderung. Ausgenommen sind patentfreie, wirkstoffgleiche Präparate. Der Gesetzgeber bezifferte die Einsparungen pro Jahr auf bis zu 650 Mio. €.

Wie im Koalitionsvertrag angekündigt, wurde der Bestandsmarktaufruf aufgehoben. Arzneimittel, die bereits im Bestandsmarkt gehandelt werden, müssen sich keiner Nutzenbewertung mehr unterziehen.[14] Mit dem AMNOG wurde

---

[7]Ebenda.

[8]BGBl 1 I 2013 Nr. 77 vom 30.12.2013, S. 4382.

[9]Vgl. § 130a SGB V i. d. F. 13. SGB V-ÄndG „Rabatte der pharmazeutischen Unternehmer".

[10]Vgl. Fraktionen der CDU/CSU und SPD (2013a).

[11]Vgl. Bundestag (2014b).

[12]BGBl I 2014 Nr. 11 vom 31.03.2014, S. 261.

[13]Vgl. Bundestag (2014a, S. 7).

[14]Vgl. den aufgehobenen § 35a Abs. 6 SGB V.

neben der frühen Nutzenbewertung mit dem Bestandsmarktaufruf auch die Nutzenbewertung für bereits auf dem Markt erhältliche Arzneimittel eingeführt. Der Bestandsmarktaufruf führte jedoch eine Reihe von Komplikationen mit sich. Bundesgesundheitsminister Gröhe verwies auf diese Probleme in der abschließenden Lesung im Bundestag:

> Im Gegensatz zu der inzwischen bewährten frühen Nutzenbewertung für neue Arzneimittel, die seit 2011 auf den Markt gekommen sind, mussten wir erkennen, dass die Bestandsmarktbewertung für patentgeschützte Arzneimittel, die vor 2011 ihre Marktzulassung erhalten haben, eine Reihe von Problemen hervorruft. Dabei handelt es sich um Probleme, die sowohl rechtlicher als auch praktischer Natur sind und die die Frage aufwerfen, ob der Aufwand im richtigen Verhältnis zu den Entlastungen steht, die wir uns für die gesetzlichen Krankenkassen oder die privaten Krankenversicherer versprechen. Wir haben deshalb beschlossen, die Bewertung des Bestandsmarktes zu beenden.[15]

12.2.2 Arzneimittelversorgungsgesetz

Der Pharmadialog bildet den Ausgangspunkt für die Initiative der Bundesregierung, mit der sie die Standortbedingungen für die Arzneimittelhersteller verbessern will. Die in den Gesprächen mit den Vertretern der pharmazeutischen Verbände, der Wissenschaft und der Industriegewerkschaft Bergbau, Chemie, Energie im Zeitraum von 2014 bis 2016 gewonnen Erkenntnisse flossen ein in den am 7. November 2016 in den Bundestag eingebrachten Entwurf eines „Gesetzes zur Stärkung der Arzneimittelversorgung in der GKV" (GKV-Arzneimittelversorgungsstärkungsgesetz – AMVSG).[16] Das AMVSG verlängerte das Preismoratorium für alle Medikamente, die sonst keiner Regulierung unterliegen. Außerdem entwickelte es das mit dem AMNOG eingeführte Verfahren zur Vereinbarung der Erstattungsbeträge weiter. Als weiterer wichtiger Aspekt soll die Lieferfähigkeit von Rabattvertrags-Arzneien sichergestellt werden. Gröhe betonte in der Einbringung die Bedeutung der Arzneimittelversorgung für die finanzielle Situation der GKV: „Wichtig ist uns, dass wir diese Maßnahmen verbinden mit Maßnahmen zur dauerhaften Preisdämpfung. Deswegen wird das Preismoratorium, das bis Ende 2017 für Arzneimittel ohne weitere

---

[15]Bundestag (2014b, S. 1329).
[16]Vgl. Bundesregierung (2016f).

Preisregulierung vorgesehen war, bis 2022 verlängert, ab 2018 mit der Möglichkeit einer Anpassung an die Inflationsrate. Allein das vermeidet Mehrausgaben in Höhe von jährlich 1,5 bis 2 Mrd. Euro."[17]

12.3   Finanzstruktur- und Qualitätsweiterentwicklungsgesetz

Bereits kurze Zeit nach dem GKV-FinG erkannte der Gesetzgeber erneuten Änderungsbedarf bei den Finanzierungsgrundlagen der Krankenversicherung. Allerdings war keine drängende finanzielle Schieflage Anlass für die neuerliche Anpassung.

Die finanzielle Situation der gesetzlichen Krankenversicherung hat sich in den letzten Jahren positiv entwickelt. In der Folge konnten die Krankenkassen und der Gesundheitsfonds Finanzreserven aufbauen. Dies ist einerseits Ergebnis einer robusten gesamtwirtschaftlichen Entwicklung und andererseits Folge wettbewerbsorientierter Reformen in den letzten Jahren, die zu einer höheren Wirtschaftlichkeit der Versorgung und damit zu einem moderaten Ausgabenwachstum beigetragen haben.[18]

Auslöser für die Reform der Finanzierung waren Probleme, die mit der Erhebung der Zusatzbeiträge einhergingen. Deswegen brachte die Bundesregierung den Entwurf eines „Gesetzes zur Weiterentwicklung der Finanzstruktur und der Qualität in der gesetzlichen Krankenversicherung" (GKV-Finanzstruktur- und Qualitäts-Weiterentwicklungsgesetz – GKV-FQWG) ein. Der Ausschuss für Gesundheit gab seine Beschlussempfehlung am 4. Juni 2014[19], woraufhin der Entwurf am 5. Juni abschließend im Bundestag beraten wurde.[20] Das Gesetz trat am 1. Januar 2015 in Kraft.[21] Die Zusatzbeiträge hatten Verwerfungen in der Wettbewerbsordnung der Kassen nach sich gezogen, was allerdings nicht bedeutete, dass der Gesetzgeber zukünftig von ihrer Erhebung absah. Im Gegenteil. Wie der Gesetzentwurf ausführt, seien sie für eine langfristige Finanzierung des Gesundheitswesens unbedingt notwendig und müssten als Finanzierungsquelle zwingend etabliert werden: „Daher ist es notwendig, dass Zusatzbeiträge in

---

[17]Vgl. Bundestag (2016, S. 19866).

[18]Vgl. Bundesregierung (2014, S. 1).

[19]Vgl. Bundestag (2014c).

[20]Vgl. Bundestag (2014d).

[21]BGBl I 2014 Nr. 33 vom 24.07.2014, S. 1133.

Zukunft ein etabliertes Instrument der Finanzierung der gesetzlichen Krankenversicherung sind."[22] Da einige Krankenkassen jedoch den Zusatzbeitrag erheben mussten, während andere aufgrund ihrer Finanzstruktur darauf verzichten konnten, registrierte der Gesetzgeber eine ungewollte Dominanz des Preiswettbewerbs im Gesundheitswesen. Entgegen der Intention rückte der Wettbewerb auf der Leistungsseite um mehr Qualität und Prävention in den Hintergrund. Ziel des GKV–FQWG war es, für die Kassen Anreize zu setzen, damit sie die Zusatzbeiträge auch wirklich erheben. Darüber hinaus gingen die durch die Zusatzbeiträge gespeisten Überschüsse bei einigen Kassen nicht mit der erhofften Prämienrückerstattung einher. Anstatt die Beiträge zurückzuzahlen, legten die Krankenkassen Reserven an, um zukünftig erhöhte Zusatzbeiträge zu vermeiden. Die Neugestaltung der Finanzierungsgrundlage folgte dem Ziel, den Wettbewerb in Richtung der Qualitätsverbesserung zu lenken.

Durch das GKV–FQWG wurde der Beitragssatz von 15,5 auf 14,6 % gesenkt. Zur Entkopplung der Lohnnebenkosten und der Gesundheitsausgaben blieb der Arbeitgeberanteil auf 7,3 % fixiert. Der mit dem ZahnFinAnpG eingeführte mitgliederbezogene Anteil von 0,9 %[23] wurde gestrichen, wodurch der Arbeitnehmer-Beitragssatz von 8,2 % auf 7,3 % sank. Daraus resultierende Einnahmeausfälle von jährlich 11 Mrd. €[24] sollten zukünftig kassenindividuelle einkommensabhängige Zusatzbeiträge decken.[25] Den zusätzlichen Finanzbedarf der Kassen müssen mit dieser Regelung auch weiterhin allein die Arbeitnehmer schultern. Allerdings mussten die Arbeitnehmer nun für den zusätzlichen Finanzbedarf mit einkommensabhängigen Zusatzbeiträgen aufkommen. Mit dieser Form der Zusatzbeiträge erlangten die Kassen zu einem gewissen Grad ihre Beitragsautonomie zurück. Der einkommensunabhängige Zusatzbeitrag – die „kleine Kopfpauschale" – hingegen wurde abgeschafft und mit ihm der steuerfinanzierte Sozialausgleich:

> Der einkommensunabhängige Zusatzbeitrag und der damit verbundene steuerfinanzierte Sozialausgleich werden abgeschafft. Die Krankenkassen erheben den Zusatzbeitrag zukünftig als prozentualen Satz von den beitragspflichtigen Einnahmen. Mit diesen Maßnahmen wird der Solidarausgleich bei den Zusatzbeiträgen zukünftig innerhalb der GKV organisiert. Ein Sozialausgleich und damit verbundene Mehrbelastungen des Bundeshaushalts sind nicht mehr erforderlich.[26]

---

[22]Vgl. Bundesregierung (2014, S. 24).

[23]Vgl. Abschn. 9.3.2 Leistungsangebot, Zuzahlung und Zusatzbeitrag.

[24]Vgl. Bundesregierung (2014, S. 25).

[25]Vgl. § 242 SGB V i. d. F. GKV-FQWG „Zusatzbeitrag".

[26]Vgl. Bundesregierung (2014, S. 25).

Mit der Umstellung der Finanzierung wurde den Kassen zugleich die Möglichkeit zur Prämienrückerstattung genommen.[27] Krankenkassen, die aufgrund des hohen Einkommens ihrer Mitglieder und der nunmehr prozentualen Erhebung des Zusatzbeitrags überdurchschnittliche Einnahmen aus den Zusatzbeiträgen generieren, sind besser gestellt als Krankenkassen mit unterdurchschnittlicher Einnahmebasis. Ein neu eingeführter Einkommensausgleich wirkt der Risikoselektion, Wettbewerbsverzerrungen und dem kritisierten Preiswettbewerb entgegen.[28] Dieser Einkommensausgleich wird komplett zwischen den Kassen abgewickelt.

Das GKV-FQWG hob die mit dem GKV-FinG geschaffene Finanzierungsgrundlage der GKV weitgehend auf. SPD-Gesundheitspolitiker Lauterbach betonte die Zäsur:

> Die Umwandlung der kleinen Kopfpauschalen in kassenindividuelle, prozentuale Zusatzbeitragssätze ist ein Schritt in Richtung mehr Solidarität in unserem Gesundheitssystem; daran ändert auch Ihre Kritik nichts. Sie ist, wie gesagt, ein Schritt in Richtung mehr Solidarität. Ich möchte mich ausdrücklich auch bei den Kolleginnen und Kollegen von der Union bedanken, dass sie diesen Schritt mit uns gegangen sind. Er bedeutet den endgültigen Abschied von kleinen oder großen Kopfpauschalen.[29]

Für die SPD war die Abschaffung des Prämienmodells ein gesundheitspolitischer Erfolg, wohingegen sich die CDU mit den weiterhin entkoppelten Lohnnebenkosten behaupten konnte. Die Ausgabensteigerungen der Kassen trugen nunmehr die Arbeitnehmer mit ihren Zusatzbeiträgen ohne ausgleichende Steuermittel, weswegen sich die Zuschüsse des Bundeshaushalts an den Gesundheitsfonds verringern ließen.

Das BMG hatte beim Wissenschaftlichen Beirat zur Weiterentwicklung des Risikostrukturausgleichs (RSA) beim Bundesversicherungsamt ein Gutachten in Auftrag gegeben, das 2011 vorlag und dessen Vorschläge im GKV-FQWG aufgegriffen wurden. Es handelte sich im Wesentlichen um die für die Zielgenauigkeit des RSA notwendige De-Pseudonymisierung von Versichertendaten. Schließlich erweiterte das Gesetz den Handlungsspielraum des GKV-Spitzenverbands damit er im Falle der Insolvenz von Krankenkassen finanzielle Verbindlichkeiten bedienen kann. Ein neu zu gründendes Institut für Qualitätssicherung und Transparenz im Gesundheitswesen (IQTiG) unterstützt den G-BA bei der Qualitätskontrolle

---

[27]Vgl. § 242 Abs. 2 SGB V i. d. F. GKV-FQWG „Zusatzbeitrag".
[28]Vgl. § 270a SGB V i. d. F. GKV-FQWG „Einkommensausgleich".
[29]Vgl. Bundestag (2014d, S. 3375).

und -sicherung.[30] Erst vor dem Hintergrund des im November 2015 verabschiedeten KHSG lässt sich die Bedeutung des Instituts würdigen. Die Parlamentarische Staatssekretärin Widmann-Mauz betonte seine Funktion hinsichtlich der zukünftigen Qualitätsorientierung in der abschließenden Plenardebatte:

> Mit der sehr zügigen Einrichtung eines unabhängigen wissenschaftlichen Instituts für Qualitätssicherung und Transparenz im Gesundheitswesen richten wir die medizinische Versorgung noch stärker grundsätzlich an Qualitätsaspekten und den Bedürfnissen der Patienten aus. In diesem Institut werden unter anderem Instrumente und Verfahren entwickelt werden, die zur Messung und zur Darstellung von Qualität in der ambulanten und der stationären Versorgung geeignet und sachgerecht sind. Damit erhalten die Verantwortlichen im Gesundheitswesen, insbesondere in der Selbstverwaltung, belastbare Qualitätskriterien, die sie zum Beispiel bei der Krankenhausplanung oder bei der Vergütung von Leistungen einsetzen können.[31]

Das KHSG führte Qualität als Finanzierungskriterium in die Krankenhausplanung ein, wobei das Institut eine Rolle spielen wird.

12.4   GKV-Versorgungsstärkungsgesetz (VSG)

12.4.1 Probleme und Zielstellung

Mit dem in der vorherigen Legislaturperiode verabschiedeten VStG hatte der Gesetzgeber auf die Unterversorgung in ländlichen Gebieten reagiert, indem es ein Anreizsystem schuf, das auf freiwilliger Basis die Niederlassung in diesen Regionen attraktiver machen sollte. Die Gesundheitspolitiker der Großen Koalition erkannten jedoch weiteren Handlungsbedarf bei der Ausgestaltung der ambulanten Versorgungsstrukturen. Ansätze in diesem Regelungsbereich bot das „Gesetz zur Stärkung der Versorgung in der gesetzlichen Krankenversicherung" (GKV-Versorgungsstärkungsgesetz – GKV-VSG), welches an viele Regelungsinhalte des VStG anknüpfte und diese weiterentwickelte. Der Gesetzentwurf der Bundesregierung ging dem Bundestag am 25. Februar 2015 zu.[32] Nach der ersten Lesung im Plenum am 5. März 2015[33] wurde der Entwurf in den Ausschuss für

---

[30]§ 137a SGB V i. d. F. GKV-FQWG „Institut für Qualitätssicherung und Transparenz im Gesundheitswesen".

[31]Vgl. Bundestag (2014d, S. 3373).

[32]Bundesregierung (2015).

[33]Vgl. Bundestag (2015).

Gesundheit überwiesen, dessen Beschlussempfehlung auf den 10. Juni 2015 datiert.[34] Die abschließende Lesung im Plenum des Bundestages erfolgte am 11. Juni 2015. Das VSG trat am 23. Juli 2015 in Kraft.[35] Die Mehrkosten der mit dem VSG eingeführten Verbesserungen des Leistungskatalogs der GKV wurden laut Entwurf auf ca. 400 Mio. € geschätzt. Darüber hinaus entstehen nicht bezifferbare Mehrkosten durch die dezentralisierten neuen Vergütungsregelungen.

Der Gesetzentwurf betont die Notwendigkeit zur Verbesserung der ambulanten Strukturen:

> Die bedarfsgerechte, flächendeckende und gut erreichbare medizinische Versorgung der Patienten ist weiter auf hohem Niveau sicherzustellen. Die demographische Entwicklung, neue Möglichkeiten der Behandlung, die sich aus dem medizinisch-technischen Fortschritt ergeben, sowie unterschiedliche Versorgungssituationen in Ballungsräumen und strukturschwachen Regionen verursachen weiteren gesetzgeberischen Handlungsbedarf. Dies betrifft auch unzureichende Angebote sektorenübergreifender Versorgung sowie zielgerichteter Versorgungsangebote, ausgerichtet an besonderen Bedarfen. Die Rahmenbedingungen der Versorgung sind an die sich wandelnden Strukturen anzupassen, damit ein hohes Versorgungsniveau in allen Regionen sichergestellt werden kann.[36]

Das VSG entwickelte das Regelwerk für die Zu- und Niederlassung von Ärzten sowie Psychotherapeuten weiter, zugleich setzte es Anreize zur Praxiseröffnung in unterversorgten und strukturschwachen Gebieten. Im Gegensatz zur eher KV-orientierten Gesundheitspolitik der FDP in der vorherigen Legislaturperiode entwickelten CDU und CSU mit der SPD als Koalitionspartner allerdings andere als die traditionellen Konzepte. Ansätze zum Ausbau der ambulanten Versorgung verfolgten die Gesundheitspolitiker der Großen Koalition mit der Öffnung der Krankenhäuser für die ambulante Versorgung und der Förderung von MVZ und Praxisnetzen. Die medizinische Unterversorgung ist jedoch kein originäres oder finanzielles Problem, denn die Ärztezahlen steigen stetig an. Gegenüber dem Jahr 2014 stieg die Anzahl der an der vertragsärztlichen Versorgung teilnehmenden Ärzte um 1,5 % auf 167.316 Ärzte an.[37] Im Vorjahr war die gleiche Entwicklung zu verzeichnen gewesen. Die mangelhafte Ärzteversorgung im ländlichen Raum stellt ein abgeleitetes Problem von weniger attraktiven Regionen dar, dem nicht

---

[34]Vgl. Bundestag (2015a).

[35]Vgl. BGBl. I 2015 Nr. 30 vom 22.07.2015, S. 1211.

[36]Vgl. Bundesregierung (2015, S. 1).

[37]Vgl. KBV (2015a).

mit gesundheits- sondern vielmehr mit strukturpolitischen Maßnahmen beizukommen sein wird.

Die Kassenärztliche Vereinigung übte heftige Kritik an dem Gesetzentwurf, da er aus Sicht der Vertragsärzte einerseits Unterversorgung beseitigen solle, andererseits jedoch Vorschriften zur Reglementierung der ärztlichen Freiheit enthielt. Die ambulante Behandlung im Krankenhaus steht ebenso wie die Zulassung von MVZ in einem Spannungsverhältnis zum traditionell niedergelassenen und selbstständigen Arzt. Ein weiterer Konflikt entzündete sich an dem geplanten verpflichtenden Aufkauf von Arztpraxen, mit dem in Regionen der Überversorgung Vertragsarztsitze stillgelegt werden sollen. Auf der 26. Sitzung der Vertretersammlung der KBV fand der Gesetzentwurf eine kritische Würdigung:

> Die massive Förderung von Angestellten-Strukturen und Strukturen staatlich organisierter Gesundheitsversorgung sowie die Schaffung von neuen Doppelstrukturen außerhalb der ordnungspolitischen Zuständigkeit der ärztlichen Selbstverwaltung wird die Niederlassung auf selbständiger und freiberuflicher Basis nachhaltig unattraktiv machen und die bereits niedergelassenen Ärzte und Psychotherapeuten zunehmend demotivieren unabhängig davon, wie weit die vorgesehenen Maßnahmen ihre Wirkungen im Einzelnen entfalten.[38]

12.4.2 Leistungskatalog der GKV: Zweitmeinung, Terminservicestellen

Das VSG führte den Anspruch auf eine Zweitmeinung ein, mit der sich die Patienten zusätzliche Informationen von einem anderen als dem behandelnden Arzt einholen können.[39] Mit der Zweitmeinung zielte das VSG nicht allein auf die Patientenrechte, sondern ebenso auf die Effizienz, denn mit der Zweitmeinung können unnötige medizinische Eingriffe vermieden werden. „Gegeben ist der Anspruch auf Zweitmeinung nach der Regelung bei einem planbaren Eingriff, bei dem insbesondere unter Berücksichtigung der zahlenmäßigen Entwicklung seiner Durchführung das Risiko einer zu weiten Indikationsstellung und damit einer nicht durchgängig medizinisch gebotenen Vornahme des Eingriffs nicht auszuschließen ist (sogenannte mengenanfällige Eingriffe)."[40] Sofern der behandelnde

---

[38]Resolution zum Erhalt der freiberuflichen ambulanten wohnortnahen Patientenversorgung.

[39]Vgl. § 27b SGB V i. d. F. VSG „Zweitmeinung".

[40]Bundesregierung (2015, S. 74).

Arzt dem Patienten bei planbaren Eingriffen ein Heilverfahren empfiehlt, das einer „Mengenauffälligkeit" unterliegt, soll ein Zweitmeinungsverfahren Anwendung finden. Der behandelnde Arzt soll den Patienten mindestens zehn Tage vor dem vorgesehenen Eingriff auf sein Recht hinweisen, dass er eine Zweitmeinung einholen kann. Die Zweitmeinung darf dabei nicht durch den Arzt geäußert werden, der für die Durchführung des Eingriffs verantwortlich zeichnet. Die Zweitmeinung führt zu einer nochmaligen ärztlichen Beratungs- und Untersuchungsleistung für den Versicherten, wodurch der Behandlungsbedarf zulasten der Krankenkassen zunimmt. Für Montgomery stellte die zwingend vorgeschriebene Zehn-Tages-Frist zur Einholung der Zweitmeinung keine Stärkung der Patientenrechte dar. Vielmehr wertete er diese Regelung als Versuch, unnötige Leistungen zu vermeiden und Kosten zu reduzieren. In den Augen des BÄK-Präsidenten müsse das aber über den Abbau ökonomischer Fehlanreize geschehen, die für die Mehrbehandlungen ursächlich wären. Für Gröhe hingegen stärkte der Anspruch auf eine Zweitmeinung die Rechte der Patienten:

> Um Patientenrechte geht es auch, wenn wir mit einem strukturierten Zweitmeinungsverfahren für besonders mengenanfällige Operationen in Zukunft sicherstellen – damit das klar ist –: Eine notwendige Operation wird durchgeführt. In manchen Fällen ist es aber klug, wenn sich ein besonders qualifizierter Kollege bzw. eine Kollegin ein Bild macht und eine Zweitmeinung mit besonderer Expertise zur Verfügung stellt, und zwar nicht als Verpflichtung, sondern als Angebot, auf das der Patient hinzuweisen ist. Auch das ist eine Stärkung von Patientenrechten.[41]

Die mit dem VSG eingeführte gesetzlich verordnete Terminvergabe über die Terminservicestellen[42] stellt ein der Selbstverwaltung fremdes Element im Gesundheitssystem dar. Seit dem Inkrafttreten des VSG umfasst der Sicherstellungsauftrag auch die zeitnahe Durchführung der fachärztlichen Versorgung. Für diese Zwecke trug der Gesetzgeber den Kassenärztlichen Vereinigungen auf, Terminservicestellen einzurichten. Die Terminservicestellen können in Kooperation mit den Landesverbänden der Krankenkassen und den Ersatzkassen betrieben werden. Mit der vom Gesetzgeber geforderten Einrichtung der Terminservicestellen gingen einmalige Kosten von bis zu 20 Mio. € einher. Der Gesetzentwurf beziffert die weiteren jährlichen Kosten für die Inanspruchnahme und den Betrieb der Servicestellen ebenfalls auf bis zu 20 Mio. €. Sofern die Terminservicestelle innerhalb von vier

---

[41]Vgl. Bundestag (2015b, S. 10453).
[42]Vgl. § 75 Abs. 1a SGB V „Inhalt und Umfang der Sicherstellung".

Wochen keinen Termin bei zugelassenen Ärzten, MVZ oder ermächtigten Ärzten vermitteln kann, muss sie einen ambulanten Behandlungstermin in einem zugelassenen Krankenhaus anbieten. Die Terminservicestellen sind eine weitere Form der ambulanten Krankenhausbehandlung.

12.4.3 Unterversorgung: MVZ und ambulante Versorgung im Krankenhaus

Zur Verbesserung des ambulanten Angebots in unterversorgten Gebieten setzte das VSG auf die sektorenübergreifende Behandlung in Krankenhäusern, es baute das Angestelltenverhältnis in der vertragsärztlichen Versorgung aus, erlaubte den Kommunen die Gründung eigener MVZ und es förderte die Praxisnetze. Bei der Einbringung des Gesetzentwurfes machte die Parlamentarische Staatssekretärin Widmann-Mauz die Dringlichkeit des VSG klar, indem sie die Schwierigkeiten der ambulanten Versorgung im ländlichen Raum aufzeigte. Sie verwies auf die Probleme der Praxisnachfolge, mit denen sich Ärzte kurz vor dem Ruhestand konfrontiert sehen: „In ländlichen Räumen bereitet uns vielerorts nicht erst die Facharzt-, sondern schon die Hausarztversorgung Sorgen. Nicht wenige ältere Hausärzte haben Mühe, eine Praxisnachfolge zu finden. Ich sage ganz deutlich: Wir können hier nicht zusehen und weiter abwarten, sondern hier muss gehandelt werden, und zwar schon bevor eine Unterversorgung eingetreten ist."[43] Neben strukturellen Unterschieden bei der medizinischen Versorgung zwischen Stadt und Land machen sich signifikant höhere Fallzahlen in den neuen Bundesländern bemerkbar. Die Fallzahl je Vertragsarzt in den neuen Ländern beträgt 5400, während sie sich in den alten Ländern auf 4200 beläuft. Das entspricht einer Mehrarbeit von 28 %.[44]

Weil die MVZ Angestelltenverhältnisse ermöglichen und eine Alternative zur langfristigen Bindung der Mediziner an eine eigene Praxis in einer bestimmten Region bieten, werden sie häufig als Lösung für den Ärztemangel im ländlichen Raum vorgeschlagen. Nachdem das GMG die rechtlichen Rahmenbedingungen zur Gründung von MVZ geschaffen hatte[45], ist der Adressatenkreis der Zulassungsberechtigten durch das VStG wieder eingeschränkt worden[46]. In den MVZ

---

[43]Vgl. Bundestag (2015, S. 8580).
[44]Vgl. Bundestag (2003, S. 5473).
[45]Vgl. Abschn. 9.3.4.4 Geburtsstunde der MVZ.
[46]Vgl. Abschn. 11.5.3.2 MVZ, Praxisnetze und Krankenhausbehandlung bei Unterversorgung.

erkannte die Große Koalition allerdings ein probates Instrument zur Stärkung der ambulanten Versorgungsstrukturen im ländlichen Raum, weswegen sie die Zulassungsvoraussetzungen wieder lockerte. Neben den Leistungserbringern der vertragsärztlichen und stationären Versorgung erlaubt es das VSG zusätzlich auch den Kommunen MVZ als Eigen- oder Regiebetriebe zu gründen.[47] „Dies ermöglicht es Kommunen, aktiv die Versorgung in der Region zu beeinflussen und zu verbessern."[48] Zur Stärkung der Autonomie der Kommunen bei der Gründung eigener MVZ sind sie nicht mehr auf die Zustimmung der Kassenärztlichen Vereinigung angewiesen.[49] Mit dieser Autonomie können Kommunen eigenständig und ohne Abstimmung mit der Kassenärztlichen Vereinigung Versorgungseinrichtungen betreiben, weswegen die KBV das Subsidiaritätsprinzip verletzt sah.[50] Die Beschränkung auf die „fachübergreifende" Zusammensetzung der Versorgungszentren hob das VSG ebenso auf, sodass auch die Gründung arztgruppengleicher MVZ möglich ist. In solchen MVZ residieren nur Hausärzte oder Fachärzte der gleichen Gruppe.

Als gesundheitspolitische Fortschreibung zur Behebung der Unterversorgung gilt ebenso die ambulante Behandlung im Krankenhaus. Bereits im GMG und danach im VStG wurde den Krankenhäusern in unterversorgten Gebieten die Option eröffnet, an der ambulanten Versorgung mitzuwirken.[51] Sofern der Landesausschuss eine Unterversorgung in einer Region feststellt, konnten Krankenhäuser auf deren Antrag zur Teilnahme an der ambulanten Versorgung ermächtigt werden. Der Gesetzgeber kritisierte diese Regelung: „Von dieser Möglichkeit wird von den Zulassungsausschüssen in der Praxis allerdings eher zurückhaltend Gebrauch gemacht."[52] Faktisch bedeutete das, dass diese Regelung bis Juni 2014 gar keine Anwendung gefunden hatte.[53] Aufgrund der geringen Inanspruchnahme der Ermächtigung der Krankenhäuser zur ambulanten Versorgung wurde die Regelung verbindlicher gestaltet. Sofern ein Beschluss des Zulassungsausschusses über Unterversorgung vorliegt, muss er das Krankenhaus auf seinen Antrag

---

[47]Vgl. § 95 Abs. 1a SGB V „Teilnahme an der vertragsärztlichen Versorgung".

[48]Bundesregierung (2015, S. 105).

[49]§ 105 Abs. 5 SGB V gilt für Kommunen bei Gründung von Eigen- oder Regiebetrieben nicht.

[50]Vgl. KBV (2015).

[51]Vgl. Abschn. 11.5.3.2 MVZ, Praxisnetze und Krankenhausbehandlung bei Unterversorgung.

[52]Bundesregierung (2015, S. 112).

[53]Vgl. Bundesregierung (2014b, S. 368).

hin zur vertragsärztlichen Versorgung ermächtigen.[54] Neben den Krankenhäusern erhielten mit dem VSG auch die Hochschulambulanzen die Erlaubnis, Patienten mit schweren und komplexen Krankheitsbildern ambulant zu behandeln.[55]

Mit den MVZ und der ambulanten Versorgung im Krankenhaus griff das VSG gesundheitspolitische Instrumente auf, die in der niedergelassenen Ärzteschaft nicht unumstritten sind. In der Begründung für das kontroverse Gesetzesvorhaben betonte Staatssekretärin Widmann-Mauz wiederholt, dass die Maßnahmen gegen die Unterversorgung im ländlichen Raum keinen Angriff auf die freiberuflichen Ärzte darstellen würden: „Das ist keine Abkehr von der niedergelassenen Praxis, keine „Medizinindustrie" oder gar eine Absage an den freien Arztberuf. Im Gegenteil: Das entspricht in immer stärkerem Maße den Wünschen junger Mediziner und vor allem junger Medizinerinnen an die Berufsausübung."[56]

12.4.4 Überversorgung: Bedarfsplanung und Stilllegungen

Die Debatte über die Ansätze zur Behebung der Überversorgung im VSG griff Gesundheitsminister Gröhe in der abschließenden Plenardebatte wieder auf: „Wer über Unterversorgung redet, muss auch über Überversorgung reden. Das hat die Gemüter in den letzten Wochen natürlich erhitzt."[57]

Gegen die Überversorgung sah das VSG den verpflichtenden Aufkauf von Arztpraxen vor. Bereits mit dem in der vorherigen Legislaturperiode verabschiedeten VStG wurde der Zulassungsausschuss im Zuge der Nachbesetzung eines Arztsitzes in einem zulassungsbeschränkten Planungsbereich mit der Prüfung beauftragt, ob die Nachbesetzung erforderlich sei. Der Zulassungsausschuss darf die Nachbesetzung ablehnen, wenn sie zur Sicherung der Versorgungssicherheit nicht notwendig ist.[58] Im Falle einer Ablehnung ist die jeweilige Kassenärztlichen Vereinigung zum Aufkauf des Arztsitzes zum Verkehrswert verpflichtet. Mit dieser Regelung schuf bereits das VStG die Option, durch den Aufkauf von Arztpraxen in überversorgten Regionen das ärztliche Angebot stillzulegen und so in den unterversorgten Bereich zu verlagern. Allerdings zeichnete sich die Regelung

---

[54]§ 116a SGB V „Ambulante Behandlung durch Krankenhäuser bei Unterversorgung".
[55]Vgl. § 117 Abs. 1 SGB V i. d. F. VSG „Hochschulambulanzen".
[56]Vgl. Bundestag (2015, S.).
[57]Vgl. Bundestag (2015b, S. 10452).
[58]Vgl. § 103 Abs. 3a Satz 3 SGB V a. F. „Zulassungsbeschränkungen".

durch Freiwilligkeit aus, die aus Sicht des BMG zu keinen zufriedenstellenden Ergebnissen geführt hatte, denn von der Möglichkeit hätten die Zulassungsausschüsse kaum Gebrauch gemacht. Deswegen wollte das BMG die „Kann"- in eine „Soll"-Regelung ändern: „Um zu erreichen, dass Vertragsarztsitze, die für eine bedarfsgerechte Versorgung nicht benötigt werden, konsequent abgebaut werden und damit auch Ärzte für die Versorgung der Patienten in weniger gut versorgten Regionen zur Verfügung stehen, wird aus der bisherigen Kann-Regelung eine Soll-Regelung."[59] Mit diesem Vorhaben traf das Ministerium auf den Widerstand der Ärzte, die solch eine pauschale Lösung nicht akzeptieren wollten. Der Aufkauf von Arztsitzen war die strittigste Regelung des VSG. Nicht nur die KBV, sondern auch die Bundesärztekammer kritisierten den verpflichtenden Aufkauf als Eingriff in die Berufsfreiheit der Ärzte. Für das BMG hingegen bestand zwischen Über- und Unterversorgung ein direkter Zusammenhang, sodass es die ärztlichen Niederlassungen in bestimmte Regionen lenken wollte: „Wenn wir aber nicht einen moderaten und an der Versorgungswirklichkeit orientierten Abbau der Überversorgung angehen, dann werden wir nicht erfolgreicher gegen drohende Unterversorgung sein."[60]

Schließlich einigten sich Ärzte und Gesundheitspolitiker auf einen Kompromiss: Zwar sieht das VSG die Stilllegung von Arztsitzen bei Überversorgung vor, gleichwohl gewährt die Regelung den regionalen Zulassungsausschüssen weiterhin Handlungsspielraum, um den Antrag auf Nachbesetzung trotz Überversorgung positiv zu bescheiden, wenn es Versorgungsgründe gebieten. Hierzu zählt der Bedarf an speziellen Qualifikationen und Facharztrichtungen, aber auch der Erhalt eines besonderen Versorgungsangebotes eines MVZ oder einer Berufsausübungsgemeinschaft. Das VSG setzt deswegen den statistischen Versorgungsgrad, bei dem weiterhin die Kann-Regelung greift, auf 110 – 140 %. In diesen Fällen kann der Zulassungsausschuss die Nachbesetzung verweigern und den Aufkauf beschließen. Schließlich zog das VSG die Grenze einer hinnehmbaren Überversorgung bei einem Versorgungsgrad von 140 %.[61] Ab 140 % muss der Ausschuss die Nachbesetzung ablehnen und der Arztsitz wird stillgelegt. Gröhe betonte die Autonomie der ärztlichen Selbstverwaltung vor Ort: „Auch bei einer Überversorgung [...] werden wir keineswegs vom Rasenmäher sprechen und auch keine zentralistischen Vorgaben aus Berlin machen, sondern vor Ort muss in Zulassungsausschüssen entschieden werden, ob eine aufgegebene Praxis weiter

---

[59]Vgl. Bundesregierung (2015, S. 108).

[60]Vgl. Bundestag (2015b, S. 10453).

[61]Vgl. Bundestag (2015a, S. 47).

erforderlich ist. Dann bleibt sie selbstverständlich erhalten. Kein Angebot, das wirklich nötig ist, wird gestrichen, sondern vor Ort wird entschieden."[62] Um auszuschließen, dass ermächtigte Ärzte in einem Krankenhaus bei der Feststellung der Überversorgung einbezogen werden und durch das Mitzählen ein verzerrtes Abbild der Versorgungsstruktur gezeichnet wird, dürfen sie bei der Feststellung der Überversorgung nicht berücksichtigt werden.[63]

12.4.5 Praxisnetze und Innovationsfonds

Das VSG führte neue Elemente in das Gesundheitswesen ein und stärkte vorhandene Versorgungsformen. Hierzu zählen der Innovationsfonds und die Praxisnetze. Bereits seit dem VStG wurden die Praxisnetze stärker als bisher finanziell gefördert. Diese finanzielle Förderung der Zusammenschlüsse wurde nun verpflichtend festgeschrieben. Sofern sie anerkannt sind, müssen die Kassenärztlichen Vereinigungen die Praxisnetze fördern, wofür eigene Honorarvolumina als Teil der morbiditätsbedingten Gesamtvergütung gebildet werden können. Darüber hinaus erhalten die Kassenärztlichen Vereinigungen die Möglichkeit zur Förderung der Praxisnetze aus Mitteln der Strukturfonds. Gerade zur Umsetzung der fachübergreifenden Behandlung bieten die Praxisnetze einen guten Ansatz, da der Patient von verschiedenen Ärzten zügig und geleitet behandelt werden kann. Außerdem bilden sie eine Schnittstelle zur stationären Versorgung. Die Bedeutung der Praxisnetze für die Weiterentwicklung der ambulanten Versorgungsstrukturen war ein wiederkehrendes Thema der abschließenden Plenardebatte: „Es geht außerdem um die Frage der vernetzten Zusammenarbeit. Wir fördern Praxisnetze sowie die Zusammenarbeit von ambulanter und stationärer Versorgung, von niedergelassenen Ärzten und Krankenhäusern in der Versorgung."[64] Mit seinem Vorschlag, die Praxisnetze als Partner der integrierten Versorgung aufzunehmen, scheiterte der Bundesrat hingegen.

Mit Blick auf die demografische Entwicklung der Bevölkerung und den technisch-medizinischen Fortschritt sollten laut Gesetzgeber stärkere Anstrengungen zur Anpassung des Gesundheitssystems unternommen werden. Im Mittelpunkt des strukturellen Wandels müsse die sektorenübergreifende Ausgestaltung der

---

[62]Vgl. Bundestag (2015b, S. 10453).
[63]Vgl. § 103 Abs. 1 Halbsatz 2.
[64]Bundestag (2015b, S. 10457).

Versorgungsstrukturen stehen. Diesem Ziel soll der neu angelegte Innovationsfonds[65] dienen: „Zur Überwindung der sektoralen Begrenzung der Versorgung
und zur Entwicklung neuer Versorgungsformen, die über die bestehende Regelversorgung hinausgehen, wird ein Innovationsfonds mit einem Finanzvolumen
von 300 Mio. Euro jährlich in den Jahren 2016 bis 2019 geschaffen."[66]
225 Mio. € fließen jährlich in innovative und sektorenübergreifende Versorgungsprojekte, weitere 75 Mio. € in die Forschung zur Weiterentwicklung der Strukturen. Die Finanzierung des vom Bundesversicherungsamt verwalteten Fonds wird
über Mittel der Krankenkassen und die Liquiditätsreserve des Gesundheitsfonds
sichergestellt. Dem G-BA obliegt die Aufgabe, die durch den Fonds geförderten
Projekte mit einem Innovationsausschuss zu begleiten, der sich aus Vertretern des
Spitzenverbandes des Bundes der Krankenkassen, der KHG, der KBV, dem
unparteiischen Vorsitzenden des G-BA und einem Vertreter des BMG zusammen-
setzt. Der Innovationsausschuss legt die Förderprojekte und -kriterien fest, die
sich an den Richtlinien des G-BA zu orientieren haben.[67] Der Fonds unterstützt
vorrangig jene Vorhaben, die die sektorenübergreifende Versorgung verbessern
und hinreichendes Potenzial aufweisen, um sich in der Gesundheitslandschaft
etablieren zu können. Hierbei müssen die neuen Versorgungsansätze wissenschaftlich begleitet werden. Eine Förderfähigkeit der Projekte ist nur gegeben,
wenn sie die Versorgungseffizienz verbessern oder Versorgungsdefizite beheben.

12.4.6 Von der integrierten zur besonderen Versorgung

Ergänzend zur Finanzierung sektorenübergreifender Projekte durch den Innovationsfonds sah das VSG eine Entbürokratisierung des Regelwerks zu den
Selektivverträgen und der integrierten Versorgung vor. Trotz mehrmaliger gesetz-
geberischer Eingriffe zugunsten einer Förderung direkter Verträge zwischen Leistungserbringern und Krankenkassen sah der Gesetzgeber noch immer Potenzial
zum Ausbau der verschiedenen Formen sektorenübergreifender Versorgungskon-
zepte, wie der integrierten Versorgung, der besonderen ambulanten ärztlichen Versorgung oder der Disease-Management-Programme.

---

[65]Vgl. § 92a SGB V „Innovationsfonds, Grundlagen der Förderung von neuen Versorgungsformen zur Weiterentwicklung der Versorgung und von Versorgungsforschung durch den
G-BA".
[66]Bundesregierung (2015, S. 55).
[67]Vgl. § 92 SGB V „Richtlinien des Gemeinsamen Bundesausschusses".

Die Krankenkassen erhalten mehr Freiräume, um im Wettbewerb gute Verträge abzuschließen. Hierzu werden die rechtlichen Rahmenbedingungen erweitert, im Interesse eines vereinfachten Abschlusses entbürokratisiert und Vertragsabschlüsse damit erleichtert. Insbesondere werden die an unterschiedlichen Stellen geregelten Voraussetzungen für selektive Vertragsabschlüsse der Krankenkassen neu strukturiert und in einer Vorschrift zusammengefasst.[68]

An die Stelle der Einzelregelungen trat mit dem VSG deren Bündelung, da die vielfältigen und über das SGB V verstreuten Vorgaben inzwischen als zu unsystematisch aufgefasst wurden.

Den Abschnitt zur integrierten Versorgung fasste das VSG komplett neu, wobei die verschiedenen Formen der sektorenübergreifenden und interdisziplinären Versorgung – Strukturverträge, integrierte Versorgung etc. – jetzt in der „besonderen Versorgung"[69] zusammengeführt wurden: „Sie [die besondere Versorgung] ermöglicht eine interdisziplinär fachübergreifende Versorgung, die auch verschiedene Leistungssektoren übergreifen kann, sowie eine besondere ambulante ärztliche Versorgung unter Beteiligung vertragsärztlicher Leistungserbringer oder deren Gemeinschaften. Die Neufassung der Regelung zur besonderen Versorgung betont, dass die darin geschlossenen Verträge über die Regelversorgung hinausgehen können."[70] Zur Erbringung der besonderen Versorgung können die Krankenkassen mit allen zur Versorgung berechtigten Leistungserbringern sowie deren Gemeinschaften, Krankenhäusern, Pflegekassen, Praxiskliniken und pharmazeutischen Unternehmen Verträge abschließen. Nachdem in den vergangenen Gesundheitsreformen die Kassenärztliche Vereinigung sukzessive aus der integrierten Versorgung gedrängt worden war, finden sie nun wieder eine stärkere Beteiligung, denn ihre Mitglieder können zukünftig bei allen Verträgen der besonderen Versorgung die Kassenärztliche Vereinigung mit dem Abschluss der Verträge beauftragen.[71] Die Paragrafen zu den Strukturverträgen und zur besonderen ambulanten ärztlichen Behandlung wurden gestrichen.

---

[68]Bundesregierung (2015, S. 56).
[69]Vgl. § 140a SGB V i. d. F. VSG „Besondere Versorgung".
[70]Vgl. § 140a Abs. 2 Satz 1 SGB V.
[71]Vgl. Bundesregierung (2015, S. 128).

12.4.7 Neuregelung der Honorarvergütung

Der EBM für ärztliche Leistungen wird nunmehr regelmäßig in bestimmten Zeitabständen auf Basis betriebswirtschaftlicher Daten aktualisiert, denn die stete Anpassung des einheitlichen Bewertungsmaßstabs an die rasche Entwicklung der medizinischen Wissenschaft bildet die Voraussetzung für eine Verbesserung der Versorgung.[72] Mehr Transparenz sollte mit der neu geschaffenen Veröffentlichungspflicht über die Grundsätze und Versorgungsziele des Honorarverteilungsmaßstabs geschaffen werden. Der Gesetzgeber erhoffte sich mit dieser Regelung, dass gesellschaftlich und gesetzlich erwünschte Ziele wie bspw. die besser finanzielle Entlohnung vertragsärztlicher Leistungen zur Behebung von Versorgungsengpässen in strukturschwachen Regionen eher bei der Aufteilung der Gesamtvergütung Berücksichtigung finden.[73] Mit dieser Neuregelung wurde außerdem der mit dem VStG wieder von der Bundes- auf die Ebene der Kassenärztlichen Vereinigung zurückgeführten Verteilung der Gesamtvergütung Rechnung getragen. Mit der Rückführung verband der Gesetzgeber das Ziel, regionale Besonderheiten bei der Verteilung besser abbilden zu können. Für diese Ergebnisse sollten sich die Kassenärztlichen Vereinigungen nun „rechtfertigen".

12.5 Maßnahmen zur Verbesserung der stationären Versorgung

Das Gesetz zur Förderung von Investitionen finanzschwacher Kommunen (Kommunalinvestitionsförderungsgesetz – KInvFG) gewährt den Ländern für Investitionen finanzschwacher Gemeinden und Gemeindeverbände Mittel aus dem Sondervermögen „Kommunalinvestitionsförderungsfonds".[74] Der Fonds verfügt über ein Volumen von 3,5 Mrd. €. Das KInvFG trat am 30. Juni 2015 in Kraft.[75] Die Länder sind berechtigt, diese Bundesmittel im Zeitraum von 2015 bis 2018 abzurufen, um unter Einsatz eigener Mittel die Investitionen der Gemeinden zu finanzieren. Diese Fördermittel können von den Kommunen für Investitionen in Krankenhäuser eingesetzt werden.[76] Hierfür deklarieren die Länder finanzschwa-

---

[72]Vgl. Bundesregierung (2015, S. 93).

[73]Vgl. ebenda, S. 98.

[74]Vgl. Bundesregierung (2015b).

[75]Vgl. BGBl I 2015 Nr. 24 vom 29.06.2015, S. 974.

[76]Vgl. § 3 Nr. 1 lit. a KInvFG.

che Kommunen, die antragsberechtigt sind und teilen sie dem BMF mit den zugrunde gelegten Kriterien wie Arbeitslosigkeit, Bevölkerung und Höhe der Kassenkredite mit.

12.6 Krankenhausstrukturgesetz (KHSG)

12.6.1 Probleme und Zielstellung

Seit vielen Jahren sind die vorrangigen Probleme der deutschen Krankenhauslandschaft fortbestehende Überkapazitäten, ungeklärte Fragen zur Investitionskostenfinanzierung, ökonomische Fehlanreize mit einer unterstellten Tendenz zur Mengenausweitung und sektorale Schranken. Die Große Koalition gedachte diesen Problemen mit einer Reform des Krankenhauswesens entgegenzutreten. Dafür wurde Ende des Jahres 2014 die Bund-Länder-Arbeitsgruppe eingesetzt, welche die Kernpunkte einer solchen Reform skizzierte und die am 5. Dezember 2014 ihre Eckpunkte vorstellte. Wesentliche Inhalte der Eckpunkte griffen die Fraktionen von CDU und SPD auf und brachten sie am 30. Juni 2015 im Entwurf eines „Gesetzes zur Reform der Strukturen der Krankenhausversorgung" (Krankenhausstrukturgesetz – KHSG)[77] in den Bundestag ein. Der Entwurf zum KHSG konstatierte die Notwendigkeit zur umfassenden Strukturreform der Krankenhauslandschaft:

Eine gut erreichbare und qualitativ hochwertige Krankenhausversorgung muss auch in Zukunft sichergestellt sein. Krankenhäuser bilden einen wesentlichen Pfeiler in der Versorgung von Patienten. Sie sichern eine qualitativ hochwertige und leistungsfähige Medizin, die nicht zuletzt durch das hohe Engagement der über eine Million Beschäftigten in den Krankenhäusern ermöglicht wird. Vor dem Hintergrund u. a. der demografischen und regionalen Veränderungen und des medizinisch-technischen Fortschritts müssen die Rahmenbedingungen jedoch weiterentwickelt werden, um die Krankenhausversorgung zukunftsfähig zu gestalten und notwendige Umstrukturierungsprozesse zu unterstützen.

Die erste Lesung des Entwurfs im Bundestag erfolgte am 2. Juli 2015[78], die abschließende am 5. November 2015.[79] Das Gesetz trat am 1. Januar 2016 in Kraft.[80]

---

[77]Vgl. Fraktionen der CDU/CSU und SPD (2015).

[78]Bundestag (2015d).

[79]Vgl. Bundestag (2015f).

[80]Vgl. BGBl I 2015 Nr. 51 vom 17.12.2015, S. 2229.

Die politische Debatte um das KHSG fiel in eine Zeit, in der wie in den 1970er Jahren die Finanzierung der Krankenhäuser als ungenügend kritisiert wurde. Gesundheitsminister Gröhe trug diesem Umstand während der Einbringung des Entwurfs im Plenum des Bundestages Rechnung: „Ich weiß, dass die Regelungen zu den zukünftigen Finanzierungsmechanismen manche Sorge ausgelöst haben: die Sorge der Krankenkassen, dass zu viel Geld fließt, die Sorge der Krankenhäuser, dass zu wenig Geld fließt."[81] Gemäß der dualen Krankenhausfinanzierung tragen die Länder die Investitionskosten der Häuser, während die Kassen für die Betriebskosten aufkommen. Aufgrund sinkender Zuweisungen aus den Landeshaushalten beklagten die Kliniken Einnahmeausfälle, die sie anderweitig kompensieren mussten. Die Länder stellten zu wenig Fördermittel für die Instandsetzung und die Investitionen der Krankenhäuser bereit, sodass die Kliniken das Geld aus anderen Töpfen nehmen mussten. Der CDU-Abgeordnete Nüßlein erläuterte diese Zwickmühle: „Kern des Problems, das die Krankenhäuser momentan haben, ist doch, dass sie verdienen müssen, um das auszugleichen, was die Länder nicht zahlen."[82] Die Opposition formulierte es drastischer, indem sie eine Verlagerung der Ausgaben aus den Personal- in den Sachkostenbereich unterstellte: „Die Mittel für den Krankenhausbetrieb werden für dringend notwendige Investitionen geplündert, und zwar zulasten des Personals."[83] Ebenso werden Mengenausweitungen – der Hamsterradeffekt – als Konsequenz aus der schlechten Einnahmeseite angeführt.[84] Der Gesetzentwurf sollte sich dieser Probleme annehmen.

Doch nicht nur Finanzierungsfragen führten zu einer kontroversen Diskussion zwischen den Akteuren der Gesundheitslandschaft, denn die Politik forderte einen strukturellen Wandel der Krankenhauslandschaft. Anstatt wie bisher in den Häusern – gemäß der Versorgungsstufe – alle Leistungen vorzuhalten, sollten sich die Kliniken spezialisieren. Damit einhergehend sollte ein Konzentrationsprozess die stationäre Überversorgung abbauen. Das vom Gesetzgeber verfolgte Idealbild war ein flächendeckendes Grundangebot akutstationärer Versorgung, das in den einzelnen Kliniken durch spezialisierte Sonderangebote für planbare Eingriffe ergänzt wird. Verbunden mit dieser Vorstellung war die Zusammenlegung einzelner, kleiner Abteilungen in den Krankenhäusern zu einer einzigen Abteilung im jeweilig spezialisierten Krankenhaus. In diesen Abteilungen behandeln dann zahlreiche Ärzte viele Patienten, sodass dort eine höhere Struktur- und Prozessqualität

---

[81]Vgl. Bundestag (2015d, S. 11065).
[82]Bundestag (2015f, S. 12967).
[83]Ebenda, S. 12966.
[84]Behrends (2013, S. 335).

geliefert werden kann. Gesundheitsminister Gröhe fasste den Umbau der Krankenhauslandschaft während der Einbringung des Gesetzentwurfs zusammen:
„Dabei geht es vor allen Dingen um eine kluge Arbeitsteilung zwischen gut
erreichbarer Grund- und Regelversorgung und einer Spezialisierung für hoch-
komplexe Behandlungsabläufe bei seltenen Erkrankungen."[85] Das Gesetz begleitet einen Wandel, der bereits seit längerem im Gange ist. Im Jahr 2014 gab es
1980 Krankenhäuser mit insgesamt 500.680 Betten in Deutschland. Gegenüber
dem Jahr 2000, indem es noch 2242 Krankenhäuser gab, stellt das einen Rück-
gang von über 10 % dar.

12.6.2 Qualität als Finanzierungskriterium

Als wichtigste Neuerung wurde mit dem KHSG das Regelwerk des KHG um das
Qualitätskriterium erweitert. Der Gesetzeszweck wurde neu gefasst: „Zweck dieses Gesetzes ist die wirtschaftliche Sicherung der Krankenhäuser, um eine qualitativ hochwertige, patienten- und bedarfsgerechte Versorgung der Bevölkerung
mit leistungsfähigen, qualitativ hochwertig und eigenverantwortlich wirtschaftenden Krankenhäusern zu gewährleisten und zu sozial tragbaren Pflegesätzen beizutragen."[86] Dieses Qualitätskriterium findet einerseits Berücksichtigung als
Finanzierungskriterium, andererseits stellt es bei einer unterschrittenen Mindestmenge zugleich ein Ausschlusskriterium für ein bestimmtes Leistungsangebot der
Krankenhäuser dar. Es wird unterstellt, dass nur ab einer Mindestmenge an Operationen ein vorgegebenes Qualitätsniveau gehalten werden kann.

Im Rahmen der Neuordnung der gesetzlichen Qualitätssicherung wurden die
relevanten Passagen im SGB V komplett überarbeitet. Alle Leistungserbringer[87]
sind im Allgemeinen wie bereits bisher verpflichtet, Maßnahmen zur Verbesserung der Ergebnisqualität zu ergreifen und einrichtungsinterne Qualitätssiche-
rungssysteme zu entwickeln. Ergänzend finden weiterhin spezielle Vorgaben für
die vertragsärztliche[88] und stationäre[89] Qualitätssicherung Anwendung. Als

---

[85]Bundestag (2015d, S. 11066).

[86]Vgl. § 1 KHG i. d. F. KHSG „Grundsatz".

[87]Vgl. § 135a SGB V i. d. F. KHSG „Verpflichtung der Leistungserbringer zur Qualitätssicherung".

[88]Vgl. § 136 SGB V a. F. jetzt: § 135b SGB V „Förderung der Qualität durch die Kassenärztliche Vereinigung".

[89]Vgl. § 136a a. F. jetzt § 135c SGB V „Förderung der Qualität durch die DKG".

Klammer umgreift der G-BA die Sektoren, indem er sowohl für die vertragsärztliche Versorgung als auch für zugelassene Krankenhäuser für alle Patienten einheitlich die Kriterien der Qualitätsmessung festlegt und die Qualitätsindikatoren definiert.[90] In der neuen Rechtssystematik werden die Richtlinienaufträge zur Qualitätssicherung an die verschiedenen Bereiche wie Hygienestandards, Qualität der psychiatrischen und psychosomatischen Versorgung oder des Zahnersatzes nun gesondert ausgewiesen[91] und von den spezifischen Forderungen an die stationären Leistungserbringer getrennt.

Um das Kriterium der Qualität stärker in die Kalkulation der Krankenhausentgelte zu implementieren, mussten die dafür bereits vorhandenen Vorgaben konkretisiert und erweitert werden.[92] Hierfür sind nun in einem eigenen Paragrafen Beschlüsse des G-BA zur Qualitätssicherung im Krankenhaus vorgeschrieben.[93] Das KHSG schreibt vor, dass im Abstand von fünf Jahren Nachweise über die Erfüllung der Fortbildungspflichten der Fachärzte zu erbringen sind und dass die Krankenhäuser in jährlich zu veröffentlichenden Qualitätsberichten den Standard der Behandlungsqualität darlegen sollen. Das eigentliche Problem der Definition des abstrakten Kriteriums der Qualität war aber, dass es an der Mindestmenge der durchgeführten Operationen festgemacht werden sollte. Ohne die nötige Übung bei der Durchführung komplizierter Eingriffe kann die Qualität nicht sichergestellt werden. Die Gesundheitspolitiker der Großen Koalition standen nun vor der Aufgabe, die Anforderungen der höchstrichterlichen Rechtsprechung an die Mindestmengen in Gesetzesform zu gießen. Hierbei erwies sich als problematisch, dass der G-BA bei der Festsetzung von Mindestmengen in der Vergangenheit auf ein abweichendes Urteil des BSG traf.[94] Nicht für alle Leistungen gibt es einen Zusammenhang zwischen der Anzahl der durchgeführten Operationen und einer zu erwartenden Qualität. Not-OPs infolge lebensgefährlicher Unfälle lassen sich nicht mit einer Erfolgsgarantie versehen. Es gibt hingegen Leistungen, bei denen die Qualität des Behandlungsergebnisses in einem Zusammenhang mit der Menge der erbrachten Leistungen steht – hierbei handelt es sich im Wesentlichen

---

[90]Vgl. § 137 SGB V a. F. jetzt: § 136 SGB V „Richtlinien des G-BA zur Qualitätssicherung".

[91]Vgl. § 137 1a – 1d SGB V a. F. Jetzt: § 136a „Richtlinien des G-BA zur Qualitätssicherung in ausgewählten Bereichen".

[92]Vgl. Fraktionen der CDU/CSU und SPD (2015, S. 85).

[93]Vgl. § 136b SGB V i. d. F KHSG „Beschlüsse des G-BA zur Qualitätssicherung im Krankenhaus".

[94]Vgl. BSG Urteil zur Mindestmenge für die Versorgung von Früh- und Neugeborenen, vgl. AZ: B 1 KR 34/12 R.

um planbare Eingriffe. Eine vollständig bewiesene Kausalität zwischen Leistungsmenge und Ergebnisqualität ist nicht erforderlich, wenn eine Studienlage besteht, die auf einen Zusammenhang zwischen Menge und Qualität hinweist oder ein nach wissenschaftlichen Maßstäben wahrscheinlicher Zusammenhang belegt werden kann.[95] Mit dem KHSG erhielt der G-BA den Auftrag, einen Katalog über solche planbaren Eingriffe zu erstellen und die Mindestmengen für die Leistungen je Arzt oder Standort des Krankenhauses zu definieren. Entsprechend der Rechtsprechung des BSG[96] kann gemäß KHSG die Einhaltung der Mindestmenge an OPs nur prognostiziert werden, wenn sie bereits in der Vergangenheit erreicht wurde. Damit sollte auch der Anreiz einer Indikationsausweitung im laufenden Jahr zur Erfüllung der festgelegten Mindestmenge von vornherein ausgeschlossen werden.[97]

Obwohl den Krankenhäusern mit Ausnahmetatbeständen und Übergangsregeln ein Zeitfenster zur Anpassung eröffnet wird, sieht das KHSG stringente und strenge Regeln vor, wenn die Krankenhäuser die Mindestmengen nicht erreichen: „Wenn die [...] erforderliche Mindestmenge bei planbaren Leistungen voraussichtlich nicht erreicht wird, dürfen entsprechende Leistungen nicht bewirkt werden. Einem Krankenhaus, das die Leistung dennoch bewirkt, steht kein Vergütungsanspruch zu."[98] Der Gesetzgeber spricht in diesem Fall ausdrücklich ein „Leistungsverbot" aus, das als Rechtsfolge einen Ausschluss der Vergütung nach sich zieht.[99] Den Länderbehörden bleibt es jedoch unbenommen, die Krankenhäuser trotz Unterschreiten der Mindestmengen bestimmte OPs weiterhin durchführen zu lassen, wenn andernfalls die flächendeckende Versorgung gefährdet würde. Sollte das Nicht-Vorhalten einer Leistung die Versorgungssicherheit in einer Region gefährden, durften die Länderbehörden die Leistung trotz Unterschreiten der Mindestmenge also trotzdem genehmigen. Letztlich wird der Landespolitik mit diesem Vetorecht der Länderbehörden eine zentrale Rolle zukommen bei der Entscheidung, welche Krankenhäuser bestimmte Leistungen nicht mehr durchführen dürfen. Es ist mit politischem Druck zu rechnen.

---

[95]Vgl. BSG Urteil vom 12. September 2012, B 3 KR 10/12 R, Rn. 35 ff.; BSG Urteil vom 18. Dezember 2012, B 1 KR 34/12 R, Rn. 33 ff.

[96]BSG Urteil vom 14. Oktober 2014, B 1 KR 33/13 R, Rn. 52 ff.

[97]Vgl. Fraktionen der CDU/CSU und SPD (2015, S. 87).

[98]Vgl. § 136b Abs. 4 SGB V.

[99]Vgl. Fraktionen der CDU/CSU und SPD (2015, S. 87).

12.6.3 Qualitätsabhängige Zu- und Abschläge & Mengensteuerung

Mit dem KHSG wurden Qualitätsaspekte relevant für die Krankenhausvergütung. Besonders gute Qualität soll durch Qualitätszuschläge honoriert, ungenügende Qualität hingegen mit Abschlägen sanktioniert werden.[100] Zu den bisherigen Abschlägen auf Leistungen, bei denen in einem erhöhtem Maße wirtschaftlich begründete Fallzahlsteigerungen eingetreten oder zu erwarten sind[101], treten nun qualitätsbezogene Zu- und Abschläge hinzu.[102] Bis Ende 2017 soll eine vom G-BA erstellte Liste über Operationen und Leistungen vorliegen, die sich für Zu- und Abschläge im Rahmen eines qualitätsabhängigen Entgeltsystems eignen.[103] Bis zum 30. Juni 2018 sollen auf Grundlage dieses Vorschlags des G-BA der Spitzenverband der Krankenkassen zusammen mit der DKG die nähere Ausgestaltung von Qualitätszu- und -abschlägen für außerordentlich gute und unzureichende Qualität erarbeiten. Zur Praktikabilität dieser qualitätsorientierten Vergütung hat der GBA zugleich die Indikatoren und Grenzwerte festzulegen, die die Krankenhäuser und Krankenkassen im Vorfeld der Budgetverhandlungen beachten sollen.

Im Rahmen dieser Regelung griff das KHSG das Problem der Mengenausweitung auf und machte Vorschläge für eine Mengensteuerung. Die mit dem VSG eingeführte Zweitmeinung bei mengenanfälligen Eingriffen sollte flankierend zu einer Reduktion der Eingriffe führen. Außerdem gab der Gesetzgeber dem G-BA eine Überarbeitung des DRG-Systems auf, mit der ab 2017 die Vergütung bei jenen Behandlungen gekürzt werden soll, bei denen wirtschaftlich begründete Fallzahlsteigerungen vorliegen (Fixkostendegressionsabschlag). Übergangsweise finden während dieser Phase noch die absenkende Berücksichtigung von zusätzlichen Leistungen beim Landesbasisfallwert sowie der Mehrleistungsabschlag und der Versorgungszuschlag Anwendung.[104] Ab 2017 soll die Mengensteuerung nicht mehr im Rahmen der Landesbasisfallwerte[105], sondern

---

[100]Vgl. § 136b Abs. 9 SGB V.

[101]Vgl. § 17b Abs. 1 Satz 5 KHG „Einführung eines pauschalierten Entgeltsystems für DRG-Krankenhäuser".

[102]Vgl. § 17b Abs. 1a Satz 1 Nr. 3 KHG; BT Drs. 18/5372, S. 54.

[103]Vgl. § 136b Abs. 1 Satz 1 Nr. 5 SGB V „Beschlüsse des G-BA zur Qualitätssicherung im Krankenhaus".

[104]Vgl. Abschn. 9.6 Versorgungszuschlag für Krankenhäuser; sowie BT Drs. 18/5372, S. 37.

[105]Vgl. den weggefallenen § 10 Abs. 3 Nr. 4 KHEntG a. F., BT Drs. 18/5372, S. 54.

auf Krankenhausebene erfolgen[106]. Anstatt die Basisfallwerte pauschal abzusenken, werden die Mehrleistungen in den Budgetverhandlungen individuell berücksichtigt.

An der Einführung der Abschläge entzündete sich eine lebhafte gesundheitspolitische Debatte. Problematisch an dieser Regelung ist die Abwärtsspirale, die solche eine Regelung in Gang setzen kann. Krankenhäuser, deren ungenügende Qualität mit Abschlägen sanktioniert wird, verfügen über geringere Mittel, um eben diesen Anforderungen zu genügen. Daraus folgen weitere finanzielle Einbußen, welche noch höhere Hürden auferlegen, um die Qualität zu bieten. In der Ausschussempfehlung sprachen sich die Abgeordneten des Bundestages dafür aus, Zu- und Abschläge insbesondere bei aufwendigen medizinischen Leistungen nicht zuzulassen.[107] Ein weiteres Problem geht mit den Abschlägen einher. Wenn die Krankenhäuser bestimmte Leistungen nicht ausführen dürfen oder nicht vergütet bekommen, besteht ein großes Risiko der Mengenausweitung bei schnell durchführbaren, standardisierten Eingriffen wie dem Einsetzen von Hüftprothesen zur Kompensation der Einnahmeausfälle. Solch eine Reaktion stünde der intendierten besseren Qualität entgegen.

Erst die Evaluation wird letztlich zeigen, wie sich die Abschläge auf die Qualität auswirken. Es sind jedoch einige gesundheitspolitische Inkonsistenzen im KHSG erhalten. Im Rahmen der dualen Krankenhausfinanzierung tragen die Länder die Investitionskosten der Krankenhäuser, während die Krankenkassen die variablen Kosten übernehmen. Die vom Bundesgesetzgeber fokussierte Qualität der stationären Versorgung steht auch im Zusammenhang mit der Investitionsfinanzierung. Die seit Jahren rückläufigen Haushaltszuweisungen der Länder an die Krankenhäuser führen zu einem Investitionsstau, der für alle Kliniken in Deutschland im Jahr 2016 auf 12 – 28 Mrd. € geschätzt wird.[108] Sofern fehlende Investitionen in neue Anlagen oder Bauten zu einer minderen Qualität führen, wurde mit dem KHSG ein gesundheitspolitisches Dilemma geschaffen. Einerseits tragen die Länder die Verantwortung für fehlende Investitionen und eventuell für eine damit einhergehende verringerte Qualität. Andererseits erhalten sie durch das Gesetz weiterhin die Möglichkeit, Leistungsverbote und Vergütungsausschlüsse zu verhindern. In der Folge sinkt die Qualität weiter, was zu zusätzlichen

---

[106]Vgl. § 10 Abs. 13 KHEntG i. d. F. KHSG „Vereinbarung auf Landesebene".
[107]Vgl. Bundestag (2015e, S. 73).
[108]Vgl. Augurzky et al. (2016).

Abschlägen führt. Dieses Szenario ist nicht unwahrscheinlich, denn das KHSG
versteht unter Strukturqualität apparative und bauliche Anforderungen.[109] Fehlende Investitionen in Neubauten führen zu Hygieneproblemen und diese drücken
sich dann in hohen Komplikationsraten oder postoperativen Entzündungen aus.

12.6.4 Qualität in der Krankenhausplanung

Über die individuelle Vergütung der Krankenhäuser hinaus erlangt das Kriterium
Qualität ebenso Bedeutung für die Krankenhausplanung der Länder.[110] Die vom
G-BA beschlossenen Qualitätsindikatoren finden Eingang in die Krankenhauspläne der Länder und bieten zugleich die Grundlage für die Finanzierungsent-
scheidungen. Allerdings können die Länder die Geltung einzelner oder aller
Qualitätsindikatoren des GBA ausschließen oder eigene, zusätzliche Anforderungen stellen.[111] Das KHSG ließ den Ländern somit einen weiten Spielraum, bis zu
welchem Maße das Qualitätskriterium zukünftig die Krankenhausplanung
bestimmen wird: „Durch die Anwendung von Qualitätsindikatoren werden die
Länder in die Lage versetzt, bei ihren Planungsentscheidungen neben Aspekten
der Leistungsfähigkeit und Wirtschaftlichkeit von Krankenhäusern auch die Ver-
sorgungsqualität der Einrichtungen zu berücksichtigen. Auf diesem Wege können
Erkenntnisse aus der Qualitätssicherung des G-BA künftig auch im Rahmen der
Krankenhausplanung umgesetzt werden."[112] In den Entscheidungsprozess des
Landesgesetzgebers, welche Krankenhäuser Landesmittel für investive Zwecke
erhalten, fließen zwar auch die Qualitätsmerkmale ein. Krankenhäuser, die den
Qualitätsindikatoren des G-BA oder den durch das Landesrecht vorgegebenen
Anforderungen nicht entsprechen und nicht nur vorübergehend eine unzurei-
chende Qualität aufweisen, dürfen nicht in den Krankenhausplan aufgenommen
werden.[113] Unter Herausnahme aus dem Krankenhausplan ist nicht der ganze
Bereich zu verstehen, sondern sie beschränkt sich auf die jeweilige Einzelleistung, die nicht den Anforderungen entspricht. Allerdings sind die Qualitätsindikatoren des G-BA nur als Empfehlung zu verstehen und müssen nicht Bestandteil

---

[109]Fraktionen der CDU/CSU und SPD (2015, S. 89).

[110]Vgl. § 136c SGB V „Beschlüsse des G-BA zur Qualitätssicherung im Krankenhaus".

[111]Vgl. § 6 KHG Abs. 1a „Krankenhausplanung und Finanzierungsprogramme".

[112]Fraktionen der CDU/CSU und SPD (2015, S. 89).

[113]Vgl. § 8 KHG Abs. 1a „Voraussetzung der Förderung".

des Krankenhausplans werden.[114] Sofern die Qualitätskriterien keinen Eingang in den Krankenhausplan gefunden haben, dürfen nur die Krankenhäuser aus dem Plan genommen werden, die nicht den Vorgaben des Landes entsprechen.[115] Diese Änderungen in der Krankenhausplanung sind auch eine Antwort auf die Verfassungsrechtsprechung. Aufgrund verfassungsrechtlicher Vorgaben waren der Reichweite qualitativer Vorgaben an die Krankenhäuser bisher enge Grenzen gezogen. Da das KHG bisher keine Konsequenz für mangelnde Qualität vorsah, musste sich die Leistungsfähigkeit der Kliniken nur am wissenschaftlichen Stand ausrichten.[116] Die Ärzte hingegen reagierten auf die Vorgaben mit Unverständnis, denn sie implizierten, dass ihre Arbeit bisher ungenügend gewesen sei.[117]

12.6.5 Strukturfonds

Der Strukturfonds ist deutlicher Ausdruck der Intention des Bundesgesetzgebers, die Krankenhauslandschaft einem strukturellen Wandel zu unterziehen. In der Zielstellung des Gesetzentwurfs wird die „notwendige Weiterentwicklung der Krankenhausversorgung"[118] angemahnt. Allerdings bleibt vage, wie diese Fortentwicklung aussehen soll. Der Strukturfonds gibt Aufschluss, welchem Leitbild das KHSG folgt: „Zur Förderung der Vorhaben der Länder zur Verbesserung der Strukturen in der Krankenhausversorgung wird beim Bundesversicherungsamt aus Mitteln der Liquiditätsreserve des Gesundheitsfonds ein Fonds in Höhe von insgesamt 500 Mio. Euro errichtet. [...] Zweck des Strukturfonds ist insbesondere der Abbau von Überkapazitäten, die Konzentration von stationären Versorgungsangeboten und Standorten sowie die Umwandlung von Krankenhäusern in nicht akutstationäre örtliche Versorgungseinrichtungen; palliative Versorgungsstrukturen sollen gefördert werden."[119] Die Länder können ihren Anteil entsprechend dem Königsteiner Schlüssel abrufen. Voraussetzung für den Mittelabruf ist nicht nur eine hälftige Beteiligung des Landes an den Kosten der Projekte, son-

---

[114]Vgl. § 136c Abs. 1 Satz 2 „Beschlüsse des G-BA zur Qualitätssicherung im Krankenhaus".

[115]Vgl. § 8 KHG Abs. 1c.

[116]Vgl. BVerfGE 82, 209 – 236 Krankenhaus – Aufnahme – Krankenhausplan – Leistungsfähigkeit.

[117]Vgl. Göbel (2016).

[118]Vgl. Fraktionen der CDU/CSU und SPD (2015, S. 1).

[119]§ 12 KHG i. d. F. KHSG „Förderung von Vorhaben zur Verbesserung von Versorgungsstrukturen".

dern die Länder müssen in den Jahren 2016 bis 2018 außerdem jährlich Haushaltsmittel für die Investitionsförderung bereitstellen, die dem Durchschnitt der in den Jahren 2012 bis 2014 bereitgestellten Investitionsmittel abzüglich der Art. 14-Investitionsmittel[120] entsprechen. Der Beschluss des Gesundheitsausschusses ergänzte den Einsatzzweck des Fonds um die Finanzierung von Zinsen und um die Tilgung für bereits aufgenommene Fördermittel zur Weiterentwicklung der Krankenhauslandschaft.[121] Für die Zwecke des KInvFG eingesetzte Haushaltsmittel dürfen nicht angerechnet werden. Der Strukturfonds darf nicht für die Schließung Krankenhäuser genutzt werden, wenn die Schließung den Krankenhausträger verpflichtet, Investitionsmittel an das Land zurückzuzahlen.

Gröhe führte die mit dem Strukturfonds angedachten Veränderungen in der stationären Landschaft in der abschließenden Plenardebatte aus:

> Nicht alles kann in gleicher Weise überall in gleicher Qualität geleistet werden. Deswegen ist es richtig, zu einer vernünftigen Arbeitsteilung zwischen ortsnah und gut erreichbarer Grund- und Regelversorgung und Spezialisierung zu kommen. Das wird auch zu einem Umbau in der Krankenhauslandschaft führen. Hier braucht es auch Mut, den Maßstab der Qualität, den wir in der Krankenhausplanung neu verankern, tatsächlich umzusetzen. Deswegen stärken wir die Fähigkeit der Länder, mit krankenhausplanerischen Entscheidungen die Krankenhauslandschaft weiterzuentwickeln, indem wir über einen Strukturfonds Mittel zur Verfügung stellen, die einerseits den Abbau von Überkapazitäten ermöglichen, aber andererseits deren Umbau in erforderliche Versorgungsangebote.[122]

Mit anderen Worten sollen die Gelder des Strukturfonds einen Konzentrationsprozess in der stationären Versorgung unterstützen. An die Stelle der alle Leistungsbereiche vorhaltenden großen Krankenhäuser sollte eine schlanke Grundversorgung treten, die für alle Notfälle gerüstet ist. Planbare Eingriffe sollten aber nicht mehr überall, sondern nur noch in spezialisierten Einheiten vorgenommen werden. Im Strukturfonds fand der Gesetzgeber einen Kompromiss zwischen Finanzierungsnöten der Krankenhäuser und einem Investitionsbedarf zum Wappnen der Krankenhäuser an die Herausforderungen einer alternden und in bestimmten Regionen auch schrumpfenden Gesellschaft.

---

[120]Vgl. Abschn. 6.2.4.3 Krankenhausinvestitionsprogramm (Art. 14-Mittel).

[121]Vgl. Bundestag (2015e, S. 12).

[122]Vgl. Bundestag (2015f, S. 12964).

12.6.6 Vom Versorgungs- zum Pflegezuschlag; Notfall- und Sicherstellungszuschläge

Der Versorgungszuschlag[123] wurde mit dem KHSG im Jahr 2017 in einen Pflegezuschlag[124] umgewandelt. Der Versorgungszuschlag war nötig geworden, weil die Krankenhäuser sonst durch den Mehrleistungsabschlag und die Absenkung des Landesbasisfallwertes finanziell schlechter gestellt worden wären. Seit 2017 werden die Abschläge individuell für das einzelne Krankenhaus ermittelt, sodass ein Versorgungszuschlag nicht mehr notwendig erschien. An seine Stelle trat der Pflegezuschlag, mit dem weiterhin das Pflegestellen-Förderprogramm finanziert werden soll. Das Pflegestellen-Förderprogramm stellt für den Zeitraum von 2016 – 2018 insgesamt 660 Mio. € für zusätzliche Pflegestellen bereit. Die Höhe des Pflegezuschlags für das Krankenhaus bemisst sich nach den individuellen Personalkosten, sodass ein Anreiz geschaffen wird, mehr Pflegekräfte einzusetzen.[125]

Zugleich wurde ein hälftiger Ausgleich für Tariferhöhung der Pflegekräfte vorgesehen. In den letzten Jahren war eine Zunahme des Personals in den Krankenhäusern zu verzeichnen. 2013 waren insgesamt 1.019.000 Personen an nichtärztlichem Personal und Pflegekräften eingestellt. Bereits ein Jahr später war ein Personalaufwuchs von 8000 Stellen zu verzeichnen. Daraus resultierte ein erhöhter Finanzbedarf für die Löhne der Pflegekräfte. Die Beteilung der Kassen an den zusätzlichen Personalkosten für den Fall, dass Tariferhöhungen den erlaubten Zuwachs der Erlössumme überschreiten, wurde daher gesetzlich festgeschrieben.[126] Die CDU konnte sich einen Seitenhieb auf den Koalitionspartner der vorherigen Legislaturperiode nicht verkneifen:

> Immer dann, wenn die Tarifsteigerungen höher waren als die Erlöse durch die Veränderungsrate, [hat] sich eine Tarifschere geöffnet. Das war ein strukturelles Problem. Genau dieses Problem gehen wir mit diesem Gesetz strukturell an. [...] Wir werden nicht mehr, wie dies in der Vergangenheit nötig war, durch Versorgungszuschläge oder Ähnliches Löcher stopfen, sondern mit diesem Gesetz dafür sorgen, dass diese Löcher zukünftig gar nicht mehr entstehen.[127]

---

[123]Vgl. Abschn. 11.6 Versorgungszuschlag für Krankenhäuser.

[124]Vgl. § 7 KHEntG i. d. F. KHSG „Entgelt für allgemeine Krankenhausleistungen".

[125]Vgl. Bundestag (2015e, S. 97).

[126]Vgl. § 6 Abs. 3 KHEntG i.d.F. KHSG „Vereinbarung sonstiger Entgelte".

[127]Vgl. Bundestag (2015f, S. 12969).

Um die Regel- und Grundversorgung in allen Gebieten zu erhalten, gewährleisten Sicherstellungszuschläge den Erhalt stationärer Strukturen.[128] Ergänzend soll die Notfallversorgung durch eine bessere Zusammenarbeit der niedergelassenen Ärzte und Krankenhäuser verbessert werden. Der Sicherstellungszuschlag ordnet sich in die zahlreichen Maßnahmen zur Verbesserung der medizinischen Strukturen im ländlichen Raum ein, die bereits mit dem VStG und dem VSG ergriffen wurden. Der CDU-Abgeordnete Nüßlein betonte die Anstrengungen um den ländlichen Raum bei der Einbringung des Entwurfs des KHSG: „Wir wollen die Versorgung im ländlichen Raum sicherstellen. Das ist ein Kernanliegen. Deshalb sehen wir Sicherstellungszuschläge vor, die erstmals diesen Namen verdienen. Sie kommen nicht nur auf den Inseln zum Tragen, wie das bisher der Fall war. Vielmehr sollen damit Leistungen, die sonst nicht wohnortnah anzubieten sind, wie der Name schon sagt, sichergestellt werden."[129]

12.7   Hospiz- und Palliativgesetz (HPG)

Im Gegensatz zur guten Finanzierung der ambulanten, aber auch stationären und damit kurativen Angebote besitzt die Hospiz- und Palliativversorgung in Deutschland einen weiterhin hohen Förderbedarf. Dieser resultiert nicht allein aus der im Vergleich geringen Anzahl an Hospizen und damit verbundenen Engpässen bei der Betreuung schwerstleidender Menschen. Die fehlende Behandlungskette der Leistungserbringer zur Gewährleistung einer reibungslosen und durchgängigen Hospiz-Begleitung tritt hinzu:

> Schwerkranke und sterbende Menschen benötigen in ihrer letzten Lebensphase die bestmögliche menschliche Zuwendung, Versorgung, Pflege und Betreuung. Dies erfordert eine gezielte Weiterentwicklung der Hospiz- und Palliativversorgung in Deutschland. Zwar sind in den letzten Jahren beim Auf- und Ausbau der Hospiz- und Palliativversorgung bereits Fortschritte erzielt worden, insbesondere in strukturschwachen und ländlichen Regionen fehlt es jedoch noch immer an ausreichenden Angeboten. Ziel des Gesetzes ist deshalb, durch Stärkung der Hospiz- und Palliativversorgung in ganz Deutschland ein flächendeckendes Angebot zu verwirklichen, damit alle Menschen an den Orten, an denen sie ihre letzte Lebensphase verbringen, auch im Sterben gut versorgt und begleitet sind.[130]

---

[128]Vgl. § 17b Absatz 1a Nr. 6 KHG i.V.m. § 5 Abs. 2 KHG.

[129]Vgl. Bundestag (2015d, S. 11071).

[130]Vgl. Bundesregierung (2015c, S. 1).

Die Bundesregierung nahm sich mit dem Entwurf eines „Gesetzes zur Verbesserung der Hospiz- und Palliativversorgung in Deutschland" (Hospiz- und Palliativgesetz – HPG) vom 12. Juni 2015 diesem Versorgungsbereich an. Die abschließende Beratung des HPG im Plenum des Deutschen Bundestages erfolgte am 5. November 2015. Es trat am 8. Dezember 2015 in Kraft.[131] Eine zusätzliche vertragsärztliche Vergütung zur Stärkung der ambulanten Palliativversorgung machte das HPG ebenso möglich, wie es die Bedeutung häuslicher Krankenpflege herausstrich.[132] Der G-BA wurde beauftragt, in seiner Richtlinie über die Verordnung häuslicher Krankenpflege die behandlungspflegerischen Maßnahmen und Leistungen der Palliativpflege näher zu konkretisieren. Mit einer Erhöhung des Mindestzuschusses von 7 auf 9 % und der zuschussfähigen Kosten für Erwachsenenhospize auf 95 % wurde deren finanzielle Ausstattung verbessert.[133] Im ambulanten Bereich finden die Personal- und Sachkosten mehr Berücksichtigung und bei den stationären Hospizen kann der besondere Verwaltungsaufwand in der Abrechnung geltend gemacht werden. Gegenüber den Krankenkassen erhalten die Versicherten einen Beratungsanspruch bei der Auswahl und Inanspruchnahme von Palliativ- und Hospizversorgung.[134] Wie sich dieser Anspruch gestaltet und welche Leistungen er beinhaltet, schreibt das HPG ausdrücklich vor:

Versicherte sollen über die medizinisch-pflegerische Versorgung und Betreuung in der letzten Lebensphase beraten werden, und ihnen sollen Hilfen und Angebote der Sterbebegleitung aufgezeigt werden. Im Rahmen einer Fallbesprechung soll nach den individuellen Bedürfnissen des Versicherten insbesondere auf medizinische Abläufe in der letzten Lebensphase und während des Sterbeprozesses eingegangen, sollen mögliche Notfallsituationen besprochen und geeignete einzelne Maßnahmen der palliativ-medizinischen, palliativ-pflegerischen und psychosozialen Versorgung dargestellt werden.[135]

Sterbebegleitung wird als Bestandteil des Versorgungsauftrags der Pflegeversicherung ins Gesetz aufgenommen.[136] Diese Änderung ist Ausdruck der allgemeinen

---

[131]BGBl I 2015 Nr. 48 vom 07.12.2015, S. 2114.

[132]§ 37 Abs. 2a „Häusliche Krankenpflege".

[133]Vgl. § 39a Abs. 1 Satz 2 f. SGB V i. d. F. HGP „Stationäre und ambulante Hospizleistungen".

[134]Vgl. § 39b SGB V i. d. F. HPG „Hospiz- und Palliativberatung durch die Krankenkassen".

[135]Vgl. § 132 g SGB V i. d. F. HPG „Gesundheitliche Versorgungsplanung für die letzte Lebensphase".

[136]Vgl. § 28 Abs. 5 SGB XI i. d. F. HPG „Leistungsarten, Grundsätze".

medizinischen Erkenntnis, dass Maßnahmen der Sterbebegleitung Bestandteil der Pflege sein müssen. Vertragsärzte sollen in Kooperationsvereinbarungen mit den stationären Pflegeeinrichtungen die ärztliche Versorgung verbessern,[137] denn aufgrund ihrer Einschränkungen besitzen Bewohner vollstationärer Einrichtungen kaum die Möglichkeit eines eigenverantwortlichen Arztbesuchs. Mit der Änderung der vorherigen „Kann"- in eine „Soll"-Regelung zielte die Gesundheitspolitik auf eine verbesserte ambulante Versorgung der Bewohner, indem die vollstationären Pflegeeinrichtungen die Zusammenarbeit mit den betreffenden Ärzten aktiv koordinieren.[138] Die Bedeutung des Themas führte im Bundestag zu einem fraktionsübergreifenden Konsens. Gröhe hob neben den Kernpunkten des Gesetzes die Geschlossenheit im parlamentarischen Verfahren hervor: „Wir wollen, dass schwerstkranke Menschen überall in diesem Land in ihrer Situation als Sterbende die pflegerische, medizinische, psychosoziale und seelsorgerische Hilfe erfahren, die sie brauchen. Wir sind es ihnen schuldig. Dass wir dies in dieser großen Gemeinsamkeit tun, ist ein ganz starkes Zeichen. Dafür bin ich dankbar."[139]

12.8   Das Präventionsgesetz

Den schwächsten Zweig des Gesundheitswesens bildet die Prävention.

Die demografische Entwicklung mit einer anhaltend niedrigen Geburtenrate, einem erfreulichen Anstieg der Lebenserwartung und der damit verbundenen Alterung der Bevölkerung sowie der Wandel des Krankheitsspektrums hin zu chronisch-degenerativen und psychischen Erkrankungen und die veränderten Anforderungen in der Arbeitswelt erfordern eine effektive Gesundheitsförderung und Prävention. Ziel dieses Gesetzes ist es, unter Einbeziehung aller Sozialversicherungsträger sowie der privaten Krankenversicherung und der privaten Pflege-Pflichtversicherung die Gesundheitsförderung und Prävention insbesondere in den Lebenswelten der Bürger auch unter Nutzung bewährter Strukturen und Angeboten zu stärken, die Leistungen

---

[137]Vgl. § 119b Abs. 1 Satz 1 i. d. F. HPG „Ambulante Behandlung in stationären Pflegeeinrichtungen".

[138]Vgl. Bundesregierung (2015c, S. 29).

[139]Vgl. Bundestag (2015g, S. 12889).

der Krankenkassen zur Früherkennung von Krankheiten weiterzuentwickeln und das Zusammenwirken von betrieblicher Gesundheitsförderung und Arbeitsschutz zu verbessern.[140]

Bereits in der Großen Koalition von 2005 – 2009 wollten die Koalitionäre ein Präventionsgesetz auf den Weg bringen.[141] Allerdings scheiterte dieser Vorstoß an den unterschiedlichen Vorstellungen der Gesundheitspolitiker bei CDU/CSU und SPD. Beim zweiten Anlauf konnte sich schwarz-rot auf eine gemeinsame Position verständigen. Der Entwurf eines „Gesetzes zur Stärkung der Gesundheitsförderung und der Prävention" (Präventionsgesetz – PrävG) ging dem Bundestag am 11. März 2015 zu. Nach der abschließenden Lesung vom 18. Juni 2015[142] trat es am 25. Juli 2015 in Kraft[143].

Das PrävG sollte die Kooperation zwischen den Sozialversicherungsträgern und weiterer Akteure verbessern. Zugleich sollen zukünftig gesundheitsfördernde Leistungen in betrieblichen und außerbetrieblichen Bereich im Rahmen einer nationalen Präventionsstrategie gefördert werden. Die Gesundheitsvorsorge beginnt schon in Kindertageseinrichtungen und wirkt über die Schulen und Betriebe bis hin zu den stationären Pflegeeinrichtungen auf ein gesundes Leben der Menschen hin. Schließlich sollte das Impfwesen gefördert werden. Bei einem veranschlagten Budget von 35 Mio. € jährlich muss die Reichweite und Wirksamkeit hingegen als gering eingeschätzt werden.

Den Krankenkassen hatten bisher die Aufgabe, den Gesundheitszustand zu erhalten, wiederherzustellen oder zu verbessern. Nun wurde ihnen der Auftrag zur Förderung gesundheitlicher Eigenkompetenz und -verantwortung erteilt.[144] Für diese Maßgabe fügte der Gesetzgeber zahlreiche neue Aufgabenfelder ins SGB V ein. Zukünftig soll geschlechterspezifischen Besonderheiten stärker Rechnung getragen werden.[145] Im Vergleich zur vorherigen Präventionskonzeption rückt mit dem PrävG die Eigenverantwortung des Versicherten in den Mittelpunkt.[146] Konkretisierung erfährt der Präventionsauftrag durch die primäre Prävention und Gesundheitsförderung: Die Krankenkassen sehen in ihren Satzungen Leistungen

---

[140]Vgl. Bundesregierung (2015a, S. 1).

[141]Vgl. Abschn. 10.7 Das gescheiterte Präventionsgesetz.

[142]Vgl. Bundestag (2015c).

[143]Vgl. BGBl I 2015 Nr. 40 vom 23.10.2015, S. 1781.

[144]Vgl. § 1 SGB V i. d. F. PrävG „Solidarität und Eigenverantwortung".

[145]Vgl. § 2b SGB V i. d. F. PrävG „Geschlechtsspezifische Besonderheiten".

[146]Vgl. § 20 SGB V i. d. F. PrävG „Primäre Prävention und Gesundheitsförderung".

zur Verhinderung von Krankheitsrisiken (primäre Prävention) sowie zur Förderung des selbstbestimmten gesundheitsorientierten Handelns der Versicherten (Gesundheitsförderung) vor. Der Spitzenverband des Bundes der Krankenkassen sollte hierzu unter gesundheits-, ernährungs- und suchtwissenschaftlichen sowie psychotherapeutischen Kriterien Handlungsfelder erarbeiten. Im Mittelpunkt stehen die Vorsorge bei Brustkrebs, die Reduktion des Tabak- und Alkoholkonsums, die Förderung von Bewegung und das Erkennen von Depression. Für jeden Versicherten sollen die Krankenkassen für Präsentationszwecke im Jahr 2015 insgesamt 3,17 € und ab 2016 einen Betrag von 7 € bereitstellen. Unterschreitet die Krankenkasse diesen Wert, so muss er im darauf folgenden Jahr zusätzlich aufgebracht werden.[147]

Wie im gescheiterten Präventionsgesetz des Jahres 2007 fanden wieder die Lebenswelten Eingang in das Programm.[148] Statt auf die individuelle Vorsorge zielt das PrävG auf die Lebensräume der Menschen, in denen besser auf die Bedingungen einer gesunden Lebensweise Einfluss genommen werden kann. Hierzu zählen Kindertagesstätten, Schulen, Kommunen oder die Zusammenarbeit der Kassen mit der Bundesagentur für Arbeit. Die Programme der Krankenkassen betten sich ein in die Nationale Präventionsstrategie,[149] die im Rahmen der Präventionskonferenz in Zusammenarbeit mit den Trägern der Renten- und Unfallversicherung und den Pflegekassen erstellt wird. Mit den Landesrahmenvereinbarungen zur Umsetzung der nationalen Präventionsstrategie setzen die Krankenkassen mit den anderen Akteuren der Präventionsstrategie und den Länderbehörden die Programme um.[150] Zum neuen Leistungskatalog zählen Empfehlungen der Ärzte im Rahmen der Gesundheitsuntersuchungen, Ausrichtung der Untersuchungen auf das Erkennen von Risikofaktoren und Boni der Krankenkassen bei gesundheitsbewusstem Verhalten.[151] Schließlich können die Krankenkassen in Ergänzung zur vertragsärztlichen Untersuchung mit Betriebsärzten Verträge über die Durchführung von Gesundheitsuntersuchungen abschließen.[152]

---

[147]Vgl. § 20 Abs. 6 SGB V. i. d. F. PrävG „Primäre Prävention und Gesundheitsförderung".

[148]Vgl. § 20a SGB V i. d. F. PrävG „Leistungen zur Gesundheitsförderung und Prävention in Lebenswelten".

[149]Vgl. § 20d SGB V i. d. F. PrävG „Nationale Präventionsstrategie".

[150]Vgl. § 20 f. SGB V i. d. F. PrävG „Landesrahmenvereinbarungen zur Umsetzung der nationalen Präventionsstrategie".

[151]Vgl. § 65 SGB V i. d. F. PrävG „Bonus für gesundheitsbewusstes Verhalten".

[152]Vgl. § 132 f. SGB V „Versorgung durch Betriebsärzte".

Die Parlamentarische Staatssekretärin im Gesundheitsministerium, Ingrid Fischbach, erinnerte in der finalen Aussprache an die lange Vorgeschichte des Präventionsgesetzes.

,Das Präventionsgesetz kommt.' So spontan habe ich vor zwölf Monaten auf eine Frage bei einer großen Veranstaltung geantwortet. Sie können sich vorstellen: Ich habe sehr viele ungläubige Blicke und auch Lacher auf meiner Seite gehabt, weil alle wussten: ,Das ist eine Never-ending Story', und ich wurde gefragt: ,Und Sie meinen, das bekommen Sie jetzt unter Dach und Fach?'[153] Nachdem es bereits zwei Mal scheiterte, ein Präventionsgesetz zu verabschieden, gelang es im dritten Anlauf. Mit der Prävention soll eine zwar wesentliche, aber kaum bedachte Säule im Gesundheitssystem gestärkt werden: ,Dieses Gesetz ist ein überfälliger Schritt, denn es geht den Weg, den wir gehen wollen, nämlich Krankheiten vorzubeugen und endlich förderliche Bedingungen für die Gesundheit zu gestalten.'[154]

12.9 E-Health-Gesetz

Die elektronische Gesundheitskarte besitzt ein Potenzial, das im deutschen Gesundheitssystem ungenügend ausgeschöpft wird. Doch nicht nur die Gesundheitskarte im Speziellen, sondern Informations- und Kommunikationstechnologien im Allgemeinen können in der Gesundheitsversorgung helfen, brachliegende und verstreute Informationen zusammenzuziehen und Arbeitsabläufe zu straffen. Mit der flächendeckenden Einführung der elektronischen Gesundheitskarte und dem Auslaufen der Gültigkeit der Krankenversicherungskarte am 31. Dezember 2015 wurde der Startschuss gegeben zur Entwicklung neuer Anwendungen für das Zusammenspiel von Gesundheitskarte und Informatikdiensten. „Sie können zudem einen wichtigen Beitrag leisten, um die Herausforderungen, die durch die demographische Entwicklung und die Versorgungssituation im ländlichen Raum bestehen, besser zu bewältigen." Auf Initiative der Bundesregierung ging dem Bundestag am 22. Juni 2015 der Entwurf eines „Gesetzes für sichere digitale Kommunikation und Anwendungen im Gesundheitswesen" (E-Health-Gesetz) zu.[155] Die abschließende Lesung im Plenum des Deutschen Bundestages erfolgte

---

[153]Vgl. Bundestag (2015c, S. 10769).
[154]Vgl. ebenda.
[155]Vgl. Bundesregierung (2015d).

am 3. Dezember 2015.[156] Das E-Health-Gesetz trat am 29. Dezember 2015 in Kraft.[157]

Das E-Health-Gesetz greift die mit der elektronischen Gesundheitskarte verbundenen technischen Möglichkeiten auf und unterstützt die zügige Einführung nutzbringender Anwendungen. Zugleich soll es helfen, eine Telematik-Infrastruktur zu errichten, mit der eine sichere Kommunikation im Gesundheitswesen möglich sein soll. Die gesundheitspolitischen Ziele des E-Health-Gesetzes schließen direkt an die Gesetzgebung zur Einführung der elektronischen Gesundheitskarte im Rahmen des GMG der rot-grünen Koalition an.[158] Die für die Einführung dieser neuen Infrastruktur verantwortliche Gesellschaft für Telematik[159] erhält erweiterte Kompetenzen.[160] Sie soll die technischen Vorgaben machen, ein Sicherheitskonzept erstellen und die damit verbundenen Umsetzungsfragen klären. Ein neu einzurichtender Beirat berät die Gesellschaft und dient als Schnittstelle zwischen der technischen Verwaltungs- und politischen Entscheidungsebene.[161] Er macht Vorschläge für Konzepte zur Erprobung und Betrieb der Telematikinfrastruktur ebenso wie für die Fachkonzepte der nutzbringenden Anwendungen der elektronischen Gesundheitskarte. Eine neu geschaffene Schlichtungsstelle soll bei strittigen Fragen und Konflikten zwischen den Parteien der Telematik-Gesellschaft vermitteln.[162] Die Finanzierung der Gesellschaft durch den Telematikzuschlag wurde klargestellt. Pro Versicherten zahlt der Spitzenverband Bund der Krankenkassen jeweils 1 € pro Versicherten an die Gesellschaft.

Zu den nutzbringenden Anwendungen zählt der Notfalldatensatz. Ärzte, die einen Notfalldatensatz erstellen und aktualisieren, erhalten eine Vergütung, wofür der Bewertungsausschuss den einheitlichen Bewertungsmaßstab anzupassen hat. Mit den Notfalldaten stehen im Ernstfall lebensrettende Informationen zur Verfügung. Der Notarzt kann zügig einsehen, welche Allergien vorliegen und Unverträglichkeiten vermeiden. Soweit für die Versorgung erforderlich, erhalten Heilberufler ohne akademische Ausbildung einen im Gegensatz zu den Ärzten

---

[156]Vgl. Bundestag (2015j).

[157]Vgl. BGBl I 2015 Nr. 54 vom 28.12.2015, S. 2408.

[158]Vgl. Abschn. 9.3.6 Elektronische Gesundheitskarte und Praxisgebühr.

[159]Die Gesellschaft nimmt für den Spitzenverband der GKV, BÄK, BZÄK, KBV, DKG und ABDA die Einführung der Telematikinfrastruktur wahr.

[160]Vgl. § 291b SGB V „Gesellschaft für Telematik".

[161]Vgl. § 291b Abs. 2a SGB V.

[162]Vgl. § 291c SGB V „Schlichtungsstelle der Gesellschaft für Telematik".

nur lesenden Zugriff auf diese Daten. Zugleich dürfen Versicherte ihre notfallrelevanten Daten in der Regelversorgung zum Einsatz bringen.[163] Das Zugriffsverfahren der Versicherten auf die Daten der elektronischen Gesundheitskarte wird zur Stärkung der Patientenautonomie vereinfacht.[164] Der Gesetzentwurf der Bundesregierung sah vor, dass Krankenhäuser eine Vergütung erhalten, wenn sie Patienten einen elektronischen Entlassbrief zur Verfügung stellen. Allerdings strich der Gesundheitsausschuss diese Passage.[165]

Für den Einsatz telematischer Anwendungen im ländlichen Raum können auf regionaler Ebene zusätzliche Vergütungen vereinbart werden, sofern diese Leistungen im EBM abgebildet sind. Mit telemedizinischem Einsatz können zusätzliche und doppelte Untersuchungen vermieden werden. Ein aufgesuchter Arzt kann mit Telemedizin das Röntgenbild mit einem Experten auswerten, ohne dass der Patient den hinzugezogenen Arzt aufsuchen muss. „Mit dem E-Health-Gesetz wird auch der Weg der Telemedizin in die Regelversorgung geebnet. Röntgenkonsile und Videosprechstunden sind bereits jetzt im Gesetz verankert."[166]

Der Einsatz der elektronischen Gesundheitskarte soll zukünftig dem Missbrauch von Gesundheitskarten entgegenwirken. Der Gesellschaft für Telematik wurde mit Frist bis zum 30. Juni 2016 aufgetragen, Sorge zu tragen, dass die Stammdaten der Versicherten von den Leistungserbringern geprüft und verifiziert werden können. Darüber hinaus soll an der Speicherung der Organspendeerklärung, der elektronischen Fallakte und der Arzneimitteltherapiesicherheit gearbeitet werden.[167] CDU-Gesundheitspolitikern Leikert erinnert an die lange Pause zwischen der Einführung der Gesundheitskarte unter rot-grün und weiteren Schritten zum Ausbau einer entsprechenden Infrastruktur für den Einsatz der Karte: „Es war Bundesminister Hermann Gröhe, der nach zehn Jahren des Stillstands diesem wohl größten Digitalisierungsprojekt in unserem Land wieder den nötigen Schwung verliehen hat."[168]

---

[163]Vgl. § 291a Abs. 5 Satz 3 SGB V „Elektronische Gesundheitskarte und Telematikinfrastruktur".

[164]Vgl. § 291a Abs. 5 Satz 8 SGB V.

[165]Vgl. Bundestag (2015i, S. 47).

[166]Vgl. Bundestag (2015j, S. 14065).

[167]Vgl. Bundesregierung (2015d, S. 43).

[168]Vgl. Bundestag (2015j, S. 14065).

12.10   Die Pflegestärkungsgesetze

12.10.1   PSG I: Ausweitung der Leistungen

Mit Blick auf die Entwicklung der Pflegeversorgung in Deutschland erkannte die Bundesregierung weiteren Handlungsbedarf. Da ein Großteil der Pflegeleistungen durch Familienangehörige zu Hause erbracht werden, sollen Brüche in den Erwerbsbiografien vermieden und eine bessere Vereinbarkeit von Pflege und Beruf ermöglicht werden. Für den stationären Bereich hingegen stehen noch immer zu wenige Pflegekräfte zur Verfügung. Das Leistungsspektrum der Pflegeversicherung sollte breiter gefasst und die Inanspruchnahme vereinfacht werden. Darüber hinaus lagen seit langem gesundheitspolitische Pläne zur Neufassung des Pflegebedürftigkeitsbegriffs vor, mit der sich die Unterstützung psychisch Erkrankter besser gewährleisten lässt. Demenziell erkrankte Menschen ohne Pflegestufe wollte die Bundesregierung in Vorgriff auf die mit der Neufassung des Pflegebedürftigkeitsbegriffs zukünftig verbesserten Leistungen stärker unterstützen. Die Gesundheitspolitik schritt den bereits mit der Einführung der sog. „Pflegestufe 0" eingeschlagenen Weg fort:

> In einem ersten Schritt werden die Leistungen der Pflegeversicherung zur Stärkung der häuslichen Pflege insbesondere durch Kurzzeit- und Verhinderungspflege, Tages- und Nachtpflege und neue ambulante Wohnformen ausgeweitet und flexibilisiert. Pflegebedürftige, einschließlich Pflegebedürftige der so genannten Pflegestufe 0, können diese entsprechend ihrer individuellen Bedarfslage passgenau zusammenstellen. Betreuungsleistungen in der ambulanten und stationären Pflege werden zur Verbesserung der Lebensqualität der Betroffenen und zur Entlastung pflegender Angehöriger ausgebaut. Damit werden wesentliche Vorschläge des Expertenbeirates zur konkreten Ausgestaltung des neuen Pflegebedürftigkeitsbegriffs und der Fachkreise für Leistungsverbesserungen kurzfristig umgesetzt.[169]

Hierfür brachte die Bundesregierung am 23. Juni 2014 den Entwurf eines „Fünften Gesetzes zur Änderung des Elften Buches Sozialgesetzbuch – Leistungsausweitung für Pflegebedürftige, Pflegevorsorgefonds" (Fünftes SGB XI-Änderungsgesetz – 5. SGB XI-ÄndG) ein. Das Gesetz wurde ergänzend „Erstes Pflegestärkungsgesetz"

---

[169]Bundesregierung (2014a, S. 1 f.).

(PSG I) bezeichnet. Der Bundestag bestätigte das PSG I in der abschließenden Lesung am 17. Oktober 2014.[170] Es trat am 19. Dezember 2014 in Kraft.[171]

Zur Finanzierung des erweiterten Leistungskatalogs erhöhte das PSG I den Beitragssatz in der Pflegeversicherung ab dem 1. Januar 2015 um 0,3 Prozentpunkte, wodurch für das Jahr 2015 Mehreinnahmen in Höhe von 3,6 Mrd. € zur Verfügung standen. Die Leistungen der Kurzzeit- und Verhinderungspflege, der Tages und Nachtpflege wurden nicht nur verbessert, sondern sie standen nun auch Pflegebedürftigen der sogenannten Pflegestufe 0 offen. Für die 2,6 Mio. pflegebedürftigen Menschen schuf das PSG I mit diesem Stichtag zugleich den Anspruch auf höhere Leistungsbezüge. In der ambulanten Pflege stiegen die insgesamt zur Verfügung stehenden Gelder um 1,4 Mrd. € an. Zusätzlich stehen 1 Mrd. € für den stationären Bereich zur Verfügung. Über 2 Mrd. € fließen in die Verbesserung der Leistungen. Zur Sicherung der langfristigen Finanzierung setzte das PSG I den Pflegevorsorgefonds auf, in den insgesamt 1,2 Mrd. € überführt werden sollen. Der neu eingerichtete Pflegevorsorgefonds dient dem Ziel, die Finanzierung der demografiebedingt steigenden Leistungsausgaben gerechter auf die Generationen zu verteilen.[172] Die Mittel des von der Deutschen Bundesbank verwalteten Fonds können ab 2035 zur Stabilisierung der Beitragssätze in der Pflegeversicherung eingesetzt werden.

Für Empfänger von Pflegeleistungen führten die zusätzlichen Finanzmittel zu einer individuellen Erhöhung der Leistungsbeträge um 4 % bei der teilstationären Tages- und Nachtpflege. Für die im Jahr 2012 mit dem PNG eingeführten Leistungen beläuft sich die Erhöhung auf knapp 2,67 %. War den Pflegebedürftigen die Kombination von Tages- und Nachtpflege, Pflegegeld und Sachleistungen nach dem bisherigen Regelwerk nur unter erhöhtem bürokratischen Mehraufwand und einschränkt erlaubt[173], vereinfachte das PSG I kombinierte Leistungen: „Pflegebedürftige können teilstationäre Tages- und Nachtpflege zusätzlich zu ambulanten Pflegesachleistungen, Pflegegeld oder der Kombinationsleistung in Anspruch nehmen, ohne dass eine Anrechnung auf diese Ansprüche erfolgt."[174]

Die Inanspruchnahme der Kurzzeitpflege, weil Pflegebedürftige vorübergehend vollstationär gepflegt werden müssen, vereinfachte das PSG I ebenfalls und zugleich erhöhte es diese Leistung um 4 %. Außerdem wurde der verlängerte

---

[170]Bundestag (2014e).

[171]Vgl. BGBl I 2014 Nr. 61 vom 23.12.2014, S. 2222.

[172]Vgl. § 131 SGB XI i. d. F. PSG I „Pflegevorsorgefonds".

[173]Vgl. die gestrichenen § 41 Abs. 4 – 6 SGB XI a. F. „Tagespflege und Nachtpflege".

[174]Vgl. § 41 Abs. 3 i. d. F. PSG I „Tagespflege und Nachtpflege".

Anspruchszeitraum für insgesamt acht Wochen bei Nichtinanspruchnahme der Verhinderungspflege gesetzlich klargestellt. Sofern Angehörige vorübergehend keine Pflege zu gewährleisten imstande sind, können Pflegebedürftige mit der Verhinderungspflege unterstützt werden. Die maximale Dauer wurde von 4 auf 6 Wochen verlängert.[175] Die Leistungen von Kurz- und Verhinderungspflege können untereinander jeweils auf die andere Pflegeform umgewidmet werden: Leistungsbeträge der Verhinderungspflege können für die Kurzzeitpflege ausgegeben werden, vice versa. Gröhe betonte die individuelle Entlastung, die die nunmehr allen Pflegebedürftigen offenstehenden Leistungen ermöglichten:

> Es geht darum, dass diese Menschen die Gelegenheit zu einer Atempause haben, um wieder zu Kräften zu kommen. Die Verhinderungspflege ist dann gleichsam so etwas wie eine Urlaubsvertretung. Wir bauen diese Leistungen aus, wir machen sie untereinander besser kombinierbar, und – das ist mir ganz wichtig – wir eröffnen erstmals Angehörigen von Pflegebedürftigen der Pflegestufe 0, also demenziell Erkrankten ohne eine Einstufung in die Pflegestufe 1, die Möglichkeit, diese wichtigen Unterstützungsleistungen in Anspruch zu nehmen.[176]

Die private Vorsorgeleistung unterstützt das PSG I mit Zuschüssen für Umbaumaßnahmen. Bereits das PNG hatte ambulant betreute Wohngruppen mit einer Anschubfinanzierung besser unterstützen wollen.[177] In der Begründung zur PSG I beklagt der Gesetzgeber die unzureichende Neugründung von betreuten Wohngemeinschaften. Anstatt der ursprünglich angedachten Befristung der Mittelvergabe bis zum 31. Dezember 2015 werden die Fördergelder mit einem Gesamtbudget von 30 Mio. € mit dem PSG I nun so lange gewährt, bis sie aufgebraucht sind. Das Bundesversicherungsamt informiert die Pflegekassen und den Verband der PKV darüber, wenn die Mittel ausgeschöpft sind. Schließlich vergrößerte das PSG I den Einsatzbereich dieser Gelder. 100 Mio. € der zusätzlichen Finanzmittel fließen in Projekte zur Förderung der Vereinbarkeit von Pflege und Beruf. Minister Gröhe betonte in der abschließenden Lesung, dass es das ausgemachte Ziel des PSG I sei, die Pflege individueller zu gestalten:

> Ich weiß mich einig mit den Pflegebedürftigen, mit ihren Angehörigen, aber auch mit den Pflegekräften, wenn ich sage, dass es uns darum gehen muss, die Pflege

---

[175]Vgl. § 39 SGB XI i. d. F. PSG I „Häusliche Pflege bei Verhinderung der Pflegepersonen".

[176]Bundestag (2014e, S. 5648).

[177]Vgl. § 45e SGB XI „Anschubfinanzierung zur Gründung von ambulant betreuten Wohngruppen".

individueller zu machen, damit sie den konkreten Bedürfnissen der einzelnen Pflegebedürftigen besser gerecht wird und angemessen erfolgt. Das wünschen sich
diese. Das wünschen sich die Angehörigen. Das ist aber nicht zuletzt auch der
Anspruch der Pflegekräfte selbst an ihre wichtige Arbeit.[178]

12.10.2   PSG II: Neuer Pflegebedürftigkeitsbegriff

Am 13. November 2006 hatte sich der Beirat zur Überprüfung des Pflegebedürftigkeitsbegriffs konstituiert, der am 26. Januar 2009 seinen Bericht vorlegte.
Darin empfahl er eine Änderung des Begriffs der Pflegebedürftigkeit.[179] PNG und
PSG I verbesserten die Leistungen für die Zeit, die der Gesetzgeber für die Vorbereitung des neuen Pflegebedürftigkeitsbegriffs benötigte. Mit dem zweiten Pflegestärkungsgesetz wurde er eingeführt:

> Die gesetzliche Pflegeversicherung hat seit ihrer Einführung zum 1. Januar 1995
> maßgeblich zu einer Verbesserung der Versorgung pflegebedürftiger Menschen und
> zur Unterstützung pflegender Angehöriger beigetragen. Der seither geltende Begriff
> der Pflegebedürftigkeit und das damit verbundene Begutachtungsinstrument begrün-
> den den Leistungszugang im Rahmen der Pflegeversicherung und sind zugleich pfle-
> gefachliche Grundlage für die Leistungsinhalte und Leistungserbringung. Der
> Pflegebedürftigkeitsbegriff steht seit seiner Einführung in der Kritik, weil er pflege-
> fachlich nicht ausreichend fundiert, defizitorientiert und vorrangig auf Alltagsver-
> richtungen in den Bereichen Mobilität, Ernährung, Körperpflege und
> hauswirtschaftliche Versorgung ausgerichtet sei, die bei Menschen mit körperlichen
> Beeinträchtigungen häufiger vorkämen und bei diesen oft ausgeprägter seien als bei
> Menschen mit kognitiven oder psychischen Beeinträchtigungen.[180]

Menschen mit psychischen Problemen oder Beeinträchtigungen der kommunika-
tiven Fähigkeiten wurden bei der Prüfung der Pflegebedürftigkeit bisher unzureichend berücksichtigt, weil sich die Feststellung von Pflegebedürftigkeit allein auf
einen Katalog von Verrichtungen bezog, bei denen ihre Beeinträchtigungen unzureichend zur Geltung kamen. Sie erhielten in der Folge Geld- und Sachleistungen
in einem geringeren Umfang. Ein weiteres Problem der bisherigen Pflegeversorgung war die zu starke Zentrierung auf den Ausgleich von Schwächen, bei der die
Pflegebedürftigen nicht bei der Ausbildung ihrer Stärken unterstützt wurden.

---

[178]Bundestag (2014e, S. 5648).
[179]Vgl. BMG (2009, S. 71).
[180]Bundesregierung. (2015e, S. 1).

Nachdem der Beirat zur Überprüfung des Pflegebedürftigkeitsbegriffs 2009 einen Vorschlag zur Neufassung des Begriffs vorgelegt hatte, klärte das BMG bis 2013 weitere administrative und Rechtsfragen.[181] Das PSG I hatte bereits die Leistungen für demenziell Erkrankte mit eingeschränkter Alltagskompetenz ohne Pflegestufe ausgeweitet. Daran knüpfte das zweite Pflegestärkungsgesetz an, indem es den neuen Pflegebedürftigkeitsbegriff einführte: „Mit dem Zweiten Pflegestärkungsgesetz sollen die Pflegeversicherung und die pflegerische Versorgung durch einen neuen Pflegebedürftigkeitsbegriff und ein neues Begutachtungsinstrument auf eine neue pflegefachliche Grundlage gestellt werden. Erstmals sollen damit alle für die Feststellung von Pflegebedürftigkeit relevanten Kriterien in einer für alle pflegebedürftigen Personen einheitlichen Systematik erfasst werden."[182] Den Entwurf zum „Zweiten Gesetz zur Stärkung der pflegerischen Versorgung und zur Änderung weiterer Vorschriften" (Zweites Pflegestärkungsgesetz – PSG II) brachte die Bundesregierung am 7. September 2015 ein. Die abschließende Beratung im Bundestag erfolgte am 13. November 2015.[183] Das PSG II trat am 1. Januar 2016 in Kraft.[184]

Das PSG II modernisierte die Pflegeversicherung unter der Maßgabe, alle wichtigen Merkmale der Pflegebedürftigkeit einzubeziehen, wobei es irrelevant ist, worauf die Bedürftigkeit zurückzuführen ist. Die bisherige Einteilung in die drei Pflegestufen mit der zusätzlichen Kategorie der eingeschränkten Alltagskompetenz wurde durch ein neues System abgelöst. Im Rahmen des Neuen Begutachtungsassessments (NBA) erfolgt die Einstufung in die Pflegebedürftigkeit anhand von fünf Pflegegraden. Maßgeblich für den Grad der Selbstständigkeit einer Person sind zukünftig alle pflegerelevanten Bereiche. Den zusätzlichen Finanzierungsbedarf deckte das PSG II mit einer Erhöhung des Beitragssatzes zur Pflegeversicherung um 0,2 Prozentpunkte, was jährlichen Mehreinnahmen von 2,5 Mrd. € entspricht.

Einen weiteren Kernpunkt der Reform stellt die soziale Sicherung der Pflegepersonen dar. Für alle, die nicht erwerbsmäßig Pflegebedürftige betreuen, führt die Pflegeversicherung seit dem PSG II Beiträge an die Rentenversicherung ab, wenn sie wöchentlich mindestens 10 Stunden für die Pflege eines Pflegebedürftigen ab Grad 2 aufwenden. Gesundheitsminister Gröhe stellte auf die Notwendigkeit des neuen Regelwerks aufgrund der Entwicklung der demenziellen Erkrankung in der

---

[181]Bundesregierung. (2015e, S. 2).

[182]Bundesregierung. (2015e, S. 2).

[183]Bundestag (2015h).

[184]BGBl 2015 Nr. 54 vom 28.12.2015, S. 2424.

Gesellschaft ab: „Das ist ein Meilenstein für eine bessere Versorgung. Dass es gerade um eine Besserstellung für die demenziell Erkrankten geht, sehen Sie auch an den Regelungen für die automatische Überleitung, mit der wir erstens dafür sorgen, dass viele mehr Leistungen bekommen, aber niemand schlechtergestellt wird. […] Es geht um mehr Hilfe gerade für die demenziell Erkrankten. In 25 Jahren werden es 1 Million zusätzlich – also 2,6 Millionen – sein."[185]

12.11 Zwischenfazit: Eine neue Phase der Gesundheitspolitik

Die Gesundheitspolitik der Großen Koalition geht mit einer Ausgabenerhöhung einher. In nahezu allen Bereichen der Gesundheitsversorgung schafft sie neue Ansprüche oder erweitert den Leistungskatalog der GKV. Das VSG erhöhte mit den Terminservicestellen und der Zweitmeinung die Anforderungen an die Behandlungsqualität zugunsten der Patienten. Mit dem IQTiG wurde ebenfalls zur Stärkung der Behandlungsqualität ein neues Institut eingerichtet, das bei der langfristigen Umstellung der Krankenhausentgelte eine wichtige Rolle spielen soll. Sowohl im stationären wie im ambulanten Bereich rückt der Umbau der Versorgungslandschaft in den Mittelpunkt der gesundheitspolitischen Anstrengungen. Aufgrund des demografischen Wandels, der daraus resultierenden Multimorbidität und damit einhergehenden neue Behandlungsverfahren stellte sich Gröhe der Aufgabe, das Gesundheitssystem für die kommenden Anforderungen fit zu machen. Gemäß dieser Zielsetzung wurden mit dem Innovations- und mit dem Strukturfonds für den ambulanten und den stationären Bereich zusätzliche Mittel bereitgestellt. Für die zahlreichen zusätzlichen Ausgaben erhielt der Gesundheitsfonds durch das „Gesetz zur Weiterentwicklung der Versorgung und der Vergütung für psychiatrische und psychosomatische Leistungen" (Psych-VVG)[186] für das Jahr 2017 zusätzlich 1,5 Mrd. € aus der Liquiditätsreserve.[187]

Mit dem Aufwuchs der Ausgaben und den neuen Aufgaben geht eine gestärkte Position des Staates einher, der hoheitlich agiert und zugleich die KV-freundliche Position der schwarz-gelben Gesundheitspolitik der 17. Legislaturperiode wieder aufgibt. Das VSG nimmt zahlreiche Privilegien der Vertragsärzte zurück. Nicht

---

[185]Bundestag (2015h, S. 13418).
[186]BGBl I 2016 Nr. 63 vom 23.12.2016, S. 2986.
[187]Vgl. § 271 Absatz 2 Satz 4 SGB V i. d. F. PsychVVG.

nur die gestärkten MVZ, sondern auch die Option zur Stilllegung von Praxen muss von den Kassenärztlichen Vereinigungen als Angriff auf tradierte Positionen verstanden werden. Sowohl die Mittel des Innovations- als auch jene des Strukturfonds werden unter staatlicher Aufsicht vergeben und entziehen der Selbstverwaltung zu einem gewissen Grad die Hoheit. Die Mauern zwischen den bereits seit Jahren immer stärker geöffneten Versorgungsbereichen werden weiter abgebaut, womit ebenfalls eine Konkurrenzsituation zwischen den niedergelassenen Ärzten und den Krankenhäusern geschaffen wird. Dazu zählt einerseits die Weiterentwicklung der ambulanten Behandlung im Krankenhaus, andererseits die neu eingeführte ambulante Krankenhausleistung beim Überschreiten der Frist für Facharzttermine der Terminservicestellen. Mit diesen Initiativen wird den Kassenärztlichen Vereinigungen die Kompetenz zum Beheben der medizinischen Unterversorgung im ländlichen Raum entzogen und per hoheitlichen Beschluss den Leistungserbringern neu zugeteilt.

Literatur

Augurzky, B./S. Krolop/A. Pilny/C. Schmidt/C. Wuckel. 2016. *Krankenhaus Rating Report 2016, Mit Rückenwind in die Zukunft?*, Heidelberg: Heidelberg. medhochzwei.

Behrends, Behrend. 2013. Krankenhausfinanzierung in Deutschland. Ein Überblick. In *Krankenhausmanagement. Strategien, Konzepte, Methoden*, Hrsg. J. Debatin/, A. Ekkernkamp/ B. Schulte, 335–339. Berlin: MWV Medizinisch Wissenschaftliche Verlagsgesellschaft.

BMG. 2009. *Bericht des Beirats zur Überprüfung des Pflegebedürftigkeitsbegriffs*. Berlin.

Bundesregierung. 2014. *Entwurf eines Gesetzes zur Weiterentwicklung der Finanzstruktur und der Qualität in der gesetzlichen Krankenversicherung (GKV-Finanzstruktur- und Qualitäts-Weiterentwicklungsgesetz – GKV-FQWG)*. BT-Drs. 18/1307 (05.05.2014). Berlin.

Bundesregierung. 2014a. *Entwurf eines Fünften Gesetzes zur Änderung des Elften Buches Sozialgesetzbuch – Leistungsausweitung für Pflegebedürftige, Pflegevorsorgefonds (Fünftes SGB XI-Änderungsgesetz – 5. SGB XI-ÄndG)*. BT-Drs. 18/1798 (23.06.2014). Berlin.

Bundesregierung. 2014b. *Unterrichtung durch die Bundesregierung. Gutachten 2014 des Sachverständigenrates zur Begutachtung der Entwicklung im Gesundheitswesen. Bedarfsgerechte Versorgung – Perspektiven für ländliche Regionen und ausgewählte Leistungsbereiche*. BT-DRs. 18/1940 (26.06.2014). Berlin.

Bundesregierung. 2015. *Entwurf eines Gesetzes zur Stärkung der Versorgung in der gesetzlichen Krankenversicherung (GKV-Versorgungsstärkungsgesetz – GKV-VSG)*. BT-Drs. 18/4095 (25.02.2015). Berlin.

Bundesregierung. 2015a. *Entwurf eines Gesetzes zur Stärkung der Gesundheitsförderung und der Prävention (Präventionsgesetz – PrävG)*. BT-Drs. 18/4282 (11.03.2015). Berlin.

Bundesregierung. 2015b. *Entwurf eines Gesetzes zur Förderung von Investitionen finanzschwacher Kommunen und zur Entlastung von Ländern und Kommunen bei der Aufnahme und Unterbringung von Asylbewerbern.* BT-Drs. 18/4653 (20.04.2015). Berlin.

Bundesregierung. 2015c. *Entwurf eines Gesetzes zur Verbesserung der Hospiz- und Palliativversorgung in Deutschland (Hospiz- und Palliativgesetz – HPG).* BT-Drs. 18/5170 (12.06.2015). Berlin.

Bundesregierung. 2015d. *Entwurf eines Gesetzes für sichere digitale Kommunikation und Anwendungen im Gesundheitswesen.* BT-Drs. 18/5293 (22.06.2015). Berlin.

Bundesregierung. 2015e. Entwurf eines Zweiten Gesetzes zur Stärkung der pflegerischen Versorgung und zur Änderung weiterer Vorschriften. (Zweites Pflegestärkungsgesetz – PSG II). BT-Drs. 18/5926 (07.09.2015). Berlin.

Bundesregierung. 2016f. *Entwurf eines Gesetzes zur Stärkung der Arzneimittelversorgung in der GKV (GKV-Arzneimittelversorgungsstärkungsgesetz – AMVSG).* BT-Drs. 18/10208 (07.11.2016). Berlin.

Bundestag. 2003. *Zweite und dritte Beratung des von den Fraktionen der SPD, der CDU/CSU und des BÜNDNISSES 90/DIE GRÜNEN eingebrachten Entwurfs eines Gesetzes zur Modernisierung der gesetzlichen Krankenversicherung (GKVModernisierungsgesetz– GMG),* BT-PlPr. 15/64 (26.09.2003), S. 5457–5475. Berlin.

Bundestag. 2014. *Regierungserklärung durch die Bundeskanzlerin mit anschließender Aussprache.* BT-PlPr. 18/10 (29.01.2014), S. 561–609. Berlin.

Bundestag. 2014a. *Beschlussempfehlung und Bericht des Ausschusses für Gesundheit zum Entwurf eines Vierzehnten Gesetzes zur Änderung des Fünften Buches Sozialgesetzbuch (14. SGB V-Änderungsgesetz – 14. SGB V-ÄndG).* BT-Drs. 18/606 (19.02.2014). Berlin.

Bundestag. 2014b. *Zweite und dritte Beratung des von den Fraktionen der CDU/CSU und SPD eingebrachten Entwurfs eines Vierzehnten Gesetzes zur Änderung des Fünften Buches Sozialgesetzbuch (14. SGB V-Änderungsgesetz – 14. SGB V-ÄndG).* BT-PlPr. 18/17 (20.02.2014), S. 1328–1336. Berlin.

Bundestag. 2014c. *Beschlussempfehlung und Bericht des Ausschusses für Gesundheit zum von der Bundesregierung eingebrachten Entwurf eines Gesetzes zur Weiterentwicklung der Finanzstruktur und der Qualität in der gesetzlichen Krankenversicherung (GKV-Finanzstruktur- und Qualitäts-Weiterentwicklungsgesetz – GKV-FQWG).* BT-Drs. 18/1657 (04.06.2014). Berlin.

Bundestag. 2014d. *Zweite und dritte Beratung des von der Bundesregierung eingebrachten Entwurfs eines Gesetzes zur Weiterentwicklung der Finanzstruktur und der Qualität in der gesetzlichen Krankenversicherung (GKV-Finanzstruktur- und Qualitäts-Weiterentwicklungsgesetz – GKV-FQWG).* BT-PlPr. 18/39 (05.06.2014), S. 3372–3382. Berlin.

Bundestag. 2014e. *Zweite und dritte Beratung des von der Bundesregierung eingebrachten Entwurfs eines Fünften Gesetzes zur Änderung des Elften Buches Sozialgesetzbuch – Leistungsausweitung für Pflegebedürftige, Pflegevorsorgefonds (Fünftes SGB XI-Änderungsgesetz – 5. SGB XI-ÄndG).* BT-PlPr. 18/61 (17.10.2014), S. 5647–5669. Berlin.

Bundestag. 2015. *Erste Beratung des von der Bundesregierung eingebrachten Entwurfs eines Gesetzes zur Stärkung der Versorgung in der gesetzlichen Krankenversicherung (GKV-Versorgungsstärkungsgesetz – GKV-VSG).* BT-PlPr. 18/91 (05.03.2015), S. 8580–8594. Berlin.

Bundestag. 2015a. *Beschlussempfehlung und Bericht des Ausschusses für Gesundheit zum von der Bundesregierung eingebrachten Entwurf eines Gesetzes zur Stärkung der Versorgung in der gesetzlichen Krankenversicherung (GKV-Versorgungsstärkungsgesetz – GKV-VSG).* BT-Drs. 18/5123 (10.06.2015). Berlin.

Bundestag. 2015b. *Zweite und dritte Beratung des von der Bundesregierung eingebrachten Entwurfs eines Gesetzes zur Stärkung der Versorgung in der gesetzlichen Krankenversicherung (GKV-Versorgungsstärkungsgesetz – GKV-VSG).* BT-PlPr. 18/109 (11.06.2015), S. 10451–10466. Berlin.

Bundestag. 2015c. *Zweite und dritte Beratung des von der Bundesregierung eingebrachten Entwurfs eines Gesetzes zur Stärkung der Gesundheitsförderung und der Prävention (Präventionsgesetz – PrävG).* BT-PlPr. 18/112 (18.06.2015), S. 10768–10777. Berlin.

Bundestag. 2015d. *Erste Beratung des von den Fraktionen der CDU/CSU und SPD eingebrachten Entwurfs eines Gesetzes zur Reform der Strukturen der Krankenhausversorgung (Krankenhausstrukturgesetz – KHSG).* BT-PlPr. 18/115 (02.07.2015), S. 11065–11078. Berlin.

Bundestag. 2015e. *Beschlussempfehlung und Bericht des Ausschusses für Gesundheit zu dem von den Fraktionen von CDU/CSU und SPD eingebrachten Entwurf eines Gesetzes zur Reform der Strukturen der Krankenhausversorgung (Krankenhausstrukturgesetz – KHSG).* BT-Drs. 18/6586 (04.11.2015). Berlin.

Bundestag. 2015f. *Zweite und dritte Beratung des von den Fraktionen der CDU/CSU und SPD eingebrachten Entwurfs eines Gesetzes zur Reform der Strukturen der Krankenhausversorgung (Krankenhausstrukturgesetz – KHSG).* BT-PlPr. 18/133 (05.11.2015), S. 12962–12971. Berlin.

Bundestag. 2015g. *Zweite und dritte Beratung des von der Bundesregierung eingebrachten Entwurfs eines Gesetzes zur Verbesserung der Hospiz- und Palliativversorgung in Deutschland (Hospiz- und Palliativgesetz – HPG).* BT-PlPr. 18/133 (05.11.2015), S. 12887–12902. Berlin.

Bundestag. 2015h. *Zweite und dritte Beratung des von der Bundesregierung eingebrachten Entwurfs eines zweiten Gesetzes zur Stärkung der pflegerischen Versorgung und zur Änderung weiterer Vorschriften (Zweites Pflegestärkungsgesetz – PSG II).* BT-PlPr. 18/137 (13.11.2015), S. 13417–13433. Berlin.

Bundestag. 2015i. *Beschlussempfehlung und Bericht des Ausschusses für Gesundheit zu dem von der Bundesregierung eingebrachten Entwurf eines Gesetzes für sichere digitale Kommunikation und Anwendungen im Gesundheitswesen.* BT-Drs. 18/6905 (02.12.2015). Berlin.

Bundestag. 2015j. *Zweite und dritte Beratung des von der Bundesregierung eingebrachten Entwurfs eines Gesetzes für sichere digitale Kommunikation und Anwendungen im Gesundheitswesen.* BT-PlPr. 18/143 (03.12.2015), S. 14064–14071. Berlin.

Bundestag. 2016. *Erste Beratung des von der Bundesregierung eingebrachten Entwurfs eines Gesetzes zur Stärkung der Arzneimittelversorgung in der GKV (GKV-Arzneimittelversorgungsstärkungsgesetz – AMVSG).* BT-PlPr. 18/199 (10.11.2016), S. 19865–19884. Berlin.

CDU, CSU und SPD. 2013. *Deutschlands Zukunft gestalten. Koalitionsvertrag zwischen CDU, CSU und SPD.* Berlin.

Fraktionen der CDU/CSU und SPD. 2013. *Entwurf eines Dreizehnten Gesetzes zur Änderung des Fünften Buches Sozialgesetzbuch (13. SGB V-Änderungsgesetz – 13. SGB V-ÄndG).* BT-Drs. 18/200 (17.12.2013). Berlin.

Fraktionen der CDU/CSU und SPD. 2013a. *Entwurf eines Vierzehnten Gesetzes zur Änderung des Fünften Buches Sozialgesetzbuch (14. SGB V-Änderungsgesetz – 14. SGB V-ÄndG).* BT-Drs. 18/201 (17.12.2013). Berlin.

Fraktionen der CDU/CSU und SPD. 2015. *Entwurf eines Gesetzes zur Reform der Strukturen der Krankenhausversorgung. (Krankenhausstrukturgesetz – KHSG).* BT-Drs. 18/5372 (30.06.2015). Berlin.

Göbel, Sibylle. 05.11.2016. Klinikärzte verärgert über Qualitätsdebatte. Thüringer Landeszeitung, S. 9.

KBV. 2015. *Stellungnahme der KBV vom 19. März 2015 zum Regierungsentwurf für ein GKV-VSG.* Berlin.

KBV. 2015a. *Statistische Informationen aus dem Bundesarztregister, Stand: 31.12.2015.* Berlin.

Schlussbetrachtung 13

Mit Blick auf die Struktur der Leistungserbringung lässt sich zweifelsohne ein umfassender Wandel ausmachen. Den Ausgangspunkt des strukturellen Wandels bildet das sektoral gegliederte Gesundheitssystem, das dem Patienten kaum fließende Übergänge zwischen einzelnen Behandlungsabschnitten bot. Ambulante Betreuung, stationäre OPs, nachstationäre Untersuchung und Reha-Behandlung reihten sich nicht nahtlos aneinander, sondern waren jeweils Einzelbereiche ohne fließenden Übergang und fanden innerhalb der Logik der jeweiligen Sektoren statt. Damit verbunden waren „sektorspezifische Optimierungsstrategien", eine unübersichtliche Versorgungslandschaft und Informationsdefizite der Versicherten und Patienten. Ursächlich für diese Gliederung sind die gesundheitspolitischen Entscheidungen in den 1950er und 1960er Jahren, in denen mit dem GKAR der Fixpunkt und die Grundlage für die sektorale Teilung des Gesundheitswesens gelegt wurde. Fortan war jeglicher Übergang zwischen den Versorgungsbereichen durch den strikt der Kassenärztlichen Vereinigung vorbehaltenen Sicherstellungsauftrag erschwert. Ebenso war die Versorgungskette im Binnenbereich der ambulanten Versorgung jeglicher gesundheitspolitischen Gestaltungshoheit entzogen.

Der Weiterentwicklung der Versorgungsstrukturen hin zu einer sektorenübergreifenden Behandlung war seit dem GRG in jeder Reform ein Platz gewidmet. Mit dem GRG wurde versucht, durch dreiseitige Verträge eine bessere vor- und nachstationäre Behandlung in Kooperation von ambulanten und stationären Ärzten zu ermöglichen. Dieser erste Versuch der Einführung einer kontinuierlichen Behandlung und damit einer intersektoralen Behandlung scheiterte. Im GSG griff der Gesetzgeber die Idee wieder auf. Da die Vertragsärzte an den dreiseitigen Verträgen ungenügend mitwirkten, agierte der Gesetzgeber an den Kassenärztlichen Vereinigungen vorbei, denn die mit dem GSG explizit eingeführte vor- und nachstationäre Behandlung erlaubte den Krankenhäusern die ergänzende ambulante Betreuung in eigener Regie. Durch das 2. GKV-NOG wurde mit den

© Springer Fachmedien Wiesbaden GmbH 2017
F. Illing, *Gesundheitspolitik in Deutschland*,
DOI 10.1007/978-3-658-17609-9_13

Strukturverträgen die Möglichkeit geschaffen, außerhalb der Gesamtvergütung Verträge mit den Vertragsärzten abzuschließen. Die ebenfalls im 2. GKV-NOG eingeführten Modellvorhaben griffen die Idee der dreiseitigen Verträge wieder auf und ermöglichten Abmachungen zwischen Kassen, Vertragsärzten und Krankenhäusern. Von nun an wurden sukzessive weitere Möglichkeiten geschaffen, um aus dem System der Gesamtverträge auszubrechen. Beide, Modellvorhaben und Strukturverträge, sind der Auftakt hin zur integrierten Versorgung. In der darauffolgenden Gesundheitsreform 2000 wurden die Ansätze konsequent fortentwickelt und in der integrierten Versorgung vereint. Dass die anderen Ansätze nicht aus dem SGB V gestrichen wurden, ist einer der Gründe für die Unübersichtlichkeit im Kassenrecht und muss dem Gesetzgeber angelastet werden. Das Fortbestehen ähnlicher Regelungen mit gleicher Zielsetzung steht exemplarisch für die Gesundheitsgesetzgebung und ließe sich vermeiden. Spätestens mit der ins SGB V aufgenommenen, integrierten Versorgung war klar, in welche Richtung sich die Versorgungsstrukturen entwickeln sollten. Im Mittelpunkt standen nicht mehr die Versorgungsbereiche, an denen sich die Behandlung zu orientieren hatte. In den Mittelpunkt rückte vielmehr die Behandlung, an der sich die Versorgungsbereiche auszurichten hatten. Solch eine politisch geplante Neugestaltung des Gesundheitswesens musste notwendigerweise mit Abwehrreaktionen einhergehen, schließlich führt sie zu Konkurrenz zwischen den Leistungserbringern. Außerdem legte die das Heft des Handelns in die Hand der Kassen, die nunmehr quer zu dem ehemals vollständig durch die Kassenärztliche Vereinigung gewährleisteten Sicherstellungsauftrag neue Versorgungsmodelle erproben konnten. Mit entsprechender Resistenz reagierte die KBV, als sie in der ersten Fassung der integrierten Versorgung im Gesundheitsreformgesetz über die Rahmenverträge Restriktionen formulierte, die eine Kooperation anderer Leistungserbringer mit den Vertragsärzten schwierig gestaltete. Vielleicht wäre die probate Strategie des Aussitzens dieser Reformanstrengungen gut gegangen, wenn nicht rot-grün zur Bundestagswahl 2002 die Wiederwahl gelungen wäre. Doch mit der abermaligen SPD-Regierungsbeteiligung fand die KBV einen politischen Gegenspieler, der kein Verfechter traditioneller Strukturen ist. Im Gegenteil legte der Gesetzgeber noch mal nach und gestaltete die integrierte Versorgung mit dem GMG als einen Bereich völlig außerhalb des Sicherstellungsauftrags der kassenärztlichen Vereinigung. Das Konzept der integrierten Versorgung griff der Gesetzgeber immer wieder auf und bezog mit dem WSG die Pflegeeinrichtungen und mit dem AMNOG die Arzneimittelhersteller ein. Schließlich wurde im VStG die integrierte in die besondere Versorgung überführt. Damit war die sektorenübergreifende, alle Gesundheitsbereiche umfassende Versorgungskette endgültig etabliert. Zugleich wurde mit der Einführung der besonderen Versorgung die überfällige Rechtsbereinigung vorgenommen.

Doch nicht nur die Idee einer sektorenübergreifenden Behandlungskette leitete den Gesetzgeber. Er verfolgte zugleich einen zweiten Ansatz, der sich in einem weiteren gesundheitspolitischen Strang verfolgen lässt. Der Gesetzgeber hatte das Ansinnen, die Behandlung nicht exklusiv in abgeschotteten Versorgungsbereichen zu gewähren, so wie es in der Vergangenheit der Fall war, als die jeweilige Leistung einzelnen Versorgungsbereichen zugeordnet war und stets immer nur dort erbracht werden durfte. Stattdessen sollte die jeweilige Leistung im Zentrum stehen, und allen Versorgungsbereichen sollte die Möglichkeit eröffnet werden, die Behandlung durchzuführen. Dieser „sektorneutrale" Ansatz lässt sich in der ambulanten Öffnung der Krankenhäuser nachzeichnen, die ebenfalls seit dem GMG immer weiter vorangetrieben wurde. Die stete Öffnung des Krankenhauses für ambulante ärztliche Leistungen steht komplementär zum sukzessiven Aufschnüren des vormals geschlossenen Sicherstellungsauftrags der Kassenärztlichen Vereinigung. Die im GMG verankerte ambulante Behandlung im Krankenhaus wurde Schritt für Schritt weiterentwickelt und über den Umweg des WSG in die ambulante spezialfachärztliche Versorgung überführt. Mit der ambulanten spezialfachärztlichen Versorgung ist der Gesetzgeber an seinem Ziel angekommen. Im Mittelpunkt steht die Behandlung und welcher Leistungserbringer sie übernimmt, wird nicht mehr durch traditionelle sektorale Zuständigkeiten, sondern allein durch die Qualität und Qualifikation des Arztes oder des Instituts bestimmt. Ausgehend von diesem Punkt lässt sich erahnen, dass der Wettbewerb über das Primat der Leistungserbringung schnell zu einem Preiswettbewerb führen kann.

Stichwortverzeichnis

© Springer Fachmedien Wiesbaden GmbH 2017
F. Illing, *Gesundheitspolitik in Deutschland*,
DOI 10.1007/978-3-658-17609-9

Printed by Printforce, the Netherlands